Die Originalausgabe erschien 1995 unter dem Titel „Arte e Cervello“ bei Zanichelli Editore S.p.A., Bologna, Via Irnerio 34, I-40126 Bologna, Italien

Die Deutsche Bibliothek — CIP-Einheitsaufnahme

Das Bild im Kopf : von der optischen Wahrnehmung zum Kunstwerk / Lamberto Maffei ; Adriana Fiorentini. Aus dem Ital. von Dietmar Zimmer. – Basel ; Boston ; Berlin : Birkhäuser, 1997
Einheitsacht.: Arte e cervello <dt.>
ISBN 3-7643-5721-5

Postfach 133, CH-4010 Basel, Schweiz
Gedruckt auf säurefreiem Papier, hergestellt aus chlorfrei gebleichtem Zellstoff. ∞
Umschlaggestaltung: Sander & Krause Werbeagentur, München
Printed in Italy
ISBN 3-7643-5721-5

9 8 7 6 5 4 3 2 1

Lamberto Maffei · Adriana Fiorentini

Das Bild im Kopf

Von der optischen Wahrnehmung
zum Kunstwerk

*Aus dem Italienischen
von Dietmar Zimmer*

Birkhäuser Verlag
Basel · Boston · Berlin

Für Graziella und Cecilia

Inhalt

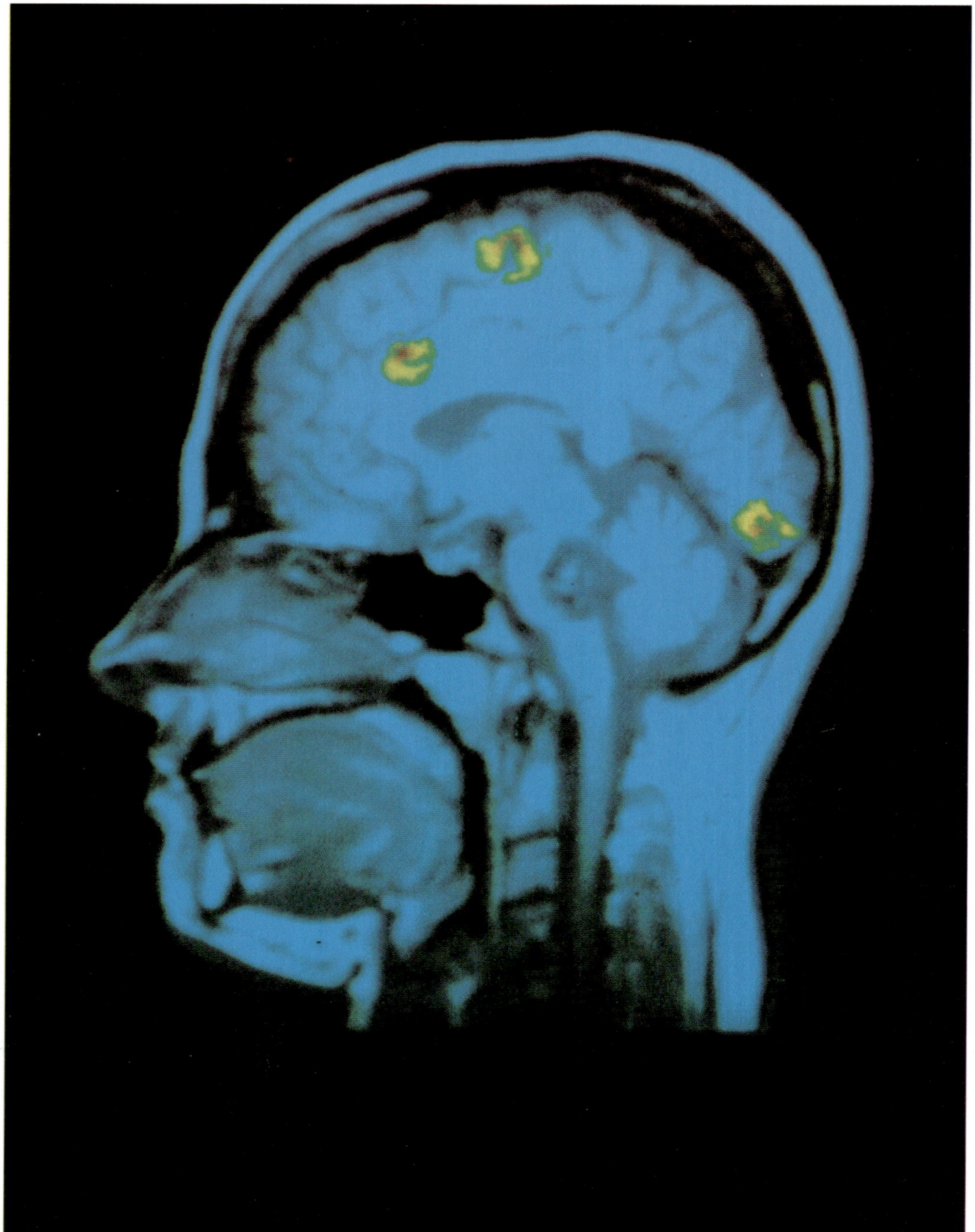

Einleitung

In dieser Abbildung wurden die Gehirnaktivitäten einer Versuchsperson während des Lösens verschiedener Aufgaben sichtbar gemacht. Die Gehirnaktivität wurde durch die Positronenemissionstomographie (PET, gelb) auf dem Hintergrund einer kernspintomographischen Aufnahme des Kopfes der Versuchsperson (blau) gemessen. Die gelben Bereiche zeigen die Regionen der linken Hirnhälfte, die während des Lösens einer sprachlichen Aufgabe aktiv sind. Der hintere Bereich ist während des Lesens aktiv, der in der Mitte beim Sprechen und der vordere Bereich, wenn die Person über die Bedeutung eines Wortes nachdenkt. (Aus Kandel, Schwartz und Jessel, 1991, © Appleton and Lange, Stamford, CT)

Wieso gefällt uns ein Kunstwerk? Was macht Schönheit aus? Und was geschieht in unserem Kopf beim Betrachten eines Bildes? Mit diesen spannenden Fragen beschäftigt sich unser Buch.

Zwischen dem Gehirn und seiner Umwelt besteht zweifellos ein wechselseitiges Verhältnis: Das Gehirn empfängt durch die Sinnesorgane Informationen über seine Umgebung und liefert zugleich eine Interpretation der Außenwelt auf der Grundlage von Strukturen und Informationen, die bereits im Gedächtnis vorhanden sind. Sehen bedeutet einerseits bewußte und unbewußte Aufnahme der Bilder, die im Auge entstehen, umfaßt aber auch die Interpretation dieser Bilder in unserem Gehirn.

Die Auswahl der Information, die uns aus unserer Außenwelt erreicht, ist kulturell geprägt und hängt stark von unserer persönlichen Lebensgeschichte ab. Zu einem großen Teil besteht Sehen nur darin, eine bereits beschriebene Seite im Buch unserer Erinnerungen aufzuschlagen. Auch wenn wir ein Gemälde betrachten, beurteilen wir diese optische Wahrnehmung im Kontext unserer Erfahrung. Sehen bedeutet in erster Linie wiedererkennen, denn es besteht zumindest teilweise darin, bereits vorhandenes Wissen wachzurufen oder aufzufrischen. So kann ein Gemälde bei jemandem, der sich mit der Untersuchung der visuellen Wahrnehmung beschäftigt, Gedanken und Beobachtungen auslösen, die entweder mit seinem Wissenschaftsgebiet oder aber direkt etwas mit dem Motiv des Gemäldes zu tun haben.

Warum erscheinen gewisse optische Reize unserem Nervensystem interessanter und anregender als andere? Warum haben diese Zeichen und Bilder einen emotionalen Wert, sprechen so erfolgreich unsere Gefühle an? Und was für ein Kenner des menschlichen Geistes muß ein guter Künstler sein, wenn es ihm gelingt, Formen und Farben zu finden, die universell in der Lage sind, den Betrachter in seinen Bann zu ziehen! Versuche, hierauf eine Antwort zu finden, sind natürlich in den meisten Fällen noch rein spekulativ. Die neurophysiologische und neuropsychologische Forschung liefert keine Lösungen, sondern bietet Grundlagen für Hypothesen und Vermutungen, um den Graben zwischen wissenschaftlicher Erkenntnis und bildenden Künsten zu überwinden.

Der Versuch, die Zusammenhänge zwischen optischer Wahrnehmung und Kunst zu verstehen, ist von großem Interesse, denn mit der Hoffnung, ein Kunstwerk in seinem Innersten besser verstehen zu können, verbindet sich die Möglichkeit, auch etwas Neues über die Funktion unseres Nervensystems zu erfahren. Naturwissenschaftler scheuen meist davor zurück, über Kunst zu reden, selbst wenn es "nur" um die optische Wahrnehmung bildlicher Darstellungen geht, denn sie fühlen sich an präzise Schlußfolgerungen gebunden, die auf exakten, wiederholbaren experimentellen Beobachtungen basieren. Nur dadurch kann das Wissen, zum Beispiel über die Funktionsweise des Nervensystems, vergrößert werden; Hypothesen und Theorien sind nur dann brauchbar, wenn sie nachprüfbar sind und dadurch die Grundlagen für neue Forschungen bilden. Das heißt natürlich nicht, daß nicht auch der akkurateste Forscher dann und wann freiere Hypothesen oder einfach Vermutungen äußert. Unser Gehirn ist nicht davon abzuhalten, von der Fragestellung gleich zu einer endgültigen Antwort und zur vollständigen Lösung des Problems zu springen.

Andererseits gibt es nicht nur in der Naturwissenschaft Experimente, sondern auch in der Kunst, und das fertige Kunstwerk ist oft Ergebnis von zahlreichen Versuchen und Veränderungen. Und auch die Kunst hat ihre Kontrollen und Korrekturmechanismen, die im Laufe der Zeit darüber entscheiden, ob ein Werk unsterblich wird oder aber vergessen.

Ebenso hat es von der Renaissance bis hin zur Moderne immer Künstler gegeben, die von der Wissenschaft in besonderer Weise fasziniert waren und die versuchten, sich von ihr inspirieren zu lassen. "Die Malerei ist eine Wissenschaft und sollte wie die Forschung auf der Basis der Naturgesetze betrieben werden. Warum sollte man nicht die Landschaftsmalerei als einen Zweig der Naturphilosophie ansehen, und die Gemälde als deren Experimente?", fragte Constable in einer seiner Vorlesungen an der Royal Institution im Jahre 1836.

Um einen Dialog der Naturwissenschaft mit der Kunst zu beginnen, sind vielleicht gerade die Biologen, insbesondere die Neurobiologen, geeignet, denn die Biologie ist eine Wissenschaft, die vom Leben, seinen Widersprüchen und Schwierigkeiten geprägt ist. So schrieb der berühmte Biologe François Jacob: "Die Biologie versucht nicht, das Unbekannte mit dem Bekannten zu erklären, wie es bestimmte mathematische Beweise vorsehen. Sie erklärt das, was sie beobachtet, mit den Eigenschaften von Strukturen, die sie sich erst vorstellt, aber noch nicht kennt. Sie versucht, das Sichtbare mit dem Unsichtbaren zu erklären, und gelangt durch die Fortentwicklung des Unsichtbaren, unter Zuhilfenahme neuer, noch verborgener Strukturen, zu neuen hypothetischen Eigenschaften."

Diese Einstellung ist nachvollziehbar für jemanden, der versucht, Kunst zu verstehen, denn auch dort geht es darum, das Sichtbare durch das Unsichtbare zu erklären.

Roland Barthes schreibt in seinem Buch *Die helle Kammer*, daß man zwei "innere Stimmen" braucht, um eine Fotografie oder ein beliebiges anderes Bild zu betrachten: Die Stimme des Gewöhnlichen, das heißt einfach zu sehen und zu wissen, worum es geht, und die Stimme des Außergewöhnlichen, um das Gewöhnliche mit einem ganz eigenen, individuellen Gefühl zu verbinden. Oder, wie es Nelson Goodman ausgedrückt hätte, es ist notwendig, unseren Widerstand zu überwinden und dem Gefühl seinen Anteil an der Wahrnehmung zurückzugeben.

Brücken zwischen den beiden Kulturen, den Geistes- und den Naturwissenschaften, sind heute wichtiger denn je, vielleicht noch wichtiger als zu der Zeit, als Charles P. Snow sein Buch *Die zwei Kulturen* schrieb (1959). Auf der einen Seite steht eine extrem spezialisierte und technisierte Naturwissenschaft, die ständig und mühsam auf den neuesten Stand gebracht werden muß. Ihr bleibt wenig Raum und Interesse für eine kritische Auseinandersetzung mit sich selbst und den sozialen, bewußtseinsprägenden Folgen ihres Tuns. Auf der anderen Seite stehen die Geisteswissenschaften, oft ohne strenge Methodik und oft ohne Bewußtsein für den naturwissenschaftlichen und technischen Fortschritt, der, ob man es will oder nicht, schnell unsere Lebensweise verändert und somit auch unsere Art zu denken.

Die Naturwissenschaften suchen Konstanten in bestimmten physikalischen oder biologischen Phänomenen, während die Kunst scheinbar das Reich der Individualität ist, in dem es nicht sinnvoll scheint, nach Regeln zu suchen, weil dies angeblich einer künstlerischen Ausdrucksweise widerspricht. Dies ist eine keineswegs überzeugende Behauptung, da es durchaus möglich ist, auch in der Kunst unveränderliche Größen aufzuzeigen. Wahrscheinlich wird es sich dabei zwar nicht um universell zu allen Zeiten und an allen Orten gültige Regeln handeln, sondern eher um Gesetzmäßigkeiten innerhalb bestimmter Schulen oder des Werkes eines einzelnen Künstlers. Aber schon eine Gemäldesammlung oder eine nach bestimmten Kriterien zusammengestellte Ausstellung sind Formen einer (natur-) wissenschaftlichen Annäherung an Kunst. Denn die Sammlung von Daten und ihre Zusammenstellung nach festgelegten Kriterien bildet bereits den ersten Schritt einer naturwissenschaftlichen Untersuchung.

Sowohl die geistes- wie auch die naturwissenschaftliche Forschung haben ihre eigene Ästhetik. Die Ästhetik der Naturwissenschaften besteht in der Eleganz und der Klarheit, mit der eine Idee aufgestellt und anschließend verifiziert wird. Das Erkennen dieser Klarheit und Einfachheit im naturwissenschaftlichen Denken löst oft ganz ähnliche Emotionen aus wie ein Kunstwerk. In beiden Fällen handelt es sich um die Freude, die beim Entdecken der Fähigkeiten und der Schönheit des menschlichen Denkens entsteht.

Was aber unterscheidet das Gehirn des Naturwissenschaftlers von dem des Künstlers? Für den Anatomen oder Physiologen sind diesbezüglich alle Menschen im wesentlichen gleich. Auf makroskopischer und auch mikroskopischer Ebene ähneln Gehirne einander sehr. Die spezifisch künstlerischen oder wissenschaftlichen Eigenschaften des Gehirns können sehr wahrscheinlich nicht speziellen Eigenschaften zugeordnet werden, die eine bestimmte Gruppe von Menschen besitzt und eine andere nicht. Es handelt sich vielmehr um die mehr oder weniger starke Ausprägung ein und derselben Eigenschaften, die wahrscheinlich auf genetischer Grundlage beruhen und durch verschiedene Erfahrungen unterschiedlich entwickelt sind. Der Zufall der genetischen Kombinationen und die Verschiedenartigkeit der Erfahrungen im

Laufe eines Lebens spielen wahrscheinlich beide wichtige Rollen bei der Entwicklung des Gehirns eines Künstlers, eines Wissenschaftlers und auch eines Genies. Wir sind alle ein wenig Künstler und ein wenig Wissenschaftler und unterscheiden uns nur durch einen winzigen Bereich von Eigenschaften, die wir zufälligen Umständen zu verdanken haben und die unsere Interpretation der Welt und unsere Art zu leben prägen. Aber können uns unsere Kenntnisse über das Gehirn, insbesondere das Wissen der Neurophysiologie und der Wahrnehmungspsychologie, auch helfen, einige formale Aspekte von Gemälden zu verstehen? Unter Kunstwissenschaftlern ist die Bedeutung der Wahrnehmungsforschung für die Bildende Kunst umstritten. Während sie für die einen ein nützliches und notwendiges Mittel zum besseren Verständnis darstellt, sehen die anderen darin eine eher künstliche und wenig interessante Metastruktur. So sind auch in den Studiengängen der Kunstgeschichte an den Universitäten Vorlesungen über optische Wahrnehmung eher rar, auch weil in den meisten Fällen adäquate fachliche Kompetenzen fehlen. Unbestritten ist jedoch, daß mit dem fortschreitenden Verständnis von Wahrnehmungs- und Lernprozessen einige Konzepte der bildlichen Kommunikation verändert wurden, und es ist ebenso eine Tatsache, daß einige Werke moderner Kunst oder bestimmte Zeichnungen von Escher oder Albers Auswirkungen auf die Erforschung der optischen Wahrnehmung hatten. In den folgenden Kapiteln wird gezeigt, daß bestimmte Eigenschaften des Gehirns, von denen die Erkennung von Konturen, Formen und Farben abhängt, auch für das Verständnis des gemalten Bildes von Bedeutung sein können.

Die moderne Neurophysiologie hat einige grundlegenden Eigenschaften des Sehapparates untersucht und teilweise verstanden, die darauf hindeuten, daß bestimmte optische Informationen wichtiger sind als andere und im Gehirn auf eine besondere, sozusagen privilegierte Weise verarbeitet werden. Das in diesem Zusammenhang interessanteste Ergebnis ist der Nachweis eines Sehzentrums in der rechten Hirnhälfte, das einem Sprachzentrum in der linken Hirnhälfte gegenübersteht. Vielleicht ist es deswegen so schwierig, über Kunst zu reden, denn was sollen die Aktivitäten der linken Hälfte, der des Sprachzentrums, zu tun haben mit denen der rechten Hälfte, die eher mit dem Sehen beschäftigt ist und Informationen auf eine andere, weniger analytische Weise, globaler, ganzheitlicher und auch emotionaler verarbeitet? Aber sollte man nicht vielleicht gerade, um Kunst zu verstehen, die gleichen Eigenschaften benutzen, mit deren Hilfe das Kunstwerk zum großen Teil geschaffen wurde? Die Wirklichkeit verändert unser Gehirn, das seinerseits die Wirklichkeit verändert: Ein anderes Gehirn muß zwangsläufig ein anderes Verhältnis zur Wirklichkeit haben. In der Kunst kann es so zur Erschaffung von neuen Wahrnehmungswelten kommen, die nur zum Teil von äußeren Informationen abhängen. Vielleicht entstehen deshalb im Laufe der Kunstgeschichte ständig neue Stile, um immer gleiche Objekte abzubilden. Historisch verschiedene Gehirne verlangen unterschiedliche Darstellungsweisen. In diesem Sinn stellt

Kunst eine Form der Erweiterung von Realtität dar und einen intellektuellen Weg zu neuen Erfahrungen. In teilweiser Korrektur der Behauptung der Empiristen "Nihil in intellectu quod prius non fuerit in sensu" (Nichts existiert im Verstand, was nicht vorher mit den Sinnen wahrgenommen wurde), kann man annehmen, daß das Gehirn keinen kontinuierlichen Informationsfluß von den Sinnesorganen benötigt, um eine Vorstellung von Wirklichkeit zu haben. Dies beweisen die Träume, die geistigen Bilder unserer Erinnerungen oder die Bilder, die unser Geist erschafft. Der Künstler malt nicht unbedingt das, was er sieht, oft malt er das, an was er sich erinnert oder was er sich vorstellt. "Die Schönheit der Dinge existiert im Geist dessen, der sie bewundert", sagt der Philosoph David Hume in seinem Werk über die Tragödie.

Die optischen Reize, wirkliche oder solche aus dem Gedächtnis, die das Nervensystem des Künstlers im Moment des Schaffens seines Kunstwerkes erregten, werden, durch seine Hand umgewandelt in Farben und Formen, wieder lebendig und erregen nun den Betrachter. Dem Kunstwerk muß es gelingen, im Gehirn des Beobachters ähnliche Empfindungen und Gefühle zu erzeugen wie im Gehirn des Künstlers.

Dieses Buch versucht, dem Leser einige Aspekte der Funktion des Gehirns, insbesondere des Sehens, nahezubringen, die zu einem besseren Verständnis für Werke der bildenden Kunst führen können. So wie biographische Anmerkungen über Ereignisse im Leben eines Künstlers und die Kenntnis der Kultur seiner Zeit das Verständnis und die Wertschätzung seiner Werke fördern können, so glauben wir, daß auch das Wissen um die Gehirnfunktionen, die dem Sehvorgang zugrunde liegen, helfen kann, sich einem Kunstwerk zu nähern. Das Buch befaßt sich mit einigen Aspekten der Psychologie des Sehens, die sowohl für den Künstler wie für den Betrachter von Bedeutung sind, so zum Beispiel mit dem Erkennen von Umrissen, Formen, Farbe und Raumtiefe. Jedes Kapitel enthält Informationen aus der neurologischen Forschung und beschreibt sowohl die Mechanismen, die der Wahrnehmung zugrundeliegen wie auch eher psychologische Aspekte. Darüber hinaus wird gezeigt, wie diese Mechanismen vom Künstler bewußt oder unbewußt bei der Realisierung seines Kunstwerkes eingesetzt werden. Schließlich geht es darum, wie das Wissen um diese Eigenschaften des Wahrnehmungsapparates dem Betrachter ein vertieftes Verständnis eines Kunstwerks ermöglicht.

Das Buch basiert auf einer Vorlesungsreihe eines der Autoren für Studierende der Kunstgeschichte der Scuola Normale Superiore in Pisa sowie auf einer ähnlichen Vorlesung für Studierende der Biologie und Informatik an der Ecole Normale Supérieure in Paris.

Wir hoffen, daß dieses Buch bei denjenigen Anklang finden wird, die die Barrieren zwischen den Geistes- und den Naturwissenschaften überwinden möchten, und es sowohl Studierenden der Kunsthochschulen und der universitären Studiengänge der Kunstgeschichte wie auch Studierenden der Psychologie darüber hinaus von praktischem Nutzen ist.

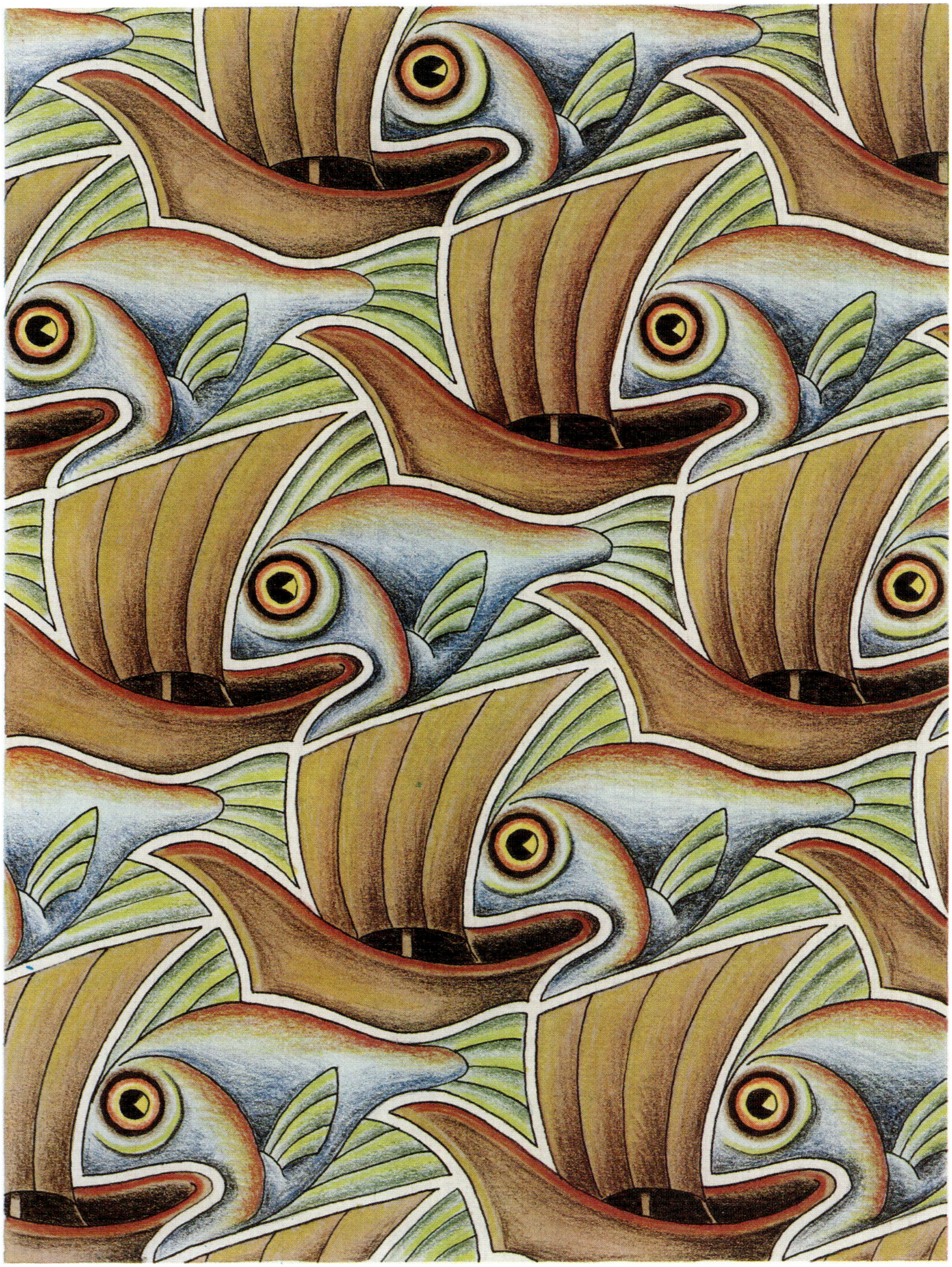

Kapitel 1

Das Wunder des Sehens

Die Welt, die uns umgibt, besteht für uns vor allem aus der Welt, die wir sehen. Diese erscheint uns so real, daß uns gar nicht bewußt ist, wie sehr sie in Wirklichkeit das Ergebnis einer sehr komplexen Leistung unseres Gehirns darstellt – eines so vielschichtigen Vorgangs, der sogar modernen Forschern wie ein Wunder vorkommt. Gewiß, Sehen beginnt im Auge, auf die Netzhaut fallen Bilder, klein und auf den Kopf gestellt, ganz wie in einem Fotoapparat. Doch dies ist nur der Anfang einer ganzen Kette von Ereignissen, die einen Großteil unseres Gehirns mit einbeziehen und an deren Ende wunderbarerweise die Bilder stehen, die wir sehen. Schon Plinius war in seiner *Naturalis Historia* der Meinung, daß wir nicht wirklich mit den Augen sehen, sondern mit dem Geist. Sehen ist das Ergebnis einer Übertragung der äußeren, physisch existenten Welt in unsere eigene Welt der Wahrnehmung, in der unser bisheriges Wissen, unsere Erfahrungen und sogar unsere Gemütsverfassung wichtige Rollen spielen. Einerseits trägt also die bereits in unserem Gedächtnis gespeicherte Information aktiv zum Sehen bei, andererseits ist Sehen natürlich auch ein Mittel zur Erkenntnis, zur Bereicherung unserer Gedankenwelt. Es ist vielleicht kein Zufall, daß das griechische Wort *óida*, eine Vergangenheitsform des Verbs *eidéin* (*sehen*), bedeutet "ich weiß", und daß in dem Wort *Idee* (*éidos*) die Wurzel *-id-* des Verbs *eidéin* (*sehen*) steckt.

Die Welt des Menschen ist hauptsächlich eine Welt des Sehens. Dies trifft nicht auf alle Tiere zu; so sind bei vielen Säugetieren, mit Ausnahme der Primaten, andere Sinne, insbesondere der Geruchssinn, wichtiger. Man denke nur zum Beispiel an den Hund, dessen Welt vor allem aus Gerüchen und Geräuschen besteht.

Zur Verständigung benutzen viele Tiere akustische Signale, und auch der Mensch hat ein hoch spezialisiertes akustisches Kommunikationsinstrument entwickelt, die Sprache. Der Mensch hat jedoch darüber hinaus ein künstliches Kommunikationssystem auf optischer Grundlage geschaffen, das aus Schrift und graphischer Darstellung besteht. Es wird gemeinhin angenommen, daß die Sprache ein entscheidendes Merkmal des Menschen sei. Dies ist sicher richtig, aber das vielleicht eigenständigste (und auch entwicklungsgeschichtlich jüngste) Verständigungsinstrument, das der Mensch geschaffen hat, ist die graphi-

M. C. Escher, *Symmetry Drawing E72.* © 1997 Cordon Art-Baarn-Holland. Alle Rechte vorbehalten.

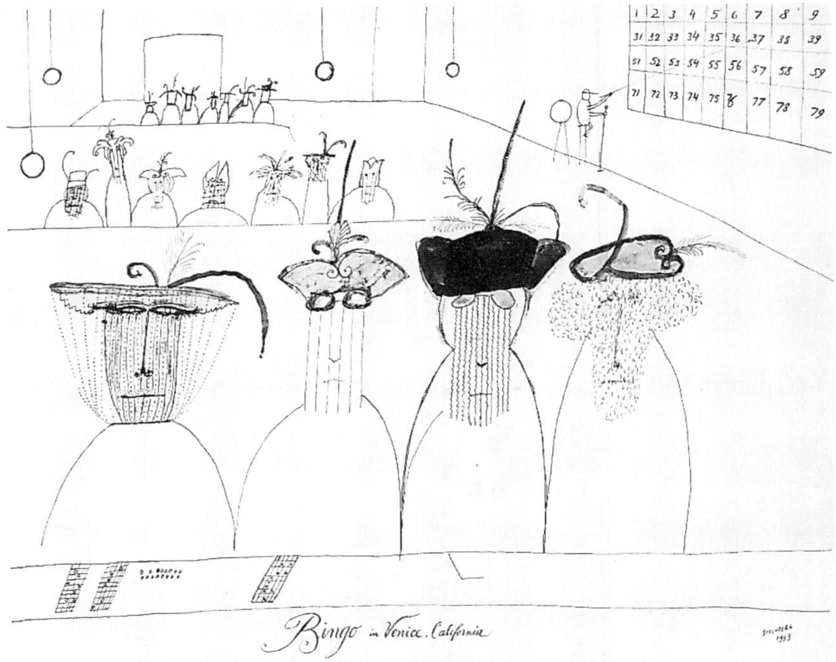

Abbildung 1.1
Saul Steinberg, *Bingo in Venice, California* (1953).

sche Kommunikation: Ein System, das nicht nur Kommunikation in eben dem Moment erlaubt, in dem ein Signal erzeugt, in dem gesprochen wird, sondern das die Grenzen der Zeit überwindet und zu einer "Erweiterung von Gedächtnis und Phantasie" wird, wie Borges über das Buch bemerkt. Entstanden aus dem Zusammenwirken von Auge und Hand, erfaßt dieses Kommunikationsinstrument den Gedanken, erweitert dessen Ausdrucksmöglichkeiten und wird schließlich zum Werkzeug der Erschaffung von Kunst.

Außer durch die Möglichkeit, die Grenzen der Zeit zu überwinden, ist die graphische Darstellung auch in der Fähigkeit zur Synthese überlegen. Durch eine kleine Anzahl von Symbolen können sehr komplexe Informationen wie Gefühle und Emotionen übermittelt werden. In dem Cartoon *Bingo in Venice* von Steinberg sehen wir, wie wenige Striche hier nicht nur die groben Züge eines Gesichtes wiedergeben, sondern durchaus einen präzisen Gesichtsausdruck (Abb. 1.1).

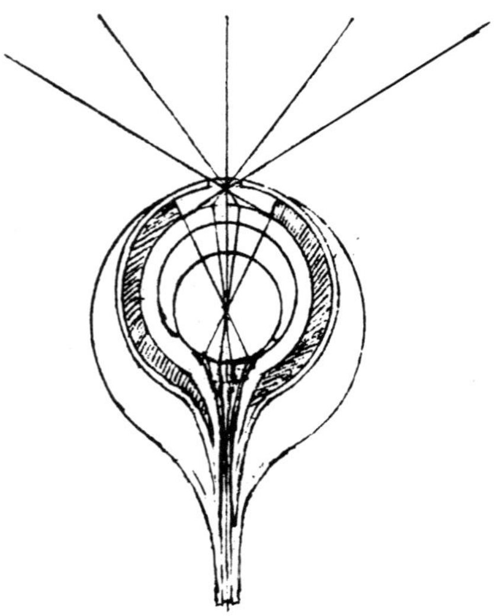

Abbildung 1.2
Leonardo da Vinci. Schema der Bildentstehung im Auge.
Cod. Atlan., fol. 337. Mailand, Biblioteca Ambrosiana.

Vom Licht zum gesehenen Bild

Die Ereigniskette, die zum Sehen führt, beginnt mit der Lichtenergie, die von den Objekten unserer Umwelt abgestrahlt oder reflektiert wird, und mit dem verkleinerten und auf dem Kopf stehenden Bild, das durch diese Energie auf der Netzhaut (*Retina*) des Auges erzeugt wird, nachdem sie die Augenlinse passiert hat. Diese Lichtenergie stimuliert die lichtempfindlichen Zellen der Retina, die Photorezeptoren, und erzeugt so ein elektrisches Signal. Dieses Signal erzeugt weitere Signale in den Nervenzellen, die hintereinandergeschaltet die Nervenbahnen vom Auge zum Gehirn bilden. Diese Signalkaskade endet schließlich in der Hirnrinde und erzeugt dort das gesehene Bild.

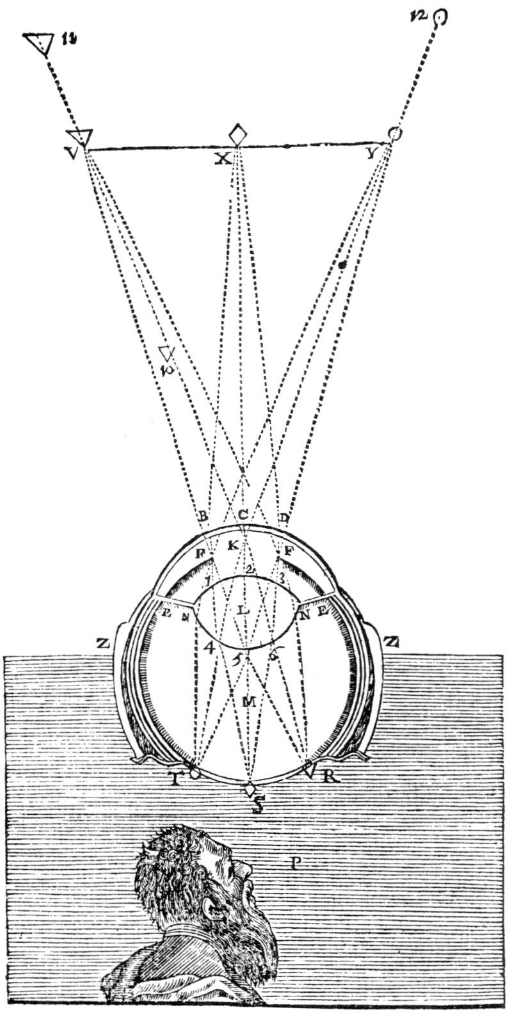

Abbildung 1.3
Descartes. Schema des Experiments von Scheiner zur Bildentstehung im Auge. Burndy Library.

Daß dies der Weg des Sehvorgangs ist, ist eine relativ neue Entdeckung. Die alten Griechen der pythagoreischen Schule beispielsweise nahmen an, daß der optische Reiz nicht von den Gegenständen zum Auge führt, sondern daß im Gegenteil das Auge Strahlen aussendet, die sich wie feine Tastarme den Objekten nähern und ihre Form erfassen. Eine andere Theorie des Leukipp von Milet besagte, daß die Gegenstände Abbilder (*éidola*) von sich wie dünne Schalen abstoßen, die sich auf das Auge zu bewegen, die Form des Gegenstandes beibehalten, sich jedoch nach und nach verkleinern, um durch die Pupille in das Auge eindringen zu können. Lange unklar und umstritten war auch, welches der lichtempfindliche Teil des Auges ist. Es wurde lange Zeit angenommen, es sei die Linse; Andreas Vesalius erkannte 1543, daß diese Funktion von der Netzhaut übernommen wird. Auch nachdem durch die Experimente mit der *Camera obscura* langsam klar wurde, daß die Bilder, die auf dem Augenhintergrund erscheinen, im Vergleich zu den Gegenständen auf dem Kopf stehen, blieb es schwierig zu erklären, wie es uns dennoch gelingt, die Welt aufrecht zu sehen. Viele versuchten, eine theoretische Lösung für dieses Problem zu finden. Leonardo da Vinci zum Beispiel dachte, daß das Bild im Inneren des Auges zweimal umgedreht werde und daß der lichtempfindliche Teil die hintere Oberfläche der Linse sei (Abb. 1.2).

Eine zutreffende Erklärung, wie die Bilder im Auge entstehen, konnte erst Johannes Kepler liefern, wenn auch in Wirklichkeit seine Theorie in den Arbeiten von Francesco Maurolico aus Messina einen bemerkenswerten Vorläufer hatte (Ronchi, 1983).

Die experimentelle Bestätigung von Keplers Theorie der Bildung umgekehrter Bilder auf der Netzhaut wurde von Christoph Scheiner im Jahre 1625 erbracht. Er beobachtete die von einem leuchtenden Objekt erzeugten Bilder auf dem Hintergrund eines Rinderauges. Hierzu hatte er einen Teil der Rückseite des Auges entfernt und durch ein Stück Papier ersetzt; auf diesem sah er ein auf dem Kopf stehendes Bild der Gegenstände seines Zimmers. Abbildung 1.3 zeigt die Entstehung von Bildern nach der Theorie von Kepler und dem Experiment von Scheiner, wie es von Descartes in seiner *Dioptrik* dargestellt wurde. Descartes, der Keplers Theorie unterstützte, hatte also bereits eine zutreffende Vorstellung der Entstehung von Bildern im Auge, war aber fälschlicherweise der Meinung, daß die Sehreize in der Zirbeldrüse im Gehirn ausgewertet würden, und nicht, wie wir heute wissen, in der Hirnrinde.

Heute ist vieles darüber bekannt, wie Lichtreize Nervensignale in der Netzhaut auslösen und wie diese über die Nervenbahnen des optischen Systems weitergeleitet und in den verschiedenen Bereichen des Sehzentrums bis hin zur Hirnrinde verarbeitet werden. In den nächsten Kapiteln werden wir näher darauf eingehen. Dagegen sind die weiteren und abschließenden Schritte des Prozesses, der schließlich zum Wunder des Sehens führt, immer noch weitgehend unbekannt. Hier ist noch Raum für Hypothesen und Interpretationen auf der Grundlage von Beobachtungen der Eigenschaften des Sehvorgangs. Es haben sich einige Wahrnehmungstheorien herausgebildet, deren bekannteste und wichtigste die Theorie des Konstruktivismus und die Gestalttheorie sind.

Nach der ersten Theorie werden Bilder bei jedem Sehvorgang neu aufgebaut, während nach Ansicht der Gestalttheorie bereits angeborene Organisationsschemata für die Verarbeitung von Wahrnehmungsreizen existieren.

Die konstruierten Bilder

Eine Möglichkeit, wie gesehene Bilder im Gehirn erzeugt werden können, wurde von den Philosophen des Empirismus vorgeschlagen. Danach bestehen Wahrnehmungen aus Elementarempfindungen, die im Verlauf eines Assoziationsprozesses zusammengesetzt werden. Die empiristische Theorie wurde im 19. Jahrhundert von Helmholtz aufgegriffen und wird heute von Gregory vertreten. Diese Autoren präzisierten, daß die optische Wahrnehmung, die Konstruktion des mentalen Bildes, durch einen dynamischen Vergleich zwischen der vom Auge gelieferten Sinnesinformation und den früher wahrgenommenen und im Gedächtnis gespeicherten Bildern zustandekommt. Nach dieser Theorie ist es notwendig, Sehen gelernt zu haben, um zu sehen. Beim Beobachten eines Gegenstandes wird zunächst aufgrund der im Gedächtnis vorhandenen Information eine Hypothese über dessen Natur aufgestellt, und diese Hypothese wird anschließend durch einen Vergleich mit der neuen Sinnesinformation getestet. Wird die Hypothese bestätigt, führt der Wahrnehmungsvorgang so zum Erkennen des Objekts. Es handelt sich also um einen Prozeß von Versuch und Irrtum, in dessen Verlauf der Beobachter auch einem nicht strukturierten optischen Reiz einen realen Bedeutungsgehalt zuordnen kann, wie im Falle der verstreuten schwarzen und weißen Flecken in Abbildung 1.4. Anders ausgedrückt stellt demnach eine Wahrnehmung zunächst eine Vermutung dar, die der Bestätigung durch weitere Sinneseindrücke bedarf, deren Informationen ihrerseits natürlich auch nur Anlaß zu weiteren Vermutungen liefern. – Eine Theorie der Erkenntnis also, nach der die Verantwortung für den Wahrnehmungsvorgang vollständig dem Beobachter überlassen bleibt.

Betrachten wir beispielsweise Abbildung 1.5a. Für viele ist die wahrscheinlichste Hypothese, die, daß es sich hier um einen Baum handelt, und als solcher wird die Zeichnung wahrgenommen. Doch kaum wird die Zeichnung durch Hinzufügung eines kleinen Details verändert (Abb. 1.5b), ist die Hypothese "Baum" nicht mehr zufriedenstellend und wird durch eine andere ersetzt, nach der es sich wohl um ein Gesicht handelt.

Dasselbe Objekt kann sehr unterschiedliche Bilder auf der Netzhaut erzeugen, je nachdem, aus welchem Blickwinkel es gesehen wird. So kann ein Kreis im Auge das Bild einer mehr oder weniger gestauchten Ellipse erzeugen, wenn er von der Seite betrachtet wird. In einem nicht strukturierten Umfeld (Abb. 1.6a) kann eine Ellipse demnach als solche oder auch als Kreis interpretiert werden. Nach der Theorie des Konstruktivismus sind frühere Er-

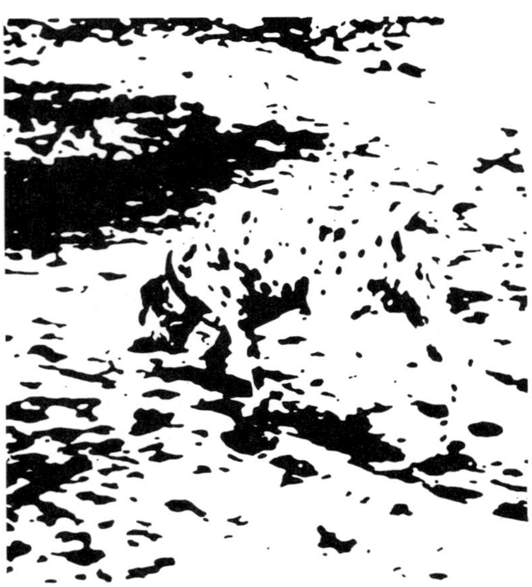

Abbildung 1.4
Erkennen Sie den Hund? (Aus *Illusioni*, Idea libri, Mailand 1993)

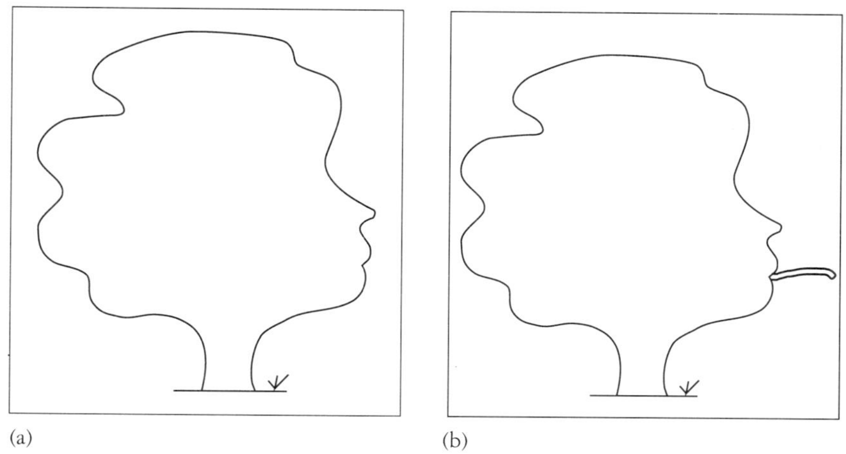

Abbildung 1.5
(a) Ein Baum.
(b) Ein Kopf im Profil.

fahrungen und der Kontext, in dem sich ein Objekt präsentiert, entscheidend, um eine Vermutung über die reale Form und seine Position im Raum anzustellen. Und so verdrängt ein vorhandener Kontext wie in Abbildung 1.6b die Hypothese der Ellipse zugunsten der des Kreises.

Auch in einem Gemälde kann ein runder Gegenstand in einer elliptischen Form dargestellt werden. Wird der Gegenstand jedoch erkannt, so wird er

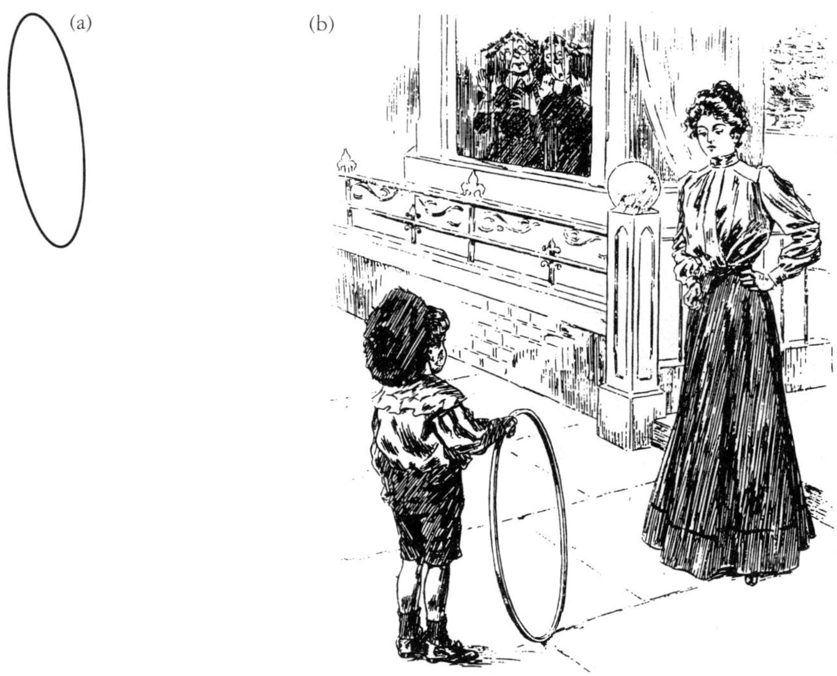

Abbildung 1.6
Ist die Form in (a) eine Ellipse oder ein Kreis? In einem entsprechenden Kontext (b) macht es keine Schwierigkeiten, sie als von der Seite gesehenen Kreis zu interpretieren. (Aus Gregory, 1966, © R. Withers, London).

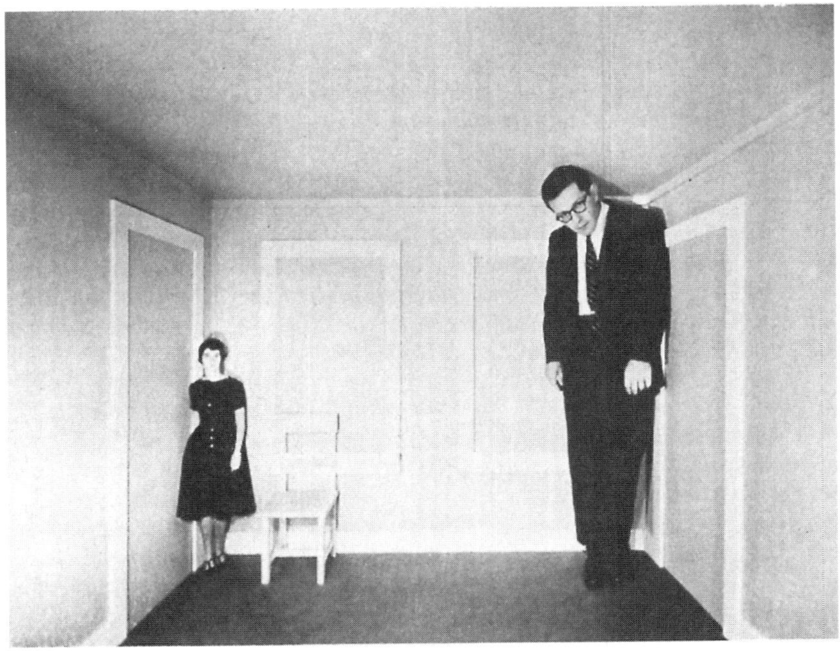

(a)

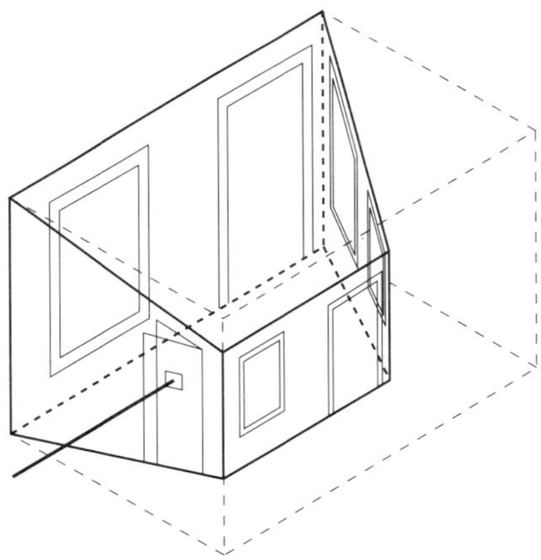

(b)

Abbildung 1.7
Ames-Raum.
(a) In diesem merkwürdigen Raum erscheint der Mann gegenüber der Frau riesenhaft vergrößert. Die Besonderheit der Raumkonstruktion besteht darin, daß entgegen dem Anschein die Wände nicht rechteckig, sondern trapezförmig sind. Es existiert dennoch ein Punkt, von dem aus das Netzhautbild des Raumes das gleiche ist, das auch ein Raum mit rechtwinkligen Wänden erzeugen würde. Von diesem Punkt aus ist die Aufnahme gemacht. Die Illusion besteht darin, daß der Raum uns rechtwinklig vorkommt und dadurch die Größe der Personen verzerrt wird.
(b) Schema des Ames-Raums. Die durchgezogenen Linien zeigen die wirkliche Form von Wänden, Decke und Fußboden. Durch die kleine Öffnung vorne links betrachtet erscheinen die Wände so wie durch die gestrichelten Linien dargestellt.

Abbildung 1.8 (unten)
Rubin-Vase. Das Bild einer Vase wechselt mit dem von zwei Gesichtern im Profil. Zunächst wird meist die Vase wahrgenommen.

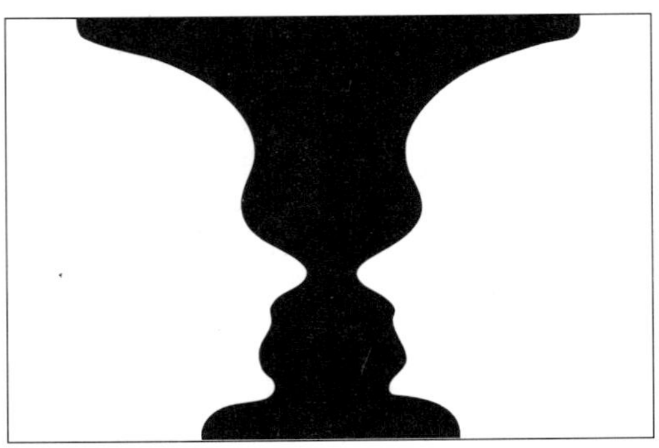

richtig als Kreis interpretiert, und die Elliptizität seines Umrisses liefert eine zusätzliche Information über Position und Neigungswinkel innerhalb des dargestellten Raumes. Diese Information kann dazu dienen, die Position des Malers im Bezug auf sein Motiv festzustellen und damit dem Betrachter selbst einen Hinweis auf die korrekte Position zum Betrachten des Bildes zu liefern.

Manchmal suggeriert das Netzhautabbild eines Objektes eine so überzeugende Hypothese, daß dadurch eine trügerische Wahrnehmung entsteht. Ein berühmtes Beispiel ist der Ames-Raum, ein Zimmer mit trapezförmigen Wänden, Fußboden und Decke, die so zusammengebaut sind, daß sie im Auge das gleiche Bild erzeugen wie ein gewöhnlicher Raum aus rechtwinkligen Elementen (Abb. 1.7). Dieser trügerische Eindruck ist so stark, daß damit eine Verzerrung der Wahrnehmung der Raumstruktur verbunden ist, wodurch zum Beispiel Personen, die sich in dem Raum befinden, in ihrer Größe falsch eingeschätzt werden.

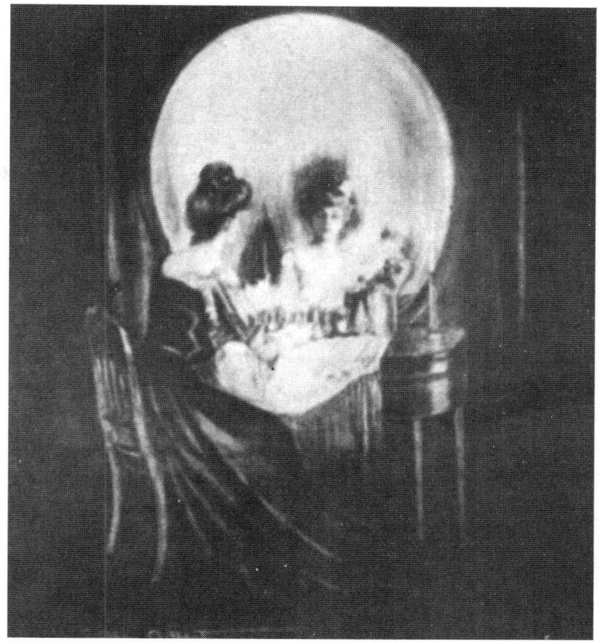

Abbildung 1.9
Das Bild einer Frau vor einem Spiegel wechselt mit dem eines Totenschädels – ein weiteres Beispiel für eine "instabile Wahrnehmung".

In anderen Fällen dagegen kann ein Bild zu zwei gleichwertigen Hypothesen führen, die sich aber offensichtlich widersprechen. Bei solchen *Vexierbildern* kommt es dann zu einem Hin- und Herspringen zwischen beiden möglichen Interpretationen (Abb. 1.8 und 1.9). In Abbildung 1.8 sind die Profile von zwei Köpfen vor einem schwarzen Hintergrund zu sehen – oder ein schwarzer Kelch (Rubin-Vase); in Abbildung 1.9 wechselt das Bild einer Frau, die an einem Spiegel sitzt, mit dem eines Totenschädels.

Es ist auch möglich, Bilder zu erzeugen, die nur einen Augenblick lang ein reales Objekt zu zeigen scheinen. Diese "unmöglichen" Figuren täuschen durch ihre Ähnlichkeit mit wirklich existierenden Objekten eine bestimmte Hypothese vor. Diese kann jedoch nicht bestätigt werden, und es entsteht folglich auch keine stabile Wahrnehmung. Die Beine des Elefanten und die

Abbildung 1.10
"Unmögliche" Figuren. (Aus *Mind Sights* by Roger N. Shepard, © 1990 by Roger N. Shepard. Mit freundlicher Genehmigung von W. H. Freeman and Company.)

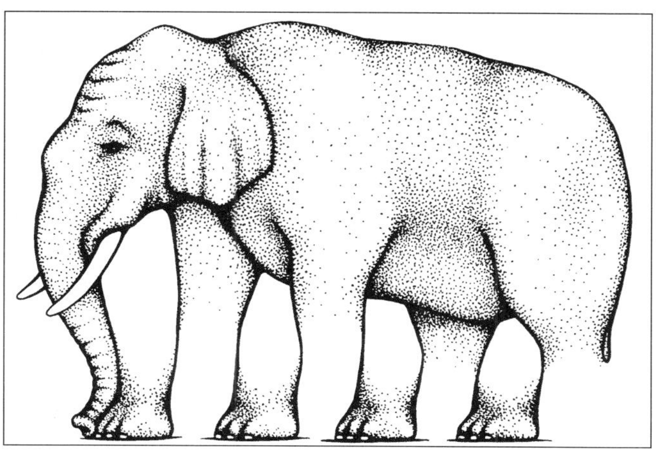

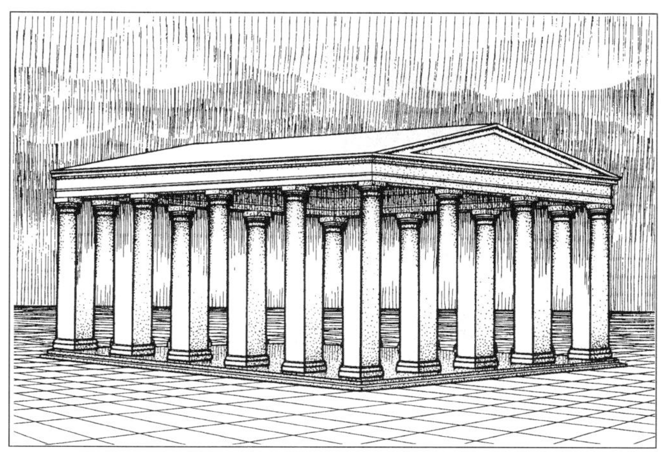

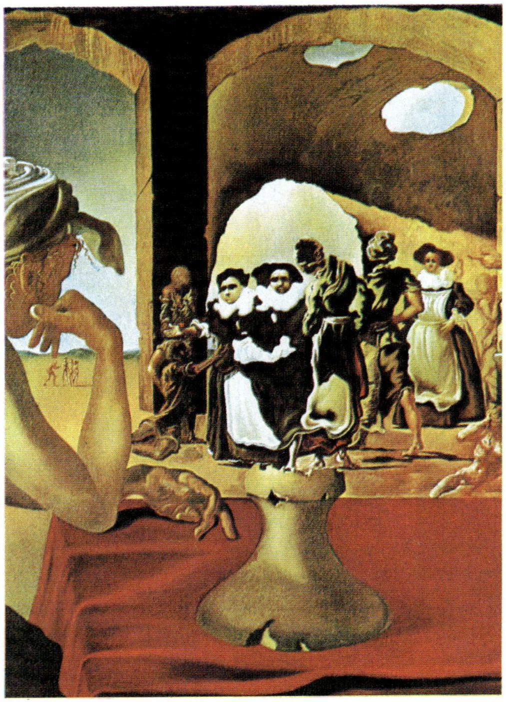

Abbildung 1.11
Salvador Dalí, *Sklavenmarkt mit unsichtbarer Büste Voltaires*, Ausschnitt (1940). Cleveland, Reynolds-Morse Foundation. Ein Beispiel für eine "instabile Wahrnehmung".

Säulen des griechischen Tempels in Abbildung 1.10 schaffen es so, den Betrachter nachhaltig zu verwirren.

Auch ein Kunstwerk kann beim Betrachter Hypothesen hervorrufen, die seine Wahrnehmung beeinflussen und unter Umständen bei verschiedenen Personen völlig unterschiedliche ästhetische Reaktionen erzeugen. Diese Wahrnehmungsschwankungen können dann sowohl auf Unsicherheiten in der Bildersprache des Künstlers wie auch auf eine unterschiedliche kulturelle Vorprägung des Beobachters zurückzuführen sein.

Viele Maler lassen bewußt eine gewisse Doppeldeutigkeit bestehen, so daß der Betrachter das Gesehene durch eigene Vermutungen ergänzen muß. Dies ist vor allem in der modernen Malerei der Fall, so bei den Impressionisten, den Surrealisten und den Kubisten.

In anderen Fällen läßt der Künstler dem Betrachter weniger Freiheit, dennoch können aufgrund unterschiedlicher Erfahrungen, fachlicher Vorbildung oder der historischen Situation unterschiedliche Sichtweisen auftreten. Ein kritischer Kunstexperte nimmt ein Gemälde anders wahr als ein Betrachter, dem Malerei nicht viel bedeutet. Ein Bürger des Siena des 14. Jahrhunderts betrachtete die Bilder Duccios "mit anderen Augen" als wir heute.

Und schließlich gibt es Extremfälle, wo der Künstler absichtlich perspektivisch instabile Figuren schafft, die unterschiedliche Interpretationen erlauben oder "unmögliche Wahrnehmungen" verursachen (Abb. 1.11).

Bei der Interpretation von Gemälden beziehen sich viele Kunsthistoriker auf die Theorie des Konstruktivismus. Auch Gombrich nähert sich dieser Denkweise. Nach seiner Meinung werden die Kanäle für Analyse und Interpretation der optischen Information durch Erfahrung ausgebaut. Die Verarbeitung der Information erfolgt durch erworbene, auf Erfahrungen beruhende Schemata, durch die Ordnung geschaffen wird im Chaos der einströmenden optischen Reize.

Kunstgeschichte bedeutet für Gombrich die Erforschung der verschiedenen Repräsentationsschemata, die von Künstlern verwendet werden. Bei der Darstellung der Wirklichkeit verwendet der Maler Strategien, die gesellschaftlich anerkannt sind und die sich mit der Zeit wandeln. So folgt Cimabue bei der Darstellung seiner Madonnen einem Muster, das sich systematisch in seinen Gemälden wiederfindet. Dieses Schema wurde von Giotto überwunden, dem es gelang, mit einem neuen Schema Madonnenbilder noch realistischer darzustellen: "Es glaubte Cimabue in der Malerei / zu stehen an der Spitze, doch nun der letzte Schrei ist Giotto / daß jenes Ruhm verblaßt" (Dante, *Purgatorio*, XI, 94-96).

Angeborene Prinzipien der Bildorganisation – die "Gestalt"

Nach den Aussagen der Gestalttheorie, wie sie ursprünglich in den grundlegenden Arbeiten von Koffka, Wertheimer und Köhler beschrieben wurden,

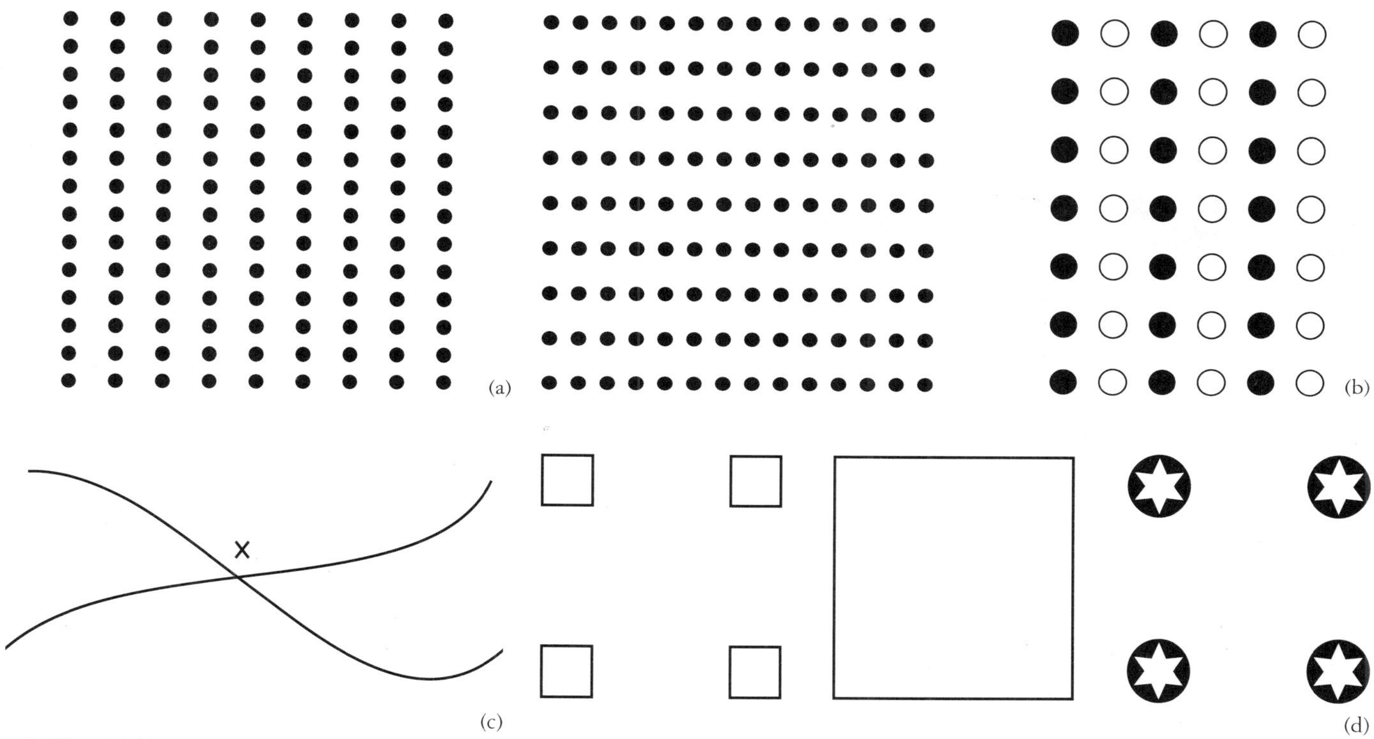

Abbildung 1.12
(a) Die Punkte ordnen sich nach dem Proximitätsprinzip (Prinzip der räumlichen Nähe) senkrecht (links) oder waagerecht (Mitte) an.
(b) Die schwarzen und weißen Punkte ordnen sich nach dem Ähnlichkeitsprinzip senkrecht an, obwohl sie in der Waagerechten näher beeinander stehen.
(c) Nach dem Kontinuitätsprinzip sehen wir zwei sich kreuzende Linien und keine abknickenden Linien.
(d) Jede der drei Formen erscheint als Quadrat.

erfolgt Wahrnehmung auf der Basis angeborener Schemata, deren Eigenschaften und Organisationsprinzipien experimentell untersucht werden können. Die Anhänger der Gestalttheorie weisen die Vorstellung zurück, Wahrnehmungen seien lediglich aus einzelnen Sinneseindrücken zusammengesetzt und könnten wieder in ihre einzelnen Bestandteile zerlegt werden. Das Ganze ist mehr als die Summe seiner Teile, sagen die Gestalttheoretiker. Wahrnehmung entsteht aus der *Organisation* der Sinneseindrücke, nicht durch bloße *Assoziation,* das heißt Zusammenfügung.

Um zu erklären, warum gewisse Wahrnehmungsweisen wahrscheinlicher sind als andere, haben die Psychologen unter den Gestalttheoretikern die Existenz von Organisationsprinzipien für die optische Wahrnehmung postuliert. Einige dieser Prinzipien betreffen die Art und Weise, wie sich für den Betrachter einzelne Elemente eines Bildes anordnen, andere die Abhebung einer Zeichnung von ihrem Hintergrund.

Beispiele zur Illustration dieser Prinzipien finden sich in Abbildung 1.12. Die schwarzen Punkte im linken Teil von Abbidung 1.12a organisieren sich deutlich in senkrechten Reihen nach dem *Gesetz der Nähe (Proximitätsprinzip)*: Tatsächlich stehen sie in senkrechter Richtung näher beieinander als in der horizontalen. Im Gegensatz dazu bilden die Punkte im rechten Teil der Abbildung horizontale Reihen, weil sie in dieser Richtung näher beieinander stehen. In Abbildung 1.12b dagegen bilden die schwarzen und die weißen Punkte senkrechte Reihen, obwohl die einzelnen Punkte in horizontaler Richtung enger benachbart sind. Hier wirkt das *Gesetz der Ähnlichkeit*, das stärker ist als das Proximitätsprinzip. Abbildung 1.12c erläutert das *Gesetz der guten Fortsetzung (Kontinuitätsprinzip)*. Dieses besagt, daß die Kontinuität von Linien abrupten Richtungsänderungen vorgezogen wird. So werden hier tatsächlich viel eher zwei Linien erkannt, die sich kreuzen, als zwei V-förmige Elemente, die sich in einem Punkt X mit der Spitze berühren. In Abbildung 1.12d gruppieren sich die ähnlichen Elemente zu Quadraten und nicht beispielsweise zu Kreuzen oder anderen denkbaren Anordnungen. Dies entspricht dem *Gesetz der Geschlossenheit*, wonach geschlossene Formen offenen vorgezogen werden. Für die Gestaltpsychologen widerspricht dieses Beispiel einer konstruktivistischen Interpretation, weil in allen drei Fällen jeweils ein Quadrat erkannt wird, obwohl die Elemente, aus denen dieses Quadrat besteht, jeweils völlig verschieden sind.

Weitere Prinzipien der Gestalttheorie betreffen die Unterscheidung einer Zeichnung vom Hintergrund. Unter gleichen sonstigen Bedingungen wird eine zur horizontalen oder vertikalen Achse symmetrische Form eher als Motiv denn als Element des Hintergrundes angesehen, ähnlich wird eine Form mit kleinerer Fläche eher als Motiv und die größere Fläche eher als Hintergrund interpretiert usw. Diese Beobachtungen sind im sogenannten *Gesetz der guten Gestalt* oder *Prägnanzprinzip* zusammengefaßt, nach dem unter verschiedenen geometrisch möglichen Organisationsmustern das "beste, einfachste und stabilste" vorherrscht. Dennoch lassen sich Bilder konstruieren, bei denen eine klare Unterscheidung zwischen Vorder- und Hintergrund nicht möglich ist. In diesen Fällen sind zwei Wahrnehmungsweisen möglich, je nachdem, welcher Anteil als Motiv und welcher als Hintergrund empfunden wird. Dies ist auch die Erklärung der Gestalttheorie für Rubins Bild (Abb. 1.8), bei dem die beiden Gesichter und die Vase ihre Rollen als Motiv und Hintergrund tauschen können. Ähnliches gilt für das Bild von Escher (Abb. 1.13).

Die Gestalttheorie ist insofern für die Bildende Kunst von besonderer Bedeutung, als sie klarstellt, daß die gesehene Wahrheit nicht verwechselt werden darf mit der fotografischen Wahrheit oder dem Bild, das auf die Netzhaut projiziert wird. Damit reduziert sich auch die Perspektive auf ein bloßes technisches Hilfsmittel unter vielen andern, die gemeinsam dazu beitragen, eine Illusion zu schaffen. Wahrnehmung besteht nicht so sehr darin, ein Objekt möglichst vollständig oder möglichst exakt zu registrieren, sondern viel eher darin, gewisse hervorstechende Eigenschaften zu erfassen, die die Informationen über seine Gesamtstruktur enthalten. Wahrnehmung ist deshalb kein Prozeß der Annäherung an die Wirklichkeit über eine Hypothese oder anhand von Schlußfolgerungen, die auf Wahrscheinlichkeiten beruhen (probabilistische Folgerungen), wie die Konstruktivisten behaupten, sondern sie basiert auf festen Gesetzen, durch die die Sinnesinformation organisiert wird.

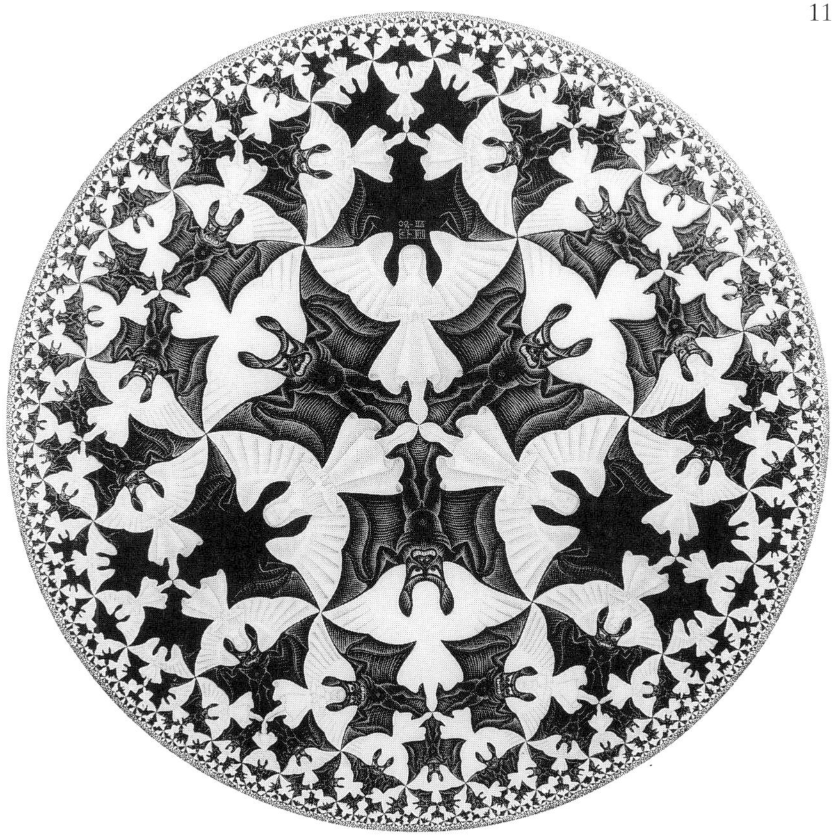

Abbildung 1.13
M. C. Escher, *Circle Limit IV.* © 1997 Cordon Art-Baarn-Holland. Alle Rechte vorbehalten.

Der bekannteste Verfechter dieser Theorie auf dem Gebiet der Malerei ist Arnheim, der der Meinung ist, daß die gleichen gestalttheoretischen Prinzipien sowohl beim Sehen wie beim Malen Anwendung finden. Für Arnheim sind der Sehvorgang und die künstlerische Darstellung ähnlich, denn sie benutzen beide die gleichen Organisationsprinzipien des Gehirns.

Es existieren auch "anthropologische" Theorien zur Wahrnehmung, nach denen die bildliche Darstellung ein Ausdrucksmittel einer bestimmten Gemeinschaft zur Darstellung von Wirklichkeit ist. Ein Abbild der Wirklichkeit im Sinne einer bloßen graphischen Reproduktion bleibt ohne Geschichte und Bedeutung, solange es nicht im Zusammenhang mit den Gebräuchen und technischen Möglichkeiten betrachtet wird, die der jeweiligen Kultur zu seiner Schaffung zur Verfügung standen. Dieser anthropologische und soziologische Ansatz zur bildlichen Darstellung führt weiter zu einer Relativierung der Interpretation der Natur.

Die Umgebungstheorie von Gibson

Eine neuere Theorie zur optischen Wahrnehmung, auch als "ökologischer Ansatz" bezeichnet, wurde von J. J. Gibson vorgeschlagen, wonach die Wahrnehmung eines Objektes niemals losgelöst vom Hintergrund betrachtet werden darf, vor dem es sich befindet. Gibson bemerkt, daß ein strukturierter Hinter-

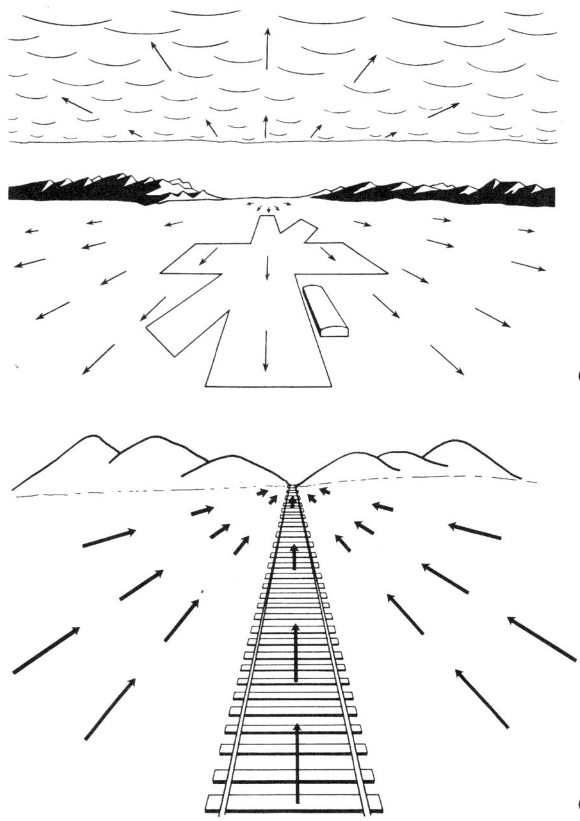

(a)

(b)

Abbildung 1.14
Bewegungen der Bildpunkte
(a) für einen Piloten im Landeanflug.
(b) für einen Betrachter am Hinterende eines fahrenden Zuges.
(Aus Bruce, V.; Green, P.: *Visual perception: Physiology, Psychology and Ecology,* 1985. © 1997 V. Bruce, Stirling. Mit freundlicher Genehmigung von Erlbaum (UK) Taylor & Francis, Hove, UK.)

grund, wie zum Beispiel ein Acker oder eine Wiese, einen optischen *Dichtegradienten* durch seine einzelnen Bestandteile wie Steine, Erdschollen, Grashalme usw. erzeugt. Die Elemente, die sich in der Nähe des Betrachters befinden, scheinen einen größeren Abstand voneinander zu haben, weniger dicht zu stehen als weiter entfernte. Dieser Dichtegradient führt zur Wahrnehmung einer vom Beobachter weg geneigten schiefen Ebene. Ein Objekt vor einem solchen Hintergrund wird nun nicht mehr isoliert wahrgenommen, wie wenn es zum Beispiel in der Luft aufgehängt wäre. Es ist sogar vielmehr so, daß gerade der Teil des Hintergrundes, der vom Objekt verdeckt wird, die Wahrnehmung von dessen Komplexität erst ermöglicht, Informationen liefert über die Ausdehnung des Objektes, seine Position etc. So wird zum Beispiel ein aufrecht in einer Wiese stehender Baum als solcher erkannt, weil er einen Teil des Dichtegradienten des Hintergrundes verdeckt, während die Mikrostruktur des Baumes selbst (Blätter, Zweige, Rinde) unverändert bleibt.

Es fällt auf, daß für Gibson diejenigen Elemente der Szenerie besonders wichtig sind, die beim Wechsel des Betrachterstandpunktes unverändert bleiben, wie der Dichtegradient des Hintergrundes, die senkrechte Position des Baumes usw. Entscheidend für Gibsons Theorie ist also, wie sich die Szenerie während eines Positionswechsels des Beobachters verändert und welche Elemente unverändert bleiben.

Beim Malen ist es für den Künstler wichtig, die unveränderlichen Eigenschaften seiner Szenerie zu kennen. Ein Gemälde, von dem unsere Augen das gleiche Bündel Lichtstrahlen erreicht wie von der realen Szenerie mit all ihren unveränderlichen Elementen, erzeugt die gleiche Wahrnehmungsempfindung wie die Realität.

Während einer Bewegung des Beobachters liefert die Summe der Detailänderungen im Blickfeld auch Informationen zur Bewegungsrichtung. Für einen Piloten im Landeanflug zum Beispiel (Abb. 1.14a), der sich auf die vor ihm liegende Landebahn konzentriert, verändert sich sein Blickfeld durch eine radiale Entfernungsbewegung aller Punkte seitlich der Blickrichtung. Für einen Beobachter, der dagegen auf dem Dach eines fahrenden Zuges sitzt und entlang der Gleise nach hinten blickt (Abb. 1.14b), scheinen die seitlichen Bildpunkte in einer Radialbewegung in einem fixierten Punkt am Horizont zusammenzulaufen. Diese Beobachtungen sind von Bedeutung für die Simulation von Bewegung in Kino und Fernsehen.

Sehen und Denken

Die beiden großen Theorien über die Wahrnehmung, die Kognitionstheorie, zu der auch der Konstruktivismus gehört, und die Gestalttheorie, gehen von zwei in einem gewissen Sinn entgegengesetzten Modellen zum Verständnis des "Sehens" und, in Erweiterung dessen, des "Denkens" aus. Während für

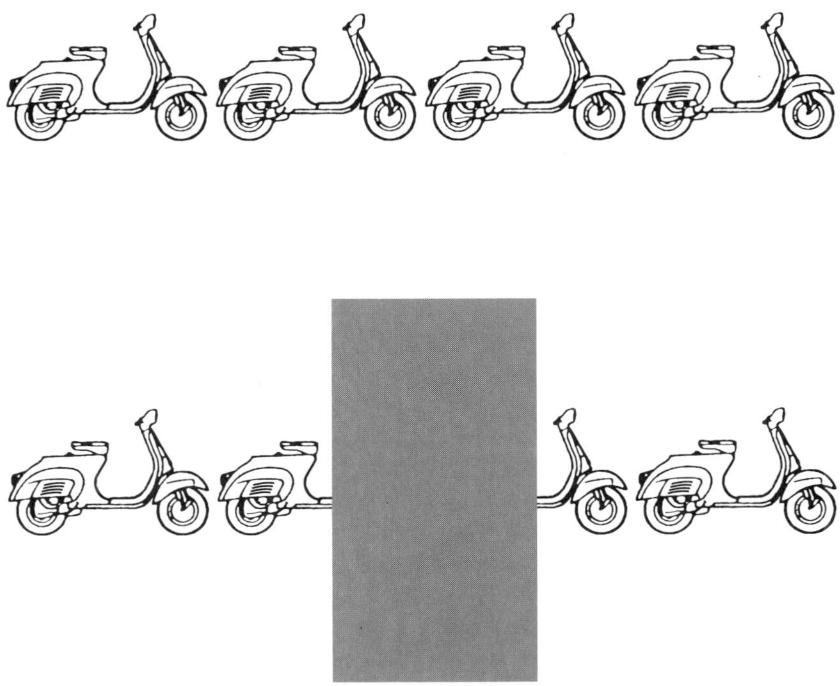

Abbildung 1.15
Komplettierungsphänomen: Der verlängerte Motorroller. Fehlt uns ein Ausschnitt, ergänzen wir ihn dem Kontext gemäß. (Aus Kanisza, 1991, © 1997 Il Mulino, Bologna)

Abbildung 1.16
Canaletto, *Ponteghetto della farina*, Ausschnitt (1730). Venedig, Sammlung Giustiniani.
Dem Maler schien es ausreichend, die am Kai festgemachte Gondel durch eine kammartige Struktur anzudeuten.

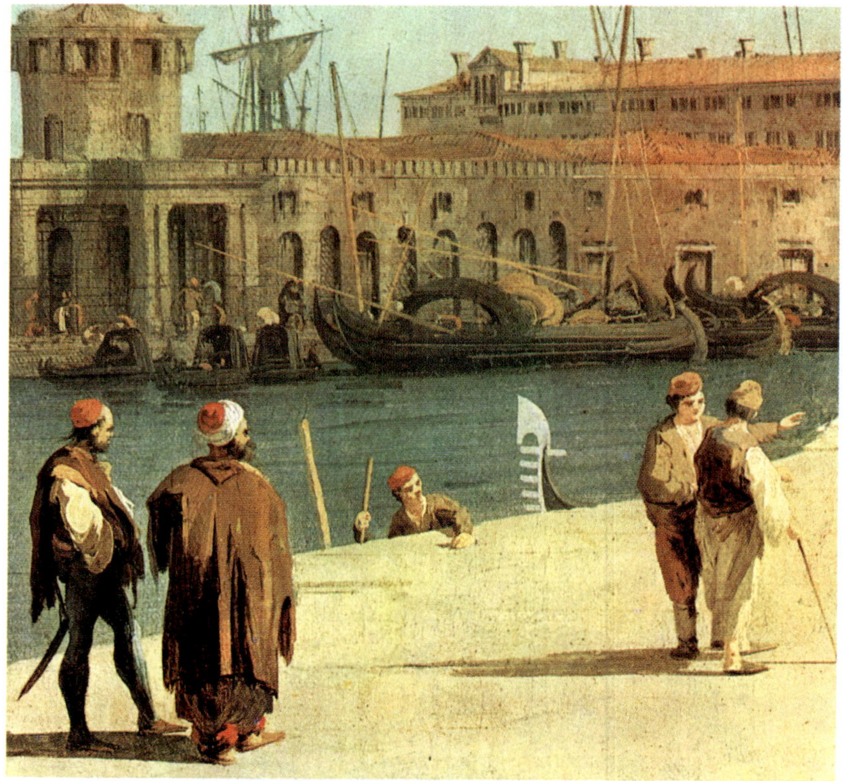

erstere die optischen Informationen einer Interpretation durch Gefühl, Verstand und Erinnerungen unterworfen sind, erfolgt für die andere Theorie Wahrnehmung durch Organisation der Informationen mit Hilfe angeborener Mechanismen. Die Gestalttheoretiker sind der Meinung, daß die Organisationsmechanismen der Wahrnehmung auch für die Gedankenwelt gelten.

Kanisza bemerkt in seinem Buch *Vedere e pensare* (Sehen und Denken), daß diese beiden Theorien gewissermaßen entgegengesetzte Pole in Bezug auf die wechselseitigen Beziehungen zwischen Sehen und Denken darstellen und daß wir heute noch nicht in der Lage sind, zu entscheiden, welches das bessere Modell ist. Kanisza beschreibt Beispiele eines besonderen Wahrnehmungsphänomens, der sogenannten "amodalen Komplettierung", die nahelegen, daß sowohl gestalttheoretische wie auch kognitivistische Mechanismen für das Verhältnis zwischen Sehen und Denken in Betracht kommen. Beide können, wenn auch mit unterschiedlicher Bedeutung in speziellen Wahrnehmungssituationen, zu einer Erklärung von Wahrnehmungsphänomenen beitragen.

Komplettierungsphänomene treten auf, wenn ein Motivgegenstand teilweise von einem anderen verdeckt wird. Es kommen Fälle vor, in denen wir

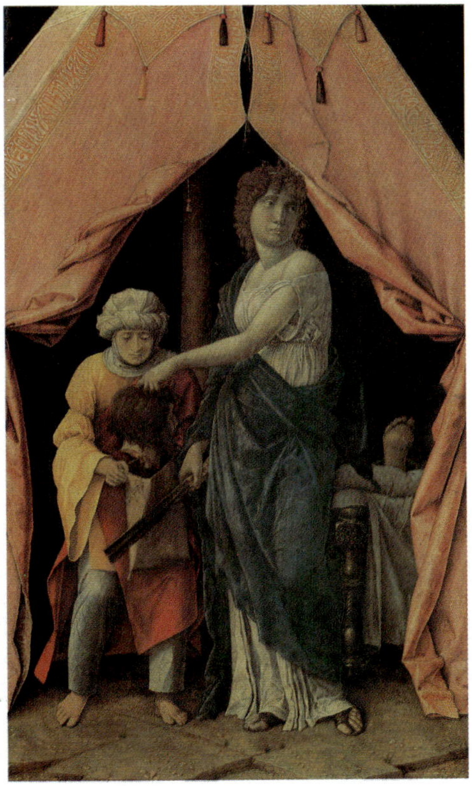

Abbildung 1.17
Andrea Mantegna, *Judith und Holofernes* (1490). Washington, National Gallery. Der nackte Fuß auf dem Bett reicht aus, um bei uns die Vorstellung des gesamten Körpers, der im Inneren des Zeltes liegt, hervorzurufen.

den Gegenstand anscheinend überwiegend aufgrund unseres Vorwissens ergänzen und damit einem kognitivistischen Modell folgen, während die Ergänzung in anderen Fällen offenbar eher nach gestalttheoretischen Mechanismen geschieht. Dies führt manchmal zu Situationen wie in Abbildung 1.15, die uns auf dem Hintergrund unserer Erfahrungen paradox erscheinen: Die Komplettierung führt hier zur Wahrnehmung eines seltsam verlängerten Motorrollers. In vielen Fällen spielen beide Mechanismen eine Rolle, oder der kognitivistische überwiegt. Betrachten wir zum Beispiel das Gemälde von Canaletto (Abb. 1.16), wo durch die Darstellung einer kammartigen Struktur eine am Kai festgemachte Gondel angedeutet wird. Nur wer weiß, wie eine Gondel aussieht, kann die kammartige Struktur richtig ergänzen.

In Mantegnas Bild *Judith und Holofernes* (Abb. 1.17) ist ein nackter Fuß in der Öffnung des Zeltes dargestellt. Der Kontext des Gemäldes macht es leicht, in Gedanken den Leichnam des Holofernes zu ergänzen, dessen Fuß man sieht, und die Art und Weise, wie der Fuß auf dem Bett dargestellt ist, widerspricht nicht unserer Phantasie, sondern unterstützt sie.

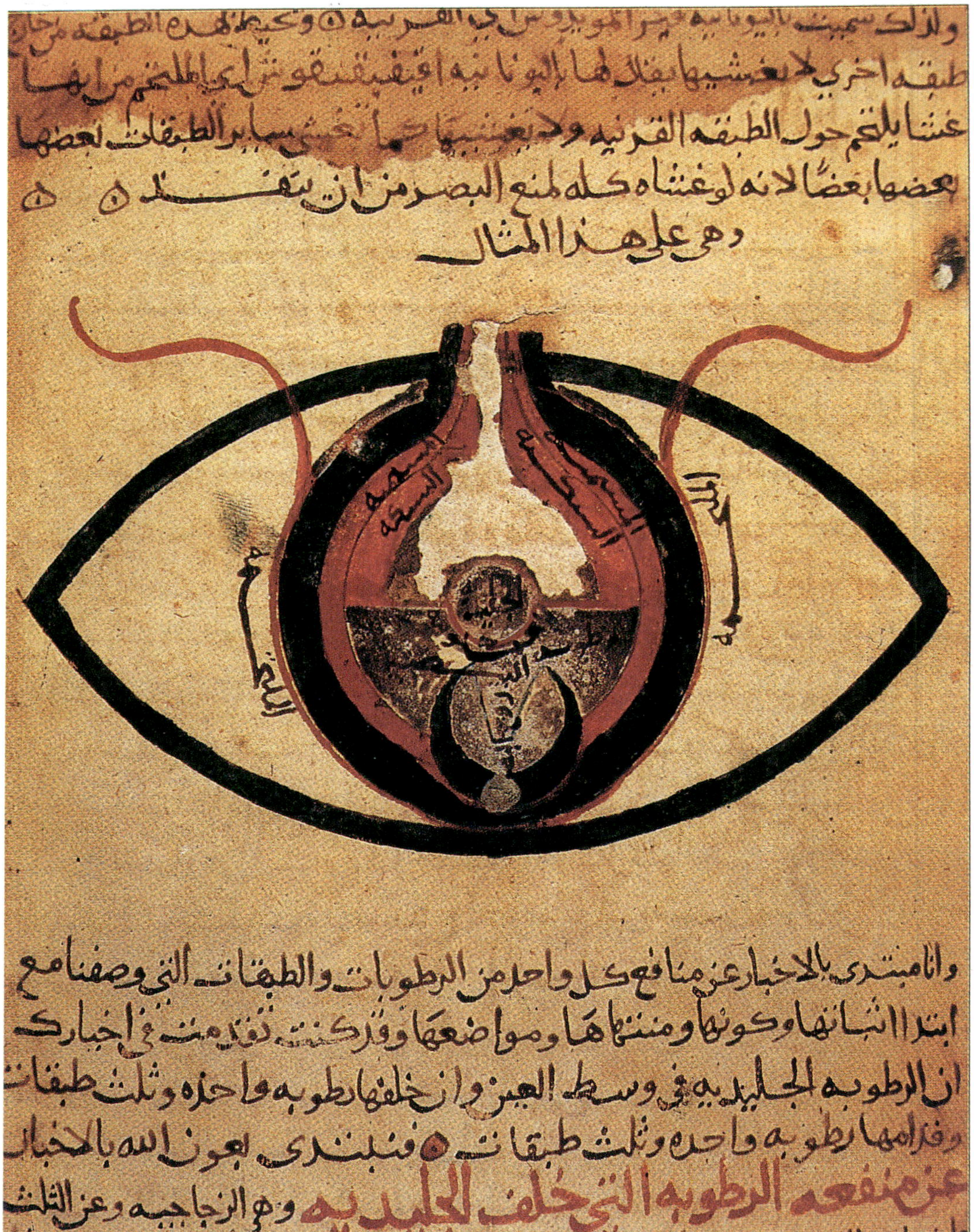
ولذلك سميت باليونانية ... القرنية ○ وتحيط بهذه الطبقة من خارج
طبقة اخرى لا تغشيها بكلها باليونانية اقيفيقسقوش اي الملتحم من ايها
غشا يلتحم حول الطبقة القرنية ولا تغشيها كما تغشي سائر الطبقات بعضها
بعضا بعضا لانه لو غشاه كله لمنع البصر من ان ينفذ ○ ○
وهي على هذا المثال

وانا مبتدي بالاخبار عن منافع كل واحد من الرطوبات والطبقات التي وصفنا مع
ابتدا اثباتها وكونها ومنشاها ومواضعها وقد كنت تقدمت في اخبارك
ان الرطوبة الجليدية في وسط العين وان خلفها رطوبة واحدة وثلث طبقات
وقدامها رطوبة واحدة وثلث طبقات ○ فنبتدي بعون الله بالاخبار
عن منفعة الرطوبة التي خلف الجليدية وهي الزجاجية وعن الثلث

KAPITEL 2

Vom Auge zum Gehirn, vom Schatten zur Form

Ägyptische Miniatur aus dem 6. Jahrhundert. Sie zeigt das Auge und seine anatomischen Bestandteile.

Die Außenwelt gibt nur den Anstoß für die Bilder, die wir sehen. Diese sind das Endprodukt eines sehr komplexen Vorgangs, der aus zahlreichen aufeinanderfolgenden Verarbeitungsschritten besteht. In einem ersten Schritt werden die im Netzhautbild enthaltenen Informationen in Nervensignale umgewandelt. Diese werden dann an das Gehirn weitergeleitet, in verschiedenen Bereichen der Sehrinde verarbeitet und erzeugen schließlich das Bild, das wir wahrnehmen.

Ähnliche Vorgänge spielen sich jeweils in spezieller Weise auch bei den anderen Sinnesorganen ab. Man sollte sich bewußt sein, daß der Unterschied zwischen den einzelnen Sinnen (Sehen, Hören, Fühlen usw.) nicht in erster Linie in der Art der Reize liegt (Licht, Schall, Druck oder Hautkontakt), obwohl die Sinnesorgane dafür eingerichtet sind, normalerweise eben diese Reize zu empfangen. Beispielsweise kann das Auge auch mechanische Reize verarbeiten: Ein Faustschlag läßt uns Sterne sehen! Da meinte doch ein alter, leicht verrückter Physiologe, wenn man nur den Hörnerv mit dem Auge und den Sehnerv mit dem Ohr verbindet, dann müßte man doch wohl Töne sehen und Lichter hören können...

Die Wahrnehmung eines bestimmten Sinneseindrucks kann auch völlig ohne Reizung des betreffenden Sinnesorgans (Auge, Ohr, Haut etc.) erfolgen. Es genügt, elektrisch oder chemisch diejenige Stelle der Hirnrinde zu stimulieren, die für die Verarbeitung eines Reizes zuständig ist. Wenn man zum Beispiel einen kleinen Teil der Sehrinde durch eine Elektrode stimuliert, "sieht" die Versuchsperson in einer bestimmten Stelle ihres Blickfeldes ein Licht; wird ein anderer Punkt der Sehrinde gereizt, erscheint die Lichtempfindung in einem anderen Teil des Blickfeldes.

Im letzten Jahrhundert wurde aufgrund von nicht unbedingt sehr wissenschaftlichen Beobachtungen von Schädelformen vermutet, daß das Gehirn in zahlreiche Zonen aufgeteilt sei, wobei jede eine sehr präzise Aufgabe übernehme (Abb. 2.1). Die moderne Wissenschaft hat gezeigt, daß es sich so nicht verhält, auch wenn es prinzipiell richtig ist, daß verschiedene Bereiche der Hirnrinde für die Ausführung bestimmter Funktionen zuständig sind (Abb. 2.2).

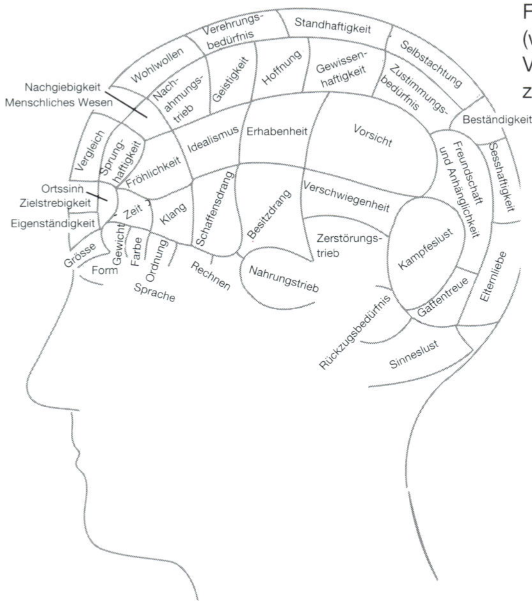

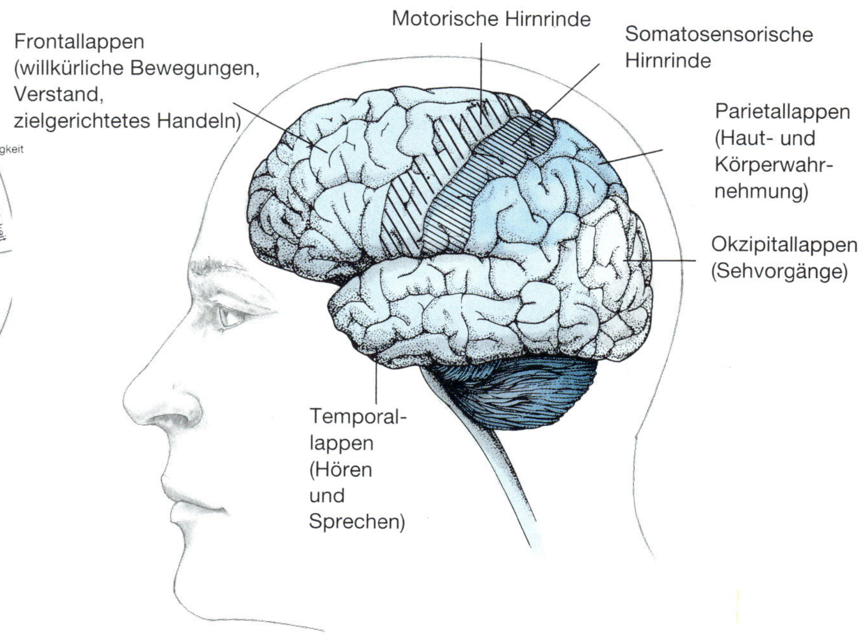

Abbildung 2.1 (links)
Karte der Hirnregionen nach F. J. Gall.
Diese Karte aus der ersten Hälfte des 19. Jahrhunderts beruht auf den sichtbaren Strukturen der Gehirnoberfläche und zeigt die damals vermutete räumliche Verteilung von über 40 höheren Hirnfunktionen auf der Hirnrinde.

Abbildung 2.2 (rechts)
Die Bereiche der Hirnrinde (Cortex) und ihre Funktionen.

Im Zusammenhang mit der bildenden Kunst besteht unser besonderes Interesse natürlich an den Teilen des Nervensystems, die für das Sehen wichtig sind. Zuvor möchten wir jedoch noch einige allgemeine Anmerkungen über Nervenzellen und deren Kommunikationsweise machen.

Die Nervenzellen

Das Zentralnervensystem (ZNS) besteht aus etwa zehn Milliarden Nervenzellen (*Neuronen*), die die anatomischen und funktionalen Einheiten bilden. Aufgrund ihrer anatomischen Struktur können Nervenzellen in verschiedene Gruppen eingeteilt werden, aber einige spezifische Eigenschaften sind allen gemeinsam: die Erregbarkeit und die Fähigkeit, Nervenimpulse weiterzuleiten. Bei einer Nervenzelle können schematisch drei Bereiche unterschieden werden: der Zelleib (*Perikaryon*), ein langer Zellausläufer (*Axon*) und mehrere kürzere Ausläufer, die *Dendriten* (Abb. 2. 3). Das Axon teilt sich in seinem Verlauf in zahlreiche Verzweigungen auf, die mit Dendriten oder Perikarya benachbarter Neuronen Kontakt aufnehmen. Diese Kontaktstellen zwischen zwei Neuronen heißen Synapsen. Axone können bis zu einem Meter lang werden; sie leiten die Nervenimpulse weiter.

Der *Nervenimpuls*, auch *Aktionspotential* genannt, entsteht im Zelleib und besteht aus einer kurzzeitigen Änderung des elektrischen Potentials zwischen

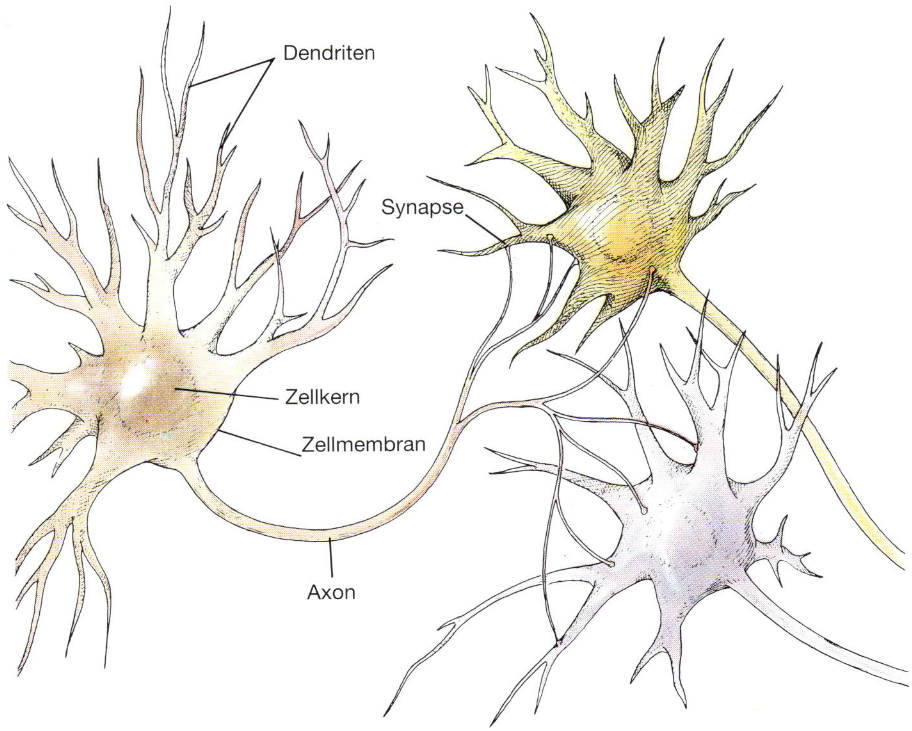

Abbildung 2.3
Schemazeichnung eines Neurons mit Zelleib (Perikaryon) und Dendriten. Das Axon kann von einer sogenannten Myelinscheide umhüllt sein, die es vor Fremdreizen schützt. An den Axonenden befinden sich Kontaktstellen (Synapsen) zu den Perikarien und Dendriten anderer Neuronen.

dem Inneren und dem Äußeren der Zelle, das auch im Ruhezustand besteht. Ein solcher Impuls dauert etwa eine Millisekunde und kann sich mit sehr hoher Geschwindigkeit, bis zu 100 Meter pro Sekunde, ausbreiten. Am Ende der Axonausläufer, dem Endkolben, verursacht der Nervenimpuls die Freisetzung einer kleinen Menge eines chemischen Botenstoffes (*Neurotransmitter*), der auf die Membran der benachbarten Nervenzelle einwirkt. Der Neurotransmitter kann einen *exzitatorischen Effekt* bewirken, der in der Nachbarzelle die Erzeugung eines Nervenreizes anregt, oder einen *inhibitorischen Effekt*, der den Erregungszustand der Nachbarzelle dämpft.

Die Impulse einer bestimmten Nervenzelle haben stets die gleiche Stärke und Dauer, aber können unterschiedlich schnell, das heißt mit unterschiedlich hoher Frequenz aufeinander folgen. Die Nervenzellen kommunizieren untereinander durch die Variation der Frequenz der Nervenimpulse.

Die Sehbahnen

Das menschliche Auge bildet ein optisches System mit großer Brechkraft (60 Dioptrien). Es besteht aus einer äußeren Linse, der *Hornhaut* (*Cornea*), die den vorderen Abschluß der mit einer wäßrigen Flüssigkeit, dem *Kammerwasser,* gefüllten vorderen Augenkammer bildet, einer bikonvexen *Linse* und einer viskosen Flüssigkeit, dem *Glaskörper,* die den gesamten Innenraum des

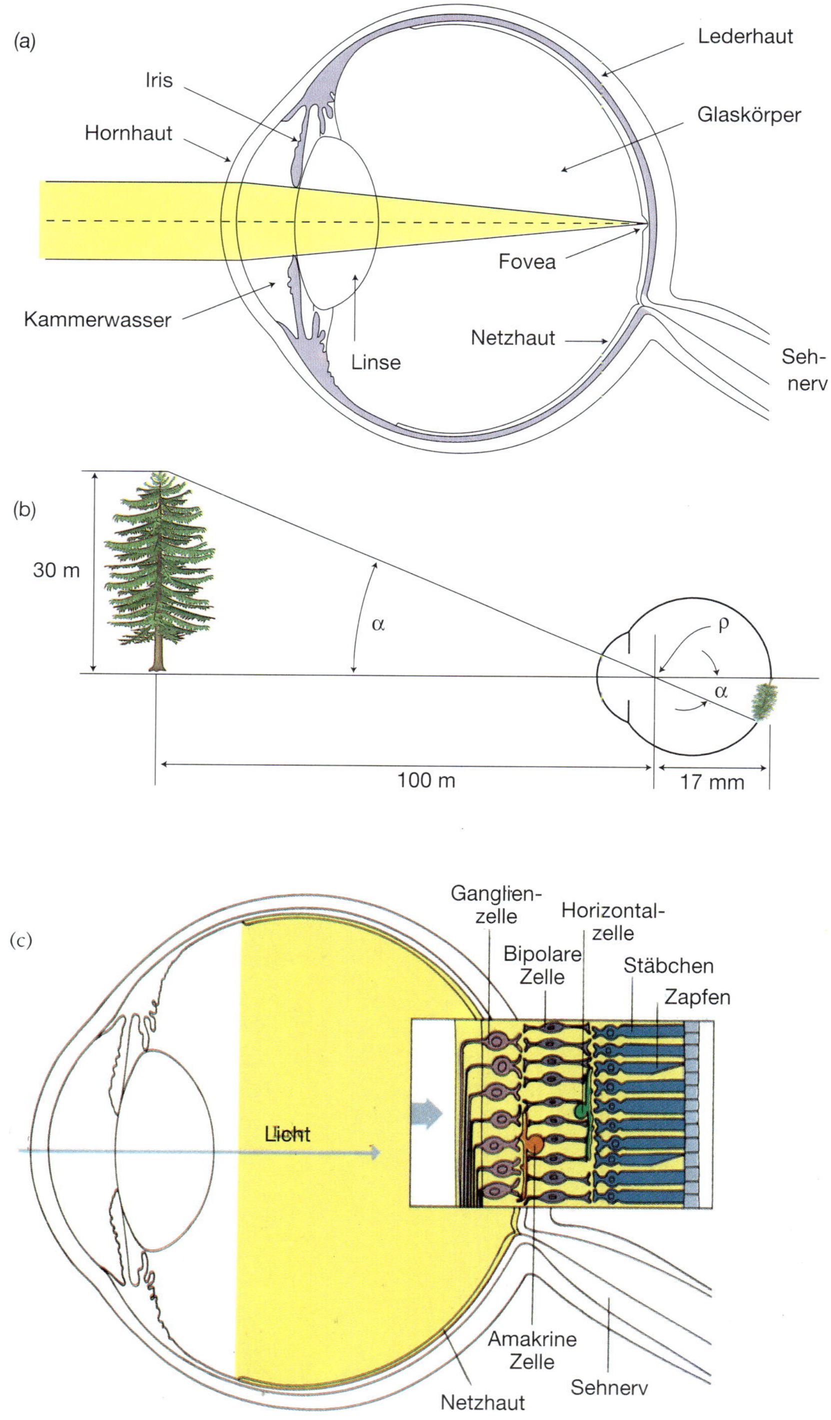

Abbildung 2.4
(a) Das optische System des Auges und die Entstehung des Netzhautbildes eines weit entfernten Objekts, dessen parallele Lichtstrahlen das Auge erreichen.
(b) Entstehung des Netzhautbildes eines größeren Objekts. Ein 30 m hoher Baum, aus etwa 100 m Entfernung betrachtet (und damit unter einem Sehwinkel a von etwa 20°), erzeugt ein etwa 5 mm großes, auf dem Kopf stehendes Netzhautbild.
(c) Schemazeichnung eines menschlichen Auges und eines stark vergrößerten Ausschnitts der Netzhaut. (Aus *Eye, Brain, and Vision* by David H. Hubel, © 1988 by Scientific American Library. Mit freundlicher Genehmigung von W. H. Freeman and Company.)

LAGER 007 [211 Z06-BBE-15-12:29-(147)]

Auftr.v.: 15.10.01 / / SC / Ref.: 277999

7	Lieferschein:
Lager Taschenbuch	Auslieferung: KNO H1
	Anzahlung...: 0.00
Altstadt 28	Wareneingang: . .
84028 Landshut	Warengruppe : 007
	Tel:
Abholer/Abholfach	Fax:

---

10 Warum Männer nicht zuhören und Frauen sc 17.50
3-548-35969-8
Pease, Barbara

0123618000179855

** Bitte an der Kasse abgeben **

Taj Mahal Agra Ind.
1630–1653

Shah Dschahan für Lieblingsfrau
Mumtaz Mahal weißer Marmor
er gegenüber Fluß wollte Pendant
in schw. ~~Marmor~~ Stein 1658 wurde Schah
von seinem Sohn gestürzt + 1666 gestorben
neben seiner Lieblingsfrau bestattet.

Ibn-Tulun-Moschee – Kairo 876–879

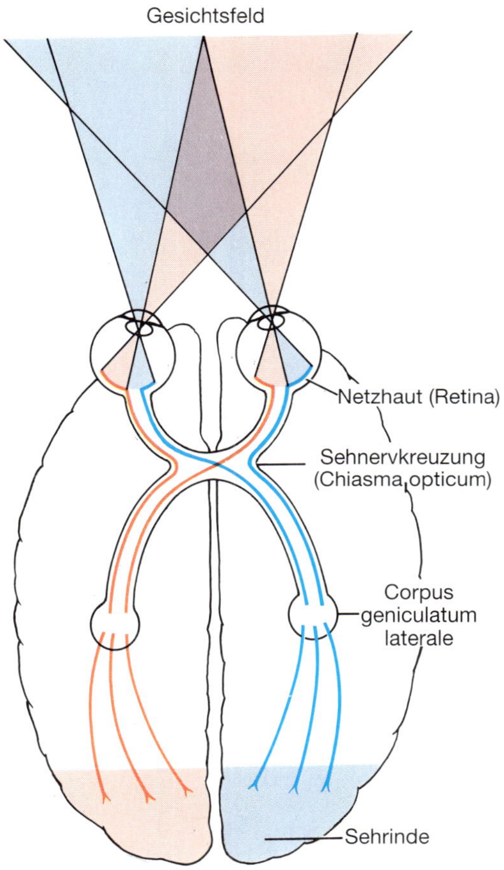

Abbildung 2.5
Schema der Sehbahnen. Die linke Gesichtsfeldhälfte wird zur rechten Hirnhälfte übermittelt und umgekehrt.

Augapfels ausfüllt. Zwei Drittel der Brechkraft entstehen durch die Hornhaut und den Glaskörper, ein Drittel ist auf die Linse zurückzuführen. Die Brennweite des Systems beträgt etwa 22 Millimeter. Ein weit entfernter Leuchtpunkt, etwa ein Stern, erzeugt ein scharfes Bild in einem Punkt der Innenoberfläche des Auges (Abb. 2.4a). Ist das Objekt näher, muß sich die Krümmung der Linse verändern, um auch dann noch ein scharfes Abbild auf der Netzhaut zu erreichen (*Akkomodation*).

Die Bilder von Objekten der Außenwelt werden mit dem Durchtritt durch das optische System des Auges verkleinert und auf den Kopf gestellt (Abb. 2.4b). Die Bilder entstehen auf der *Netzhaut* (*Retina*), einer feinen Schicht von Nervenzellen, die einen vorgeschobenen Gehirnteil darstellt und die gesamte Innenfläche des Auges auskleidet (Abb. 2.4c). Die Netzhaut enthält lichtempfindliche Zellen, die *Photorezeptoren*. Diese kommen in zwei Formen vor, die nach ihrer Form *Zapfen* und *Stäbchen* genannt werden. Die *Zapfenzellen* dienen dem Sehen bei guter Beleuchtung (Sehen am hellen Tag) und zur Erkennung von Farben (Kap. 6). Die *Stäbchenzellen* dagegen sind zum Sehen in der Dämmerung notwendig.

In der Retina befinden sich weiterhin andere Zellschichten, durch die die Photorezeptoren mit den Neuronen der innersten Netzhautschicht, den Ganglienzellen, verbunden sind. Von diesen gehen Nervenfasern (*Axone*) aus, die den Sehnerv bilden und die optische Information ins Innere des Gehirns weiterleiten. In jedem Auge befinden sich beim Menschen etwa 1,3 Millionen Axone und ebensoviele *Ganglienzellen*.

Die Sehnerven beider Augen treffen sich im *Chiasma opticum*, und von dort ausgehend teilen sich die Axone in den linken und rechten *Tractus opticus* auf. Der linke Trakt enthält die Axone aus den linken Hälften der Netzhaut beider Augen, der rechte analog die aus den rechten Hälften (Abb. 2.5). Da auf den linken Hemisphären der Netzhaut die Bilder der rechten Hälfte des Gesichtsfeldes entstehen (Abb. 2.5) und umgekehrt, leitet jeder optische Trakt die Informationen aus der ihm entgegengesetzten Hälfte des Gesichtsfeldes (einem Winkel von etwa 90°) weiter. Diese Informationen bleiben auch weiterhin in den beiden Hirnhälften getrennt, sowohl dort, wo die optischen Trakte enden (den *Nuclei* oder *Corpi genicolati laterali*), als auch in den jeweiligen Bereichen der Hirnrinde. Daraus folgt, daß die Sehrinde der rechten Hirnhälfte den linken Teil des Gesichtsfeldes "sieht" und umgekehrt. Jedem Punkt der Außenwelt, oder besser, seinem Abbild auf dem Augenhintergrund, entspricht ein kleiner, genau festgelegter Anteil an der Sehrinde. Gleiches gilt für die anderen Sinnesorgane, insbesondere für die Haut. Die Hautoberflächen der Hände und der anderen Körperteile finden sich in wohlgeordneter Weise in der *somatosensorischen Hirnrinde* wieder. In der Sehrinde erfolgt also eine räumlich genaue Abbildung der Netzhaut und in dem Bereich, der die Tastempfindungen verarbeitet, eine räumliche Abbildung der Hautoberfläche.

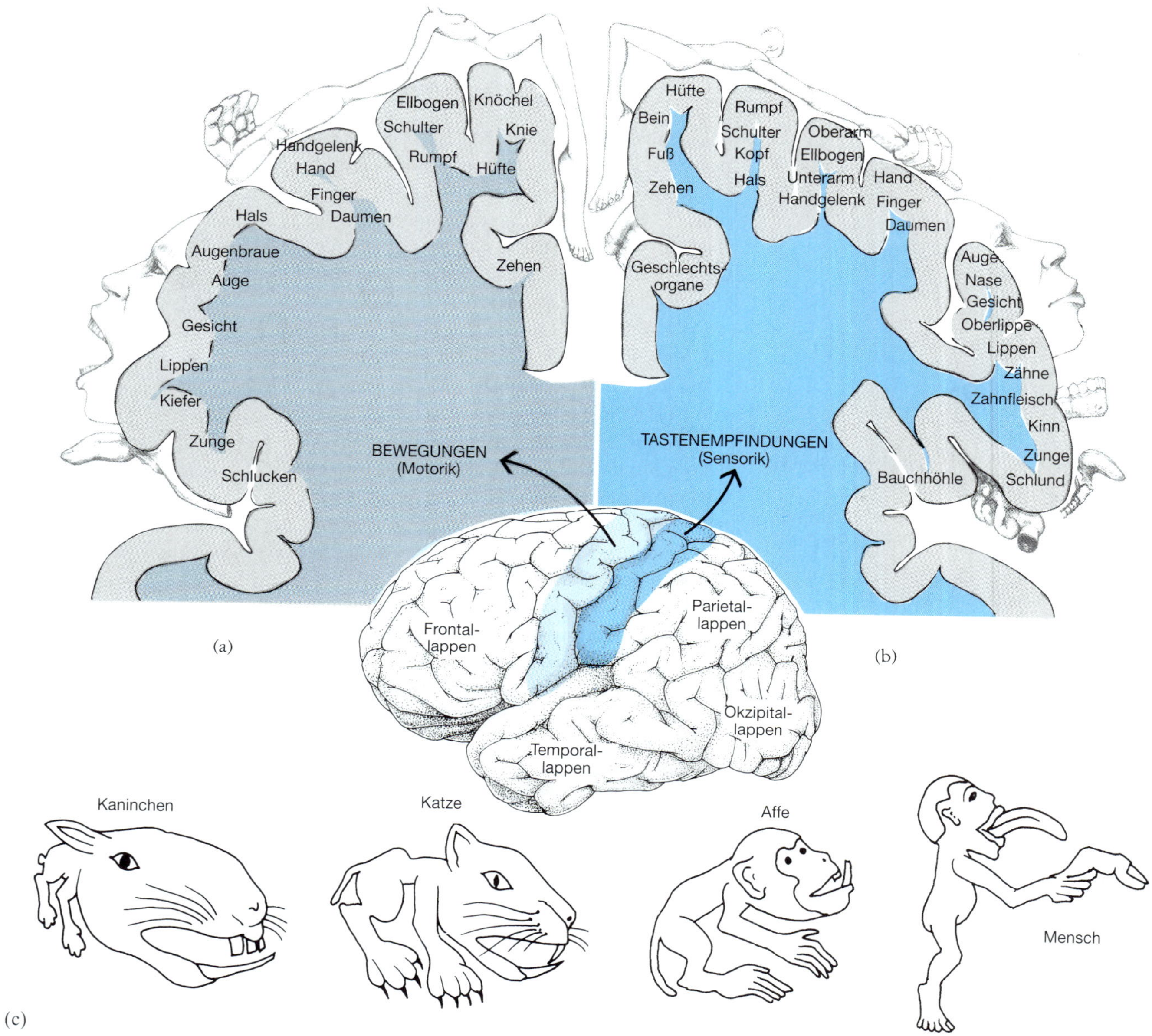

Diese Abbildung ist jedoch nicht isomorph, sie entspricht nicht genau der räumlichen Ausdehnung des jeweiligen Organs. Ein Körperteil ist vielmehr umso stärker in der Hirnrinde vertreten, je größer seine Rezeptorendichte ist. Dies wird leicht verständlich am Beispiel der Tastempfindung in der Haut. Bekanntlich ist der Tastsinn in den Fingerspitzen, in den Lippen und der Zunge viel stärker ausgeprägt als etwa auf dem Rücken oder in Armen und Beinen. Entsprechend nehmen Finger oder Zunge einen viel größeren Raum im Bereich der Hirnrinde ein als andere Körperteile (Abb. 2.6).

Abbildung 2.6 (links)
(a) Schema des “motorischen Homunculus”. Es zeigt die sogenannte somatotope Gliederung der motorischen Hirnrinde. Die Größe der gezeichneten Körperteile entspricht der Größe des Hirnareals, das sie steuert. So ist die Hand überproportional groß repräsentiert, was ihre biologische Bedeutung unterstreicht. Gleiches gilt für die Lippen.
(b) Schema des “sensorischen Homunculus”. Die Größe der gezeichneten Gliedmaße entspricht der Größe des Hirnareals, das ihre Reizungen verarbeitet. Auffällig ist, wieviel Raum die Verarbeitung von Sinnesreizen der Lippen und Hände einnimmt.
(c) Dargestellt ist die unterschiedliche Tastempfindlichkeit verschiedener Körperteile bei Kaninchen, Katze, Affe und Mensch. Dabei entspricht die Größe der Körperteile in der Darstellung der Größe der sensorischen Felder im Cortex. (Aus Kandel, Schwartz und Jessel, 1991, © Appleton and Lange, Stamford, CT)

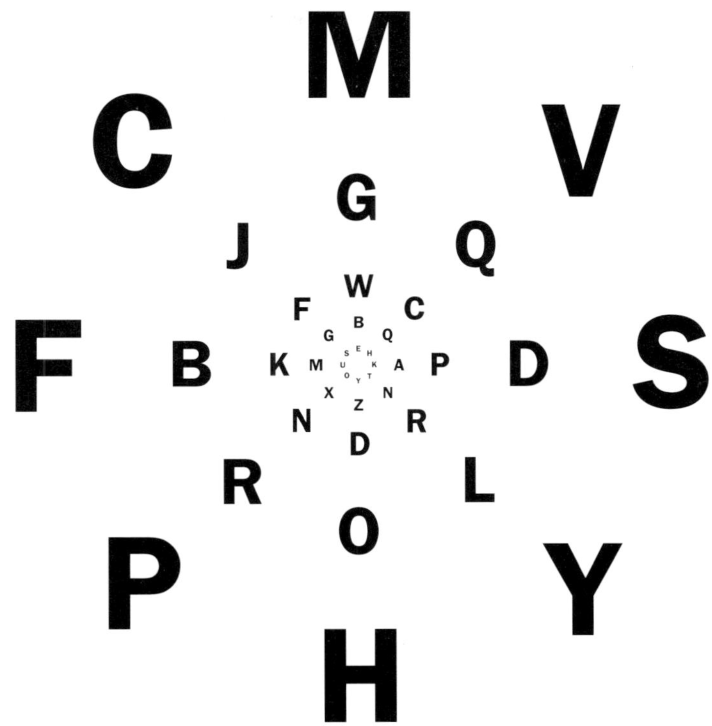

Abbildung 2.7 (rechts)
Bringen Sie das Buch so nahe an die Augen, daß Sie die kleinsten Buchstaben im Zentrum gerade noch scharf sehen. Nun fokussieren Sie die kleinen Buchstaben, und Sie werden feststellen, daß auch die großen Buchstaben am Rand nur schwer zu entziffern sind, obwohl sie sehr viel größer sind.

In der Netzhaut befindet sich ein kleiner, zentraler Bereich, die *Fovea centralis* (das *Grübchen*), die, ähnlich wie die Fingerkuppen für den Tastsinn, die höchste Dichte an Rezeptoren aufweist. In diesem Bereich ist die Fähigkeit am größten, auch feine Details eines Bildes aufzunehmen, hier herrscht die größte Sehschärfe. Das Grübchen hat einen Durchmesser von nur 0,5 mm; dies entspricht einem Sehwinkel von einem Grad. Dieser Bereich enthält nur Zapfenzellen als Photorezeptoren. Mit zunehmender Entfernung von diesem Bereich nimmt die Sehschärfe der übrigen Retina nach und nach ab. Bei den Bildern, die im Bereich des Grübchens entstehen, sind feine Einzelheiten erkennbar, und es können auch kleine Buchstaben gelesen werden, während weiter außen nur gröbere Strukturen erkannt werden (Abb. 2.7).

In der Sehrinde ist der Bereich der Fovea im Vergleich zum Rest der Retina gewaltig. In Abbildung 2.8 ist zu erkennen, wie eine gleichförmige Verteilung schwarzer und weißer Flecken (b) bei der Projektion auf die Hirnrinde inhomogen dargestellt wird (c). Dieses Muster entsteht dadurch, daß den Bildpunkten, die im Bereich der Fovea entstehen, ein größerer Bereich der Hirnrinde zugeordnet ist als den anderen. Gleiches geschieht, wenn man ein Objekt, zum Beispiel ein Gemälde (Abb. 2.9), betrachtet und dabei einen

(a) (b)

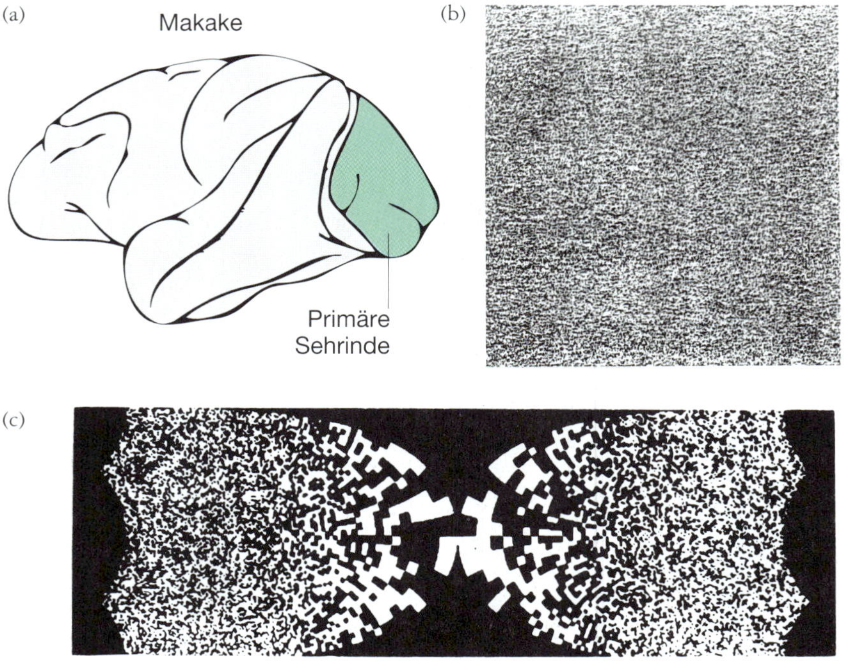

(c)

Abbildung 2.8
(a) Schematische Seitenansicht eines Affenhirns (Makake). Die primäre Sehrinde ist besonders markiert.
(b) Optischer Reiz aus einer Zufallsverteilung von hellen und dunklen Punkten ("Optisches Rauschen").
(c) Projektion des Reizes (b) in die primäre Sehrinde der beiden Hirnhälften des Affen. In dem Bereich, in dem die Fovea ihre Signale übermittelt, sind die Punkte stark vergrößert. Mit zunehmender Entfernung von diesem Bereich nimmt die Größe der projizierten Bildpunkte ab. (Aus D. H. Kelley, *Human Vision and Electronic Imaging: Models, Methods, and Applications*, SPIE vol. 1249, Bellingham 1990)

Abbildung 2.9
(a) Caravaggio, *Bacchus*, Ausschnitt (1593-94). Florenz, Uffizien.
(b) Aufteilung des Bildes des Bacchus in Bildpunkte (*Pixel*), die vom Zentrum zur Peripherie an Größe zunehmen, entsprechend der abnehmenden Sehschärfe der Netzhaut des Auges (vgl. Abb. 2.7).
(c) Computersimulation der Projektion des Bildes in die linke und rechte Sehrinde mit unterschiedlicher Vergrößerung von zentralen und peripheren Bereichen (vgl. Abb. 2.8c).

Punkt fixiert. Das Bild des fixierten Punktes fällt dabei automatisch auf das Grübchen. Auch hier ist der aktivierte Bereich der Hirnrinde im Vergleich zum Netzhautabbild paradox verformt (Abb. 2.9c). Dieser Effekt, bei dem das Sehzentrum das Netzhautabbild im Bereich der Fovea um einen bestimmten *Vergrößerungsfaktor* ausdehnt, ist wichtig, um zu verstehen, wie so viele Details in diesem kleinen fixierten Bereich erkennbar werden, während wir die anderen Bereiche des Gesichtsfeldes wesentlich weniger genau wahrnehmen. Hier sei im Zusammenhang mit den Abbildungen nochmals angemerkt, daß in der Hirnrinde nicht wirklich "Bilder" entstehen. Es handelt sich bei den

(a) (b) (c)

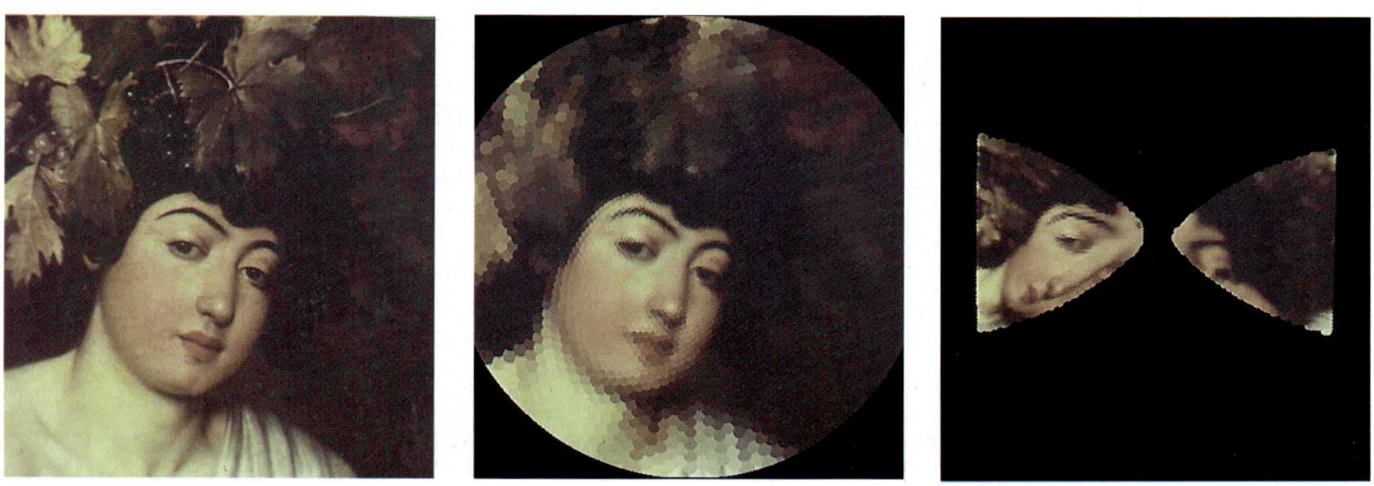

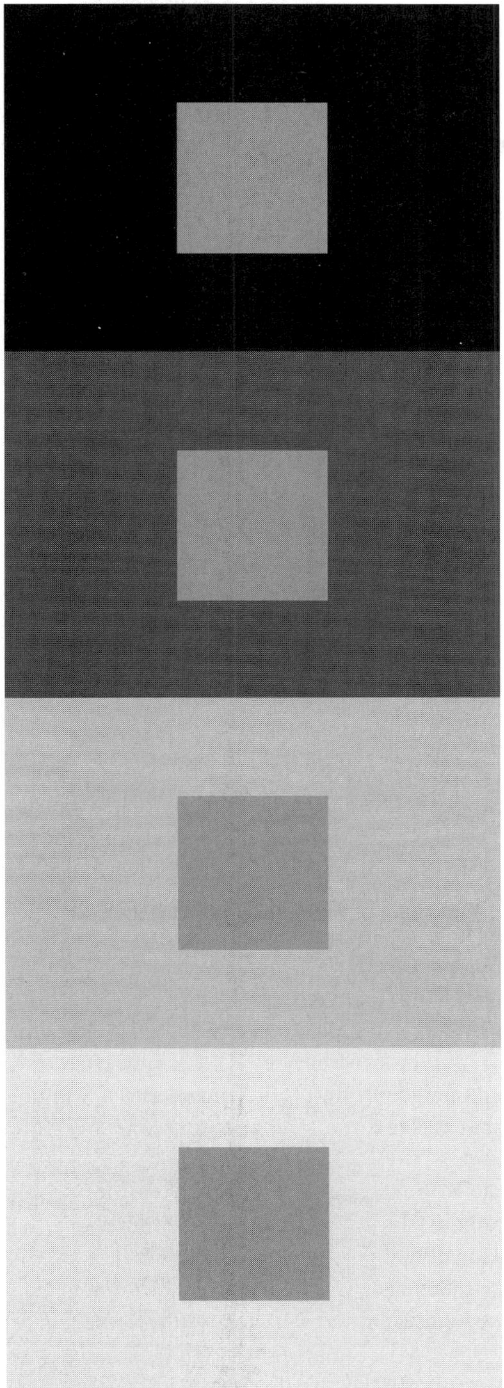

Abbildung 2.10
Simultankontrast. Die graue Farbe der vier Quadrate ist identisch, dennoch erscheint das Quadrat auf einem dunklen Hintergrund heller als auf einem helleren.

Sehempfindungen lediglich um eine definierte räumliche Verteilung von neuronaler Aktivität, die hier modellhaft dargestellt ist.

Bereits in der Retina wird die im Netzhautabbild enthaltene optische Information in Nervenimpulse umgewandelt. Wie diese Impulse anschließend im Sehzentrum und in den anschließenden Verarbeitungsschritten wieder entschlüsselt werden, ist unbekannt.

Es darf uns nicht überraschen, daß das Bild der Außenwelt, wie wir es sehen, weder auf dem Kopf steht, wie das Abbild auf der Retina, noch verzerrt ist, wie das "Bild" im Sehzentrum: Weder das eine noch das andere wird "gesehen", sondern erreicht uns umgewandelt in eine verschlüsselte Information.

Dieser Vorgang ist im Prinzip vergleichbar mit der Umwandlung optischer Information in elektrische Impulse bei der Aufnahme eines Fernsehbildes oder in einem Faxgerät.

Kontrasteffekte

Wie hell oder wie dunkel wir einen Bereich in unserem Blickfeld wahrnehmen, hängt nicht nur von der Intensität des physikalischen Reizes ab, sondern auch von der Umgebung. Zwei völlig identische Flächen können zum Beispiel unterschiedlich hell aussehen, wenn sie sich in einer helleren oder dunkleren Umgebung befinden (Abb. 2.10).

Diese Kontrastphänomene sind für das Sehen in natürlicher Umgebung von großer Bedeutung. Stets sind es die relativen Helligkeiten der verschiedenen Bereiche unseres Blickfelds zueinander, die entscheiden, was wie hell oder wie dunkel erscheint. Die absoluten physikalisch meßbaren Helligkeitswerte sind für unser Empfinden von geringerer Bedeutung.

Betrachten wir einen Kohlenhaufen auf einer Schneefläche, empfängt unser Auge von den Kohlen im Mittagslicht einen viel stärkeren Reiz als von der Schneefläche bei Mondschein. Und dennoch erscheint uns in beiden Fällen der Schnee weiß und der Kohlenhaufen schwarz, denn es handelt sich jeweils um den stärkstmöglichen Reiz bei Mondlicht und um den schwächsten bei Tag. Durch die Kombination von zwei Objekten oder Oberflächen, die Licht auf sehr unterschiedliche Weise reflektieren, wird die unterschiedliche Leuchtkraft deutlich und werden Kontraste verstärkt. Dies gilt für die Kohlen, die sehr wenig Licht reflektieren, und für den Schnee, der das einfallende Licht fast vollständig reflektiert. Diese Eigenschaften unseres Sehsystems sind so allgemeingültig und so unabhängig von den Lichtverhältnissen der Umgebung, daß für uns der Schnee eben weiß ist und die Kohlen schwarz.

Solche Kontrastphänomene, die für das Sehen so wichtig sind, scheinen grundlegende Eigenschaften unseres Sehapparates zu verdeutlichen. Bei der Verschlüsselung des Netzhautbildes in Nervensignale werden Informationen

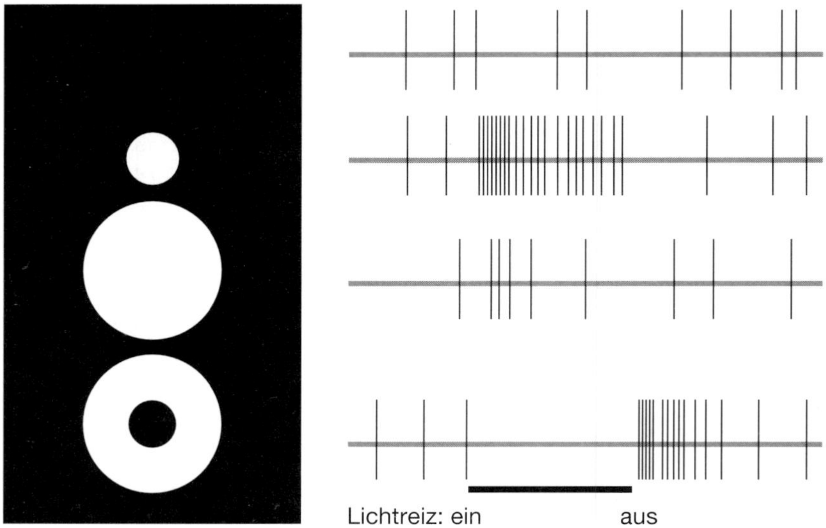

Abbildung 2.11
Rezeptives Feld einer Ganglienzelle der Netzhaut. *Links*: Darstellung von punktförmigen Lichtreizen, von denen einer nur den zentralen Bereich eines rezeptiven Feldes trifft (oben), einer das gesamte rezeptive Feld (Mitte) und einer nur die peripheren Bereiche (unten).
Rechts: Umsetzung dieser Lichtreize in Aktionspotentiale (Nervensignale). Die waagerechten Linien geben die Zeitachse an, die senkrechten Striche markieren die Entstehung eines Signals. Ganz oben zum Vergleich die Impulsfolge, wenn kein Licht auftrifft, darunter jeweils die Signale bei den entsprechenden Lichtreizen der Abbildung links. Der schwarze Balken ganz unten kennzeichnet Beginn und Ende des Lichtreizes. Auffällig ist, daß der kleine Reiz sehr viel mehr Nervensignale auslöst als der größere. Der ringförmige Lichtreiz unterdrückt die Entstehung von Nervensignalen ganz. (Aus *Eye, Brain, and Vision* by David H. Hubel, © 1988 by Scientific American Library. Mit freundlicher Genehmigung von W. H. Freeman and Company.)

über Hell-Dunkel-Kontraste gegenüber absoluten Helligkeitswerten bevorzugt und sogar verstärkt.

Die Nervenzellen der Retina, die die optische Information über den Sehnerv zum Gehirn weiterleiten, heißen *Ganglienzellen*. Jede dieser Zellen "sieht" nur einen kleinen Teil des Gesichtsfeldes, setzt also nur die Sinnesreize in Nervenimpulse um, die in diesem Bereich, dem *rezeptiven Feld*, einfallen. Ein rezeptives Feld stellt nicht nur einfach eine Fläche, sondern eine funktionelle Einheit dar, die dafür sorgt, daß die Nervenzelle am besten auf punktförmige Lichtreize reagiert, die im Zentrum des Feldes auftreffen und von einem dunkleren Hintergrund umgeben sind (oder umgekehrt). Stimuli, die das rezeptive Feld gleichförmig ausleuchten, sind weniger wirksam (Abb. 2.11).

Hell-Dunkel-Verteilungen, die Kontrasteffekte verstärken, wurden schon 1924 von Paul Klee in seinen Bauhaus-Vorlesungen intuitiv beschrieben.

Kontrasteffekte sind auch davon abhängig, wie deutlich der Übergang zwischen der hellen und der dunklen Fläche ist. Stark verwischte Übergänge wie zum Beispiel Halbschatten können den Kontrast weniger deutlich erscheinen lassen.

Sozusagen als Ausgleich für den schwächeren Kontrast bei verwischten Übergängen läßt sich ein anderes Wahrnehmungsphänomen beobachten, die sogenannten Machschen Linien. Diese scheinbaren hellen und dunklen Linien werden entlang eines Halbschattens wahrgenommen (Abb. 2.12). Sie lassen die Trennung zwischen Hell und Dunkel deutlicher hervortreten und schaffen eine Begrenzung, wo in Wirklichkeit gar keine ist. Dies wird unter-

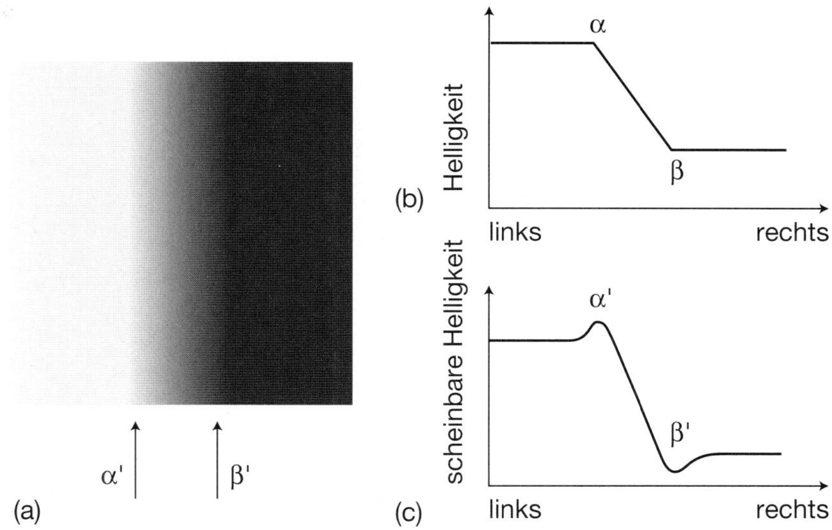

Abbildung 2.12
Machsche Linien. In (a) ist die Helligkeit von oben nach unten gleich und variiert von links nach rechts, wie in dem Diagramm (b) angegeben. Die helle und die dunkle Linie, die in den mit a und b markierten Bereichen zu sehen sind (Machsche Linien), existieren nicht wirklich, sondern entstehen nur in unserer Wahrnehmung. Die wahrgenommene Helligkeitsverteilung entspricht daher dem Diagramm (c).

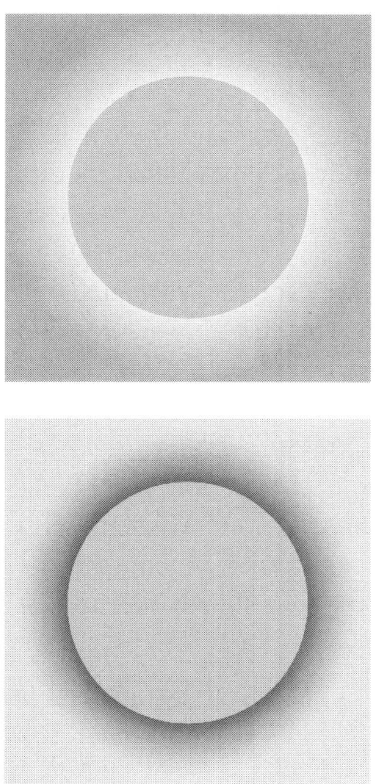

Abbildung 2.13
Die beiden Scheiben sind gleich hell, dennoch läßt der verwischte helle Rand die obere Scheibe dunkler und der verwischte dunkle Rand die untere Scheibe heller erscheinen (Cornsweet-Täuschung).

stützt von einer Verstärkung der Helligkeitsunterschiede zwischen den benachbarten Bereichen.

Es ist sogar möglich, zwei gleich helle Flächen unterschiedlich hell aussehen zu lassen, indem man sie mit einem dünnen Rand umgibt, dessen Helligkeitsverteilung Machsche Linien erzeugt (Abb. 2.13).

Auch die Machschen Linien können mit der funktionalen Organisation der rezeptiven Felder erklärt werden.

Hell-Dunkel-Kontraste in der Kunst

Leonardo da Vinci schreibt: “Es wird der Widerschein stärker bemerkt, der in dunkler Umgebung gesehen wird, und der weniger, der in einer helleren erscheint: Daraus ergibt sich, daß, wenn man Objekte verschiedener Dunkelheit einander gegenüberstellt, die weniger dunklen die dunkleren noch dunkler erscheinen lassen, und wenn man Objekte verschiedener Helligkeit einander gegenüberstellt, die helleren die anderen weniger hell erscheinen lassen, als sie sind.”

Da Vinci war sich also schon der Wirkung bewußt, die durch die Nachbarschaft von Hell und Dunkel erreicht werden kann, um Objekte mit Hilfe eines Kontrasteffektes vom Hintergrund abzuheben. Dieses Mittel wird von praktisch allen Malern verwendet, um bestimmte Partien des Gemäldes gegenüber anderen zu betonen und eine künstliche Helligkeit zu schaffen. Man denke zum Beispiel an die Bilder von Rembrandt oder Georges de la Tour, wo Licht-

Abbildung 2.14
Rembrandt, *Die Verschwörung des Claudius Civilis* (1661/62). Stockholm, Nationalmuseum.

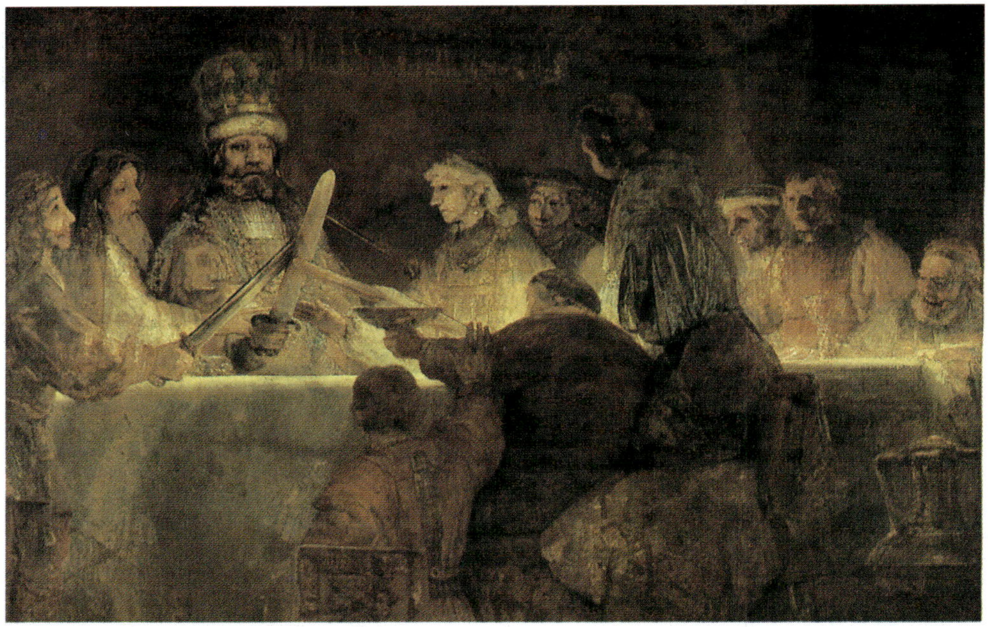

effekte dazu dienen, Personen oder einzelne Körperteile hervorzuheben. Nur mit solchen Kontrasteffekten ist es möglich, den Eindruck einer Leuchtquelle wie Sonne, Lampe oder Fenster, durch das Licht eindringt, zu erzeugen (Abb. 2.14).

Noch erfinderischer war der Künstler, der die koreanische Vase aus dem 18. Jahrhundert in Abbildung 2.15 bemalt hat. Hier wird die Illusion einer im Vergleich zum Hintergrund helleren Mondscheibe durch einen feinen Rand geschaffen, der diese vom Himmel abhebt. Verdeckt man diesen Rand, verschwindet jeder Unterschied zwischen Himmel und Mond.

Beispiele für solche Kontrasteffekte von Licht und Schatten, die Machsche Linien erzeugen, finden sich bei Künstlern aller Zeiten. Hier erwähnt seien nur der Komet in *Die Anbetung der Könige* von Mantegna, die Profile der Gesichter und die Halbschatten in *Das Frühstück* von Signac oder in *Der schwarze Knoten* von Seurat (Abb. 2.16).

Formen aus Schatten

Während die Gegenüberstellung von hellen und dunklen Flächen vor allem dazu dient, Helligkeitsunterschiede zu verstärken, wie es von da Vinci gut beschrieben wurde, können Schattierungen mit ihrem stufenlosen Übergang unterschiedlicher Helligkeiten das Kunststück schaffen, dreidimensionale For-

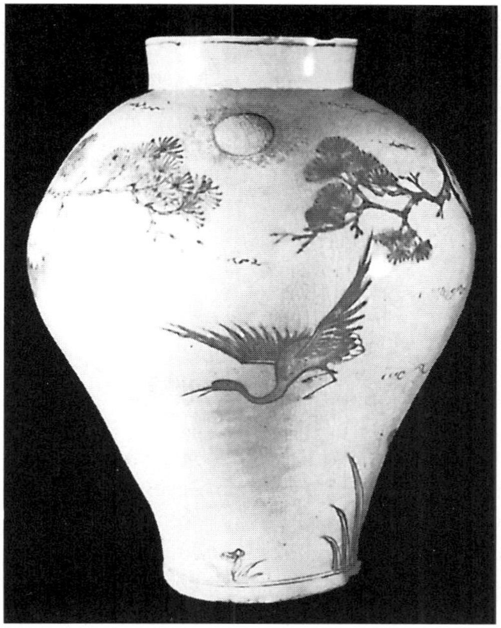

Abbildung 2.15
Diese koreanische Vase aus dem 18. Jahrhundert liefert ein Beispiel für die Verwendung eines feinen, dunklen Randes, um dadurch den Mond heller als den Himmel erscheinen zu lassen. (Aus "Le Scienze", 49, 1979)

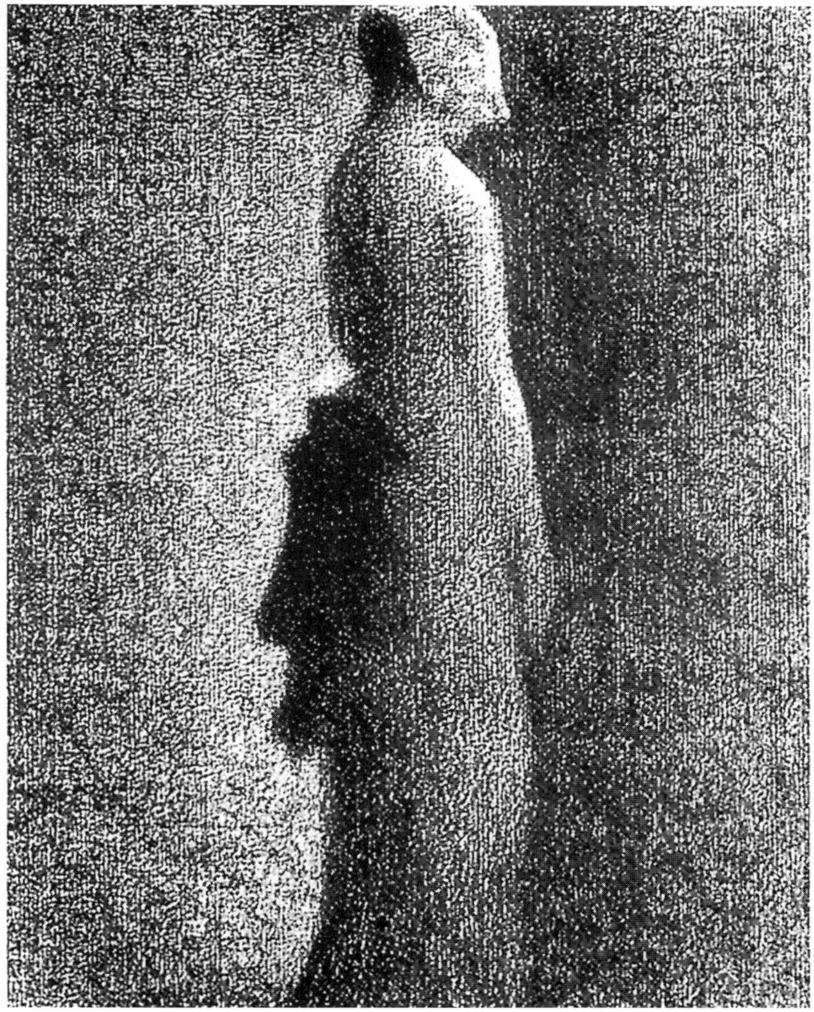

Abbildung 2.16 (rechts)
Georges Seurat, *Der schwarze Knoten* (1882). Paris, Privatbesitz. Hier sind die starken Kontrasteffekte entlang der Figur und besonders im Bereich des Knotens auffällig.

men hervorzubringen. Dieser Trick, durch Schatten Formen zu erzeugen, ist Malern wohlbekannt. So erscheint zum Beispiel eine Scheibe mit von oben nach unten stufenlos zunehmender Schattierung als konvexe, dem Betrachter zugewandte Halbkugel. Nimmt die Schattierung dagegen von unten nach oben zu, sehen wir eine konkave, halbkugelförmige Vertiefung (Abb. 2.17). In der Abbildung erscheinen gleichzeitig konvexe und konkave Figuren. Dies bedeutet, daß unserer Sehapparat die Schattierungen der Scheiben so interpretiert, als seien sie Schatten von kugelförmigen Objekten, die von einer einzigen darüber angebrachten Lichtquelle angestrahlt würden. Dieser Effekt tritt immer auf, wenn Schattierungen eine Helligkeitsverteilung entlang der

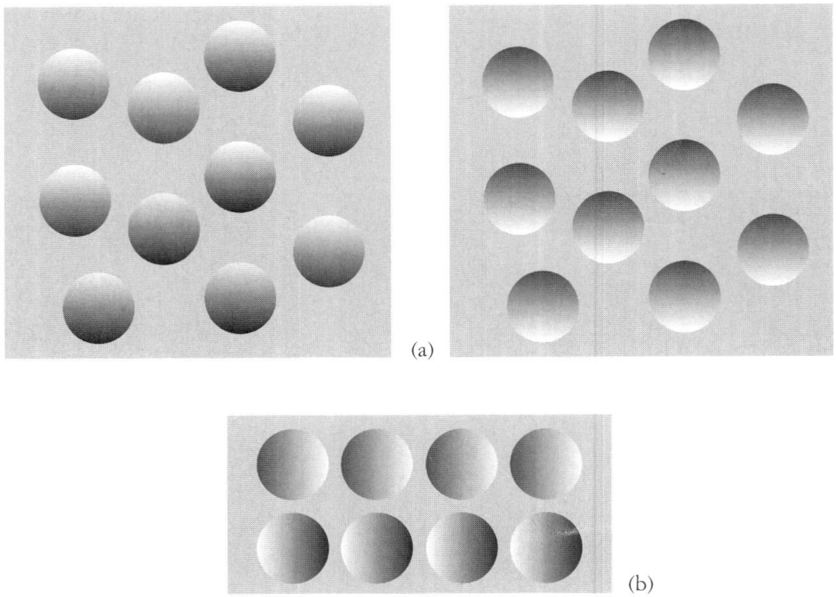

(a)

(b)

Abbildung 2.17
Schattierung und Raumeindruck. Bei den Scheiben mit vertikaler Helligkeitsverteilung (a) erscheinen die Kreise mit von oben nach unten zunehmender Schattierung konvex (links), die anderen konkav (rechts). Stellt man die Abbildung auf den Kopf, wechselt dieser Eindruck. Bei horizontaler Helligkeitsverteilung (b) ist der Effekt zweideutig: Entweder erscheinen die oberen Scheiben konkav und die unteren konvex oder umgekehrt, niemals aber scheinen alle gleichzeitig konvex oder konkav zu sein. (Aus Ramachandran, 1988)

Vertikalen schaffen. Befindet sich der hellere Bereich oben, entsteht eine konvexe Figur. Dies läßt sich leicht nachprüfen: Dreht man das Buch um 180°, erscheinen die vorher konkaven Figuren konvex.

Erzeugt dagegen die Schattierung eine Helligkeitsverteilung in horizontaler Richtung, ist die Wahrnehmung konkaver oder konvexer Strukturen nicht mehr eindeutig. So können in Abbildung 2.17b die Scheiben in der oberen Reihe konvex und die der unteren Reihe konkav erscheinen oder umgekehrt. Die beiden Sichtweisen können hin- und herspringen, aber niemals erscheinen alle Scheiben gleichzeitig konvex oder konkav. Augenscheinlich nimmt unser Gehirn an, daß nur eine einzige Lichtquelle vorhanden ist, vielleicht, weil es sich in einer Umwelt mit nur einer Lichtquelle, der Sonne, entwickelt hat.

Auch der abrupte Übergang von Hell und Dunkel innerhalb eines Bildes kann eine dreidimensionale Form entstehen lassen, wenn die dunklen Bereiche als Schatten interpretiert werden. Die Interpretation dunkler Bereiche in Fotogafien oder Zeichnungen ist nicht immer eindeutig: Es kann sich um Schatten handeln, aber auch wirklich um dunkle Partien des dargestellten Objekts. Das Gehirn muß mit Hilfe seiner Erfahrungen eine Hypothese aufstellen, um die eine oder die andere Interpretation auszuwählen. So werden beispielsweise die dunklen Muster auf der Schneefläche in Abbildung 2.18a als Schatten von Bäumen interpretiert, auch wenn diese nicht alle auf dem Foto zu sehen sind. In Abbildung 2.18b werden die schwarzen Flächen innerhalb der weißen als Schatten interpretiert; nur so kommt die scheinbare Massivität des Pferdekopfes zustande. Verschiedene Interpretationsmöglichkeiten für dunkle Flächen können auch dazu genutzt werden, doppeldeutige Motive zu schaffen, wie in Dalís Bild *Sklavenmarkt mit unsichtbarer Büste Voltaires*. Werden bestimmte dunkle Bereiche als Frisur und Kleidung interpretiert, sehen wir Frauen in schwarz-weißen Gewändern. Interpretieren wir dagegen die gleichen Flächen als Schatten, so erscheint uns eine Büste von

Abbildung 2.18
Form und Schatten.
(a) Die dunklen Muster auf der Schneefläche werden als Schatten der Bäume interpretiert und liefern Informationen über das Relief der Schneefläche.
(b) Die schwarzen Flächen innerhalb der Figur werden als Schatten interpretiert und sorgen so für das massive Aussehen des Pferdekopfes.
(c) In Salvador Dalís Bild *Sklavenmarkt mit unsichtbarer Büste Voltaires* können die dunklen Flächen verschieden interpretiert werden, entweder als schwarze Frauenkleider oder als Schatten des Kopfes von Voltaire.
(d) Die schwarzen Flächen werden bevorzugt als Schatten interpretiert und führen so zur Wahrnehmung eines soliden, dreidimensionalen Objekts. (Aus Cavanagh, P. und Leclerc, Y. G., 1989. Copyright © 1997 by the American Psychological Association. Abgedruckt mit freundlicher Genehmigung.)

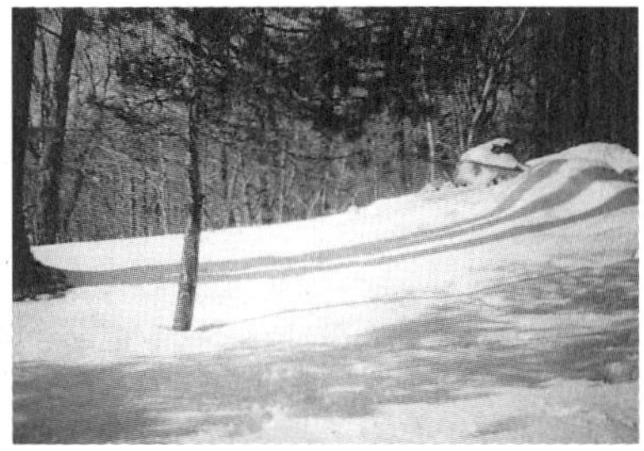
(a)

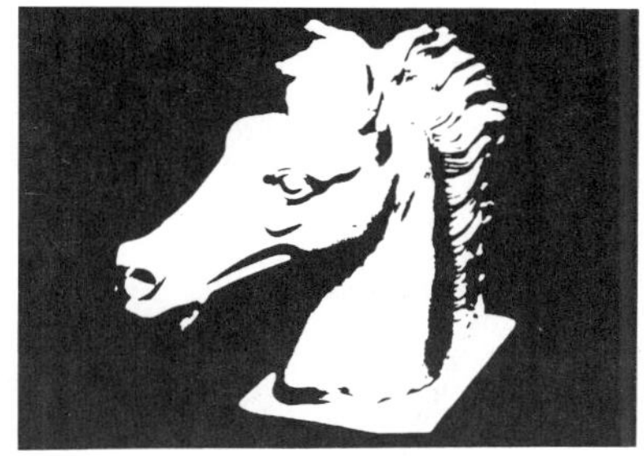
(b)

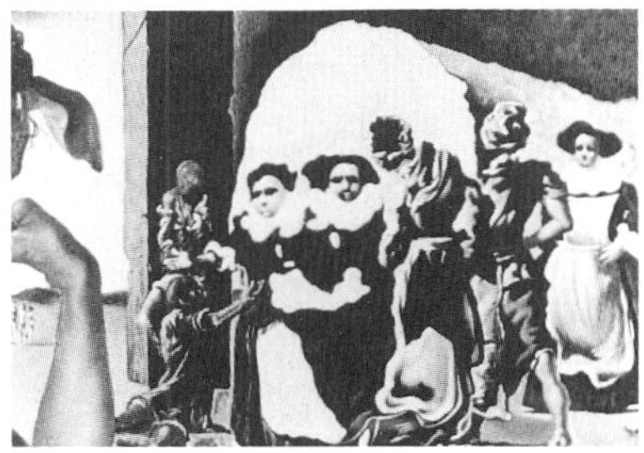
(c)

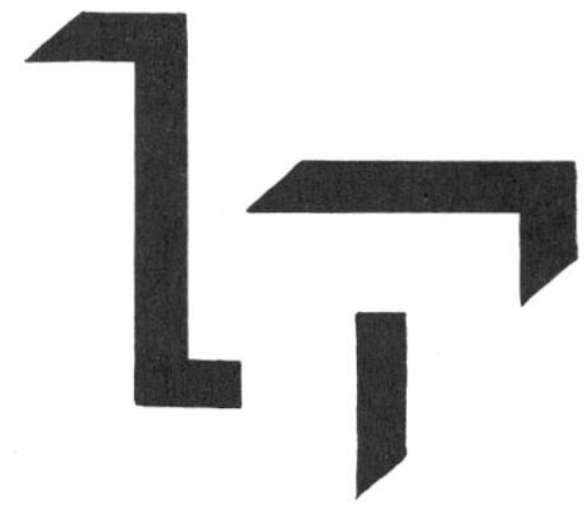
(d)

Voltaire. In einfacheren Darstellungen werden dunkle Bereiche im allgemeinen als Schatten interpretiert. So werden in Abbildung 2.18d die schwarzen Flächen nicht so sehr als solche gesehen, sondern eher als Schatten einer dreidimensionalen Figur.

Ein anderes für die bildliche Darstellung wichtiges Phänomen ist der Effekt, den eine dunkle Fläche auf die Wahrnehmung von Form und Position eines Objektes ausüben kann, wenn sie als Schatten interpretiert wird, die das Objekt auf einen Hintergrund wirft. Die Abbildung 2.19 zeigt dazu zwei Beispiele.

Abbildung 2.19
Der schwarze Fleck kann, als Schatten interpretiert, erheblichen Einfluß auf die scheinbare Position (links) oder die Form (rechts) eines gezeichneten dreidimensionalen Objekts haben. (Aus Cavanagh und Leclerc, 1989. Copyright © 1997 by Praeger Publishers)

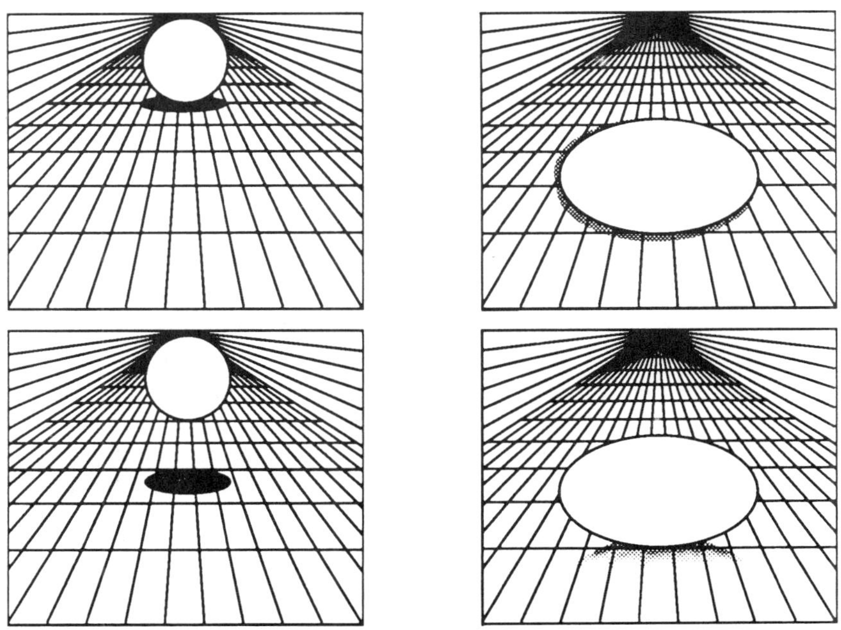

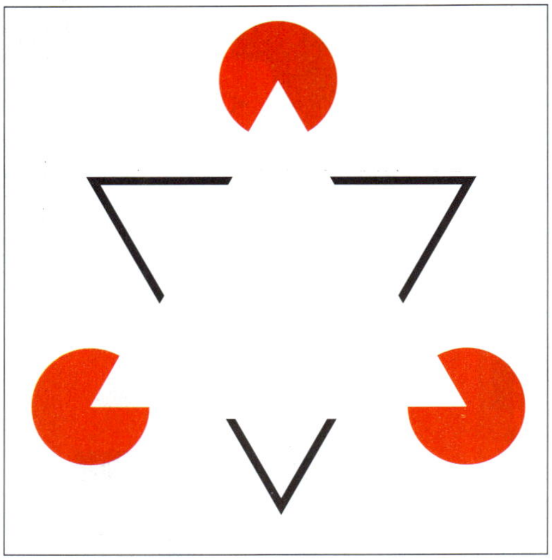

Abbildung 2.20
Kanisza-Dreieck mit "imaginären" Umrissen. Ein weißes Dreieck erscheint vor den drei roten Kreisen und über dem schwarz umrandeten Dreieck. Copyright © 1997 Il Mulino, Bologna.

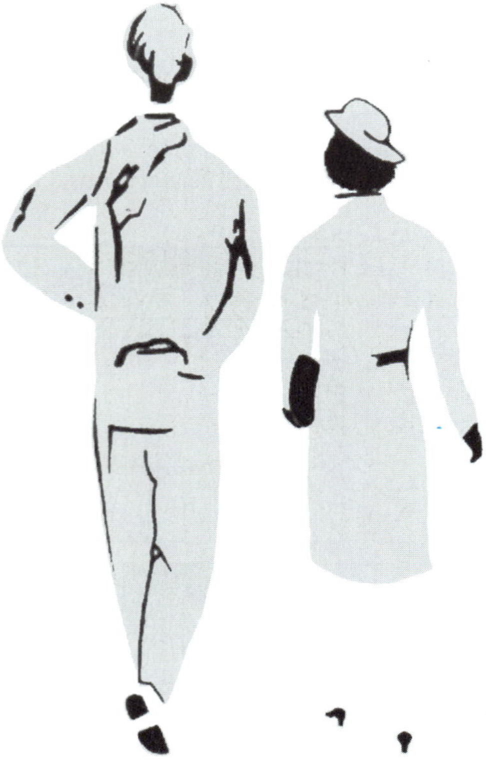

Abbildung 2.21
Unwillkürliche Ergänzung von Formen: Hat die Frau etwa keine Beine? (Aus Schober und Rentschler, 1972)

Das Gehirn hat noch weitere Mittel zur Verfügung, um aus geeigneten Verteilungen von Hell und Dunkel Formen zu erzeugen. Diese Formen können aus "imaginären" Umrissen bestehen wie bei dem bekannten Kanisza-Dreieck (Abb. 2.20). Hier werden die Begrenzungslinien der aus den roten Kreisen herausgeschnittenen Segmente unbewußt verlängert und ergeben die Seiten eines Dreiecks, das vom Hintergrund abgehoben und noch dazu heller erscheint. In Abbildung 2.21 fehlen die Beine der Frau, doch die Schuhe sind ausreichend, um sie anzudeuten. Beispiele für die Ergänzung von Formen mit teilweise imaginären Umrissen finden sich auch in Bildern von Vasarely im Bereich der Op Art.

Schatten auf dem Mond – Kunst und Wissenschaft bei Galileo Galilei

Galileis Interpretation der Schatten, die er bei Beobachtungen mit dem Fernrohr auf dem Mond entdeckt hatte, stellt ein kulturgeschichtlich sehr bedeutendes Ereignis dar. Er war, nach seiner Beschreibung in *Sidereus Nuncius* (Sternenbotschaft, 1610), der Erste, der ein Fernrohr, das klare Bilder liefern konnte, auf den Mond gerichtet hatte. In diesen Bildern entdeckte er Schatten, die er zurecht als Zeichen der Unebenheit der Mondoberfläche deutete, und zwar als Berge ("altissima montium iuga") und Krater ("cavitates").

In *Sidereus Nuncius* versieht Galilei den Bericht über seine astronomischen Entdeckungen mit wunderschönen Zeichnungen. In diesen Illustrationen, speziell in denen über das erste und das letzte Mondviertel (Abb. 2.22a), erscheinen die Grenzlinien zwischen beleuchteten und unbeleuchteten Regionen sehr unregelmäßig, als sei die Oberfläche des Mondes selbst uneben. Galilei unterschied richtig zwischen konvexen und konkaven Unebenheiten der Mondoberfläche anhand der Schatten und der Positionen der helleren und dunkleren Zonen. So beschrieb er das runde Detail auf Abbildung 2.22a als Vertiefung, weil der beleuchtete Teil auf der der Sonne abgewandten Seite ("pars solis aversa splendens") sichtbar war.

Die Sicherheit, mit der Galilei diese Schatten als Beweise für Berge und Krater interpretierte, erscheint umso überraschender, als man sich den Mond zu seiner Zeit völlig glatt vorstellte. Wieso war Galilei in der Lage, aus Schatten dreidimensionale Formen abzuleiten? Vielleicht lag es daran, daß er ein Freizeitmaler war (Panofsky, 1954) und daher die Effekte kannte, die sich durch das Spiel mit Licht und Schatten erreichen lassen. Tatsächlich schrieb er an seinen Freund, den Maler Ludovico Cigoli, am 26. Juni 1612: "Wir kennen also nun die Tiefe, nicht als Element des Sehens, für sich und absolut betrachtet, sondern als Zufallsprodukt von Hell und Dunkel." In diesem Brief meinte Galilei, daß auch ein dreidimensionales Objekt, etwa eine Statue, aus dem Grund als solches wahrgenommen wird, weil durch die Beleuchtung einige Teile hell und andere dunkel erscheinen. Es müsse daher auch möglich sein,

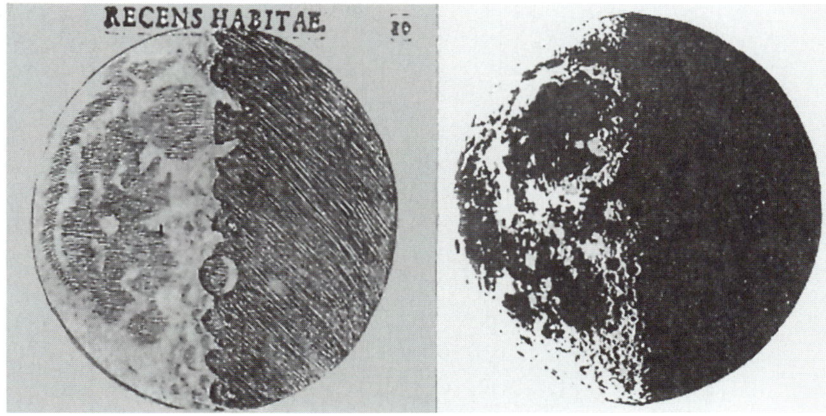

(a) (b)

Abbildung 2.22
(a) Originalzeichnung des letzten Mondviertels von Galilei aus der ersten Ausgabe von *Sidereus Nuncius*.
(b) Teleskopaufnahme des Mondes. Auffällig ist, daß die Krater an der Grenze zwischen Tag- und Nachtseite in der Zeichnung sehr viel größer sind als auf der Fotografie.

durch Anstreichen der beleuchteten Partien mit dunkler Farbe den dreidimensionalen Eindruck völlig aufzuheben.

Während die Gebildeten seiner Zeit sich weigerten anzuerkennen, daß die von ihm im Fernrohr gesehenen Bilder tatsächlich die Oberfläche des Mondes zeigten, hatte sein Freund Cigoli keine Schwierigkeiten, seine Interpretation der Mondschatten zu teilen, denn als Maler wußte er, daß Licht und Schatten zur Schaffung der Illusion von Tiefe dienen können. Cigoli war von der Richtigkeit der auch von ihm selbst geteilten astronomischen Beobachtungen Galileis so überzeugt, daß er in einem Bild (Abb. 2.23) in der Kirche Santa Maria Maggiore in Rom den Mond zu Füßen der Heiligen Jungfrau "mit all seinen Zinnen und Inselchen" darstellte, so, wie er es im Fernrohr gesehen hatte (Brief von Federico Cesi an Galilei vom 23. Dezember 1612).

Zweifelsohne war das, was Galilei sah, als er sein Fernrohr auf den Mond richtete, beeinflußt von seinem Gehirn und von seinen Kenntnissen aus dem Bereich der Kunst. Es ist bemerkenswert, daß die astronomischen Beobachtungen Galileis und ihre Interpretation möglich wurden durch die Begegnung zweier Kulturen, der Human- und der Naturwissenschaften, in einem großen Talent.

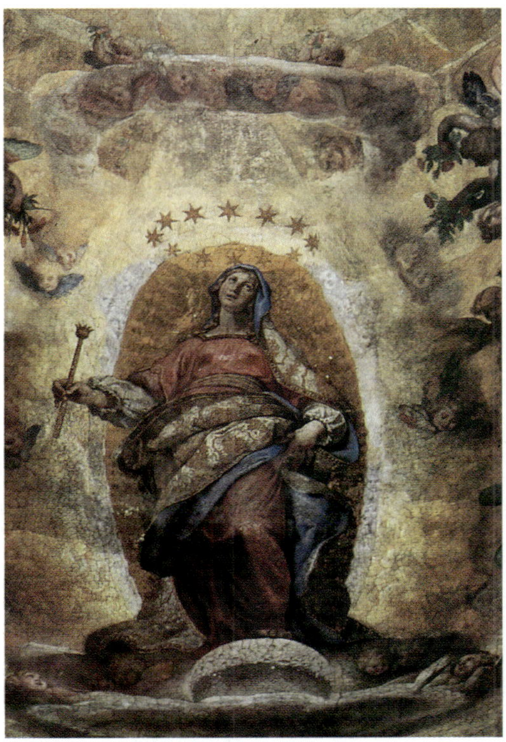

Abbildung 2.23
Ludovico Cigoli, *Die Himmelfahrt* (1612). Rom, Santa Maria Maggiore.

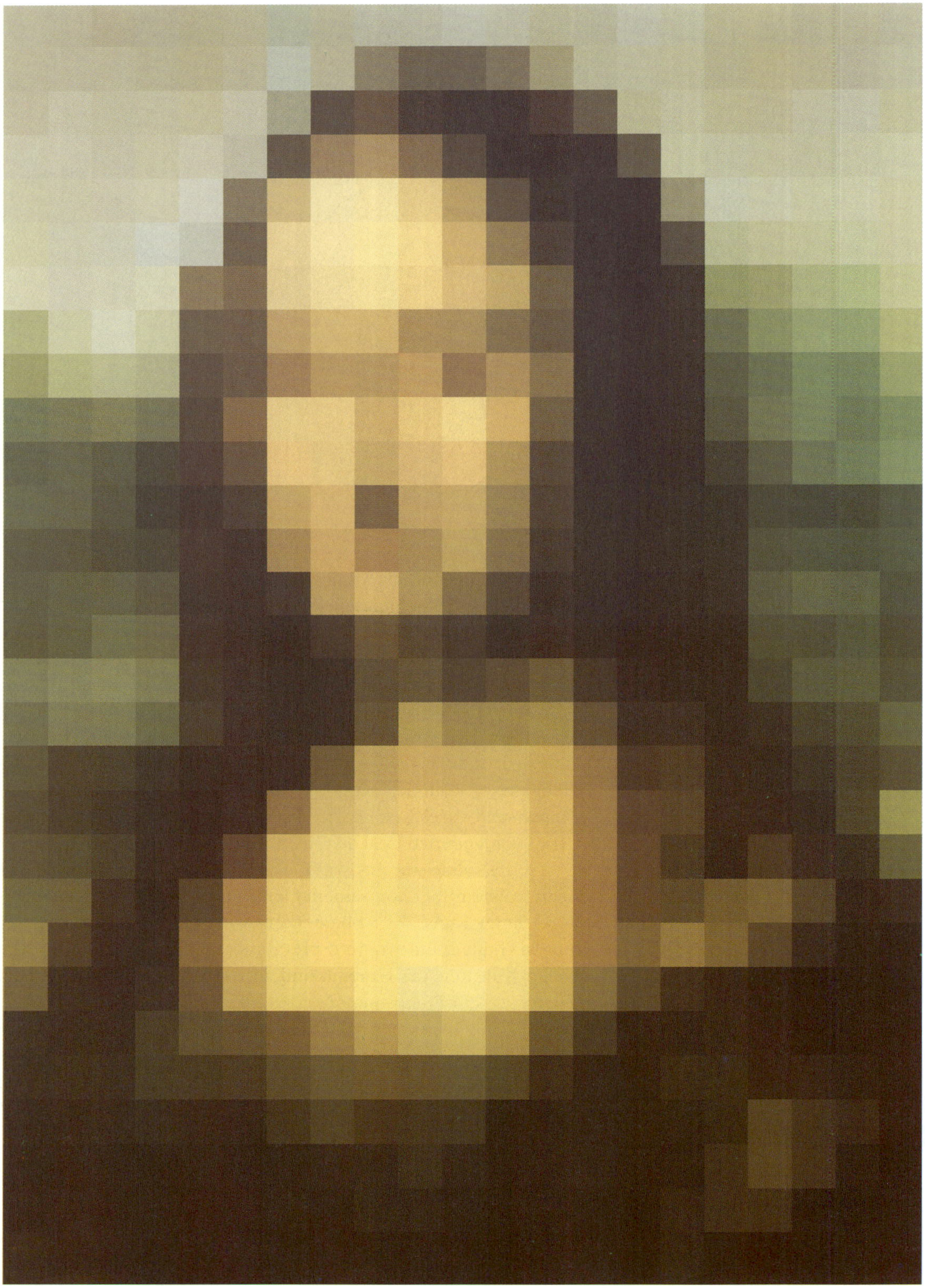

Kapitel 3

Das Fenster zur Welt und die Sprache der Zeichen

Stellen Sie sich vor, Sie liegen in einer Frühlingsnacht im Gras und betrachten romantisch den Sternenhimmel. Das ganze Himmelszelt ist übersät mit hunderttausenden von Lichtpunkten. Mittendrin leuchtet der Vollmond.

Ihr Sichtfeld wird nur durch den Horizont begrenzt. Es erstreckt sich über etwa 180° in alle Himmelsrichtungen. Der Mond bedeckt davon ungefähr ein halbes Grad. Quer über Ihren Mond könnten Sie jetzt gerade 15 Ziffern oder Buchstaben in einer lesbaren Größe schreiben. Auf Ihrem gesamten Himmel hätten so etwa eine Million Zeichen Platz. Diese würden Sie dann alle gleichzeitig *sehen*. Und dennoch würden Sie nicht einmal versuchen, diese Zeichen alle gleichzeitig zu *lesen*. Denn die Informationsmenge, die man mit einem Blick aufnehmen kann, beträgt gerade etwa sechs bis sieben Zeichen.

Um die begrenzte Kapazität unseres Sehapparates bei der Aufnahme von Informationen zu beschreiben, benutzte einer der ersten Kybernetiker, Kenneth Craig, das Modell eines Siebes, das nur Körner einer bestimmten Größe durchläßt, andere dagegen nicht. Demnach verhält sich unser Sehsystem wie ein Filter: Es läßt nur eine gewisse Menge und eine gewisse Art von Informationen passieren und andere nicht. Genauso machen es übrigens auch die anderen Sinnesorgane. Anscheinend sehen wir also die Welt nicht so, wie sie ist, sondern wie durch ein Fenster. Unser Sehapparat ist unser Fenster zur Welt. Und so können wir Bakterien nicht sehen ohne ein Mikroskop, und Viren nicht ohne ein Elektronenmikroskop.

Optische Instrumente wie das Mikroskop dienen dazu, das Netzhautabbild des beobachteten Gegenstandes zu vergrößern. Etwas "größer zu sehen" bedeutet, das Objekt unter einem größeren Blickwinkel zu betrachten. Wenn das Netzhautabbild eines Objektes eine bestimmte Größe unterschreitet, können wir es nicht mehr erkennen. Diese Mindestgröße bestimmt den *minimalen Sehwinkel* und damit das kleinste mit bloßem Auge sichtbare Objekt. So müssen die beiden Enden des Pfeils in Abbildung 3.1 eine bestimmte Mindestentfernung voneinander haben, damit man sie getrennt wahrnehmen kann. Je kleiner diese Entfernung und der entsprechende Winkel sind, desto höher ist die sogenannte *Sehschärfe*. Die Mindestgröße des kleinsten gerade

Mona Lisa von Leonardo da Vinci, hier reproduziert aus 609 Farbquadraten mit jeweils einheitlichem Ton und Helligkeit. Die Figur ist leichter zu erkennen, wenn man die Abbildung von der Seite oder aus einem Abstand von etwa drei Metern betrachtet. (Nach L. D. Harmon, in: "Le Scienze", 66, 1974)

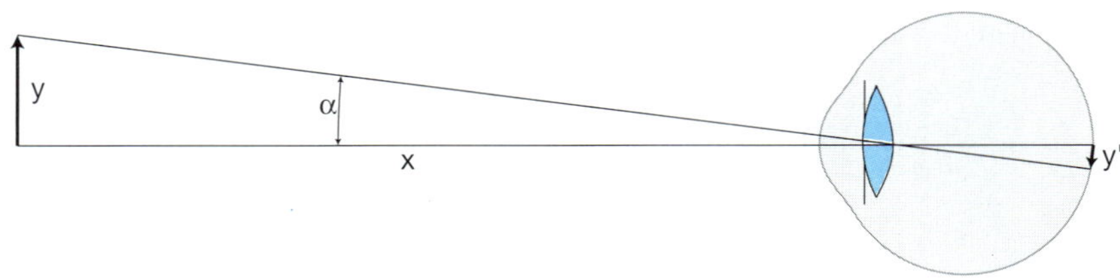

Abbildung 3.1
Ein Objekt der Größe *y* erzeugt aus einer Entfernung *x* ein Netzhautbild der Größe *y'* und erscheint unter dem Sehwinkel *α*.

noch erkennbaren Objekts hängt natürlich von seiner Entfernung vom Auge ab, denn mit zunehmender Distanz verkleinert sich der Sehwinkel und damit das Netzhautabbild.

Viele Tiere haben eine andere Sehschärfe als der Mensch. Für einige Tiere sind die kleinsten erkennbaren Objekte viel kleiner als für uns, andere sehen nicht so scharf wie wir. Der Adler beispielsweise kann seine Beute aus großer Entfernung ausmachen, denn seine Sehschärfe beträgt das drei- bis vierfache der unseren (Tab. 3.1). Die Katze dagegen kann nicht so feine Unterschiede erkennen wie wir; zum Ausgleich sieht sie besser bei Nacht. Auch das sichtbare Farbenspektrum ist begrenzt und unterscheidet sich von einer Spezies zur anderen. Es gibt Tierarten mit einem ärmeren Farbenspektrum als unseres, wie Hund und Katze, andere sehen mehr Farben, wie manche Fische oder Vögel. Bienen sehen auch im Bereich des für uns unsichtbaren Ultraviolett.

Mit Hilfe von Abbildung 3.2 können wir uns einen Eindruck von unserem "Filter" verschaffen, den optische Informationen passieren müssen. Die Abbildung zeigt von links nach rechts abwechselnd helle und dunkle Streifen, die zunehmend enger aufeinander folgen. Von unten nach oben nimmt der Kontrast ab, das heißt der Unterschied zwischen Hell und Dunkel wird geringer. Am rechten Rand wird der Abstand zwischen zwei Streifen ab einem bestimmten Punkt so gering, daß sie auch bei starkem Kontrast nicht mehr voneinander unterschieden werden können. Hier befindet sich die Grenze unserer Sehschärfe. Wenn man die Streifen von unten nach oben verfolgt, werden sie irgendwann unsichtbar, weil der Kontrast zu gering wird. Es wundert nicht, daß die feinen Streifen nur bei stärkerem Kontrast zu sehen sind; vielleicht ist es aber überraschend, daß auch die sehr breiten Streifen in der linken Hälfte nur in einem begrenzten Bereich zu sehen sind, während die Streifen mittlerer Breite auch in der oberen Hälfte des Bildes, also bei sehr schwachen Kontrasten, erkennbar bleiben. Es scheint, daß unser "Wahrnehmungsfilter" eine ausgeprägte Präferenz für Informationen einer bestimmten Dichte hat und diese leichter passieren läßt als solche mit höherer oder niedrigerer Dichte.

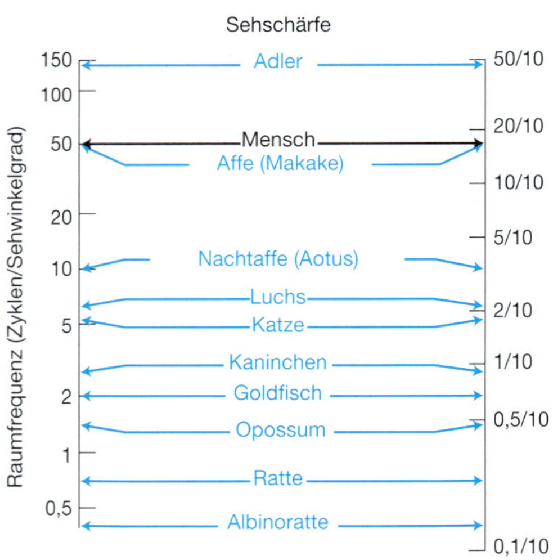

Tabelle 3.1
Sehschärfe des Menschen im Vergleich zu einigen Tieren.
Rechts ist die Sehschärfe in der Form angegeben, wie sie in der Augenoptik üblich ist (als *Visus*); 10/10 entspricht dabei einem minimalen Sehwinkel von einer Winkelminute, also beim Menschen einer "Sehschärfe von 100 %".
Links ist die maximale Raumfrequenz (in Zyklen pro Sehwinkelgrad) angegeben, die das Auge noch auflösen kann.

Abbildung 3.2
In dieser Abbildung wechseln helle und dunkle Streifen ab, deren Breite von links nach rechts und deren Farbkontrast von unten nach oben abnimmt. Die Streifen mittlerer Breite sind noch in der oberen Hälfte der Abbildung zu erkennen, während die breiteren und die schmaleren Streifen dort nicht mehr zu sehen sind.

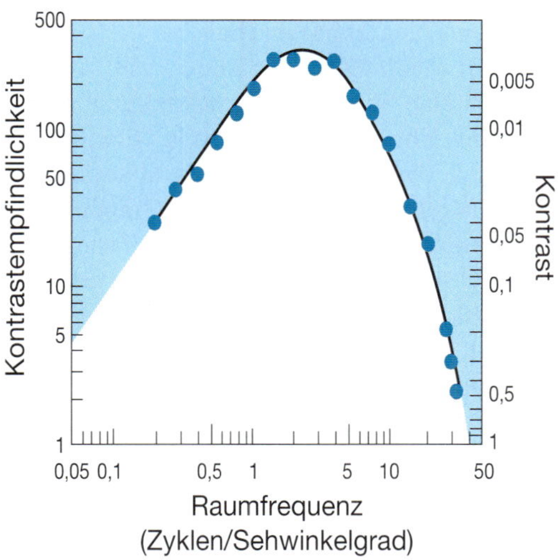

Abbildung 3.3
Diese Kontrastempfindlichkeitskurve beschreibt den "optischen Filter" des Menschen. Rechts ist die Kontrastschwelle angegeben (der minimale gerade noch wahrnehmbare Kontrast), links die Kontrastempfindlichkeit, die umgekehrt proportional zur Kontrastschwelle ist. Die für uns sichtbare Welt ist auf den weißen Bereich unterhalb der Kurve beschränkt.

Verbindet der Betrachter in Abbildung 3.2 die Punkte, wo die einzelnen dunklen Streifen unsichtbar werden, erhält er eine Glockenkurve wie in Abbildung 3.3. Die Skala auf der horizontalen Achse markiert die Raumfrequenz, eine zur Dichte der Streifen umgekehrt proportionale Größe: Je dünner die Streifen, desto höher ist die Raumfrequenz und umgekehrt. Die *Raumfrequenz* ist definiert durch die Anzahl der Hell-Dunkel-Paare pro Grad unseres Gesichtsfeldes.

Die Kurve in Abbildung 3.3 markiert die Grenze zwischen Sichtbarem und Unsichtbarem; sie stellt den "optischen Filter" des Menschen dar. Alles, was sich unterhalb der Kurve befindet, ist sichtbar; alles andere ist entweder zu klein oder zu kontrastarm für unser Sehvermögen.

Es stellt sich die Frage, wodurch nun unser Fenster zur Welt begrenzt wird. Jedes aus Linsen oder Spiegeln bestehende optische System, ob Mikroskop, Fernrohr oder ähnliches, hat ein begrenztes Auflösungsvermögen. Das gilt auch für das optische System des Auges. Hier kommen jedoch noch die begrenzenden Eigenschaften des Nervensystems hinzu.

Sowohl die optischen Komponenten unseres Sehapparates wie die des Nervensystems können unser Sehen stärker als normal einschränken, wenn sie verändert sind. Das optische System ist zum Beispiel bei Kurz- und Weitsichtigkeit, bei Alterssichtigkeit, Astigmatismus oder Grauem Star (einer Trübung der Linse, die hauptsächlich in höherem Alter auftritt) betroffen, und bei verschiedenen Krankheiten der Netzhaut oder der Sehrinde werden neuronale Komponenten verändert.

Kurzsichtigkeit oder andere Sehfehler, durch die kein scharfes Netzhautabbild entstehen kann, führen im wesentlichen dazu, daß die Sehschärfe sinkt und die Umrisse von Objekten weniger klar erkannt werden. Alles erscheint undeutlicher, weniger kontrastreich, wie in einer unscharfen Fotografie. Das Fenster zur Welt des Kurzsichtigen ist kleiner als gewöhnlich: Informationen über feine Einzelheiten der betrachteten Objekte dringen nicht hindurch.

Das Fenster zur Welt in der Malerei

Beim Malen überträgt der Künstler nicht die gesamte optische Information, die ihn durch sein Auge erreicht, auf die Leinwand. Er filtert das Gesehene weiter und verwendet dabei neben technischen auch künstlerische Kriterien. Als Künstler kann er sich für eine Fülle an Details entscheiden, wie zum Beispiel in der flämischen Malerei, oder für eine eher diffuse Darstellung, ohne klare Umrisse, wie in manchen Gemälden der Impressionisten.

Im Laufe des Lebens kann sich der Filter der künstlerischen Wahrnehmung eines Malers verändern, sei es, daß er bestimmte künstlerische Entscheidungen trifft, oder weil sich aufgrund von Krankheit oder Alter Grenzen oder Veränderungen des Nervensystems bemerkbar machen.

Ein bekanntes Beispiel ist Monet (1840-1926). Im Jahre 1978 fand im New Yorker Metropolitan Museum eine interessante Ausstellung seines Spätwerks statt, das in den letzten zehn Jahren seines Lebens in Giverny entstanden war. In jenen Jahren hatte sich das Sehvermögen des Malers durch das Fortschreiten eines schon früh aufgetretenen beidseitigen Grauen Stars stark verschlechtert. Bereits 1923 unterzog er sich einer Staroperation und kehrte danach trotz seines fortgeschrittenen Alters zur Malerei zurück. Die im Metropolitan Museum gezeigten Bilder waren nach ihrer Entstehungszeit vor und nach der Operation eingeteilt. Der Unterschied zwischen den beiden Gruppen war sehr deutlich. Die Bilder vor der Operation zeigen fast keine erkennbaren Formen, Einzelheiten fehlen völlig, und es dominieren diffuse rote und gelbe Farbflecken, wie in Abbildung 3.4 gezeigt wird. Nach der Operation tauchen wieder mehr Farben auf, das Farbspektrum erweitert sich um Grün- und Blautöne, und die Formen werden wieder erkennbarer (Abb. 3.5).

Diese Veränderungen der Darstellungsweise Monets können auf die Trübungseffekte der Linse bei fortgeschrittenem Grauen Star zurückgeführt werden. Der Übergang von einer klaren zu einer milchig-trüben Linse hat einerseits zur Folge, daß Objekte weniger klar oder sogar gar nicht mehr zu erkennen sind, führt aber auch zu einer verringerten Durchlässigkeit für Licht, insbesondere für die kürzeren Wellenlängen im Bereich von Blau und Violett.

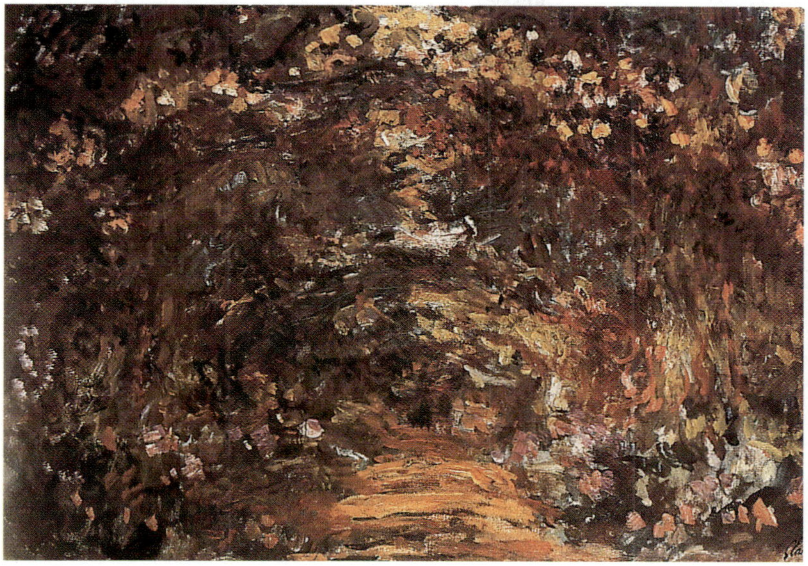

Abbildung 3.4
Der Rosenweg von Claude Monet. Das Gemälde ist vor seiner Staroperation zwischen 1922 und 1923 in Giverny entstanden. Paris, Musée Marmottan.

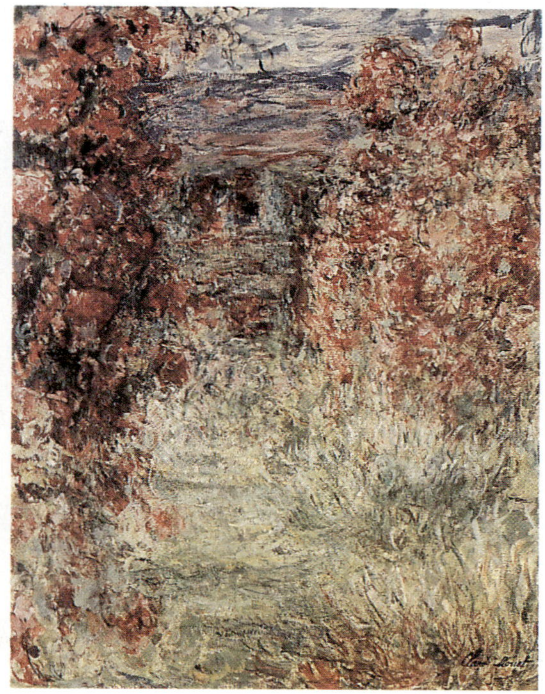

Abbildung 3.5
Das Haus in den Rosen von Claude Monet in der Fassung von 1924, nach seiner Staroperation. Im Vergleich zur Abbildung 3.4 treten die Konturen klarer hervor; außerdem werden andere Farben verwendet. Paris, Musée Marmottan.

Veränderungen im Sehen können im Alter auch ohne spezielle Krankheitsbilder auftreten. Die wichtigsten Veränderungen bestehen in einer fortschreitenden Verringerung der Sehschärfe und einer abnehmenden Empfindlichkeit für die kurzen Wellenlängen im Bereich von Blau und Violett, wodurch die Farbempfindung zu den Gelb- und Rottönen verschoben wird.

Weiter gilt es zu beachten, daß mit zunehmendem Alter auch Veränderungen des Nervensystems außerhalb des Sehapparats auftreten, wie Beeinträchtigungen der geistigen Fähigkeiten oder insbesondere ein teilweiser Kontrollverlust über die Bewegungen, auch die der Hand. Auf einige dieser Fälle werden wir in Kapitel 10 noch näher eingehen.

Diese physiologischen Veränderungen können den Malstil deutlich beeinflussen, indem sie zum Beispiel eine Veränderung des Farbenspektrums oder eine geringere Detailtreue verursachen. Bei vielen Künstlern, die bis ins hohe Alter malten, wird dies in späten Werken sichtbar, so auch bei Tizian, dessen künstlerische Ausdrucksweise sich im letzten Abschnitt seines langen Lebens im Vergleich zu Werken seiner Jugend- und Reifezeit stark verändert hat (Abb. 3.6).

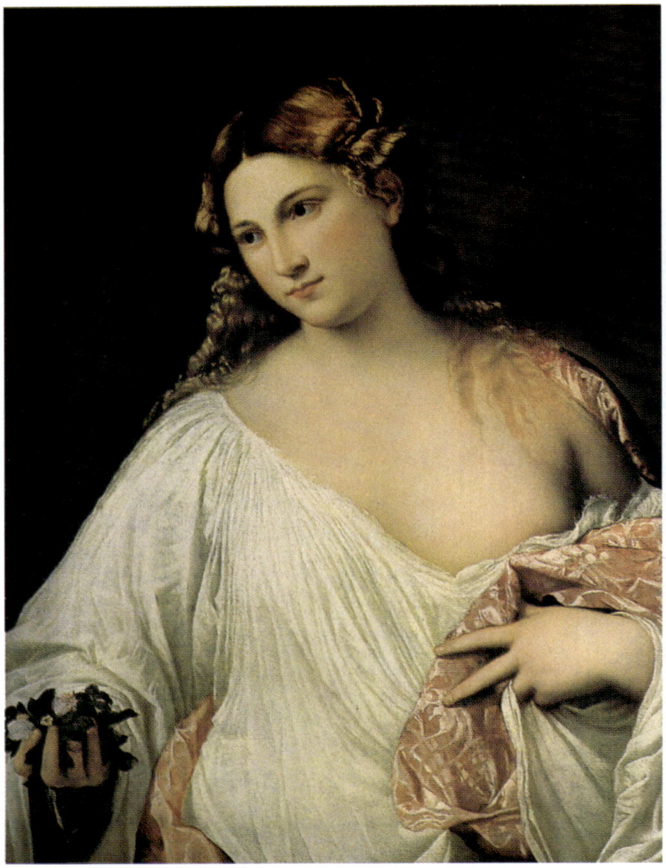

(a)

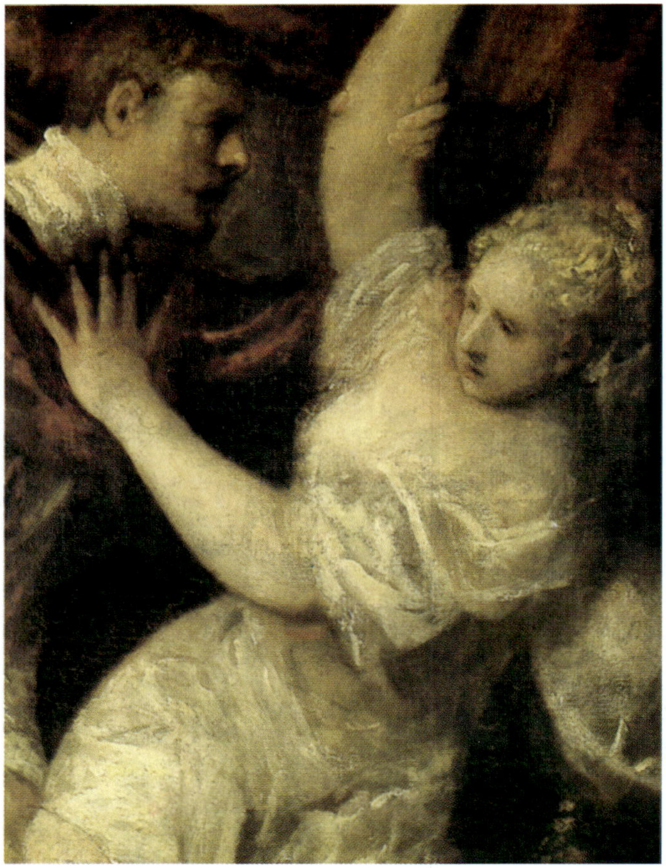

(b)

Abbildung 3.6
(a) Tizian, *Flora* (1514). Florenz, Uffizien.
(b) Tizian, *Tarquinius und Lucrezia*, Ausschnitt (1570). Wien, Gemäldegalerie der Akademie der Bildenden Künste. Spätwerk.

Gefilterte Bilder

Wir haben bereits die Neuronen und die rezeptiven Felder erwähnt, die ein Bild schon auf der Ebene der Netzhaut so analysieren, als würde es in lauter kleine Mosaiksteinchen zerlegt. Das biologische Mosaiksteinchen stellt dabei das rezeptive Feld dar, das nur einen winzigen Teil des gesamten Bildes abdeckt. Allerdings ist anzumerken, daß rezeptive Felder in unterschiedlichen Bereichen der Retina verschieden große Flächen abdecken.

Dabei dienen die kleineren rezeptiven Felder zum "Sehen" kleinerer Details und die größeren zum Erkennen gröberer Motive. Wenn wir vor einem Bild stehen, das aus einer Ansammlung vieler ungefähr gleich großer Elemente besteht, wie etwa Pflastersteine einer Straße oder Grashalme einer Wiese, könnte man sich vorstellen, daß zum Erkennen der Elemente jeweils eine andere Klasse von rezeptiven Feldern eingesetzt wird: Größere Felder für die Pflastersteine, kleinere für die Grashalme. Für den allgemeinen Fall eines beliebigen Bildes bedeutet dies, daß gleichzeitig größere und kleinere rezeptive Felder aktiviert werden, die jeweils simultan die gröberen und die feineren Strukturen des Bildes analysieren.

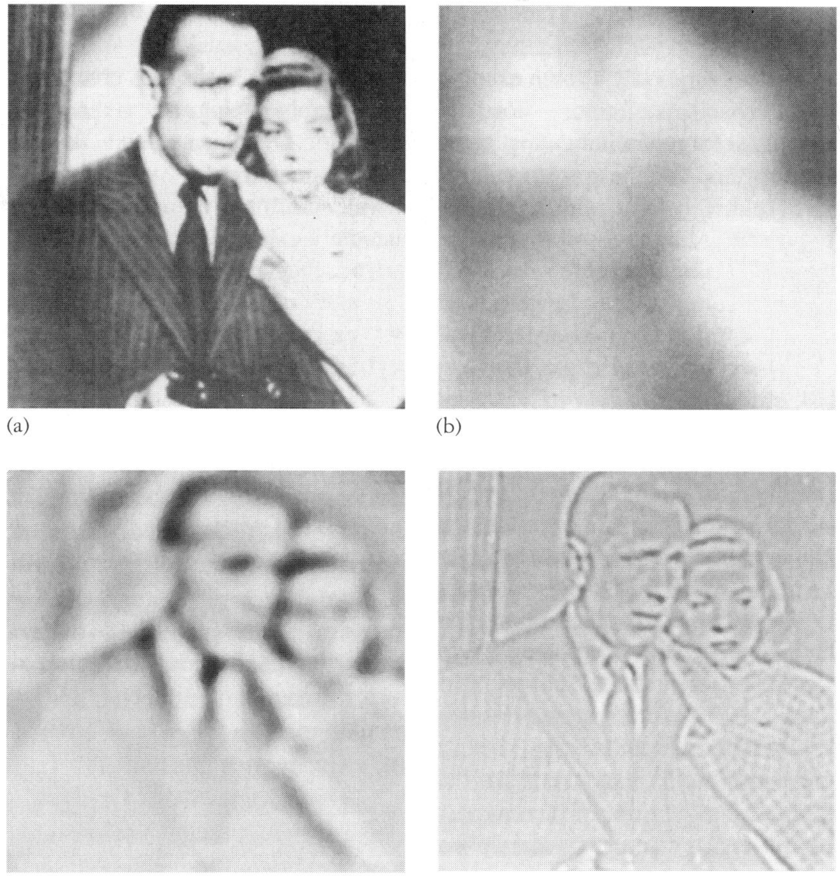

(a) (b) (c) (d)

Abbildung 3.7
Fotografie von Humphrey Bogart und Laureen Bacall (a) und drei verschiedene Auflösungen: In (b) bleiben nur die groben Hell-Dunkel-Kontraste erhalten, in (c) und (d) auch schrittweise die feineren. (Aus Rentschler, Herzberger und Epstein, 1988)

Dieser Vorgang kann dadurch simuliert werden, daß man ein Bild künstlich filtert, um es in seine gröberen und feineren Bestandteile zu zerlegen.

Ein Beispiel für einen solchen Filtervorgang zeigt Abbildung 3.7 anhand der Fotografie zweier bekannter Schauspieler (a). Die Abbildungen 3.7b-d ergeben drei verschiedene Bestandteile mit zunehmend feinerer Auflösung. Dabei ist in (b) nur die grobe Verteilung von Licht und Schatten zu erkennen. Diese verlieren sich in (c), doch hier erscheinen die hellen und dunklen Bereiche mittlerer Ausdehnung, die den groben Zügen der Gesichter entsprechen. In (d) schließlich werden die Umrisse der Personen sichtbar.

Überraschenderweise gibt es Gemälde, die stark solchen gefilterten Fotografien ähneln. Man denke zum Beispiel an die zahlreichen Darstellungen Monets von der Kathedrale in Rouen zu verschiedenen Tageszeiten. Eine davon zeigt Abbildung 3.8c. Die Kathedrale präsentiert sich mit verwischten Umrissen, ohne Einzelheiten. Dieser etwas unscharfe Eindruck wird noch deutlicher, wenn man das Bild mit einer Fotografie vergleicht (Abb. 3.8a). Wird nun durch eine Computersimulation bei der Fotografie ein künstlicher Unschärfeeffekt erzeugt, erhält man Abbildung 3.8b, die eine überraschende Ähnlichkeit mit Monets Kathedrale aufweist. Man könnte vermuten, daß in Monets Gehirn ein ähnlicher Unschärfeeffekt wirksam war.

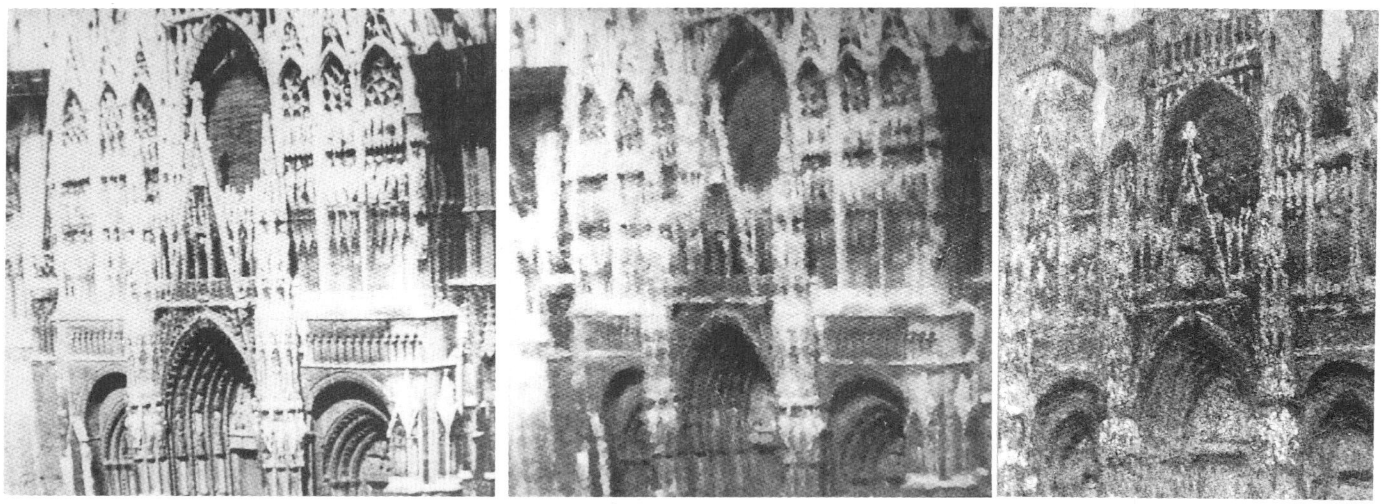

(a) (b) (c)

Abbildung 3.8
Ansichten der Vorderseite der Kathedrale von Rouen.
(a) Fotografie.
(b) Computerbearbeitetes Foto (a), bei dem die feineren Details entfernt wurden.
(c) Die Kathedrale in einem Gemälde von Claude Monet, *Das Portal (Trübes Wetter)*, 1894. Paris, Musée d'Orsay.

Die künstlerische Phantasie hat aber noch viel ausgefallenere Bilder hervorgebracht, die mit den komplizierten Filterungsprozessen unseres Gehirns spielen. Hinter einem Muster unterschiedlich heller Quadrate kann sich eine Fotografie verbergen (Abb. 3.9). Ein eindrucksvolles und absolut einzigartiges Beispiel bildet Salvador Dalís in Abbildung 3.10 gezeigtes Bild. Auf den ersten Blick sieht man eine junge Frau am Fenster. Entfernt man sich jedoch so weit von dem Bild, daß die feineren Einzelheiten gerade nicht mehr zu erkennen sind, verwandelt es sich völlig unerwartet in ein Porträt von Abraham Lincoln. Dieses Bild ist sehr kunstvoll aus völlig unterschiedlichen Informationen auf der Ebene der Feinstruktur (junge Frau) und der Grobstruktur (Lincoln) zusammengesetzt. Sind beide gleichzeitig zu erkennen, sorgen die Feinstrukturinformationen dafür, daß die Grobstruktur nicht wahrgenommen wird. Es wird angenommen, daß dieser Effekt auf einem neuronalen "Maskierungsprozeß" beruht.

Bilder betrachten – aus der Nähe, aus der Ferne

Jeder weiß, daß man die Details eines Objektes nur aus der Nähe erkennt. Aus größerer Entfernung werden Feinheiten langsam unsichtbar. Dies gilt auch für ein Gemälde, wo man zum Beispiel die Unebenheiten des Pinselstrichs nur aus geringer Entfernung wahrnimmt. Jedes Bild ist für einen optimalen Betrachtungsabstand geschaffen, der sowohl durch seine Größe als auch durch seine Auflösung angedeutet wird.

Im Mosaik wird die Auflösung durch die Größe der Mosaiksteinchen festgelegt. Diese werden normalerweise dem vermuteten späteren Betrachtungs-

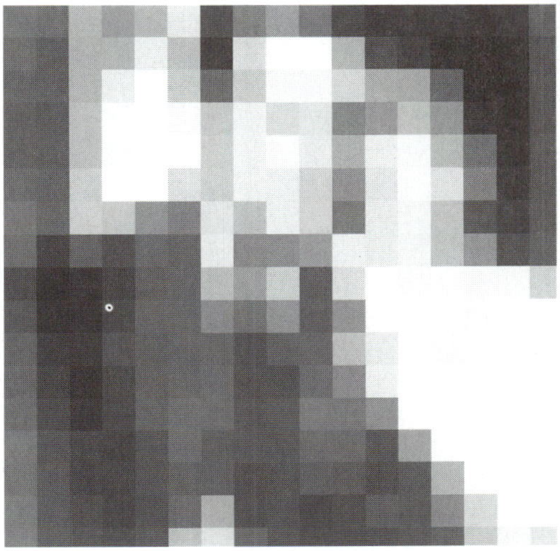

Abbildung 3.9
Grob gerasterte Darstellung von Abb. 3.7a. Um die Personen zu erkennen, muß die Abbildung aus drei bis vier Metern Entfernung betrachtet werden.

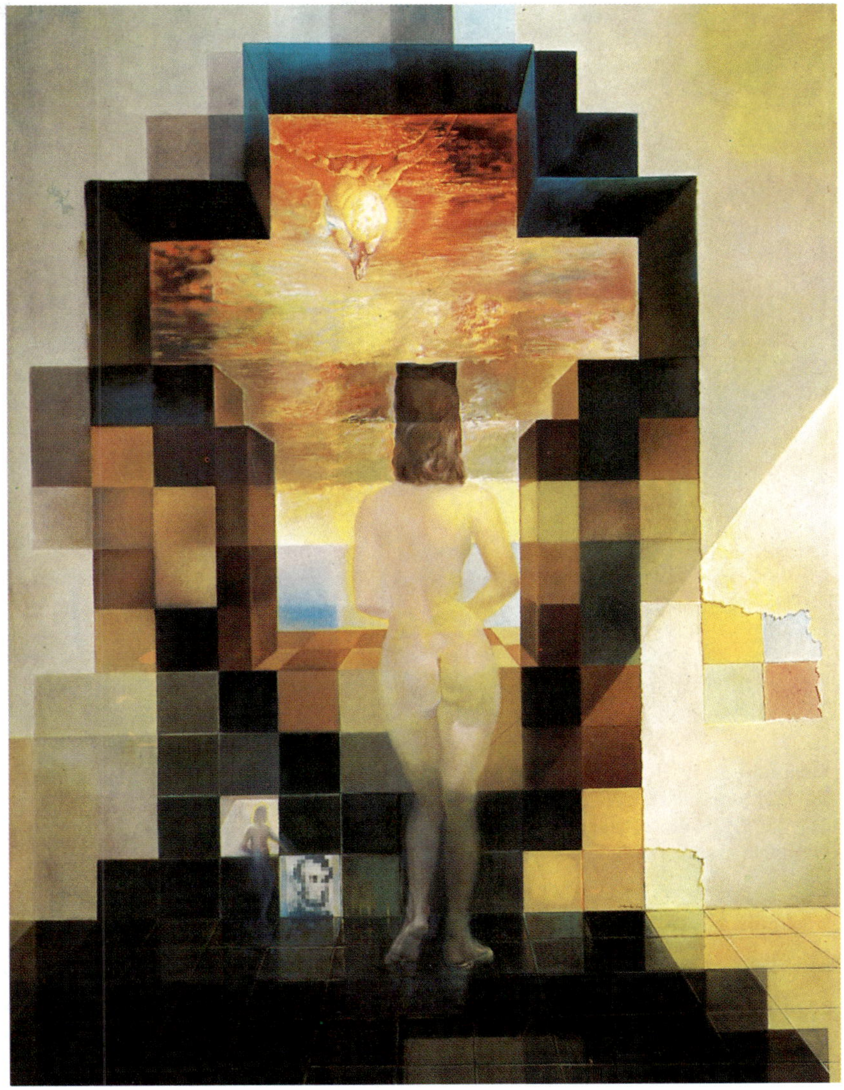

Abbildung 3.10
Salvador Dalí, *Gala betrachtet das Mittelmeer, das sich in einer Entfernung von zwanzig Metern in das Bildnis Abraham Lincolns verwandelt – Hommage à Rothko* (1976). Tokio, Minami Art Museum. Aus größerer Entfernung erscheint das Porträt von Abraham Lincoln.

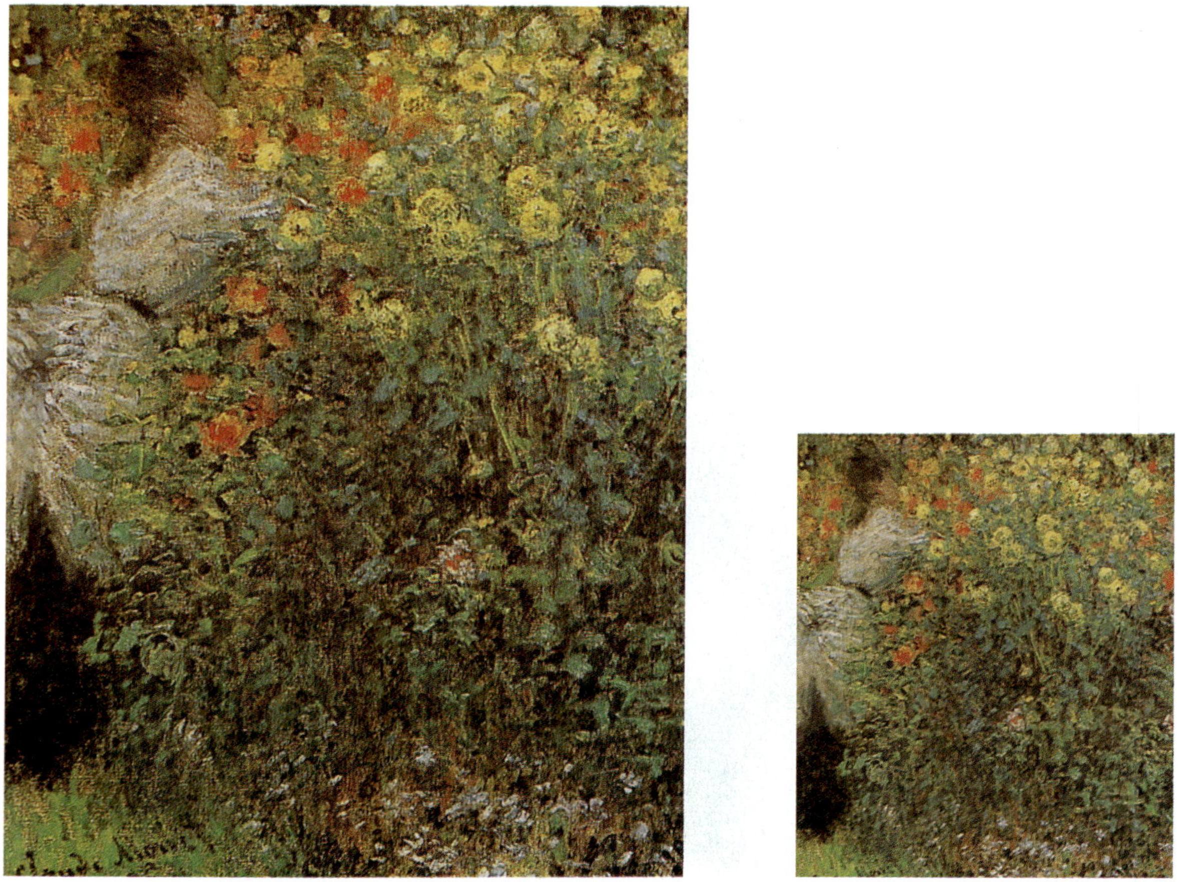

Abbildung 3.11
Claude Monet, *Junge Mädchen in einem Dahlienbeet* (1875). Prag, Nationalgalerie. Abbildung eines Ausschnitts in zwei verschiedenen Größen.

abstand so angepaßt, daß aus diesem Abstand die Kanten der einzelnen Steinchen kaum noch wahrnehmbar sind. So bestehen die Mosaike, die die Innenwände der Markuskirche in Venedig auskleiden und die beim Hinaufsteigen zum Matroneo betrachtet werden können, aus zunehmend kleineren Steinchen, je kleiner der Betrachtungsabstand wird. In vielen Gemälden ist diese Körnung so fein, daß sie beim Betrachten nicht stört und auch aus näherer Entfernung wichtige Details offenbart, die man sonst übersehen hätte.

Auch wenn dies auf die Mehrzahl aller Gemälde zutrifft, gibt es doch Fälle, wo eine Veränderung des Betrachtungsabstandes unerwartete Phänomene erzeugt, die vielleicht noch nicht einmal vom Künstler vorhergesehen wurden. Dies läßt sich besonders häufig bei impressionistischen Gemälden beobachten, wo die speziellen optischen Effekte bei größerem Abstand an Bedeutung verlieren und beim Betrachter der Eindruck einer eher realistischen Darstellung entsteht.

Betrachten wir noch einmal ein Gemälde von Monet, da bei ihm dieses Phänomen häufig auftritt. Die Abbildung 3.11 zeigt einen Ausschnitt aus *Junge Mädchen in einem Dahlienbeet*, und daneben den gleichen Ausschnitt verkleinert, um einen größeren Betrachtungsabstand zu simulieren. Wie man sieht, tritt die Figur der Frau in dem verkleinerten Ausschnitt viel deutlicher hervor.

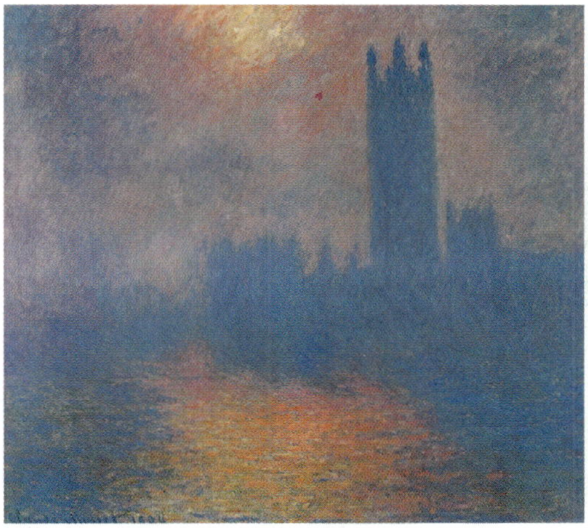

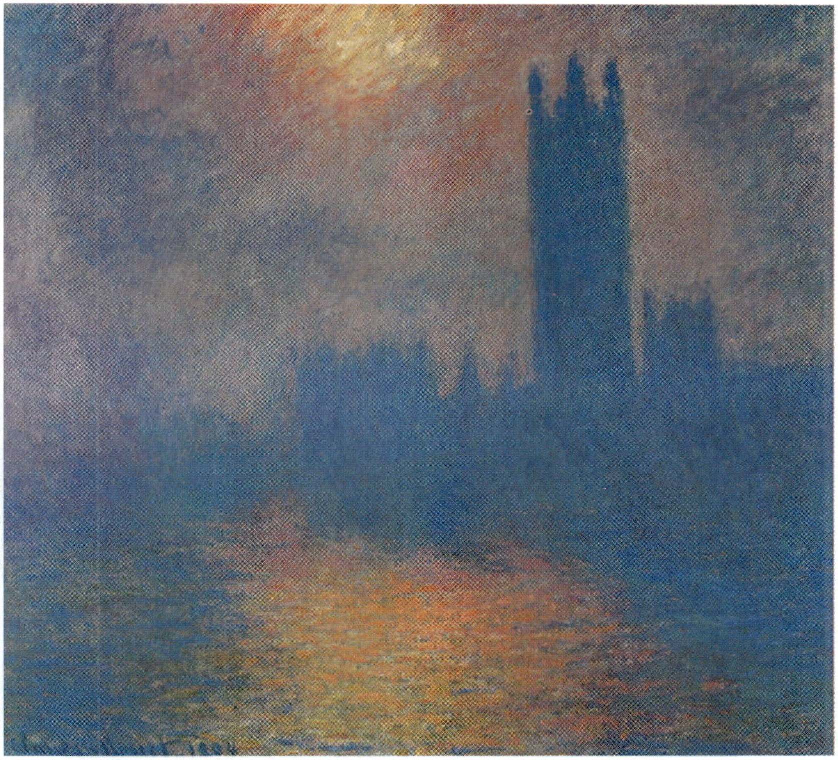

Abbildung 3.12
Claude Monet, *Das Parlament, Sonnendurchbruch im Nebel* (1904). Paris, Musée d'Orsay. Abbildung in zwei verschiedenen Größen.

Der gleiche Effekt entsteht bei seinen Gemälden Londoner Bauwerke oder den Kathedralen von Rouen, die aus einer Entfernung von etwa zehn Metern ihre für den Impressionismus typische Leichtigkeit von Licht, Schatten und Farben verlieren und sich recht solide und kompakt vor dem Hintergrund des Bildes abzeichnen.

In der kleineren der beiden Abbildungen von Monets *Das Parlament, Sonnendurchbruch im Nebel* (Abb. 3.12) verschwindet nicht nur der einzelne Pinselstrich fast völlig, sondern auch die Umrisse des Gebäudes erscheinen deutlicher, als sie es auf dem Bild in Wirklichkeit sind.

Dieses Wahrnehmungsphänomen beruht möglicherweise auf einem Kompensationsprozeß bei der Auswertung des gesehenen Bildes im Gehirn, durch den die Umrisse, die mit zunehmender Entfernung des Betrachters an Schärfe verlieren, so verändert werden, daß sie weiterhin klar und kontrastreich erscheinen.

Hier sehen wir wieder, welche Bedeutung der Umriß für die optische Wahrnehmung hat. Auf den nächsten Seiten werden wir feststellen, daß der Umriß eine überaus wichtige Signalfunktion für die Nervenzellen des Sehzentrums im Gehirn hat, und welche Bedeutung das "Zeichen" in der bildlichen Darstellung einnimmt.

Die Sprache der Zeichen

Warum nahm der Mensch der Vorzeit nach der Jagd einen spitzen Stein zur Hand und bedeckte dann die Wände seiner Höhle mit Darstellungen von dem, was er zuvor im Wald gesehen hatte? Und wieso verstanden seine Gefährten, daß diese mehrfach gekrümmten Linien etwa ein Wisent darstellen sollten (Abb. 3.13)? Wie gelang es dem Jäger, ohne Sprache zu vermitteln, was diese Zeichnung bedeutete? Wie kann eine gekrümmte Linie im Gedächtnis des Betrachters das komplexe Bild eines Wisents hervorrufen? Ein Tier sieht erheblich anders aus als in der mehr oder weniger genauen Darstellung durch eine Strichzeichnung. Durch das reale Tier werden ganz andere Retinazellen aktiviert als durch die Strichzeichnung, und ganz gewiß sind auch die Nervenimpulse in unserem Sehsystem in beiden Fällen völlig verschieden. Offensichtlich können sehr verschiedene Informationen unterschiedlicher Sinnesorgane das gleiche Bild in unserem Gedächtnis hervorrufen, und wir können uns vorstellen, daß der Jäger das Bild des Wisents auch dadurch in den Köpfen seiner Mitmenschen hätte erzeugen können, indem er typische Geräusche

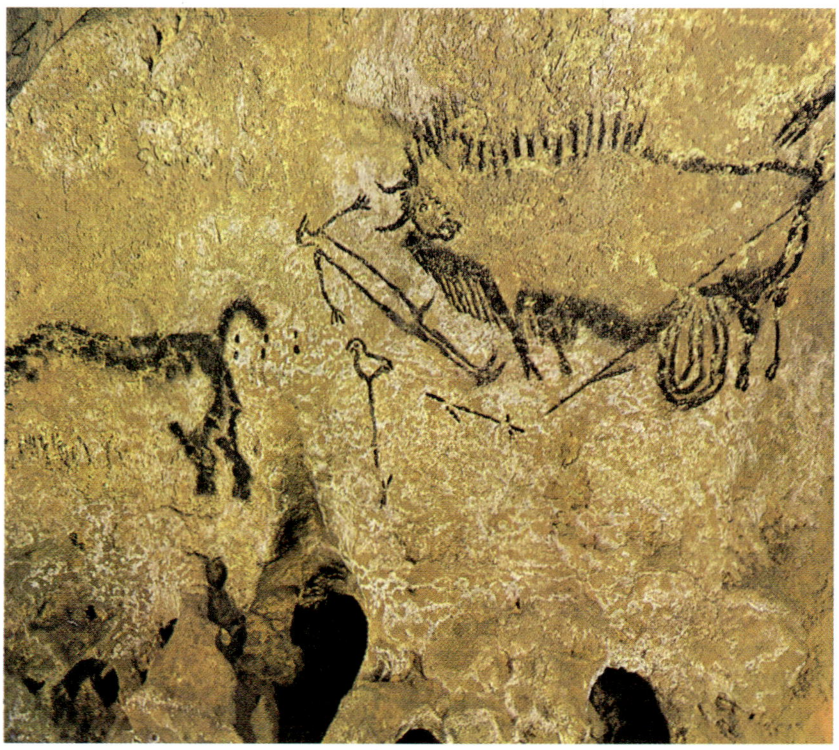

Abbildung 3.13
Ausgeweidetes Wisent, liegender Mann und Vogel. Prähistorische Zeichnungen aus der Höhle von Lascaux (ca. 30 000 v. Chr.).

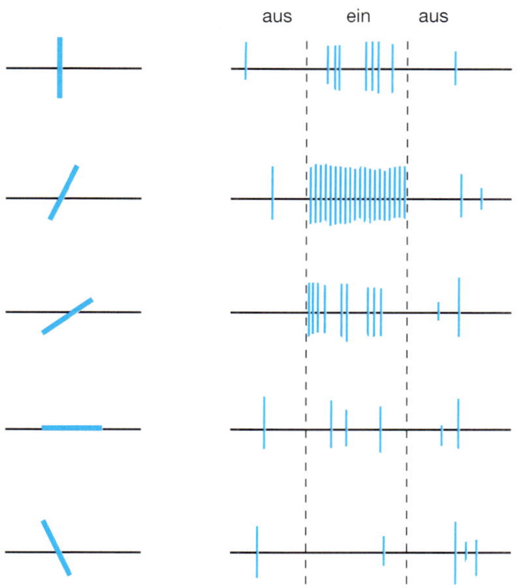

Abbildung 3.14
Die Zellen der primären Sehrinde der Säugetiere sprechen bevorzugt auf optische Reize an, die entweder aus einer Linie oder einem Umriß in einer bestimmten Orientierung bestehen. Diese Tatsache ist hier am Verhalten einer Zelle in der primären Sehrinde einer Katze gezeigt. Um diese Daten zu gewinnen, wurden feine Elektroden in das Gehirn, genauer in die primäre Sehrinde der Katze eingepflanzt, dann wurden der Katze die verschiedenen Reize gezeigt.
Links: Die angebotenen optischen Reize bestehen aus einem kleinen Strich in unterschiedlicher Orientierung.
Rechts: Reaktionen einer Zelle der primären Sehrinde der Katze auf die verschiedenen Reize (Darstellung wie in Abb. 2.11). Die stärkste Reaktion erfolgt auf den leicht nach rechts geneigten Strich (zweiter von oben); je stärker die Orientierung des Strichs von dieser Position abweicht, auf die diese Zelle offenbar spezialisiert ist, desto geringer die Reaktion. (Aus *Eye, Brain, and Vision* by David H. Hubel, © 1988 by Scientific American Library. Mit freundlicher Genehmigung von W. H. Freeman and Company.)

des Tieres nachgeahmt oder dessen Form oder Lauf durch Bewegungen seiner Hand oder des Körpers dargestellt hätte. Wir, die wir Sprache und Schrift zur Verfügung haben, hätten ein einfaches Wort geschrieben oder gesagt, nämlich "Wisent", und auch das hätte aus unserem wie aus dem Gedächtnis unserer Zuhörer oder Leser ein entsprechendes Bild in all seiner Komplexität hervorgerufen.

Zeichen und Umrisse sind außergewöhnlich wirkungsvolle Signale für unser Gehirn. Es wäre natürlich unsinnig anzunehmen, daß die Bilder der Objekte unserer Außenwelt in unserer Hirnrinde als solche in Form und Farbe nachgezeichnet werden. Sie werden vielmehr auf ihre Invarianten, das heißt auf ihre visuellen Konzepte reduziert und durch die Aktivität bestimmter Neuronen symbolisiert.

Der wissenschaftliche Nachweis, daß die Neuronen der Sehrinde vor allem auf die Umrisse der Objekte der Außenwelt ansprechen, wurde durch zwei Neurophysiologen der Harvard Medical School, David Hubel und Torsten Wiesel erbracht, die für diese Forschungen 1981 den Nobelpreis erhielten. Die beiden untersuchten mit ihren Arbeitsgruppen die Reaktionen von Nervenzellen der Sehrinde von Katzen und Affen und konnten zeigen, daß diese Zellen ausschließlich auf optische Reize reagieren, die aus Linien oder Begrenzungen einer bestimmten Orientierung oder Dimension bestehen. So gibt es Zellen, die zum Beispiel nur auf waagerechte Striche oder Begrenzungslinien ansprechen, andere nur auf vertikale, eine weitere Gruppe auf diagonale usw. (Abb. 3.14). Alle Orientierungsrichtungen sind vertreten. Dann gibt es Zellen, die auf eine bestimmte Länge reagieren, auf andere dagegen nicht. Es scheint so zu sein, daß die Netzhautabbilder zunächst in der Sehrinde dieser Tiere auf ihre Umrisse oder Teile davon reduziert und anschließend durch eine Weiterverarbeitung dieser Informationen wieder zu Bildern zusammengesetzt werden. Dies konnte auch für die Sehrinde des Menschen gezeigt werden.

Auf dem Weg von der Netzhaut zum Sehzentrum verändert sich die Sprache der Zeichen. In der Netzhaut wurde das Bild Punkt für Punkt nach Helligkeits- und Farbkriterien aufgerastert. In der Sehrinde "sehen" die Neuronen die Umrisse der Bilder, die hier durch eine endliche Zahl von Richtungsangaben definiert sind.

Die Art und Weise, wie die Sehrinde auf Umrisse stärker als auf andere Eigenschaften der Objekte reagiert, ist zur Zeit das beste Beispiel dafür, wie es dem Gehirn gelingt, die Information der Sinnesorgane zu verarbeiten.

Es scheint also, daß Zeichen und Symbole eine einfache Sprache unseres Gehirns selbst darstellen, eine Eigenschaft, die sich aus den anatomischen und funktionellen Besonderheiten des Gehirns als funktionelle Einheit und seinen Verknüpfungen ableitet. Diese und andere Eigenschaften sind bereits bei der Geburt vorhanden, werden aber durch Erfahrungen im Lauf des Lebens verändert oder ausgeprägt. Sie sind bei allen Menschen gleich oder sehr ähnlich und bilden damit, wie die Sprache einer Sprachgemeinschaft, eine Basis zur gegenseitigen Verständigung.

Das ist auch der Grund, warum die Umstehenden im Umriß der Zeichnung auf der Höhlenwand ein vertrautes Bild erkannten und diese Linien bei ihnen das Bild des Wisents hervorriefen, an das auch der Maler gedacht hatte. Schon die Zeichnungen des allerersten Zeichners benutzten das graphische Vokabular des Gehirns, so daß es für die anderen leicht war, sie zu verstehen. Die geistigen Bilder in ihrem eigenen Gedächtnis waren auf die gleiche Weise zustande gekommen und in die gleichen Symbole übersetzt, das heißt im wesentlichen auf ihre Umrisse reduziert. In dem Moment, wo diese Erinnerungen durch eine äußere Wahrnehmung wieder geweckt wurden, fand eine Verknüpfung mit dem bereits Gesehenen statt, und das Bild konnte erkannt werden.

Diese Eigenschaft der Hirnrinde, im wesentlichen die Umrisse eines Bildes zu verarbeiten, könnte man *neuronale Zeichensprache* nennen; sie gehört zur Grundausstattung jedes menschlichen Gehirns. Wäre diese Grundausstattung unterschiedlich, dann wären auch die Sprachen unserer Bilder höchstwahrscheinlich sehr verschieden.

Vielleicht ist diese Sprache der Zeichen so alt wie die Sprache der Laute und Töne, die der Mensch von sich gibt, und aus denen später die eigentliche, gesprochene Sprache entstanden ist. Für viele Linguisten, darunter insbesondere Noam Chomsky, hat die Gehirnstruktur des Menschen Auswirkungen auf die Struktur der Sprache – eine suggestive Hypothese mit zahlreichen kulturellen Konsequenzen. Chomsky unterstreicht, daß Sprache nur zum Teil durch Erfahrung erworben wird. Nach seiner Ansicht haben alle Sprachen eine gemeinsame grammatische Struktur ("Universal Grammar"), die eine Eigenschaft des menschlichen Gehirns darstellt und vererbt wird. Einige der Argumente, die Chomsky zur Unterstützung seiner Theorie anführt, sind überzeugend. Er gibt zu bedenken, daß wir Sätze verstehen können, die wir nie zuvor gehört haben oder die sich auf uns völlig fremde Ereignisse beziehen. Die einzige Bedingung dafür sei, daß diese Sätze einer bestimmten grammatischen Struktur gehorchen, die Substantive, Adjektive und Verben miteinander verbindet. Diese Struktur baut einen Satz unabhängig von seiner Bedeutung auf. Chomskys berühmtes Beispiel war folgender Satz ohne Bedeutung: "Colourless green ideas sleep furiously" ("Farblose grüne Ideen schlafen heftig"). Dies ist ein absurder Satz, aber dennoch ein Satz. Bringt man diese Wörter in eine andere Ordnung, zum Beispiel "Furiously sleep ideas green colourless" ("Heftig schlafen Ideen grün farblos"), erhält man eine Reihenfolge von Wörtern, die nicht nur ohne Sinn ist, sondern noch nicht einmal mehr als Satz einer Sprache akzeptiert wird. Wörter würden nicht zufällig nebeneinander gestellt, sondern gemäß Regeln, die allen Sprachen gemeinsam sind, und die, so Chomsky, daher auf die Struktureigenschaften des Gehirns zurückzuführen sind.

Während dieses Modell in Bezug auf die Sprache erste empirische Bestätigungen erfährt, gibt es auch beim Sehvorgang experimentelle Hinweise für die Existenz einer gemeinsamen neuronalen Zeichensprache. Die Präferenz der Neuronen der Sehrinde für bestimmte Formen könnte eine Art Tiefenstruktur nach Chomskys Definition darstellen. Dies würde jedoch voraussetzen, daß diese Eigenschaften der Hirnrinde angeboren sind. Es scheint nun in der Tat so, daß diese Eigenschaften bei allen höheren Säugetieren zumindest in rudimentärer Form schon bei der Geburt vorhanden sind und anschließend durch Erfahrung ausgebaut werden.

Die Sprache der Zeichen und Symbole in der Kunstgeschichte

Ein Blick auf die Geschichte der Malerei zeigt, daß die bildliche Darstellung in manchen Perioden durch die Vorherrschaft des Symbols geprägt wird, in anderen dagegen weniger. Viele der Darstellungen, bei denen der Umriß das bestimmende Element ist, entsprechen vor allem dem Bedürfnis, eine Nachricht mitzuteilen, sei es aus reinem Interesse an der Information oder auch zur begrifflichen Abstraktion. Sie versuchen vor allem, eine Geschichte, einen Gedanken, ein Gebet oder ein philosophisches Konzept auf die Leinwand zu bringen. Dagegen stehen Darstellungen, bei denen der Umriß weniger wichtig ist und wo der Versuch spürbar wird, die Welt mit ihrem Licht und Schatten, den Farben und der Perspektive abzubilden. Diese Bilder versuchen eher, ästhetische und emotionale Empfindungen auszulösen. Man könnte sie vielleicht als "weniger intellektuell" als die Darstellungen des ersten Typs bezeichnen. Sie haben den Anspruch, abzubilden, was subjektiv zu sehen ist, und in stärkerem Maß die Welt der Sinnesempfindungen des Künstlers zu zeigen.

In der frühen Zeit des Menschen, sowohl als Individuum wie als Spezies, überwiegt die symbolische Darstellung, die weitgehend auf der Wiedergabe der schematischen Umrisse der Objekte beruht. Die figürlichen Darstellungen aus der Frühzeit der Kultur (Abb. 3.13) erinnern an die der ersten Jahre eines Kindes. Beide benutzen ein auf elementare Zeichen beschränktes Vokabular, das dazu dient, eine allgemeine Vorstellung wie durch ein gesprochenes oder geschriebenes Wort zu übermitteln.

Diese Art von Elementardarstellung, bei der der Symbolaspekt vorherrscht, findet sich auch weiterhin im Leben eines Individuums oder im Verlauf der Entwicklung einer Kultur stets dann, wenn es darum geht, eine Abfolge von Ereignissen zu erzählen. Dies trifft zum Beispiel für die Malerei der alten Ägypter zu, die die Geschichte der Götter oder des Pharaos erzählt: Die Künstler zeichneten, "was sie wußten", und nicht, "was sie sahen" (Abb. 3.15). Und das gilt auch für die heutigen Comiczeichnungen, die Geschichten von realen oder erfundenen Figuren erzählen. Es ist kein Zufall, daß dieses Ausdrucksmittel schon in den ersten Lebensjahren verstanden werden kann.

Abbildung 3.15
Wandmalerei aus der Grabkammer von Thutmosis III im Tal der Könige (XVIII Dynastie, 1550-1293 v. Chr.). Ausschnitt aus dem *Buch des Amduat*, das die Geschichte des Sonnengottes erzählt.

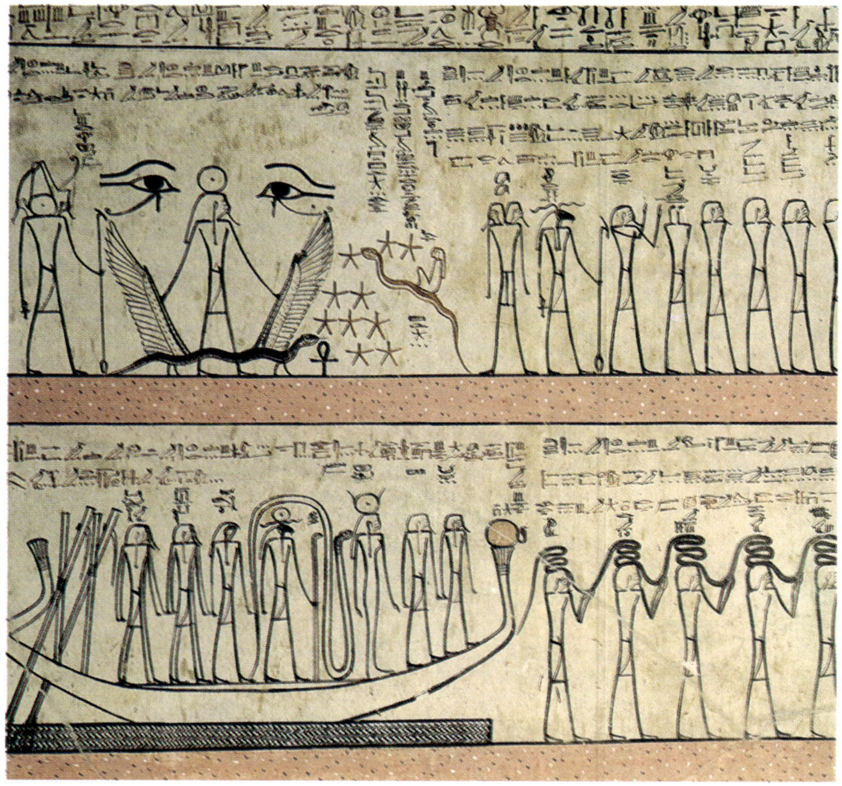

Abbildung 3.16
Junge Frau beim Blumenpflücken. Wandmalerei aus Stabiae (Kampanien, 1. Jh. n. Chr.). Neapel, Museo Nazionale.

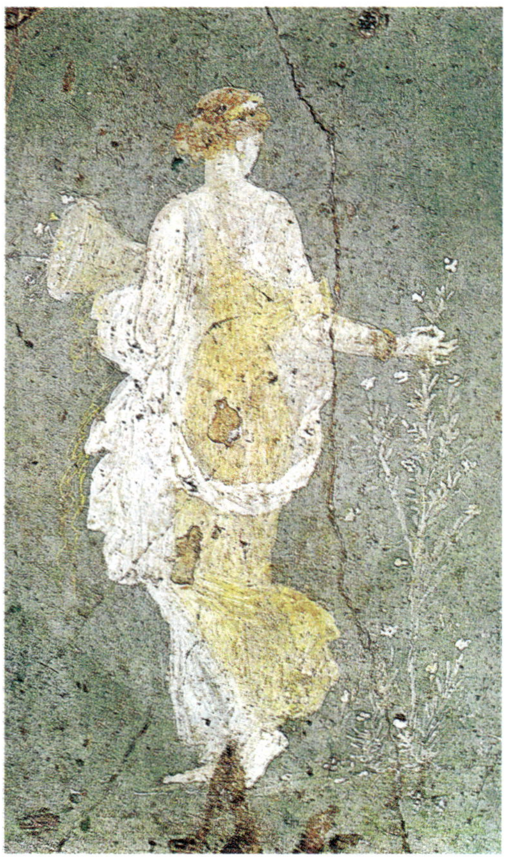

In der griechischen und römischen Zeit nähert sich die Malerei dem gesehenen Bild stärker an, es erscheinen mehr Details, Hell-Dunkel-Effekte und Flächen mit unterschiedlichen Farben (Abb. 3.16).

In den darauffolgenden Epochen wechseln sich Perioden, in denen der Umriß dominiert, und andere, in denen die eher kontinuierliche Darstellung vorherrscht, ohne klare Brüche ab. Erstere bilden vor allem Zeiten, in denen sich das Interesse auf die Darstellung von Ereignissen oder auf den Ausdruck geistiger oder geistlicher Entwürfe konzentriert, letztere Abschnitte, in denen durch ein stärkeres Interesse am Menschen der sinnliche Ausdruck von Wirklichkeit größere Bedeutung erlangt.

Ein Besuch in den Uffizien

Der erste Saal der Uffizien bietet uns eine Gegenüberstellung von Malerei, bei der der Symbolaspekt des Bildes im Vordergrund steht, und einer anderen Richtung, bei der Form und Flächen dominieren.

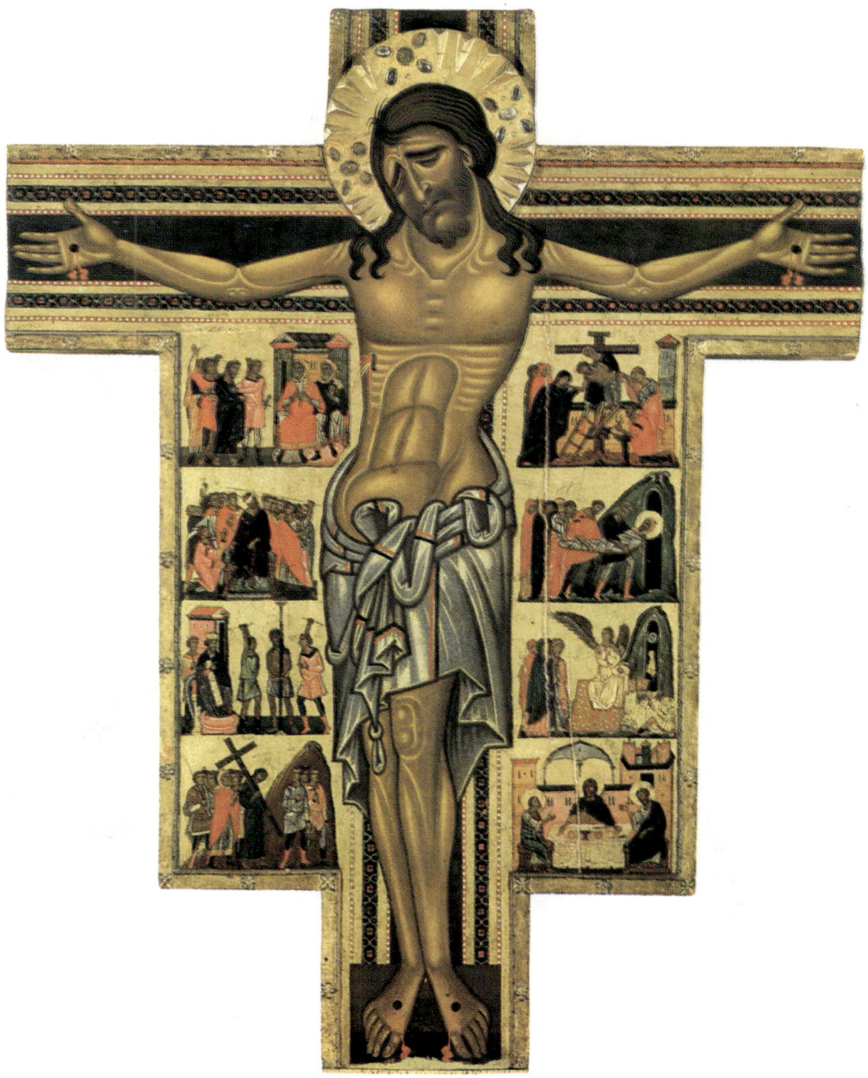

Abbildung 3.17
Kruzifix aus Lucca (13. Jh.). Florenz, Uffizien.

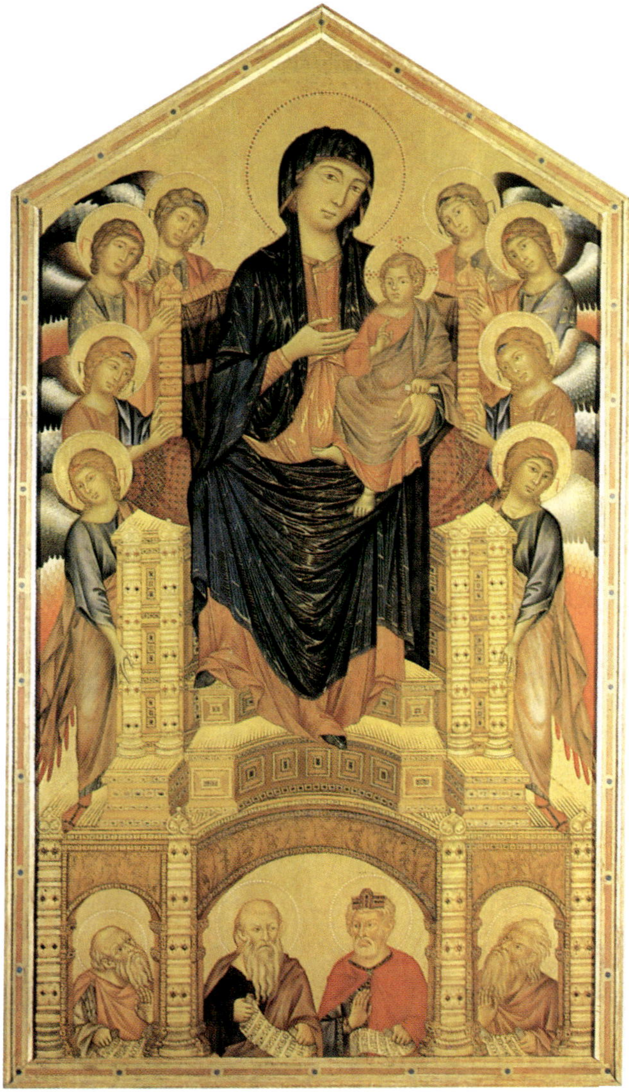

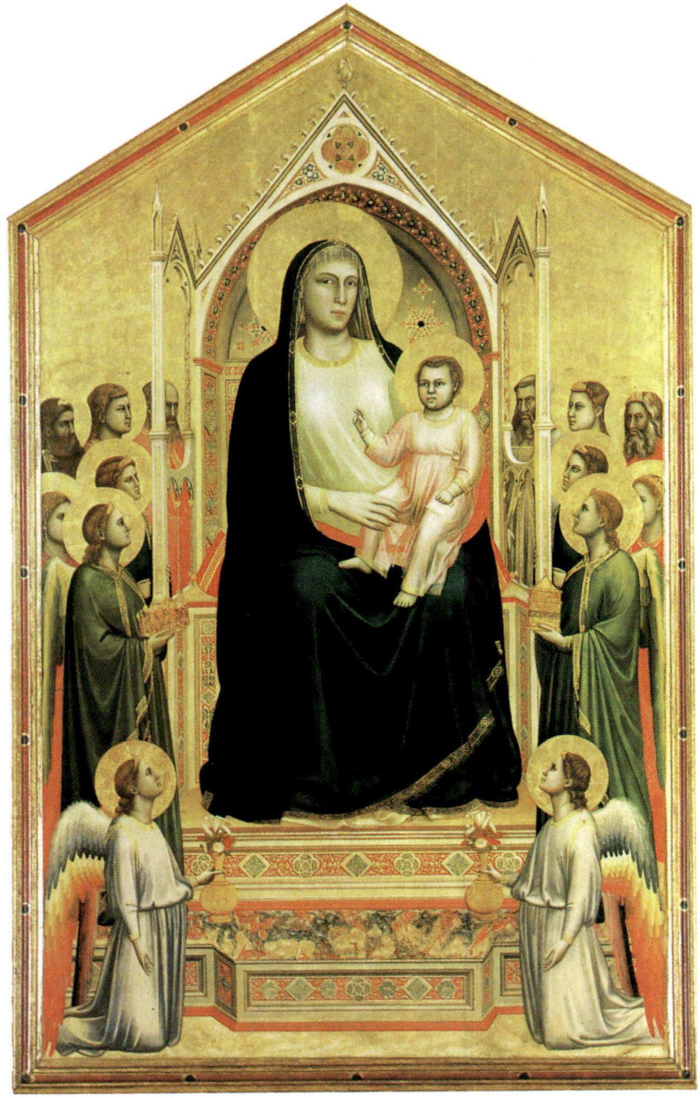

Abbildung 3.18 (links)
Cimabue, *Madonna mit dem Kinde auf dem Thron* (1280). Florenz, Uffizien.

Abbildung 3.19
Giotto, *Madonna mit dem Kinde auf dem Thron* (um 1310). Florenz, Uffizien.

Den ersten Eindruck erhalten wir durch die Kruzifixdarstellungen der Toskanischen Schule (Abb. 3.17), auf denen der Erlöser und Szenen aus der Passionsgeschichte an den Seiten in einem klaren, einfachen, markanten Stil gezeichnet sind. Arme und Beine der Christusfigur werden von dünnen, häufig völlig geraden schwarzen Linien umfaßt. Die Figur erscheint eindrucksvoll, und dennoch haben wir nicht den geringsten Zweifel, daß sie von einer realistischen Darstellung eines Menschen weit entfernt ist.

Die Madonna Cimabues (Abb. 3.18), die direkt daneben hängt und nur einige Jahrzehnte nach den gerade gesehenen Werken entstanden ist, oder die Duccios an der gegenüberliegenden Wand zeigen einen ganz anderen Malstil. Nur an einigen Stellen des Bildes, wie etwa bei den Händen, dominiert der Zeichenaspekt des Dargestellten. Der Rest des Figur jedoch bildet ein harmonisches Ganzes von Körper und Gewändern mit nahtlosen Übergängen. Noch besser zu erkennen ist dies bei der Madonna Giottos (Abb. 3.19) sowie bei den Renaissancegemälden in den folgenden Sälen.

Richtet man nach der Betrachtung dieser Gemälde nun den Blick auf die anderen Besucher, fragt man sich, ob nicht auch deren Gesichter von einer klaren und deutlichen Begrenzung umgeben sind. Dies ist jedoch nicht der Fall. Im Gegenteil, man sieht nur dreidimensionale Oberflächen, deren Ränder mit dem Hintergrund fast verschmelzen. Keine Spur dieses "Zeichens", das doch so gut die Arme Christi beschrieb. Tatsächlich werden reale Objekte ähnlich wie die Figuren Giottos oder noch eher wie die der Renaissance wahrgenommen. Im ersten Saal der Uffizien vollzieht sich also ein schrittweiser Übergang hin zum realistischen Bild.

In der Malerei der Renaissance und der darauffolgenden Epochen verlieren die Umrißlinien zunehmend an Bedeutung, während es vermehrt darum geht, eine möglichst naturgetreue Wahrnehmung zu erreichen. Diese Entwicklung geht so weit, daß schließlich bei den Impressionisten die Umrisse von Flächen fast völlig verschwinden und ästhetische und emotionale Aspekte im Vordergrund stehen. In späteren Perioden, in denen die Kunst "intellektueller" wird und gerne Symbole und Gedanken darstellt, wie im Kubismus und der abstrakten Malerei, kehrt der Umriß zurück.

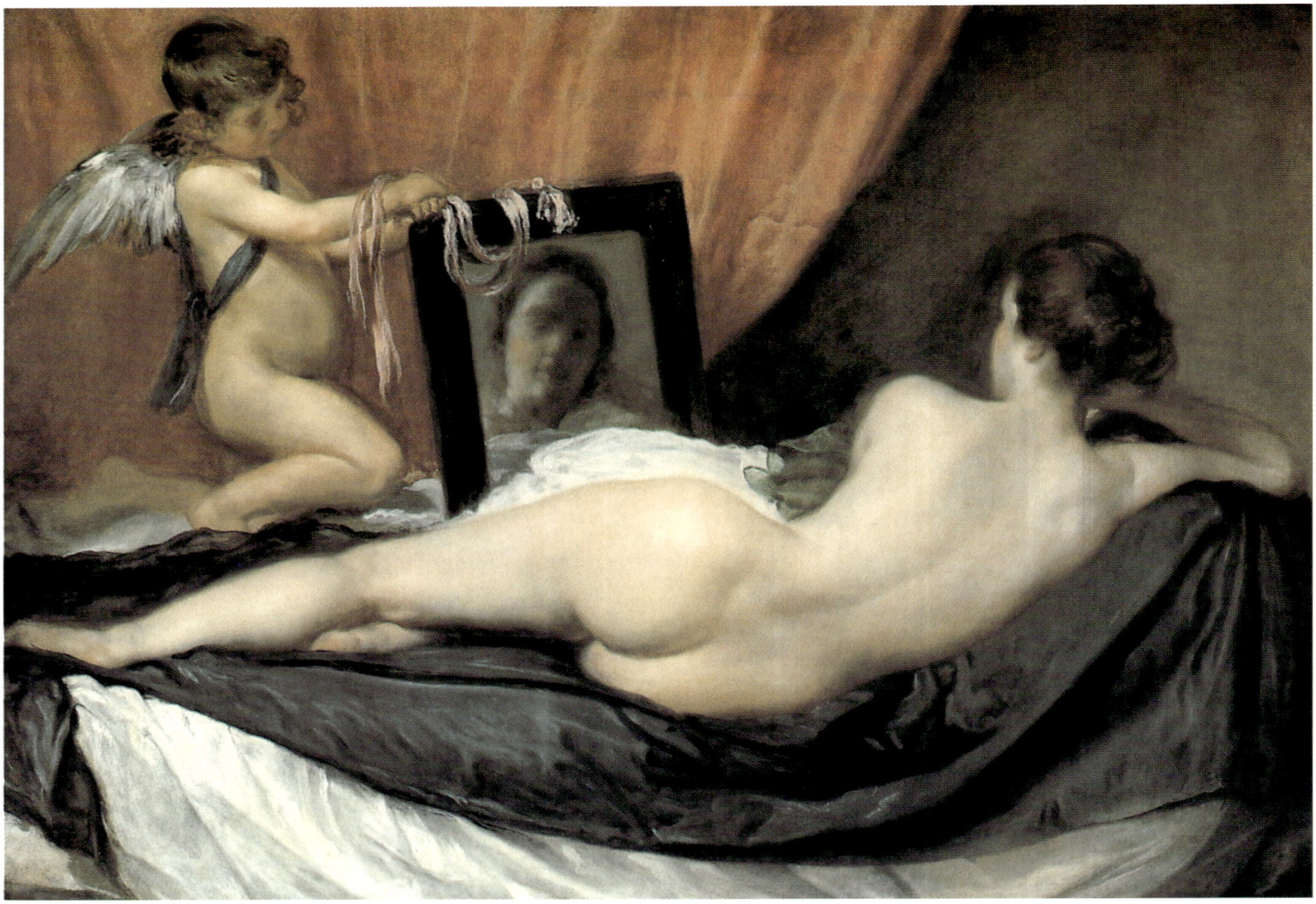

Kapitel 4

Gehirn, Gefühl und das Erleben von Schönheit

Diego Velázquez, *Venus und Cupido* (1648-49). London, National Gallery. Bei diesem Gemälde von erlesener Sinnlichkeit hat sich der Maler möglicherweise einen Scherz erlaubt. Er zeigt im Spiegel das Gesicht der Venus, doch dieser ist wohl auf das Geschlecht der Göttin gerichtet.

Am Erleben von Schönheit sind sicher viele Bereiche unseres Gehirns beteiligt, deren einzelne Anteile schwer festzustellen sind. Dies gilt für den Moment der kreativen Inspiration des Künstlers wie für das Gefühl beim Lesen eines Gedichts, beim Betrachten eines Gemäldes oder irgendeines anderen Kunstwerkes. Es wäre sehr gewagt, komplexe emotionale Empfindungen bestimmten Strukturen des Gehirns zuzuordnen. Wir werden deshalb vorwiegend über das sprechen, was in der wissenschaftlichen Literatur als gut abgesichert gilt, und es am Beispiel relativ einfacher Gemütszustände darstellen. Ausgehend von diesem Wissen werden wir versuchen, zumindest ungefähr abzuleiten, welche Teile unseres Gehirns am Erleben von Schönheit beteiligt sind. Fortschritte in der wissenschaftlichen Erkenntnis führen oft zu einer einfacheren Interpretation der Wirklichkeit, und sie zwingen den Menschen, insbesondere, wenn es um die Funktion seines Gehirns geht, sich selbst mit seinen Stärken, aber auch seinen Schwächen genauer zu betrachten.

Bei dieser Gelegenheit möchten wir zunächst festhalten, daß alle Wissenschaftler heute darin übereinstimmen, daß jede Art von motorischer, emotionaler oder geistiger Aktivität an Funktionen von Gehirnstrukturen gebunden ist. Einige der Zusammenhänge zwischen Verhalten und Gehirnfunktionen sind, zumindest teilweise, bekannt; über andere liegen Hypothesen vor, die noch experimentell bestätigt werden müssen, dennoch aber recht plausibel scheinen.

An dieser Stelle müssen wir nun zunächst wenigstens kurz auf das menschliche Gehirn und seine Funktionen eingehen (Abb. 4.1).

Die äußere Schicht des Gehirns bildet das vielfach gewundene Großhirn, wobei die Windungen durch Furchen (*Sulci*) voneinander getrennt sind. Durch diese Windungen entsteht eine sehr viel größere Oberfläche, als es von außen den Anschein hat, vergleichbar etwa mit einem Stück Stoff, das in Falten liegt. Unterhalb der Rinde liegen Strukturen, die mit dieser in enger funktioneller Verbindung stehen, Befehle geben, erhalten oder modulieren. An der Basis des Gehirns befindet sich eine Struktur, der Hypothalamus, die auf der Abbildung nur schwer zu erkennen ist, weil sie von zahlreichen anderen Teilen verdeckt wird. Der seltsame Name deutet bereits an, daß sie sich unter

Abbildung 4.1
Das menschliche Gehirn. Das zentrale Nervensystem kann neben dem Rückenmark grob in sechs weitere Regionen aufgeteilt werden: Verlängertes Rückenmark (*Medulla oblongata*), Brücke (*Pons*), Kleinhirn (*Cerebellum*), Mittelhirn (*Mesencephalon*), Zwischenhirn (*Diencephalon*) und die beiden Großhirnhälften, das Endhirn (*Telencephalon*). Das Zwischenhirn, das auf dem Mittelhirn ruht, umfaßt Thalamus und Hypothalamus. Der Hypothalamus ist mit zahlreichen anderen Hirnstrukturen verbunden, insbesondere mit dem limbischen System, das die Funktionen, die mit der Hormonsekretion zusammenhängen (endokrine Funktionen), und das vegetative Nervensystem kontrolliert. (Der Begriff "limbisches System" wird unter sehr verschiedenen Gesichtspunkten verwendet. Heute werden damit häufig Regionen im gesamten Gehirn bezeichnet, die das vegetative Nervensystem kontrollieren, sowie Emotion und Motivation koordinieren. Deshalb können der *Hippocampus* und Regionen, die mittelbaren und unmittelbaren Zugang zu ihm haben wie *Gyrus cinguli*, Teile des *Corpus amygdaloideum*, der vordere Teil des *Thalamus* und Teile des *Hypothalamus* und des *Mittelhirns* als limbisches System zusammengefaßt werden.)
Die beiden Großhirnhälften bestehen aus der Hirnrinde (Neocortex) und darunterliegenden Strukturen wie Hippocampus, Amygdala und den Basalganglien. Der Neocortex wird gemäß seinen Funktionen in vier Bereiche (vgl. kleine Schemata unten): Frontal- oder Stirnlappen, Parietal- oder Scheitellappen, Okzipital- oder Hinterhauptlappen und Temporal- oder Schläfenlappen. (Aus "Le Scienze" 291, 1992. Copyright © Carol Donner, Tucson, Arizona. Mit freundlicher Genehmigung reproduziert.)

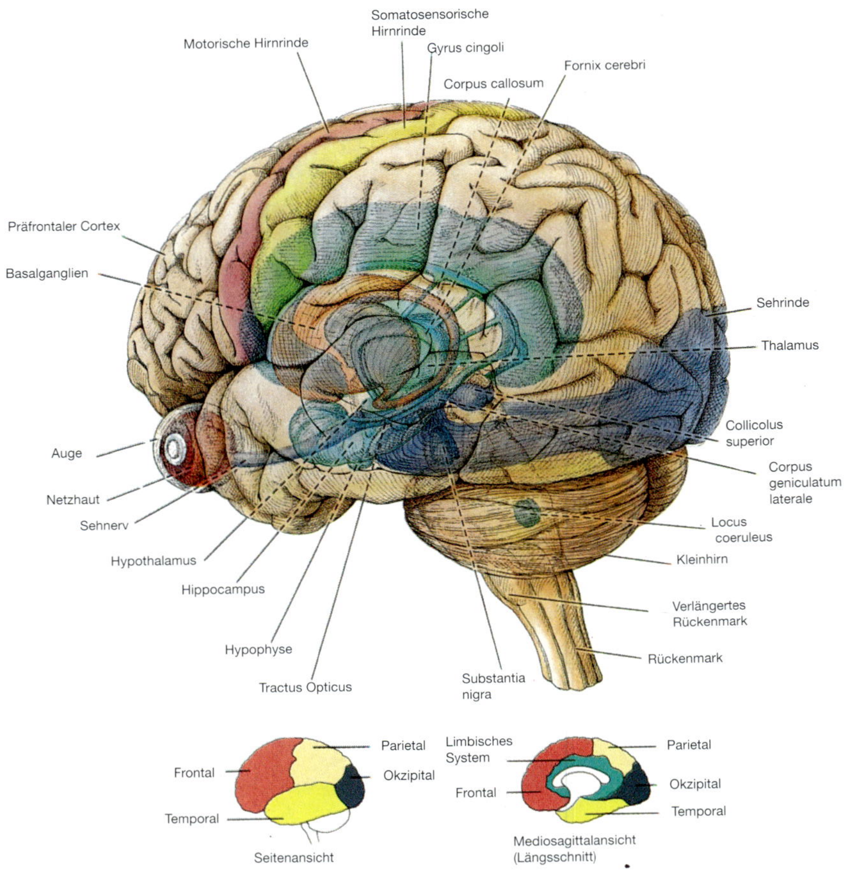

(*hypo-*) einer anderen Struktur, dem *Thalamus* (griech. Schlafgemach) befindet, die so heißt, weil sie so ähnlich aussieht wie ein Bett. Der *Hypothalamus* ist eng mit den benachbarten Strukturen verbunden, insbesondere mit dem Lobus limbicus (*limbisches System*).

Die einzelnen Teile des Gehirns kommunizieren untereinander und mit den peripheren Organen einerseits mit Hilfe von Nervenimpulsen, die sich entlang der Nervenstränge ausbreiten. Ein weiteres wichtiges Kommunikationssystem verwendet Hormone, chemische Botensubstanzen, die sich über die Blutbahn verteilen und über Rezeptoren in ihren speziellen Zielzellen unter anderem deren nervliche Aktivität regulieren. Die übergeordnete Steuerungsinstanz dieses zweiten Kommunikationssystems bildet der schon erwähnte Hypothalamus, der über eine Art kleine Hormonfabrik verfügt, die *Hypophyse*.

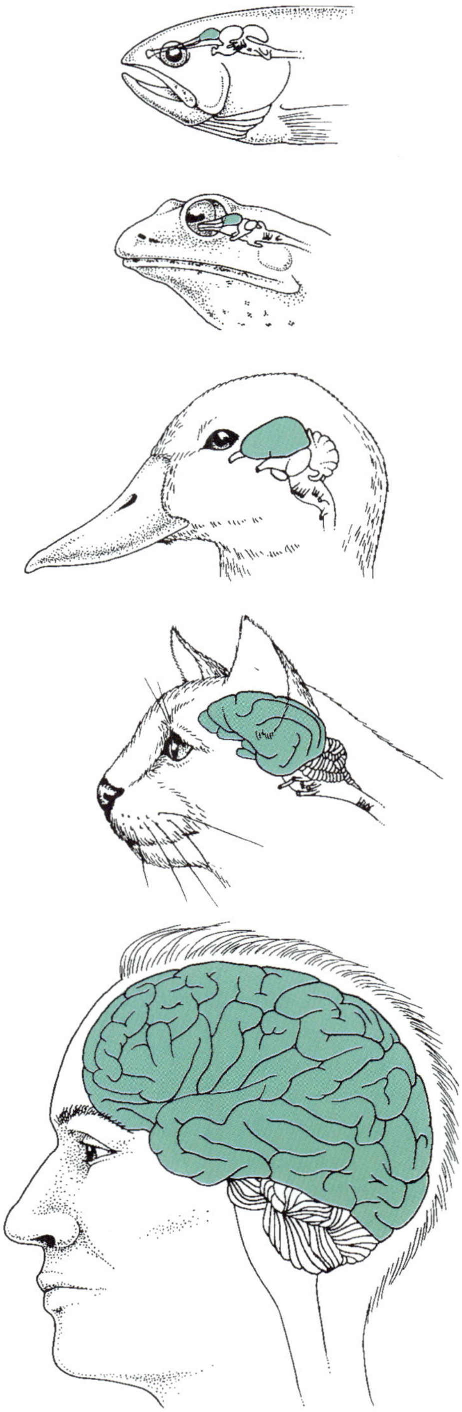

Von oben betrachtet, scheint das Gehirn aus zwei symmetrischen Hälften zu bestehen, der rechten und der linken *Hemisphäre*. Auf den ersten Blick scheinen die beiden Hälften gleich zu sein. Tatsächlich weisen sie sowohl anatomisch wie funktionell feine Unterschiede auf, wodurch sich ihre jeweiligen Aufgaben beträchtlich voneinander unterscheiden.

Diesen Unterschieden widmen wir ein eigenes Kapitel. Die beiden Hirnhälften sind durch viele Millionen Nervenfasern eng miteinander verbunden, durch die Nervensignale in beiden Richtungen fließen. Hierdurch wird eine nach außen einheitliche und harmonische Hirnfunktion ermöglicht. Der größte Teil dieser Nervenfasern lagert sich zusammen und bildet die beiden Hauptverbindungsstränge zwischen den Hemisphären, den *Corpus callosum* und die *anteriore Kommissur* oder *Balken*.

Die äußerste Schicht des Großhirns in beiden Hälften, die Hirnrinde oder *Neocortex,* hat zwar anscheinend eine einheitliche Struktur, ist aber in verschiedene Bereiche aufgeteilt, die sehr unterschiedliche Funktionen wahrnehmen. Aufgrund dieser Funktionen wird sie in vier Bereiche (*Lappen*) unterteilt, den *Frontal-*, *Parietal-*, *Okzipital-* und *Temporallappen* (Abb. 4.1 unten). Der *Frontallappen* ist wahrscheinlich für die Kontrolle von Bewegungen und für das zielgerichtete Handeln zuständig, der *Parietallappen* für das Körperempfinden wie den Tastsinn, der *Okzipitallappen* für das Sehen und der *Temporallappen* für das Hören sowie einige Bereiche des Lernens, des Gedächtnisses und der Gefühle. Der Bereich für das Sprechen ("Brocasches Sprachzentrum") und der für das Hörverstehen ("Wernickesches Sprachzentrum") befinden sich bei den meisten rechtshändigen Personen in der linken Hirnhälfte im hinteren Teil des Frontallappens beziehungsweise im hinteren Teil des Temporallappens.

Bekanntlich zeichnet sich das Gehirn des Menschen durch die starke Entwicklung des Neocortex aus. Tatsächlich läßt sich im Verlauf der Evolution der Wirbeltiere, insbesondere der Säuger (Abb. 4.2), eine sehr starke Zunahme der Zahl der Nervenzellen, Dendriten und Synapsen im Neocortex feststellen, während die übrigen Hirnstrukturen sich wesentlich weniger stark entwickelt haben. Das limbische System, Hypothalamus und Kleinhirn haben sich verhältnismäßig wenig verändert. Diese entwicklungsgeschichtlich ältesten Strukturen sind für Gemütszustände und für ganz oder teilweise automatische oder instinktive Handlungen zuständig. Neugeborene, die ohne Großhirn zur Welt kommen, können dennoch saugen, weinen, gähnen, schlafen oder mit den Augen einem optischen oder akustischen Reiz folgen.

Abbildung 4.2
Entwicklung des Hirnvolumens im Laufe der Evolution: Fische, Amphibien, Vögel, Säugetiere (Katze, Mensch).

Die drei Gehirne

Kehren wir nun nach diesen kurzen Vorbemerkungen zum eigentlichen Thema dieses Kapitels zurück, nämlich zu unseren Gefühlsempfindungen und ihrem Platz im Gehirn. Die verschiedenen im Lauf der Zeit entstandenen Theorien haben sich parallel zu wissenschaftlichen Erkenntnissen entwickelt und haben eine interessante Geschichte.

Der Psychiater John Hughlings Jackson schlug um die letzte Jahrhundertwende eine entwicklungsgeschichtliche Theorie vor, nach der das zentrale Nervensystem nach und nach immer komplexere Funktionen übernommen habe. In seiner Theorie bildeten Verstand und Gewissen die jüngsten Errungenschaften des Nervensystems, die vegetativen Funktionen dagegen die ältesten. Im Einklang mit der damals akzeptierten Vorstellung, die (*ontogenetische*) Entwicklung eines jeden Individuums durchlaufe alle Stadien der (*phylogenetischen*) Entwicklung der jeweiligen Art, notierte Jackson, daß bei dem neugeborenen Säugling die vegetativen Nervenfunktionen dominieren. Seiner Überzeugung nach gelangen diese Funktionen nach und nach unter die Kontrolle von höheren Gehirnzentren, die für die bewußten Handlungen des Individuums verantwortlich sind.

Viele Jahre später, 1937, griff James Papez diese Ideen wieder auf. Er meinte, Gefühlsempfindungen fänden in einer hierarchisch niederen Ebene des Gehirns statt, bestehend seiner Ansicht nach aus Hippocampus, Hypothalamus und... den Mandeln! Dieses Modell wurde dann von dem amerikanischen Neurophysiologen Paul McLean weiterentwickelt und in eine Form gebracht, die der heute gängigen Theorie schon sehr nahe kam. Seine Vorstellungen waren zwar umstritten, aber dennoch bis in die 60er Jahre weithin anerkannt. Nach McLean besitzt der Mensch drei Gehirne, wobei jedes unterschiedlichen Evolutionsstadien der Wirbeltiere entspricht.

Das erste Gehirn, das einfachste aber auch älteste, das er das *reptilische* nannte, umfaßt im wesentlichen die Strukturen des Rückenmarks und des unteren Bereichs des Stammhirns (Abb. 4.3). Es kontrolliert das instinktive Verhalten, das heißt alle automatischen oder halbautomatischen Handlungen, die reflektorisch und ohne Einbeziehung von Gefühlen oder Verstand ablaufen.

Das zweite Gehirn, das aus jüngeren Strukturen als das Rückenmark, aber aus älteren als dem Neocortex besteht, war für ihn das *Paläogehirn*. Durch dieses werden eine Reihe von lebensnotwendigen Bedürfnissen des Individuums erfüllt, die immer wiederkehren und typisch für die Spezies sind, auch wenn sie experimentell Änderungen unterworfen werden können. Das Paläogehirn ist wichtig für die Ausbildung von Emotionen sowie für das Aggressions- und Sexualverhalten. Es besteht aus Strukturen unterhalb des Großhirns, darunter insbesondere Hypothalamus und Lobus limbicus.

Das dritte Gehirn schließlich, der *Neocortex*, das neue Gehirn der Säugetiere, das durch die schrittweise Ausdehnung der Cortexregionen im Laufe

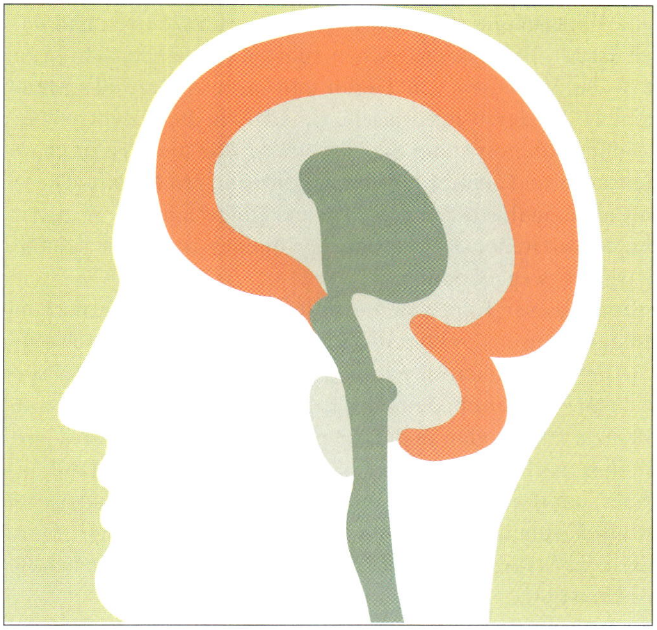
(a)

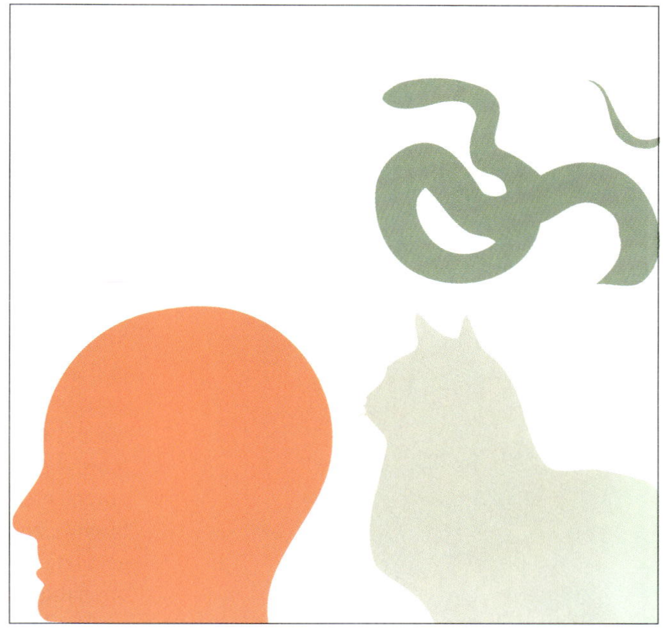
(b)

Abbildung 4.3
Die "drei Gehirne" des Menschen, in (a) dargestellt mit unterschiedlichen Farben, entsprechen jeweils der höchsten Evolutionsstufe der Gehirne niederer Wirbeltiere (b). (Aus *La fabbrica del pensiero*, Ausstellungskatalog, Florenz 1989)

der Evolution entstanden ist, übernimmt die höchsten Gehirnfunktionen des Menschen einschließlich der des Verstandes.

Diese Einteilung von McLean ist aus heutiger Sicht sicher zu grob und deshalb auch nicht völlig korrekt, gibt aber eine sinnvolle Vorstellung der Verteilung der Hirnfunktionen auf die einzelnen Bereiche des Zentralnervensystems.

Viele Funktionen sind klar in bestimmten Regionen des Gehirns lokalisiert. Andere, wie Gefühle, womit wir uns hier gerade beschäftigen, sind in mehreren Strukturen verankert, die miteinander anatomisch und funktionell verbunden sind und bei denen man nach heutigem Wissensstand nicht von einer eindeutigen Lokalisierung sprechen kann. Bei Gefühlen kommt noch hinzu, daß sie nur teilweise unter der Kontrolle des Verstandes und damit des Neocortex stehen. Diese Hypothese wird durch die Tatsache unterstützt, daß die Entfernung des Großhirns bei Säugetieren wie Hund oder Katze emotionale Hyperaktivität verursacht. Bei diesen Versuchstieren ohne Großhirn genügt eine einfache Berührung, um aggressive Reaktionen auszulösen: Verteidigungs- und Angriffsverhalten, erhöhter Puls und Blutdruck, erweiterte Pupillen und andere Anzeichen des vegetativen Nervensystems, die typisch sind für die Gefühle von Wut und Angst.

Diese Beobachtungen führten zur Suche nach Regulationsmechanismen für Emotionen in den *subkortikalen* (unter dem Cortex liegenden) Regionen, die mit dem Großhirn verbunden sind. Besonders intensiv wurde der Hypothalamus untersucht. Experimente mit dem Ziel, die Gefühlszentren und deren Kontrolle durch das Großhirn zu erforschen, führten in den 60er Jahren zu der Vorstellung, daß das Verhalten von Tieren und insbesondere des Menschen durch Pharmaka oder durch chirurgische Eingriffe in diese Zentren beeinflußt werden könnte. Dahinter stand die Hypothese, daß die Wissenschaft das Gehirn des Menschen und seine Emotionen kontrollieren könnte. Diese Ideen entsprachen dem damaligen Zeitgeist; bereits einige Jahrzehnte zuvor hatte der englische Schriftsteller Aldous Huxley einiges davon in seinem Buch *Schöne neue Welt* vorweggenommen.

Die sensationellsten dieser Experimente bestanden in der elektrischen Stimulation bestimmter Zentren des Hypothalamus. Hier sollte man noch einmal an die Versuche des spanischen Physiologen José Delgado erinnern, die zwar wissenschaftlich nicht so sehr bedeutend, dafür aber umso spektakulärer waren. Delgado pflanzte Elektroden in den Hypothalamus eines Stieres ein; dann stellte er sich ihm in einer Arena, mit nichts anderem in der Hand als einem kleinen Sender, um damit dem Hypothalamus des Stieres elektrische Signale zu übermitteln. Kaum hatte der Stier zu einem wütenden Angriff angesetzt, verwandelten die Steuerungsimpulse der Elektroden ihn plötzlich in ein ruhiges, zahmes Haustier.

Andere Experimente mit großer Resonanz führte der kanadische Neurochirurg Penfield durch, der 1954 bestimmte Bereiche des Lobus limbicus von Epilepsiepatienten elektrisch reizte. Die elektrische Stimulation wurde damals zu einer Routinemethode bei der Bestimmung von operativ zu entfernenden Hirnregionen. Bei Penfields Patienten führten die Reize zum Wiedererleben von früheren Stimmungslagen.

Das meiste Wissen über das "Gehirn der Gefühle" stammt aus Tierbeobachtungen oder -versuchen, und nur zu einem kleinen Teil von direkten Forschungen am Menschen. Das "Gehirn der Gefühle" ist noch weitgehend rätselhaft und weckt deshalb nach wie vor großes Interesse und Neugier. Es handelt sich hier um eine Gehirnregion, bei der neurochemische Prozesse eine überragende Rolle zu spielen scheinen, wo zahlreiche Hormone entstehen, die in winzigsten Mengen andere Organe wie Schilddrüse, Nebennieren oder Geschlechtsdrüsen steuern und damit Stoffwechsel und Verhalten mitbeeinflussen. Dieses "Gehirn der Gefühle" enthüllt uns bisher einige seiner Geheimnisse in den eng begrenzten Bereichen von Instinkten und Emotionen wie Hunger und Durst, Aggressions- oder Geschlechtstrieb. Wir werden nun versuchen, uns diesem Thema weiter zu nähern, und bitten bei der einen oder anderen etwas spekulativen Aussage, die im übrigen jedoch stets als solche gekennzeichnet ist, um Nachsicht. Zunächst möchten wir auf die anatomischen und funktionellen Besonderheiten dieser Gehirnregion eingehen und dann überlegen, welche möglichen Verbindungen zwischen diesen Funktionen und dem Erleben von Schönheit bestehen, insbesondere dem freudigen Gefühl, das uns beim Betrachten eines schönen Gemäldes überkommt.

Lobus limbicus, Hypothalamus und die Gefühle

Das Stammhirn wird wie von einer Hülle vom Lobus limbicus (*lobus* – lat. Lappen, *limbus* – lat. Rand, Saum) umschlossen (Abb. 4.1). Er besteht aus einer entwicklungsgeschichtlich älteren Schicht, die eng sowohl mit dem Neocortex, vermutlich Sitz der höchstentwickelten Gehirnfunktionen, wie auch mit den tieferliegenden Zentren und insbesondere mit dem Hypothalamus verbunden ist. Lobus limbicus und Hypothalamus spielen ohne Zweifel eine wichtige Rolle bei der Regulierung von Gemüts- und Gefühlszuständen. Die Wirkungsweise wird so erklärt, daß diese subkortikalen (unter dem Cortex, der Hirnrinde liegenden) Strukturen und die Funktionen, die sie regulieren, normalerweise von der Hirnrinde kontrolliert werden. Externe Stimuli, zum Beispiel von den Sinnesorganen, oder interne Stimuli wie Veränderungen der Hirnströme in der Rinde aufgrund einer geistigen oder motorischen Aktivität, können dadurch auf Lobus limbicus und Hypothalamus einwirken und so Gemütszustände oder Empfindungen beeinflussen.

Wir haben die zahlreichen Verbindungen des limbischen Systems, sowohl mit dem Großhirn wie mit den Regulationszentren der Hormonproduktion, deswegen erwähnt, weil wir dadurch einen Eindruck von der Komplexität der Entstehung und der Auswirkungen eines Gefühlszustandes bekommen. Bestimmte Gefühlszustände können den Hormonspiegel im ganzen Körper verändern und ihn so auf überlebensnotwendige Reaktionen einstellen (Flucht, Angriff, Verteidigung). Auch die allgemeine Reaktionsbereitschaft wird dadurch beeinflußt, was sogar (z. B. bei anhaltenden Streßsituationen) zu pathologischen Zuständen führen kann. Die Verbindungen mit dem Großhirn können die Gefühle und Gemütszustände erklären, die sich bei geistiger Arbeit einstellen. Eine gedankliche Vorstellung (Aktivität des Großhirns) kann das Herz schneller schlagen lassen, die Bewegungen des Magens, die Aktivität von Schweiß- und Speicheldrüsen beeinflussen, alles Effekte, die bestimmt auch den Hypothalamus und das limbische System betreffen. Umgekehrt kann ein starker emotionaler Reiz uns vollständig von einem Gedanken oder einer Rechenaufgabe ablenken. Bei den verschiedenen Strukturen des limbischen Systems, die für die Regulation der Gefühlszustände sorgen, scheint eine mandelförmige Struktur von besonderer Wichtigkeit zu sein, die *Amygdala* (*Mandelkerne*), die zusätzlich Regulationsfunktionen über den Hypothalamus und damit indirekt über eine der wichtigsten Hormonfabriken, die Hypophyse, ausübt.

Einige Bereiche von Hypothalamus, Lobus limbicus und auch des Stammhirns scheinen sogenannte "vitale" Funktionen des Menschen und anderer Säugetiere zu regulieren. Verletzungen dieser kleinen Bereiche führen zum Erlöschen des Hunger- oder Durstgefühls, verändern den Herzschlag, die Körpertemperatur oder das Kopulationsverhalten. Stimulation dieser Bereiche durch Medikamente oder elektrische Reize kann das Hunger- oder Durstgefühl oder die Zahl der Kopulationsvorgänge erhöhen.

Die Regulation dieser vitalen Funktionen erfolgt über die Produktion von Hormonen: Es gibt Hormone, die die Sexualfunktionen beeinflussen, andere stimulieren Hunger und Durst, wiederum andere das Aggressionsverhalten etc. Interessanterweise ist der Bereich des Gehirns, der die vitalen Funktionen steuert, beim Menschen sehr klein: Er macht nur etwa 1 % des gesamten Gehirnvolumens aus.

Aus dieser kurzen und unvollständigen Übersicht ergibt sich, daß zahlreiche (kortikale und subkortikale) Bereiche des Gehirns an der Kontrolle von Emotionen beteiligt sind. Die Erklärung dieses hoch komplexen Phänomens ist umso schwieriger, als Tiermodelle oder Befunde aus der Pathologie nur begrenzt Rückschlüsse zulassen, insbesondere bei den oft nicht genau definierbaren Bewußtseinszuständen wie Gefühlen. So behält die Hypothese ihren Reiz, daß das Geheimnis unserer Freuden in der Komplexität des Gehirns und seiner neurochemischen Vorgänge verborgen bleibt. Dies gilt für die "animalischsten" wie für die "intellektuellsten" unserer Vergnügen, denn alle sind letztlich biologische Phänomene, hervorgerufen durch einen externen Stimulus oder einen Stimulus aus dem Inneren unseres Gehirns. Diese Ansicht wird von vielen experimentellen Hinweisen unterstützt.

Die Zentren der Lust

Wenn uns ein Kunstwerk gefällt, egal ob Bild, Gedicht oder Musik, könnte es interessant sein zu wissen, ob dieses Gefühl eine strukturelle Basis in unserem Nervensystem hat, und ob man deshalb über Mechanismen seiner Entstehung und Veränderung spekulieren kann.

Im vorherigen Abschnitt sind wir auf die sogenannten "vitalen Funktionen" eingegangen, die sich im Hypothalamus und dem limbischen System befinden. Auch die "Lust" in ihrem eigentlichen biologischen Sinn, die als Geschlechtstrieb für den Erhalt der Spezies sorgt, scheint in diesem Bereich des Gehirns ihren Sitz zu haben oder wenigstens von dort kontrolliert zu werden.

Diese Erkenntnisse beruhen auf zahlreichen Versuchen an Ratten, aber auch am Menschen; in den meisten dieser Experimente wurden die entsprechenden Hirnregionen elektrisch oder chemisch stimuliert, während man gleichzeitig das Verhalten des Versuchstieres oder des Menschen beobachtete.

Die Geschichte dieser Experimente beginnt 1954 mit zwei amerikanischen Forschern, Olds und Milner. Sie beschäftigten sich mit dem Hypothalamus, der, wie schon erwähnt, eng mit dem limbischen System und der Hypophyse verbunden ist, und der eine wichtige Rolle bei der Produktion und Regulation von Hormonen einnimmt.

Olds und Milner pflanzten einer Ratte eine Elektrode in den seitlichen Teil des Hypothalamus ein. Dann brachten sie der Ratte mit beachtlicher Geduld bei, einen Schalter zu bedienen, der in der Elektrode einen Strom auslöste, so daß das Tier die Möglichkeit hatte, sich, wann immer es wollte, selbst zu stimulieren (*Autostimulation*). Überrascht stellten die Experimentatoren fest, daß die Ratte, kaum hatte sie gelernt, den Schalter zu bedienen, diesen immer wieder und wieder drückte und sich davon durch gar nichts abbringen ließ, nicht einmal durch Futtergaben. Die Forscher schlossen daraus, daß sich das Tier durch den elektrischen Impuls eine angenehme Empfindung verschafft habe, die es um jeden Preis ständig wiederholen, sozusagen verewigen wollte.

Der Begriff "Lust" beschreibt komplexe Gefühle und Emotionen, und wir wagen es hier nicht, eine genaue Definition davon anzugeben, sondern möchten dies eher dem Leser mit seinen eigenen subjektiven Erfahrungen überlassen. Dieses und ähnliche Experimente führten jedenfalls dazu, den seitlichen Bereich des Hypothalamus als "Zentrum der Lust" zu definieren. Dies ist insofern nicht exakt, als es im Lobus limbicus und im Stammhirn ebenfalls Bereiche gibt, bei denen das Phänomen der Autostimulation hervorgerufen werden kann. Eine wichtige Erkenntnis, die man dennoch aus diesen Experimenten gewinnen kann, ist, daß auch so wichtige und komplexe Empfindungen wie "Lust" tatsächlich durch die Aktivität einer kleinen, eingrenzbaren Zahl bestimmter Nervenzellen gesteuert werden.

Einige Forscher haben diese "Zentren der Lust" (auch "hedonistische Synapsen" genannt) bei Männern und Frauen während des Orgasmus untersucht, weil dieser eine hinreichend genau definierbare Form von Lust darstellt. Heath untersuchte 1972 etwa 60 Personen und fand heraus, daß die elektrische Stimulation bestimmter, den erwähnten Bereichen des Rattenhirns entsprechender Regionen des Gehirns (seitlicher Hypothalamus und Septum) bei den Versuchspersonen Lustempfindungen hervorrief. Verwendet man hingegen anstelle der stimulierenden Elektroden solche, die die Hirnströme messen können, und bestimmt die Aktivität dieser Regionen während des Orgasmus, so erhält man starke und deutliche Signale, die sich bei der Frau bis in die Amygdala erstrecken. Diese Änderungen der elektrischen Aktivität sind ansonsten auf Hypothalamus und Lobus limbicus beschränkt und betreffen interessanterweise nie das Großhirn.

Bis hierher haben wir uns auf die Beschreibung der anatomischen Strukturen des Hypothalamus beschränkt, die dem Phänomen der Autostimulation zugrundeliegen. Zur Kommunikation der einzelnen Nervenzellen untereinander und zur Weitergabe von Nervenimpulsen werden *chemische Botenstoffe* verwendet. In der seitlichen Hypothalamusregion kommen vor allem *Noradrenalin* und *Dopamin* vor, zwei Substanzen aus der Familie der *Katecholamine*. Aus diesem Grund wurde vor allem das Noradrenalin nicht gerade wissenschaftlich auch der "Botenstoff der Lust" genannt. Gewiß übernimmt Noradrenalin in diesem Bereich des Hypothalamus wichtige Funktionen, aber andere chemische Botenstoffe spielen sicherlich auch eine Rolle.

Es gibt Substanzen, deren Aufnahme zur Freisetzung von Noradrenalin im Nervensystem führt: *Amphetamin* und verwandte Verbindungen (*Amphet-*

amine) sowie Kokain. Beim Tier verstärken diese Stoffe das Phänomen der Autostimulation, beim Menschen verstärken sie Lustgefühle. Deswegen werden diese Verbindungen auch als Rauschdrogen verwendet. Dagegen werden durch *Neuroleptika*, das sind Arzneistoffe, die die Freisetzung von Katecholaminen verringern, Autostimulationsverhalten und Lustgefühle herabgesetzt.

Exogene und endogene Opiate

Seit der Antike gehört die Familie der Opiate zu den bekanntesten Substanzen, die Lustgefühle im weitesten Sinne des Wortes auslösen können. Das aus dem Klatschmohn gewonnene Opium ist vielleicht die älteste Droge, die wegen ihrer psychoaktiven und schmerzstillenden Wirkungen verwendet wurde. Schon im 4. Jahrtausend v. Chr. verwendeten die Sumerer Klatschmohnextrakte. Homer berichtet in seiner *Odyssee* (9. oder 8. Jh. v. Chr.), wie das "Nepente", ein Stoff pflanzlichen Ursprungs, Ruhe, Wohlbefinden und Schlaf brachte. Der römische Gott des Schlafes wurde oft mit einem Glas Klatschmohnextrakt in der Hand dargestellt. In der Romantik wurde der Genuß von Opium in Europa zu einer Modeerscheinung, besonders bei Künstlern, die sich damit in eine Traumwelt von Bildern und Begriffen versetzten und sich eine höhere Kreativität versprachen.

Der wirksame Bestandteil des Opiums ist das *Morphin* oder *Morphium*, das ein allgemeines Wohlgefühl erzeugt und einen starken Wunsch, dieses Gefühl zu wiederholen, ähnlich wie in dem Autosimulationsexperiment bei Ratten.

In den letzten Jahren wurden in vielen Bereichen des Gehirns Substanzen (bestimmte Peptide) entdeckt, deren chemischer Aufbau dem des Morphins ähnelt und die auf die gleichen Nervenrezeptoren einwirken. Diese Stoffe werden in geringer Menge in verschiedenen Teilen des Nervensystems hergestellt und heißen *Endorphine*.

Morphine wie Endorphine weisen zwei Haupteigenschaften auf. Zum einen wirken sie schmerzstillend, sowohl im Gehirn wie in den peripheren Organen. Dies wird durch eine Wechselwirkung mit der sogenannten *Substanz P* erreicht, der Signalsubstanz der Schmerzrezeptoren.

Zweitens erzeugen sie einen Zustand der Euphorie. Die Erklärung für diesen angenehmen Effekt ist weniger klar und beruht auf der Beobachtung, daß der Lobus limbicus und andere Bereiche des Gehirns ausgesprochen viele Endorphinrezeptoren aufweisen. Exogene (von außen zugeführte) oder endogene (im Körper selbst hergestellte) Drogen besetzen demnach diese Rezeptoren im Bereich des limbischen Systems und erzeugen so wahrscheinlich eine Stimulation der Bereiche für Gefühls- und Lustempfindungen.

Hieraus ist die Hypothese entstanden, daß die Endorphine über ihre Rolle bei der Regulation und Dämpfung von Schmerzreizen hinaus auch irgendwie an der Regulation der "Zentren der Lust" und der "hedonistischen Synapsen" beteiligt seien.

Im Zusammenhang mit dem erzeugten Lustgefühl wurde schon früh beobachtet, daß Opiumgenuß die sexuelle Aktivität verringert, während Arzneistoffe, die die Wirkung von Opium blockieren, wie *Naloxon*, diese Aktivität steigern. So ist zum Beispiel die Zahl der Erektionen und anderer Begleiterscheinungen erhöht. Außerdem ist aus Tierversuchen bekannt, daß die Konzentration von Endorphinen im Blut nach einem Orgasmus stark erhöht ist.

Es wurde auch vermutet, die Freisetzung dieser Endorphine während eines Orgasmus sei verantwortlich für das darauf folgende verminderte sexuelle Verlangen, oder sogar für die Gefühle von Wohlbefinden und innerer Ruhe unmittelbar danach. Ein erhöhter Endorphinspiegel soll demnach die Aktivität der Zentren der Lust negativ regulieren, während ein niedrigerer Spiegel einen Anstieg der Libido und des sexuellen Verlangens zur Folge hätte.

Wir sprechen deswegen so ausführlich über den Orgasmus, weil dieser ein wichtiges, wenn auch überwiegend subjektives und größtenteils nicht mitteilbares Erlebnis im Leben des Menschen darstellt. Die weiter oben erwähnten Experimente lassen mögliche Erklärungen erkennen, auch wenn wir zur Zeit noch nicht genau wissen, welche Nervenzellen an der Regulation des Orgasmus beteiligt sind, und deren physiologische und anatomischen Eigenschaften wir noch nicht kennen.

Eine überraschende Tatsache, die wir bereits erfahren haben, ist, daß das Großhirn anscheinend nicht am Orgasmus beteiligt ist, zumindest nicht in Form einer meßbaren elektrischen Aktivität. Es ist schon interessant, daß einige Formen der Lust, die das Leben des Menschen bestimmen und die im Verlauf der sexuellen Befreiung der jüngeren Zeit besonderes Gewicht bekommen haben, zum größten Teil auf das "Zweite Gehirn" McLeans beschränkt bleiben, das die vegetativen Funktionen und Gemütszustände steuert, und daß der jüngste Teil unseres Gehirns, der uns von den anderen Säugetieren unterscheidet, nicht daran beteiligt ist.

Als nächstes wollen wir der Frage nachgehen, ob es auch ein "Lustgefühl" gibt, das dem Großhirn entspringt, das keiner Auslösung durch chemische Substanzen im Blut bedarf und das in der Lage ist; auf die darunter liegenden Bereiche des Gehirns auszustrahlen. Prinzipiell ist dies möglich, denn das Großhirn und die anderen Bereiche des Gehirns stehen in engem Kontakt, und schon Penfields Experimente zeigten, daß eine Stimulation der Hirnrinde die verschiedensten Gefühle auslösen kann. So könnten wir uns vorstellen, daß ein Gedanke oder eine Phantasievorstellung in der Hirnrinde entsteht, in Form eines Nervensignals auf den Lobus limbicus und Hypothalamus einwirkt und dadurch eben die Effekte hervorruft, die wir von einer direkten Reizung dieser Hirnstrukturen bereits kennen. Vielleicht sind die Erfahrungen der Mystiker und der Heiligen Empfindungen dieser Art gewesen, wie zum Beispiel die *Verzückung der Heiligen Theresa*, die Gian Lorenzo Bernini

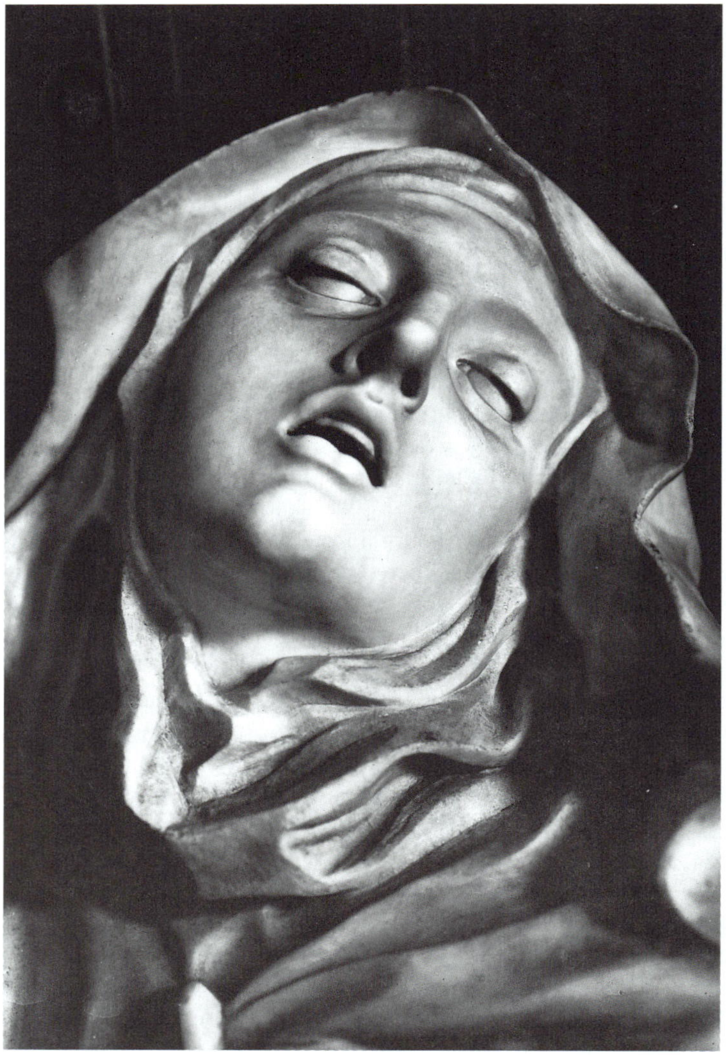

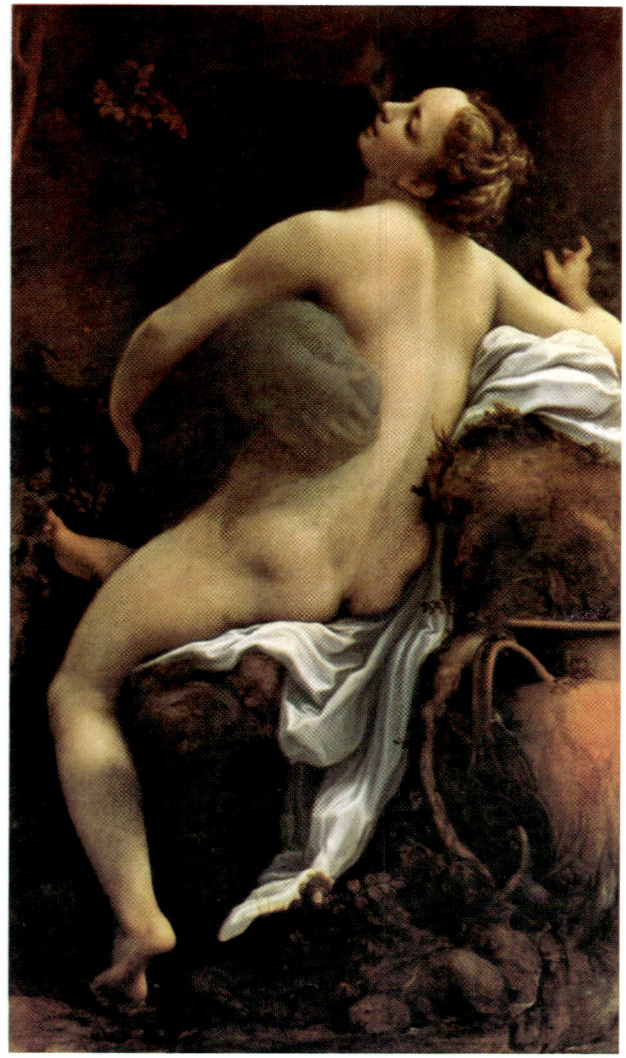

Abbildung 4.4
Links: Gian Lorenzo Bernini, *Die Verzückung der Heiligen Theresa* (1645 – ca. 1652). Rom, Santa Maria della Vittoria. *Rechts*: Correggio, *Io* (1531). Wien, Kunsthistorisches Museum.

in der Cornarokapelle der Kirche Santa Maria della Vittoria in Rom 1645-1652 in Lebensgröße in Marmor gehauen hat, oder das "glückliche" Martyrium des Heiligen Sebastian. Dieser scheint auf dem gleichnamigen Gemälde von Matteo di Giovanni (1435-1495) in der National Gallery in London von einem geradezu paradiesischen Glücksgefühl durchströmt zu sein. Er zeigt ein "glückliches" und lächelndes Gesicht, während sein Körper von zahlreichen Pfeilen durchbohrt wird. Dieses Gefühl entstammt vielleicht seinem tiefen Vertrauen in den Glauben. In Abbildung 4.4 begegnen wir einer solchen mystischen (links) und einer sinnlichen, eher irdischen Form von Verzückung (rechts).

Glücksgefühle beim Betrachten eines Bildes

Doch warum, fragt sich hier der Leser, sind wir so weit abgeschweift und haben von sexueller Lust erzählt, von Dopamin und Endorphinen? Was hat all das mit Kunst zu tun? – Nun, auch Kunst kann Spaß, Freude, Lust machen. Und warum sollte man nicht versuchen, eine Verbindung zu ähnlichen Gefühlen zu finden, deren neurochemische und neurophysiologische Grundlagen man allmählich zu verstehen beginnt? Unsere Reaktion auf einen komplexen, zugleich sinnlichen wie kulturellen Reiz wie beispielsweise auf ein Kunstwerk findet nicht nur auf der Ebene des Verstandes statt, sondern bezieht den ganzen Körper mit seinen rationalen wie mit seinen vegetativen Kontrollmechanismen mit ein. Wenn ein Gedanke in unserem Kopf entsteht, kann die dadurch erzeugte nervliche Aktivität andere Körperfunktionen beeinflussen, wie etwa den Herzschlag, die Aktivität von Schweiß- und Speicheldrüsen oder die Pupillenweite.

Das Erleben von Kunst kann man grob schematisch in zwei Stadien einteilen: Eine erste Phase ist durch den Wunsch und die Erregung gekennzeichnet, ein Kunstwerk für sich zu entdecken, etwa ein Museum oder ein Konzert zu besuchen. In der zweiten Phase, nach dem Ereignis, befinden wir uns in einer Art "Gnadenzustand" von spiritueller innerer Ruhe, den wir als "Glücksgefühl des Erlebens von Kunst" oder "ästhetische Lust" bezeichnen möchten.

Man könnte nun die faszinierende Hypothese aufstellen, daß die erste Phase durch die Erregung der seitlichen Bereiche des Hypothalamus oder eines anderen Bereiches des limbischen Systems zustandekommt. Diese Bereiche könnten durch ein "Erleben von Kunst" aktiviert werden, wie zum Beispiel durch das Betrachten eines Kunstwerkes und die damit verbundenen, im Gedächtnis bereits vorhandenen kulturellen Erfahrungen. Man weiß bereits, daß die chemischen Botenstoffe wie die Katecholamine auch an einer allgemeinen Aktivierung der Hirnrinde beteiligt sind, dem sogenannten *arousal*. "Arousal" bedeutet Aufwecken, Erhöhung der Aufmerksamkeit und des Interesses. In der Neurophysiologie versteht man darunter eine diffuse Erregung des gesamten Großhirns, das in der Folge für sensorische Reize viel empfänglicher wird.

Die zweite Phase des "Erlebens von Schönheit", die der tiefen Befriedigung, könnte dann durch die Produktion von Endorphinen ausgelöst werden, die das Gefühl von Glück und innerer Ruhe zur Folge hat: Alles in allem hätten wir dann einen kleinen "ästhetischen Orgasmus" mit den entsprechenden Stadien von Erregung und Entspannung. Wobei jedoch das Glücksgefühl in diesem Fall kein *mors post coitum* ist, wie die Psychologen sagen; vielmehr bleibt eine kreative Lust, voller Wünsche und Gedanken, bestehen.

Man könnte einwenden, daß es sich bei diesem Versuch, das Erleben von Kunst mit der Funktionsweise von Gehirnstrukturen zu verknüpfen, um ein reduktionistisches Vorgehen handelt, weil hier ein komplexes Phänomen mit

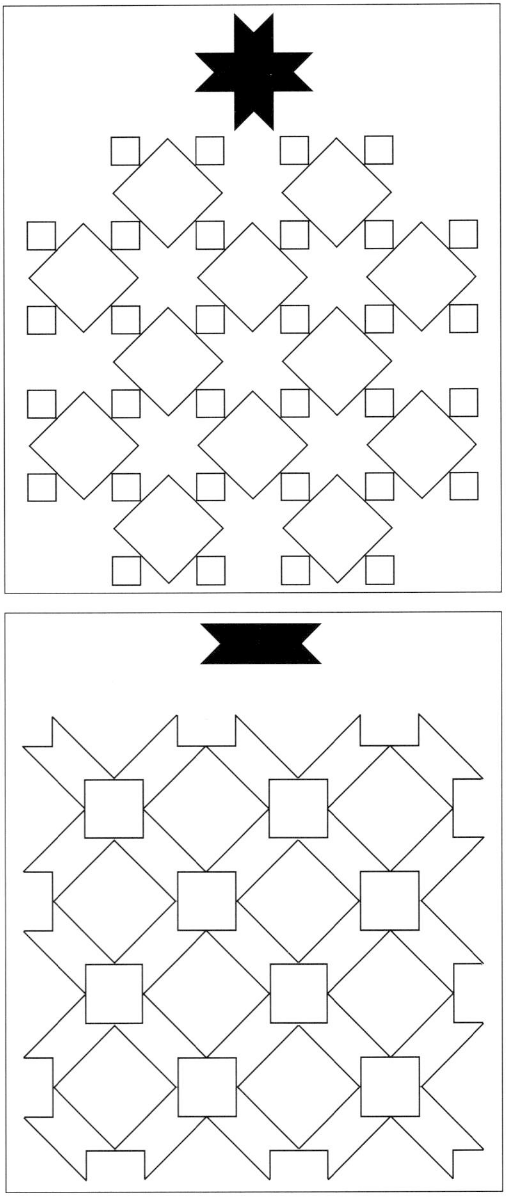

Abbildung 4.5
Die Muster sind jeweils ausschließlich aus den schwarzen Grundelementen aufgebaut. (Aus *Illusionen*, C. J. Bucher Verlag, Frankfurt/M., 1973. Copyright © 1997 E. Lanners, Herrliberg.)

allzu simplen Mechanismen erklärt wird. Wir denken dagegen, daß diese Methode nicht unzulässig reduktionistisch ist, denn erstens lassen sich alle Ereignisse aus den Bereichen Gefühl und Bewußtsein letztendlich auf das Nervensystem zurückführen, und zweitens werden die Grenzen der Unvorhersagbarkeit des Systems durchaus mit einbezogen: Die inhibitorische (hemmende) und exzitatorische (erregende) Aktivität der verschiedenen Gehirnbereiche wird durch das Spiel der Hormone und deren Rückkopplungsmechanismen von so vielen Variablen beeinflußt und ist so komplex, daß für Unvorhersagbares und damit für die Freiheit der Gedanken und der Urteilsbildung auch weiterhin allergrößter Spielraum bleibt.

Gehirnstruktur und Ästhetik

Ein Kapitel, das sich mit den Gefühlen beim Betrachten eines Kunstwerks befaßt, kann man nicht abschließen, ohne sich zumindest kurz mit der Frage zu beschäftigen, ob es allgemeine Prinzipien der optischen Wahrnehmung gibt, die die Grundlage für das Erleben von Schönheit und seiner Universalität bilden. Besonders wichtig scheint uns hier, noch einmal auf die Gesetze der Gestalttheorie hinzuweisen, die von der Existenz genauer Regeln für die Verarbeitung unserer Wahrnehmungen ausgeht und die einen Wahrnehmungsvorgang als aktiven Prozeß von Kategorisierung und Interpretation ansieht. Auch eine nicht eindeutige Figur, die auf mehrere Weisen interpretiert werden kann, führt niemals zu einer unsicheren Wahrnehmung: Man erkennt nur die eine oder die andere Interpretation, nicht beide gleichzeitig. Das Bild der Rubin-Vase zeigt nur entweder eine Vase oder zwei Gesichter. Ein weiteres, bisher noch nicht erwähntes Gesetz der Gestalttheorie ist das der "*guten Gestalt*", das sichtbar wird, wenn man einfache geometrische Formen wie Dreiekke, Kreise oder Quadrate betrachtet, die kleine Unregelmäßigkeiten oder Asymmetrien aufweisen (wie die schwarzen Elemente in Abb. 4.5). Ordnet man diese Figuren so an, daß im Gesamteindruck einfachere, symmetrischere Formen entstehen, erkennt man stets diese und nicht mehr die ursprünglichen Elemente. Diese Bevorzugung von Regularität und Symmetrie ist schon bei sehr kleinen Kindern vorhanden.

A propos "gute Gestalt": Jeder kennt den sogenannten *Goldenen Schnitt*, ein besonderes Verhältnis zwischen den Seitenlängen eines Rechtecks (1:1,62). Das Auge scheint von Figuren, deren Dimensionen diesem Verhältnis entsprechen, besonders angezogen zu werden. In vielen Epochen, besonders in der Renaissance, wurde dieser Effekt in der Kunst eingesetzt. Es ist auffällig, daß die Architektur und auch die Malerei der Renaissance zugleich Ruhe und Schönheit ausstrahlen. Dies kommt teilweise durch die Verwendung von Größenverhältnissen, die dem Goldenen Schnitt entsprechen, zum Beispiel bei der Gestaltung von Fenstern oder Türen. Hinzu kommen jedoch noch halbkreisförmi-

Abbildung 4.6
M. C. Escher, *Symmetry Drawing E 85*.

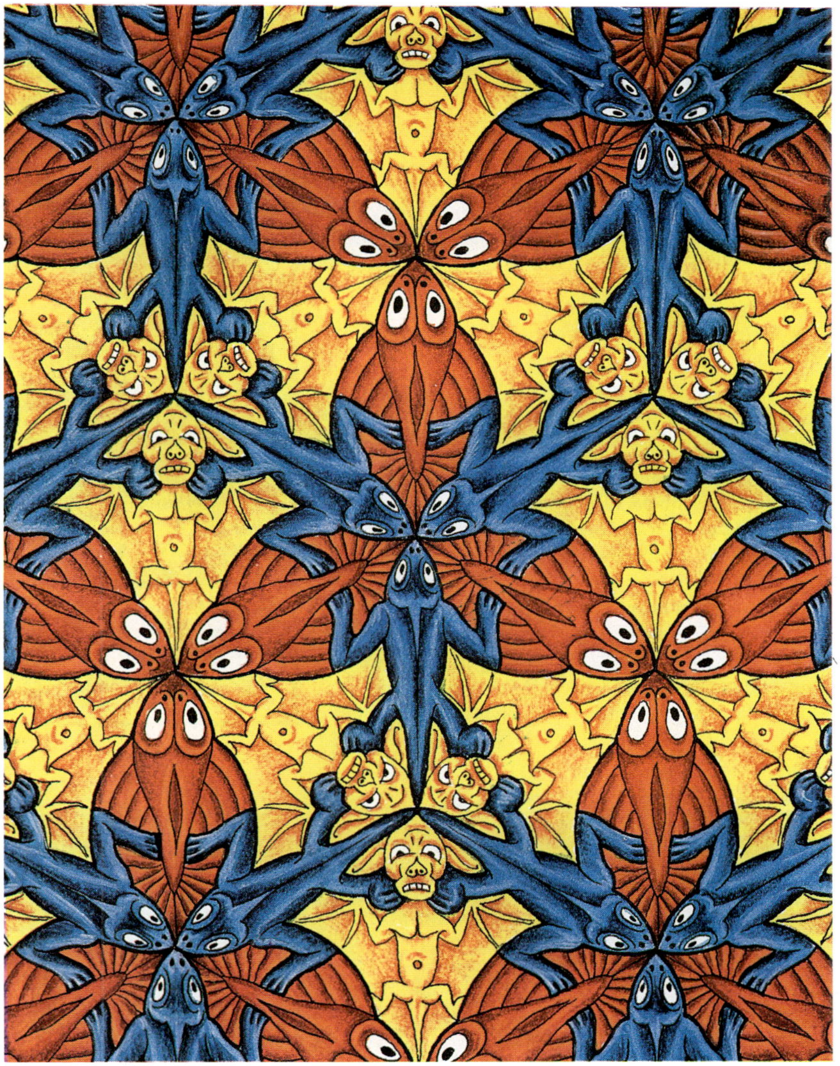

ge Bögen sowie eine allgemeine Bevorzugung von symmetrischen Anordnungen sowohl in der Horizontalen wie in der Vertikalen. Es ist eine Tatsache, daß unser Wahrnehmungssystem Ordnung mag und versucht, optische Reize zu ordnen. Regelmäßigkeiten erkennen, das Gesehene auf einfache geometrische Formen zurückführen, bedeutet Sehgenuß. Schon Cézanne schrieb, die Realität lasse sich auf Zylinder, Kugeln und Kegel reduzieren.

Salvador Dalí und der holländische Künstler Escher wußten hervorragend mit den Prinzipien der Gestalttheorie zu spielen. Ihre Bilder erzeugen in unserem Gehirn instabile Interpretationen und wirken geheimnisvoll (Abb. 4.6).

Die ästhetischen "Gesetze", die die Gestalttheorie postuliert, sind teilweise angeboren, zum Teil aber auch erworben. Francis Galton führte vor über einem Jahrhundert ein interessantes Experiment durch. Es wurde 1979 mit moderner Technik von Daucher wiederholt und liefert uns eine Vorstellung davon, wie die "Schablonen" für unser Schönheitsempfinden entstehen könn-

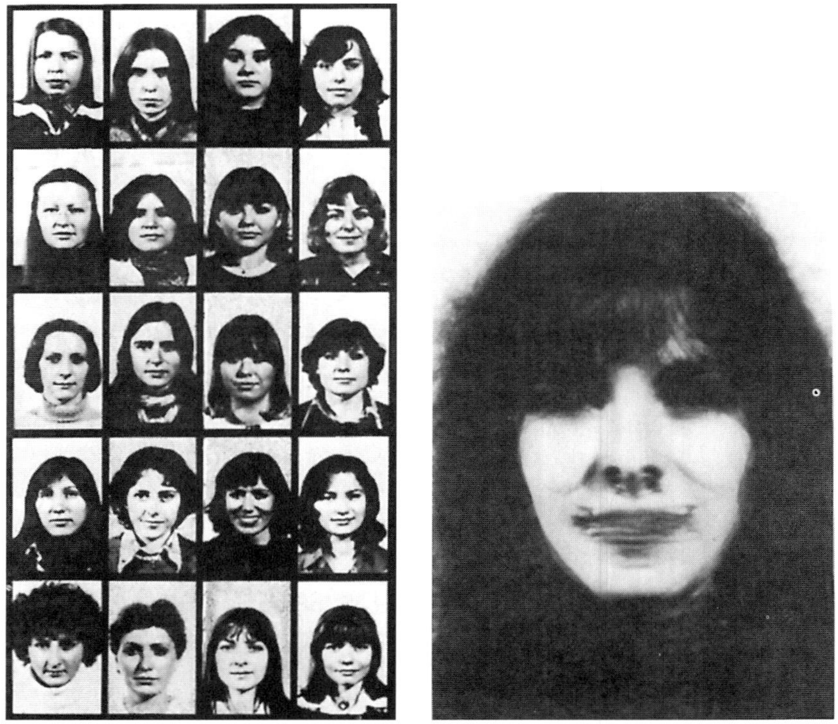

Abbildung 4.7
Durch Überlagerung der 20 Fotos links entstand die Fotomontage rechts.

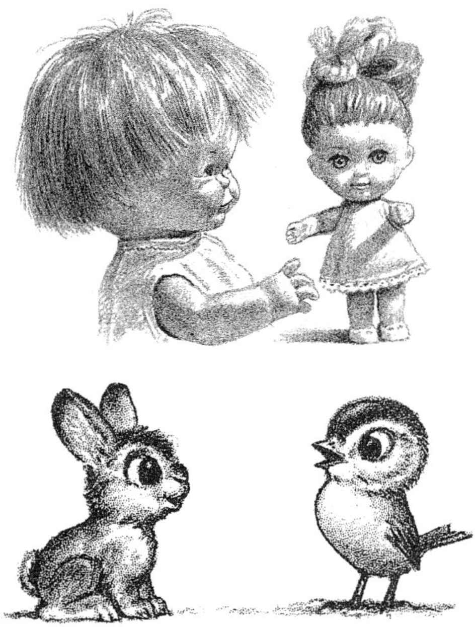

Abbildung 4.8 (unten)
Das Kindchenschema. Die optischen Kennzeichen kleiner Kinder (großer Kopf im Vergleich zum Körper, hohe Stirn, runde Backen, Augen, Nase und kleiner Mund in enger Nachbarschaft, kurze Gliedmaße mit runden Formen werden bei Puppen und anderem kommerziellem Spielzeug häufig bewußt übertrieben, um im Betrachter ein angenehmes, beschützendes Gefühl auszulösen. (Aus Eibl-Eibesfeldt, © Piper Verlag GmbH, München 1970)

ten. Daucher überlagerte 20 Fotografien von Mädchen und jungen Frauen (Abb. 4.7, links) und erhielt dadurch das in der Abbildung rechts gezeigte Bild. Dieses zeigt sozusagen den statistischen Durchschnitt der Gesichtszüge der verschiedenen Frauen. Bei diesem Verfahren werden individuelle Details abgeschwächt oder gehen sogar ganz verloren, gemeinsame Gesichtszüge werden hervorgehoben. Die Versuchspersonen wurden gebeten, aus den 21 Fotos das attraktivste auszuwählen. In der Regel wurde das synthetische Foto bevorzugt. Das Experiment wurde dahingehend interpretiert, daß aus der Summe zahlreicher Eindrücke gewisse Bezugspunkte oder "Referenzmodelle" entstehen.

Es ist vielleicht auch nicht ganz unwichtig, daß die griechischen Schönheitsideale auf Referenzmodelle aus der Gedankenwelt Platons zurückzuführen sind. Diese Modelle zeigten niemals irgendwelche körperlichen Besonderheiten, so als seien sie aus einem ähnlichen Experiment hervorgegangen wie dem, das wir gerade vorgestellt haben. Wie Plinius berichtet, erschuf der griechische Künstler Zeuxis im 5. Jahrhundert v. Chr. seine Helena nach dem Bilde der fünf schönsten Jungfrauen Crotons. Für die Griechen bedeutete Schönheit Harmonie der Proportionen und mußte durch bestimmte Zahlenverhältnisse beschreibbar sein.

Die typischen Gesichtszüge von Kindern oder jungen Tieren, die Konrad Lorenz als *Kindchenschema* bezeichnete, lösen spontane Sympathie aus (Abb. 4.8). Anthropologen meinen dazu, daß hier ein Schlüsselreiz vorliegt, der Zärtlichkeit und Schutz als typisch elterliches Verhalten auslöst. Das Kindchenschema ist dadurch gekennzeichnet, daß der Kopf im Verhältnis zum übrigen Körper größer ist als beim Erwachsenen, Augen, Nase und

Abbildung 4.9
Verschiedene Darstellungen der Venus, dem Ideal weiblicher Schönheit.
(a) *Venus von Willendorf*. Wien, Naturhistorisches Museum.
(b) *Venus von Milo*. Paris, Louvre.
(c) Sandro Botticelli, *Geburt der Venus (Landung der Venus an der Küste)* (1482). Florenz, Uffizien.
(d) Pieter Paul Rubens, *Die Toilette der Venus* (1628). Lugano-Castagnola, Stiftung Thyssen-Bornemisza.

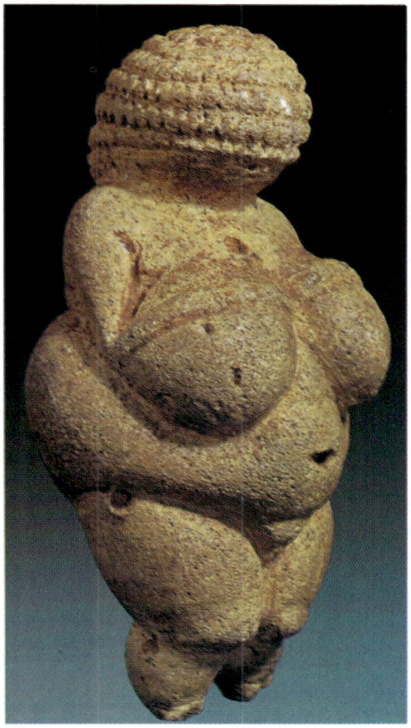
(a)

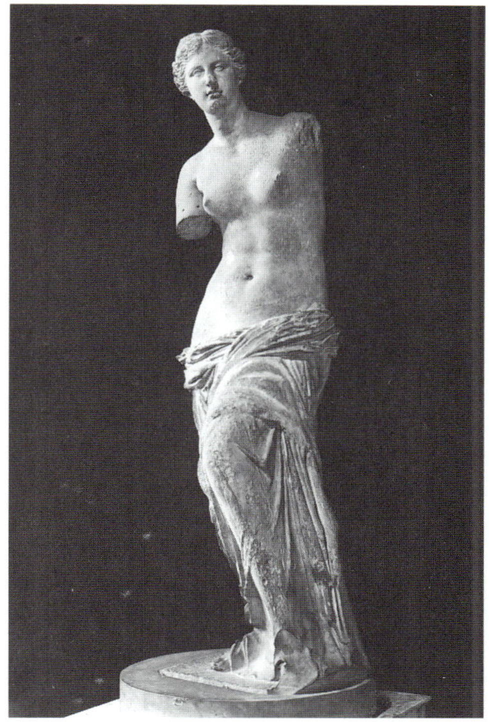
(b)

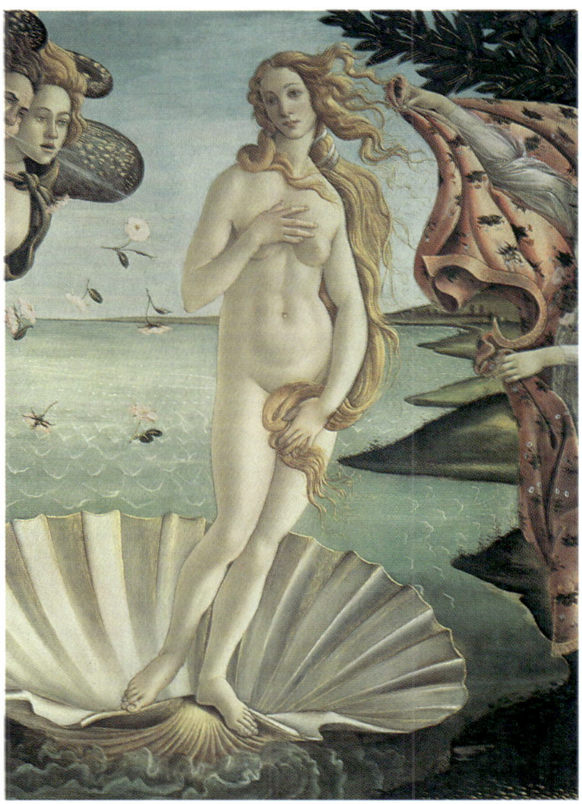
(c)

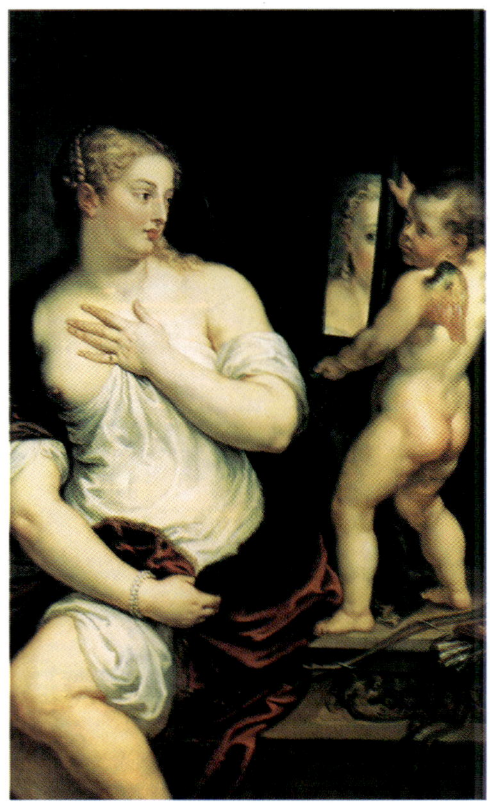
(d)

Mund enger beieinander stehen und die Gesichtszüge allgemein rundlicher sind.

Zur Schönheit des Körpers der Frau bemerkt Irenäus Eibl-Eibesfeldt, daß hier zwei verschiedene Ideale existieren (Abb. 4.9).

Das eine, in unserer heutigen Zeit vorherrschende, ist das der griechischen Venus, und das andere das der steinzeitlichen Venus von Willendorf, dick, mit großen Brüsten und kräftigem Gesäß. Noch in vorgeschichtlicher Zeit entstand ein anderes Schönheitsideal der Frau, das die weiblichen Konturen mittels geometrischer Formen stilisierte: Es handelt sich hier um die Frauendarstellungen der bronzezeitlichen Kultur der Kykladen-Inseln (3. Jahrtausend v. Chr.). Im Laufe der Geschichte wechselten sich zahlreiche Idealvorstellungen ab, bei denen mal die Fruchtbarkeit verheißenden rundlichen Formen der Venus von Willendorf, mal die schlankeren und feineren Züge der jungen Frau im Vordergrund standen. Die Venus von Botticelli weist feine und rundliche Formen zugleich auf, während die Frauendarstellungen Rubens' und teilweise auch Renoirs auf bestimmte Eigenheiten der Venus der Steinzeit zurückgreifen.

Im übrigen, so versichern uns zumindest die Anthropologen, bevorzugen viele Männer an Frauen kindliche Formen. So sollen ein kindlicher Mund, eine kleine Nase und ein kleines Kinn sehr anziehend wirken.

Die Gehirnforscher haben bisher noch keine überzeugende Erklärung für die Existenz eines solchen weltweit gültigen Ästhetikbegriffs. Auch für andere Sinneswahrnehmungen, insbesondere für das Hören und Fühlen, stellt sich dieses Problem. Eine plausible Erklärung aus neurophysiologischer Sicht besteht darin, daß sich Struktur und Funktionsweise der Gehirne aller Menschen, die zu einer bestimmten Zeit leben, sowohl aus biologischen als auch aus kulturellen Gründen sehr ähnlich sind. Aus der großen Ähnlichkeit von Form, Gewicht und makroskopischer Struktur der Gehirne schließt man, daß auch die Reaktionen auf bestimmte äußere Stimuli mit großer Wahrscheinlichkeit vergleichbar sind.

Das zweite Argument der kulturellen Gründe läßt sich darauf zurückführen, daß in einer bestimmten Region der Erde, zum Beispiel in der Welt des Abendlandes, alle Individuen unabhängig von ihrem Alter von ähnlichen Stimuli ihrer Umwelt beeinflußt werden, die das Gedächtns und die Gehirnstruktur in ähnlicher Weise prägen. Dies könnte zu ähnlichen Beurteilungen beispielsweise eines Gemäldes oder eines Gedichts führen.

Chomsky meinte, die Gehirnstruktur bilde die Grundlage bestimmter Regeln und Gemeinsamkeiten aller menschlichen Sprachen. Analog wäre es vorstellbar, daß auch das Empfinden von Schönheit durch angeborene oder erworbene Gehirnstrukturen gesteuert wird.

Auch bei manchen Tieren lassen sich gewisse ästhetische Ordnungsmuster nachweisen, was auf die evolutive Ähnlichkeit der Lebewesen verweist. Der Anthropologe Eibl-Eibesfeldt berichtet von Versuchen mit verschiedenen

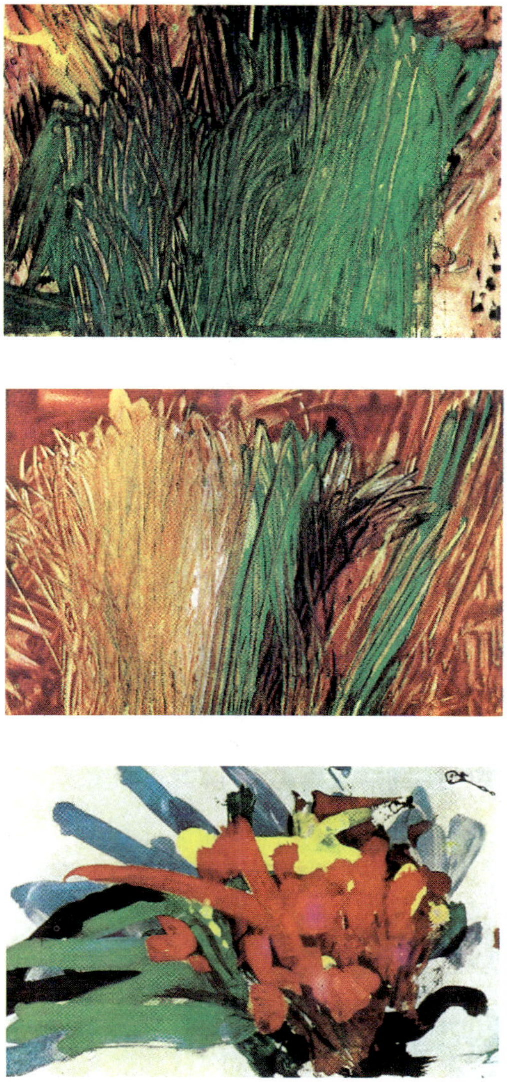

Abbildung 4.10
Bilder von Schimpansen. (Aus Morris, 1962. © Methuen London. Mit freundlicher Genehmigung reproduziert.)

Tierarten, darunter Affen und Vögel, die eine klare Präferenz für regelmäßige Muster und symmetrische Anordnungen von Gegenständen zeigten.

Zu diesen Experimenten passen auch gut die Beobachtungen von Desmond Morris zu Malversuchen von Schimpansen. Bereits seit dem Beginn des 20. Jahrhunderts gab es zahlreiche Versuche, Primaten zeichnen zu lassen. Die Experimente von Morris gehören jedoch sicher zu den originellsten und wurden 1962 in dem interessanten Buch *The Biology of Art* (Die biologischen Grundlagen der Kunst) veröffentlicht. Seine Ergebnisse stimmen mit denen der anderen Autoren überein. Neben den ästhetischen Qualitäten weist Morris noch auf weitere bemerkenswerte Eigenschaften der Gemälde hin: Beim Malen hält sich das Tier an einen vom Versuchsleiter vorgegebenen Rahmen und füllt diesen symmetrisch aus. Häufig entstehen fächerförmige, harmonische Motive, wie zum Beispiel bei dem Affen namens Congo (Abb. 4.10). Stellt man den Tieren verschiedene Farben zur Verfügung, werden diese anscheinend mit Bedacht verwendet; unterschiedliche Farben werden nicht gerne überdeckt. Hat ein Schimpanse einen Fächer in einer bestimmten Farbe gemalt und bekommt dann eine andere Farbe in die Hand, versucht er, in die freie Fläche einen Fächer der zweiten Farbe zu malen.

Im Jahr 1957 führte Morris im Londoner Institut für Gegenwartskunst eine Ausstellung der Werke seiner beiden besten malenden Schimpansen, Betsy und Congo, durch. Die Ausstellung wurde eröffnet von Sir Julian Huxley, der damals schrieb: "Die Ergebnisse zeigen in eindeutiger Weise, daß Schimpansen künstlerische Fähigkeiten besitzen, die geweckt werden können, wenn man ihnen eine Gelegenheit dazu gibt. Eines der Rätsel der menschlichen Evolution ist das unvermittelte Auftauchen von großartigen Kunstwerken in der Jungsteinzeit. Dieses Phänomen wird verständlicher, wenn man annimmt, daß unsere affenartigen Vorfahren bereits diese elementaren ästhetischen Ausdrucksmöglichkeiten besaßen, zu denen später beim Menschen die Fähigkeit kam, Symbole zu schaffen." Die Ausstellung wurde ein großer Erfolg, und die Gemälde wurden mit einigen Werken der abstrakten Malerei und mit Fingerzeichnungen von Kindern verglichen.

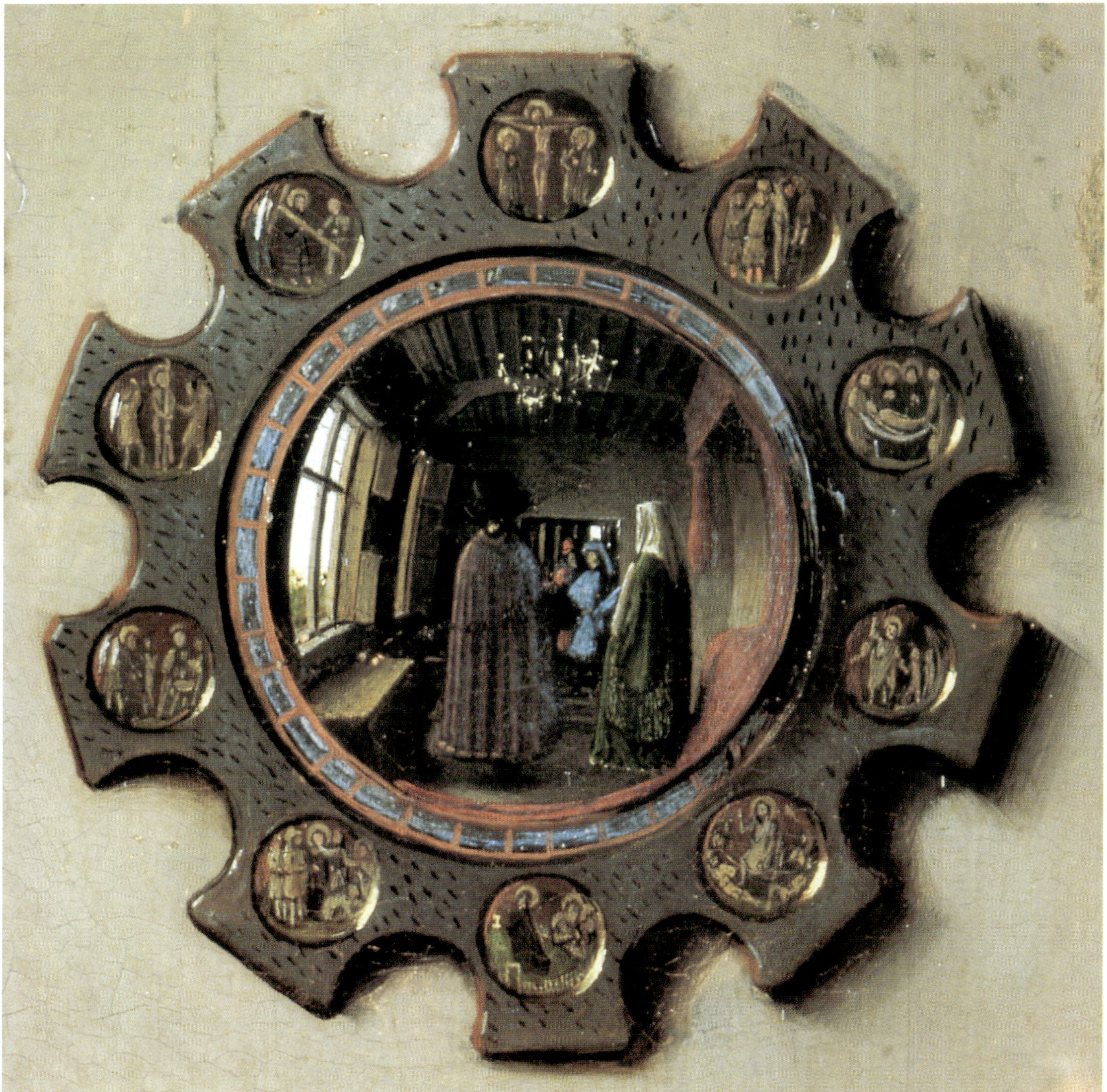

Kapitel 5
Die Perspektive

Die Welt, die uns umgibt, ist dreidimensional, und als solche nehmen wir sie wahr: Wir sehen Objekte als räumliche Gegenstände in unterschiedlicher Entfernung zu uns. Und doch ist das Abbild dieser Welt auf der Oberfläche unserer Netzhaut zweidimensional und enthält keine direkten Informationen über die dritte Dimension, das heißt über die Raumstruktur der Objekte und ihre Entfernung. Wir fragen uns nun, welche Informationen unserem Sehapparat zur Verfügung stehen, um den dreidimensionalen Raum wieder aus dem zweidimensionalen Netzhautabbild aufzubauen. Dieses Problem ist auch deshalb für unsere Untersuchung besonders wichtig, weil wir auf Elemente stoßen werden, mit denen ein zweidimensionales Gemälde die dritte Dimension simuliert.

Wir beginnen mit einer Beschreibung der Eigenschaften des Raumes, der uns umgibt. Danach werden wir untersuchen, welche Mechanismen des Gehirns bei der Wahrnehmung von Entfernungen eine Rolle spielen; schließlich diskutieren wir die Elemente, die dem Maler zur Darstellung des dreidimensionalen Raums zur Verfügung stehen, und wie dem Betrachter eines Bildes der räumliche Eindruck erleichtert werden kann.

Wahrnehmungsregeln für das räumliche Sehen

Wie wir bereits gesehen haben, ist das Netzhautabbild eines bestimmten Objekts umso kleiner, je weiter es entfernt ist, das heißt je kleiner der Winkel ist, unter dem das Auge es sieht (Kap. 2). Das Bild auf der Retina enthält also keine getrennten Informationen über Größe und Entfernung eines Objektes. Ein kleines Netzhautabbild kann genauso gut von einem kleinen, nahen Objekt erzeugt werden wie von einem großen, weit entfernten. Und doch erscheinen uns die verschiedenen Objekte unserer Umwelt, so wie wir sie wahrnehmen, unterschiedlich voneinander entfernt. Dies bedeutet, daß die Information über die Entfernung der Objekte auf eine andere Art übermittelt werden muß, um einen eindeutigen Unterschied zwischen Größe und Entfernung zu erreichen.

Jan van Eyck, *Giovanni Arnolfini und seine Frau*, Ausschnitt (1434). London, National Gallery. Dieser Konvexspiegel, der im Gemälde einen Durchmesser von nicht einmal 20 cm hat, zeigt die auf dem Bild dargestellte Szene von hinten und zusätzlich zwei Personen in der Position des Malers, wodurch die Tiefenwirkung und die Authentizität des Bildes noch erhöht wird. Der Rahmen des Spiegels enthält Szenen aus der Leidensgeschichte Christi.

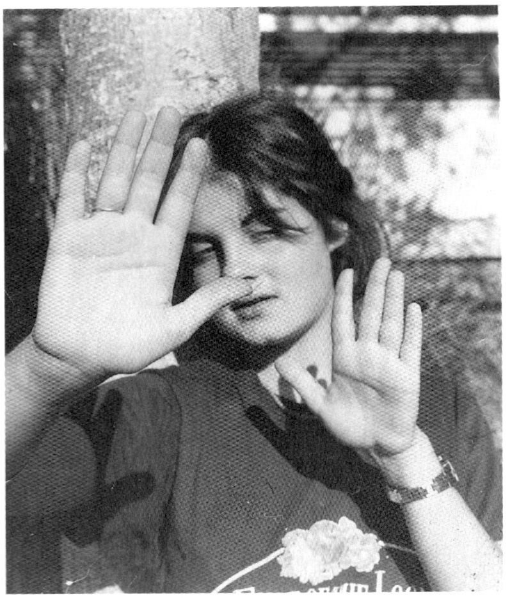

Abbildung 5.1
Der jungen Frau auf diesem Foto kommen ihre beiden Hände gleich groß vor, obwohl die Netzhautbilder aufgrund der unterschiedlichen Entfernung der Hände von den Augen beträchtlich voneinander abweichen. Der Fotoapparat sieht die beiden Hände verschieden groß, denn er bildet streng perspektivisch ab.

Unsere Entfernungswahrnehmung folgt zwei Gesetzen, einem für kleine und einem für große Distanzen. In unserer unmittelbaren Umgebung bis etwa zehn Meter erscheinen uns Objekte auch bei unterschiedlicher Entfernung immer gleich groß, so etwa unsere Hände, auch wenn die eine Hand etwa doppelt so weit vom Auge entfernt ist wie die andere und ihr Netzhautabbild deshalb nur halb so groß ist. Dies erklärt manches Paradoxon in der Fotografie (Abb. 5.1), denn auch für das Abbild auf dem Film gilt, daß seine Größe sich umgekehrt proportional zur Entfernung des Objekts verhält, mit zunehmendem Abstand wird das Bild kleiner.

Diese Wahrnehmungsregel, die nur für geringe Entfernungen gilt, heißt *Gesetz der konstanten Größe*, weil die scheinbaren Dimensionen eines Objekts unabhängig von seiner Entfernung annähernd gleich bleiben.

Für größere Entfernungen gilt dieses Gesetz nicht mehr. Je weiter sich ein Objekt entfernt, desto kleiner sehen wir es. Wir schätzen also nun die Größe eines Objektes anhand der Größe seines Netzhautabbildes und damit anhand des Sehwinkels ein. Vom Geltungsbereich des "Gesetzes der konstanten Größe" gehen wir nun über zum *Gesetz des konstanten Sehwinkels*. In diesem Bereich ist unsere Entfernungswahrnehmung gewissermaßen indirekt und davon abhängig, um wieviel kleiner wir ein Objekt sehen. In unserer näheren Umgebung erkennen wir die Entfernung auf "direktere" Art und unabhängig von der Größe der Objekte, die ja, wie gesagt, scheinbar gleich bleibt. Beispielsweise haben wir nicht den Eindruck, daß Personen größer oder kleiner werden, wenn sie sich in einem Raum bewegen oder eine Straße überqueren; dagegen erscheinen sie uns deutlich kleiner, wenn wir sie aus einem höheren Stockwerk eines Hauses betrachten.

Das Gesetz des konstanten Sehwinkels ist im wesentlichen ein Gesetz der linearen Perspektive, nach dem sich die scheinbare Größe eines Objektes umgekehrt proportional zu seiner Entfernung verhält und mit zunehmender Entfernung vom Betrachter abnimmt.

Es ist sehr wichtig, diese beiden Gesetze bei der bildlichen Darstellung der dritten Dimension zu beachten. Würde ein Maler nahe Gegenstände gemäß dem Gesetz der linearen Perspektive abbilden, dann entspräche er zwar den Regeln der Geometrie, nicht jedoch den Gesetzen der optischen Wahrnehmung, die in diesem Entfernungsbereich gleiche Größen fordern. Es entstünden Paradoxe wie in Abbildung 5.1.

Fragen wir uns nun, welche im Netzhautabbild enthaltenen Informationen tatsächlich zur Wahrnehmung von Entfernungen beitragen. Einige Informationen dienen dazu, die absolute Entfernung festzustellen, gemeint ist die Entfernung des Objektes zum Betrachter; andere machen relative Entfernungen deutlich, also Distanzen einzelner Objekte untereinander. Einige der Indizien, die auf die Entfernung und die räumliche Struktur der Objekte schließen lassen, sind bildlich darstellbar, andere nicht.

Bildlich nicht darstellbare Faktoren der Raumwahrnehmung

Räumliche Wahrnehmung kommt im wesentlichen durch das Sehen mit beiden Augen (*binokuläres Sehen*) und die sogenannte *Bewegungsparallaxe* zustande. So wichtig diese beiden Faktoren für die natürliche Wahrnehmung des Raumes sind, so wenig lassen sie sich bildlich darstellen.

Binokuläres Sehen. Informationen zur Raumtiefe sind in den Unterschieden der Netzhautbilder des rechten und des linken Auges enthalten, die entstehen, wenn wir ein dreidimensionales Objekt oder verschieden weit entfernte Objekte betrachten. Betrachtet man zwei Punkte, die sich in gleicher Entfernung von uns befinden, sind die Bilder dieser beiden Punkte auf der Netzhaut des linken Auges genauso weit voneinander entfernt wie die Bilder auf der Netzhaut des rechten Auges. Befinden sich die beiden Punkte dagegen unterschiedlich weit von uns entfernt, ist beispielsweise der Punkt P in Abb. 5.2a näher als der Punkt Q, dann sind die Bilder von P und Q auf der Netzhaut des rechten Auges weiter voneinander entfernt als die auf der Netzhaut des linken Auges. Genau diese Ungleichheit der Netzhautbilder liefert dem Gehirn die Information über die unterschiedliche Entfernung der beiden Punkte.

Der Informationswert aus der Ungleichheit der Netzhautbilder ist sehr hoch und trägt viel zum räumlichen Sehen bei. Die Bedeutung dieses Effekts nimmt jedoch bei größeren Entfernungen ab und wird bei Distanzen von mehr als etwa 100 m vernachlässigbar gering. Wie unterschiedlich die von den beiden Augen gesehenen Bilder sind, können wir uns klarmachen, indem wir uns einen kleinen Gegenstand vor die Nase halten und ihn abwechselnd mit dem linken und dem rechten Auge betrachten, ohne den Kopf zu bewegen. Oder wir halten in unterschiedlicher Entfernung zwei dünne Gegenstände senkrecht vor uns, zum Beispiel einen Stift und einen Finger, und betrachten sie abwechselnd mit je einem Auge. Man beobachtet, wie sich dabei die Positionen der beiden Objekte zueinander verändern. Diese scheinbare Verschiebung der Positionen der beiden Objekte bezeichnet man als *Parallaxe*.

Bewegungsparallaxe. Wenn wir uns seitlich bewegen, verändert sich die relative Position unterschiedlich weit von uns entfernter Objekte (Abb. 5.2b). Bewegen wir uns von links nach rechts, dann verschieben sich Objekte im Vordergrund, die zunächst rechts standen, nach links. Analog verändert sich während unserer Bewegung auch das Netzhautbild eines dreidimensionalen Objekts in unserer Nähe, zum Beispiel erscheint uns ein Gesicht zunächst im Profil und allmählich von vorne. Diese verschiedenen Bilder ein und desselben Objekts, die im Verlauf einer Bewegung entstehen, bilden für unser Gehirn eine wichtige Information zur Rekonstruktion der Raumstruktur.

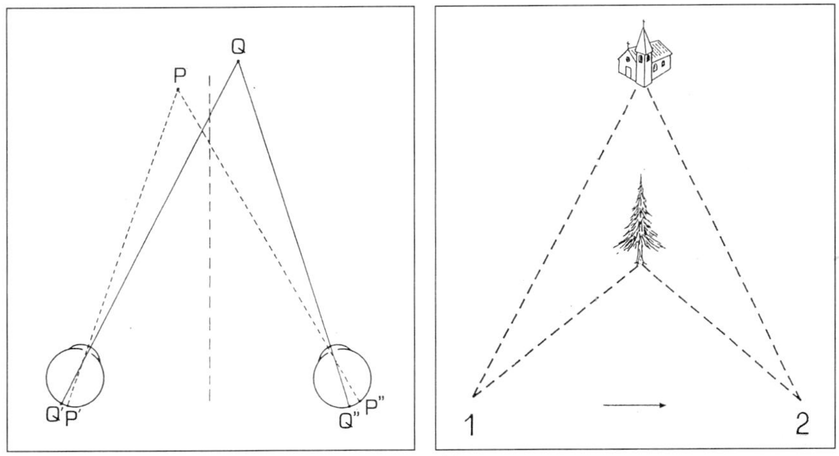

(a) (b)

Abbildung 5.2
Binokuläres Sehen (a) und Bewegungsparallaxe (b).
(a) Der Punkt P ist näher am Betrachter als der Punkt Q. Die Bilder der beiden Punkte auf der Netzhaut des linken Auges (P' und Q') sind enger benachbart als die Bilder im rechten Auge (P" und Q"). Je näher sich P beim Betrachter befindet, desto größer ist der Unterschied der beiden Netzhautbilder.

(b) Ein Betrachter beobachtet zwei Objekte, die unterschiedlich weit von ihm entfernt sind. Aus Position 1 sieht er die Kirche auf der linken Seite des Baums, aus Position 2 auf der rechten. In Wirklichkeit liegt sie hinter dem Baum.

Sowohl die Informationen aus dem Unterschied der linken und rechten Netzhautbilder wie die aus der Bewegungsparallaxe können ausschließlich durch dreidimensionale Objekte oder durch unterschiedliche Bewegungen im Raum erzeugt werden. Beide Effekte können somit nicht auf einer ebenen Oberfläche wie einem Bild simuliert werden.

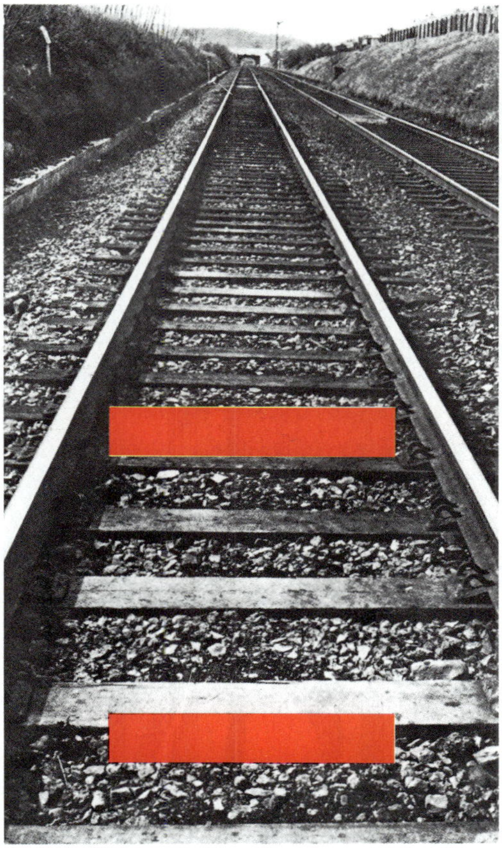

Abbildung 5.3
Hier sind gleich mehrere Abbildungsfaktoren dargestellt: Scheinbare Konvergenz paralleler Linien (Schienen), unterschiedliche relative Größen entfernter Objekte, Größengradient (abnehmende Größe der Schottersteine). Die Konvergenz der Schienen sorgt auch für eine verzerrte Größenwahrnehmung: Die beiden roten Rechtecke sind identisch, dennoch erscheint das obere, anscheinend weiter entfernte, größer (Ponzo-Täuschung).

Bildlich darstellbare Faktoren der Raumwahrnehmung

Neben dem binokulären Sehen und den beschriebenen Bewegungseffekten gibt es aber noch weitere Faktoren, die die räumliche Wahrnehmung beeinflussen. Diese *Raumdarstellungs- oder Abbildungsfaktoren* entfalten ihre Wirkung auch beim Sehen mit nur einem Auge oder bei unbewegten Objekten, so daß sie auch in der bildlichen Darstellung zur Simulation der dritten Dimension eingesetzt werden können. Die wichtigsten möchten wir hier vorstellen.

- *Relative Größen.* Bei größeren Entfernungen hängt die relative Größe eines Objekts von seiner Entfernung vom Betrachter ab: Je weiter es sich entfernt, desto kleiner wird es. Bei einem Objekt von bekannten Dimensionen gibt die scheinbare Größe einen Hinweis auf seine Entfernung. So erscheint uns ein Auto auf einer geraden Straße umso weiter entfernt, je kleiner wir es sehen.

- *Scheinbare Konvergenz paralleler Linien.* Die parallelen Schienen eines Eisenbahngleises scheinen in der Nähe des Betrachters weiter auseinander zu stehen als in größerer Entfernung. Parallele Linien, die vom Betrachter wegführen, scheinen in einem Punkt, dem Fluchtpunkt, zusammenzulaufen (Abb. 5.3).

- *Höhe im Blickfeld.* Unsere Augen befinden sich in einiger Entfernung über dem Erdboden, deshalb befinden sich auch Objekte, die in gerader Linie von uns entfernt sind, an unterschiedlichen Stellen in unserem Gesichtsfeld: Je weiter ein Objekt entfernt ist, desto höher befindet sich sein Bild in unserem Gesichtsfeld (Abb. 5.3).

- *Gradienten.* Die räumliche Anordnung untereinander gleicher Objekte (wie die Schottersteine in Abb. 5.3) in einer Ebene erzeugt Netzhautbilder mit von unten nach oben kontinuierlich abnehmender Auflösung, also einen Größengradienten. Dieser Gradient kann die Illusion einer nach hinten gekippten Ebene erzeugen.

Die vier folgenden Effekte ergeben sich aus den geometrischen Eigenschaften des Netzhautbildes. Sie werden leichter verständlich, wenn man versucht, unterschiedlich weit voneinander entfernte Gegenstände in einer Ebene darzustellen. Es geht hier um die Regeln der *linearen* oder *Zentralperspektive*, auf die wir später im Zusammenhang mit der Malerei der Renaissance nochmals zurückkommen werden.

- *Überlappung.* Objekte, die andere teilweise überlappen, erscheinen uns näher (Abb. 5.4a).

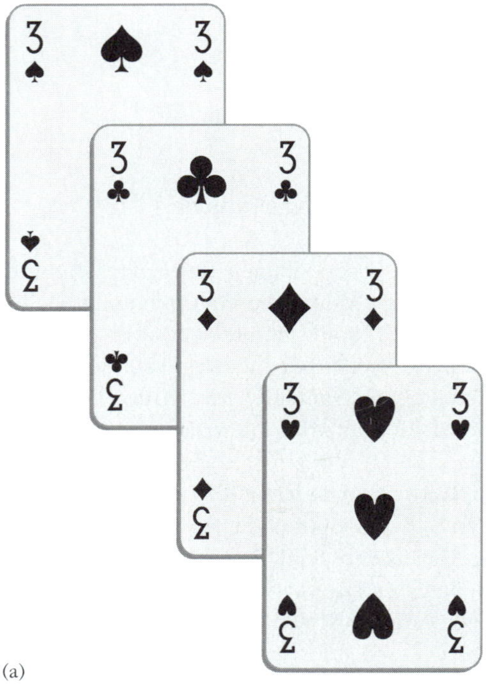

(a)

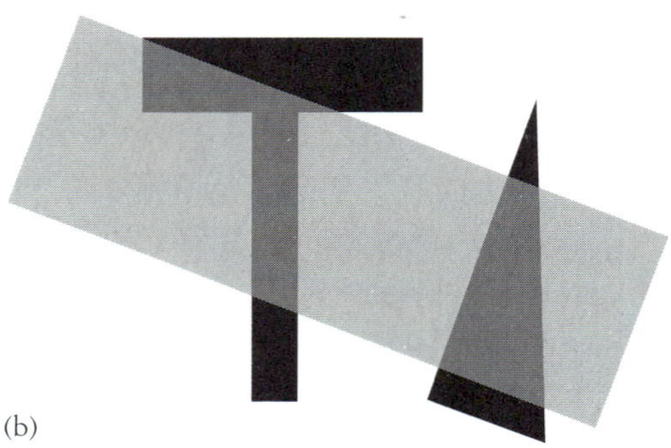

(b)

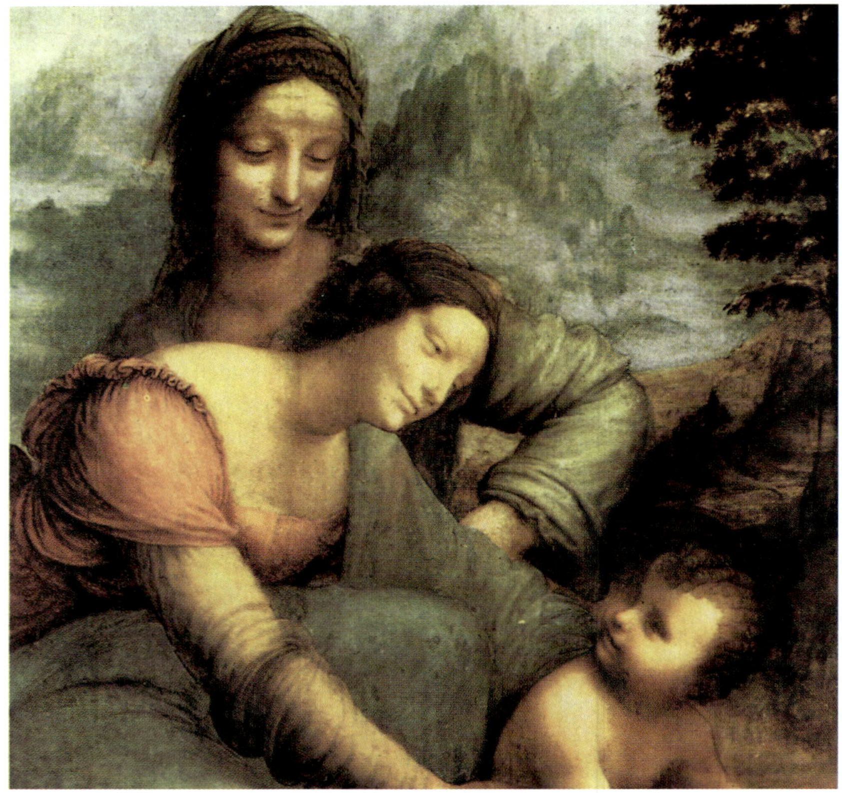

(d)

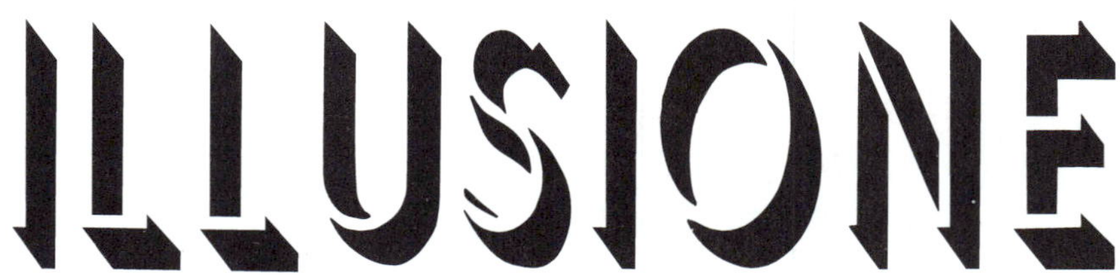

(c)

Abbildung 5.4
Zusammenstellung verschiedener Raumdarstellungs- oder Abbildungsfaktoren: (a) Überlappung. (b) Transparenz. (Aus "Le Scienze", 71, 1974, © 1997 Le Scienze, Mailand) (c) Licht und Schatten. (d) Luftperspektive. (Leonardo da Vinci, *Hl. Anna selbdritt*, Ausschnitt (1510). Paris, Louvre.)

- *Transparenz.* Ein Objekt, durch das ein anderes hindurchscheint, scheint uns näher als das andere (Abb. 5.4b).
- *Licht und Schatten.* Der Schatten eines Objekts kann sehr wirkungsvoll Tiefe andeuten (Abb. 5.4c).
- *Luftperspektive.* Sogar die Luft zwischen uns und entfernteren Objekten (Hügel oder Berge eines Panoramas) trägt zum Eindruck räumlicher Tiefe bei. Die Atmosphäre bricht Licht kürzerer Wellenlänge im Bereich von Blau und Violett besonders stark. (Deshalb erscheint uns der Himmel tagsüber blau.) Weit entfernte Berge sehen wir deswegen wie durch einen bläulichen Schleier. Dadurch erscheinen die Oberflächen der Berge glatter und die Farben weniger kräftig, besonders an nicht sehr klaren Tagen. Die unscharfen Konturen und die gedämpften Farben liefern uns so einen Hinweis auf eine große Distanz (Abb. 5.4d). Diese Effekte wurden schon von Leonardo da Vinci in seinen Ratschlägen für Maler sehr genau beschrieben.

Abbildung 5.5 (rechts)
Raffael, *Vermählung Mariä (Sposalizio)* (1504). Mailand, Pinacoteca di Brera. Hier sind praktisch alle Abbildungsfaktoren in einem Bild vereint: Konvergenz paralleler Linien, Überlappung der Figuren im Vordergrund mit denen dahinter, unterschiedliche Höhen im Blickfeld, unterschiedliche relative Größen entfernter Personen, Transparenz (Durchsicht durch den Tempel), Schatten der Figuren im Vordergrund und Luftperspektive im Hintergrund.

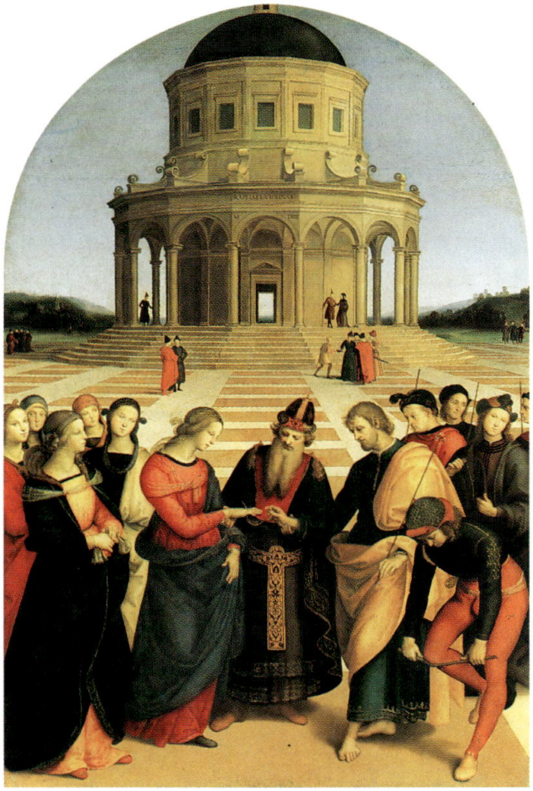

Abbildung 5.6 (unten)
Vincent van Gogh, *Sämann bei untergehender Sonne* (1888). Amsterdam Rijksmuseum, Vincent van Gogh Stiftung. Man beachte die übergroße Sonnenscheibe als Beispiel für die veränderte Größenwirkung von Himmelskörpern am Horizont. In einem Brief an seinen Bruder Theo beschrieb es der Maler so: [„Hier eine Skizze des Bildes, an dem ich gerade arbeite – noch ein Sämann. Riesige zitronengelbe Scheibe als Sonne. Gelb-grüner Himmel mit rosa Wolken. Violetter Ackerboden. Sämann und Baum: Preußisch-Blau."]

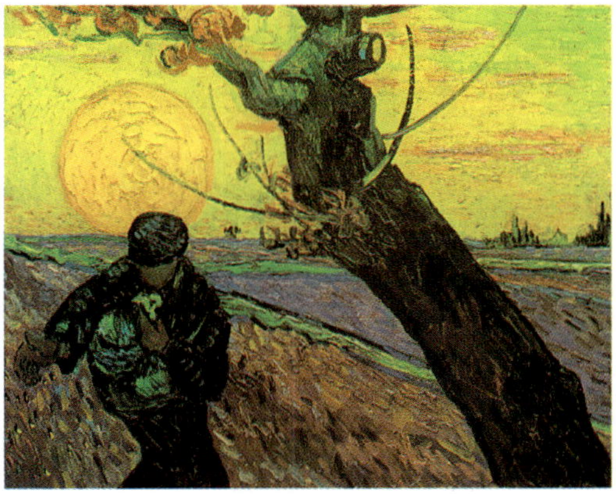

In dem Bild *Vermählung Mariä (Sposalizio)* von Raffael finden wir schließlich viele der gerade beschriebenen Effekte vereint (Abb. 5.5).

Täuschungseffekte bei der Entfernungswahrnehmung

Die Entfernungswahrnehmung hängt, wie die dreidimensionale Wahrnehmung unserer Umwelt überhaupt, auch von der Komplexität der Szenerie ab, davon, wieviele Indizien zur Feststellung der Raumstruktur vorhanden sind, und wieviele andere Objekte sich zwischen uns und dem betrachteten Objekt befinden. Diese Tatsache hilft uns, ein Wahrnehmungsphänomen zu erklären, das Menschen seit der Antike beschäftigt, die sogenannte *Mondtäuschung*. Dieses Phänomen besteht darin, daß der Mond – genauso wie die Sonne – beim Auf- und Untergehen in der Nähe des Horizonts viel größer erscheint als hoch am Himmel (Abb. 5.6).

Es gab viele Erklärungen für diesen Effekt. Eine der wahrscheinlichsten ist wohl, daß hoch am Himmel keine Vergleichsgrößen zur Entfernungsbestimmung vorhanden sind, während solche in der Nähe des Horizonts normalerweise reichlich vorkommen (Häuser, Bäume etc.). Dies führt zu einem unbewußten Vergleich des Himmelskörpers mit Objekten, die wir unter dem gleichen Winkel sehen, mit der Folge, daß der Mond uns größer vorkommt.

Der gleiche Effekt führt auch dazu, daß uns der Himmel am Tag nicht wie eine Halbkugel vorkommt, sondern in der Nähe des Horizonts etwas gestreckt erscheint, besonders wenn Wolken zu sehen sind. Der mondlose Nachthimmel dagegen wird nicht auf diese Weise verzerrt und erscheint deshalb eher halbkugelförmig. Tatsächlich sind die irdischen Vergleichsgrößen entlang des Horizonts im bloßen Sternenlicht von Neumondnächten kaum erkennbar.

Andere Täuschungseffekte bei der Entfernungswahrnehmung können auftreten, wenn die Dimensionen des betrachteten Objektes nicht bekannt sind oder wenn ausnahmsweise sonst vorhandene Anhaltspunkte einmal fehlen. Betrachten wir etwa die Luftperspektive: Wenn die Luft besonders klar ist, zum Beispiel nach einem Gewitter, ist die Lichtbrechung vermindert, und die Berge erscheinen uns ganz nah. Im Gegensatz dazu läßt Nebel auch nahe Objekte viel weiter entfernt erscheinen. Diese Schwierigkeit, bei Nebel Entfernungen richtig einzuschätzen, hat sicher schon zu manchem Verkehrsunfall beigetragen.

Entfernungsdarstellung in der antiken Kunst

Die bildliche Darstellung der dritten Dimension ist von Epoche zu Epoche und von Kultur zu Kultur sehr unterschiedlich. Jede Zeit und jede Kultur verwendet ihre eigene Zeichensprache und andere Konventionen. Begeben wir uns auf eine kleine Reise durch die Kunstgeschichte, um einige Beispiele anzusehen.

Die ägyptische Kunst verwendete *Ideogramme*, bildhafte Schriftzeichen, um eine einzelne Figur, eine historische Darstellung oder auch umfangreiche Erzählungen festzuhalten. Die Ideogramme reproduzieren nicht genau das

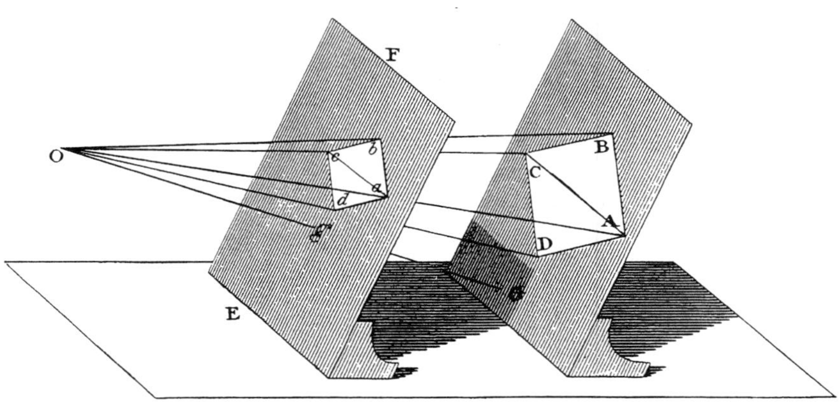

Abbildung 5.7
Zentralprojektion einer zweidimensionalen Figur auf eine parallele Ebene. Bild und Urbild sind einander ähnlich. (Aus Pirenne, 1970, © 1997 M. H. Pirenne, Oxford. Mit freundlicher Genehmigung reproduziert.)

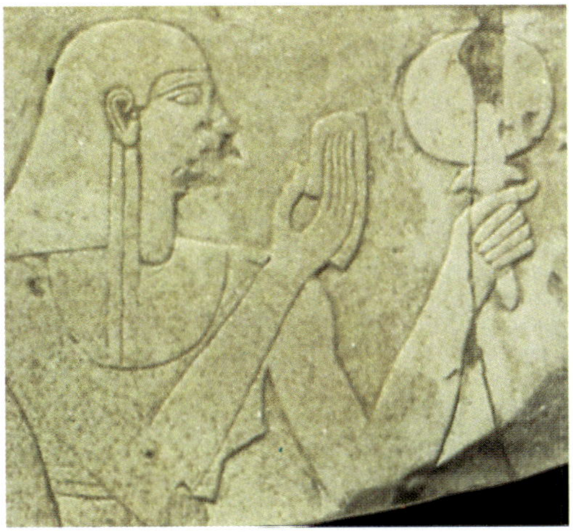

Abbildung 5.8
Ägyptische Stele mit Bild einer Frau beim Schminken (XI. Dynastie, 2055-1991 v. Chr.). London, British Museum. Mit freundlicher Genehmigung reproduziert.

Abbildung 5.9
(a) Grabmalerei aus dem Theben des Neuen Reiches. (b) Rekonstruktion der "realen" Szene, die in (a) dargestellt ist. (Aus Gioseffi, 1971)

Bild, das der Beobachter gehabt haben muß, sondern beschreiben es mit Hilfe eines vereinbarten Codes.

Projiziert man eine zweidimensionale Figur von einer Ebene auf eine dazu parallele Ebene, dann ist das projizierte Abbild der ursprünglichen Figur geometrisch ähnlich, es hat die gleiche Form (Abb. 5.7).

Die Ägypter stellten die Einzelheiten der Gegenstände und Personen so dar, als seien sie in eine Ebene projiziert. Dann setzten sie die so erhaltenen Einzelbilder zusammen, ohne auf die jeweilige spezifische Orientierung im Raum zu achten. Dies führte unter anderem zu dem bekannten Effekt, daß ein menschlicher Kopf zwar im Profil abgebildet wurde, das Auge aber wie von vorne gesehen erscheint. Diese *Halbprofil* genannte Darstellungsweise kommt uns heute seltsam vor. Sie hat jedoch den Vorteil, in eindeutiger Weise die Form von Gegenständen so darzustellen, wie sie von vorne gesehen wurden. So ist der Handspiegel in Abbildung 5.8 rund und nicht elliptisch dargestellt.

Bei komplexeren Darstellungen benutzten die Ägypter anscheinend zwei Konventionen, um die räumliche Anordnung von Personen oder Tieren darzustellen, die *horizontale* und die *vertikale Dislokation* (Gioseffi, 1971). Personen oder Tiere, die nebeneinander abgebildet sind, hat man sich hintereinander angeordnet vorzustellen (*horizontale Dislokation*); das gleiche gilt für übereinander dargestellte Abbildungen (*vertikale Dislokation*).

Nach diesen Konventionen interpretiert, könnte die Grabmalerei aus dem Theben des Neuen Reiches in Abbildung 5.9a eine Szene beschreiben, wie sie in Abbildung 5.9b wiedergegeben ist. Die Anordnung der Personen hintereinander wird hier durch eine teilweise Überlappung der Figuren eindeutig geregelt.

Diese von den Ägyptern verwendeten Konventionen benutzten bereits zwei der oben beschriebenen Faktoren für die räumliche Darstellung, den Effekt der Überlappung und die Höhe im Blickfeld.

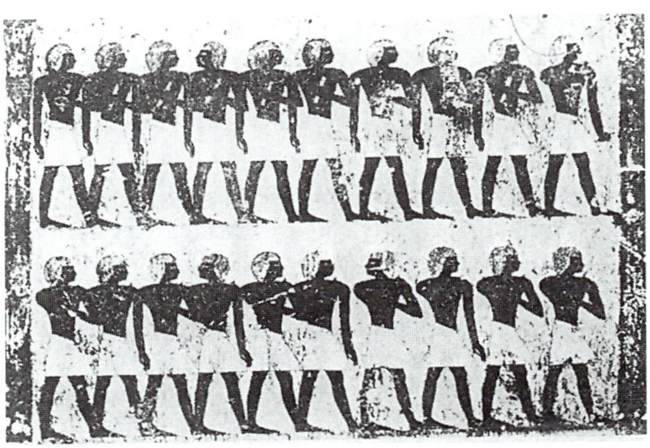
(a)

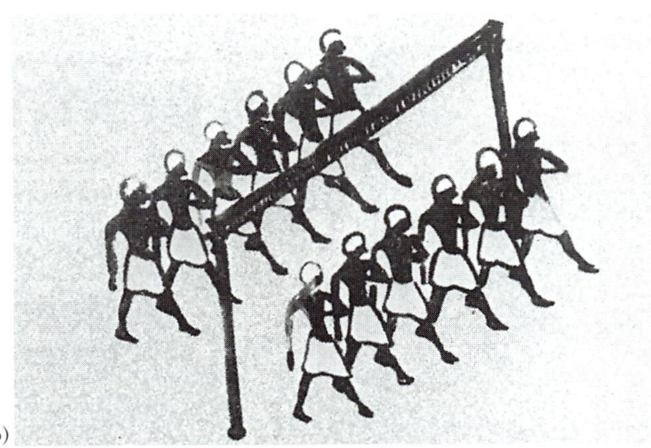
(b)

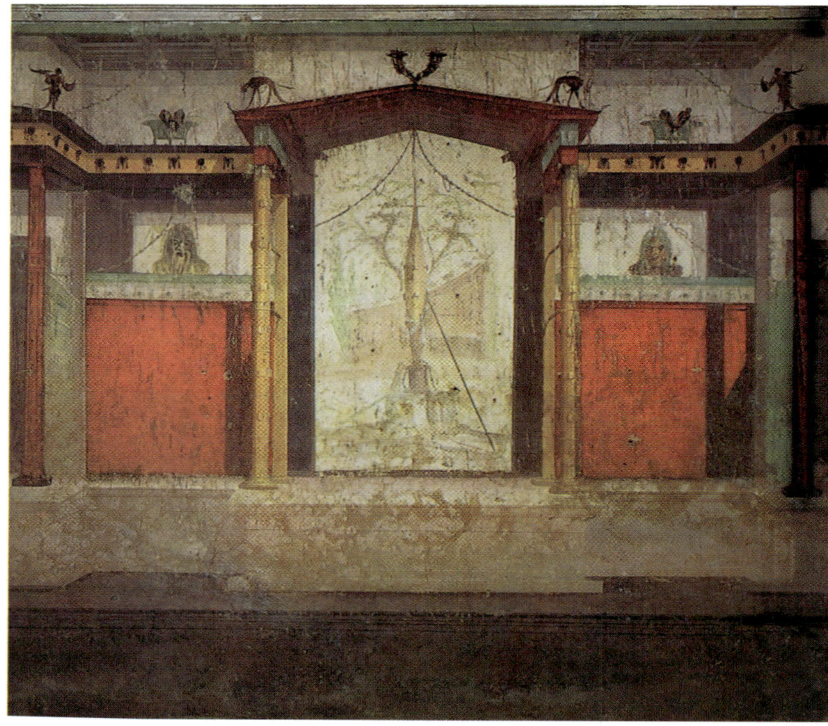

Abbildung 5.10
Griechisch-römische Wandmalerei mit perspektivischer Darstellung von architektonischen Elementen. Rom, Palatinshügel, Haus aus augusteischer Zeit, Ostseite des "Stanza delle Maschere" [„Maskensaal"].

Auch die alten Ägypter und ihre Zeitgenossen waren sich schon bewußt, daß ein Objekt umso kleiner aussieht, je weiter es entfernt ist, auch wenn sie dies nicht in ihren Bildern darstellten. Auf Keilschrifttafeln des Königs Assurbanipal (668-628 v. Chr.) ist die Legende von Etana zu lesen, der von einem Adler zum Thron der Göttin Ischtar gebracht wird und erzählt, daß er bei seinem Flug zum Himmel "sieht, wie die Erde immer kleiner wird" (Schäfer, 1963).

Bildliche Darstellungen, die in irgendeiner Weise Regeln der Perspektive berücksichtigen, finden sich zum ersten Mal in der griechischen Kunst, so auf Vasen des 6. Jahrhunderts v. Chr. und der griechischen Klassik. In dem einzigen Zeugnis der großen griechischen Malerei, das uns erhalten geblieben ist, ein aus Pompeij stammendes Mosaik der Schlacht von Alexander und Darius, das vermutlich eine Kopie des berühmten Gemäldes von Philoxenos von Eretria aus dem Jahre 300 v. Chr. ist, finden wir bereits eine wesentlich naturgetreuere Darstellung des Raumes als in der ägyptischen Kunst.

Effekte, die räumliche Tiefe simulieren, sind auch in der römischen Malerei schon recht häufig, wahrscheinlich inspiriert von der griechischen Kunst.

Bekanntestes Beispiel ist hier die "Stanza delle Maschere" (Maskensaal) in einem Haus aus augusteischer Zeit auf dem Palatinshügel in Rom (Abb. 5.10). Hier sind die architektonischen Motive mit deutlichen perspektivischen Effekten dargestellt. Ein weiterer Effekt, der in der Klassik bereits ausgiebig eingesetzt wurde, ist die Verwendung von Schatten.

In der byzantinischen Zeit trat die räumliche Darstellung wieder in den Hintergrund. Die dreidimensionale Struktur der Objekte wurde weniger betont, man legte mehr Wert auf die geistige Bedeutung der dargestellten Figuren. Zwar wurden einige Elemente der räumlichen Darstellung, wie die Überlappung, auch weiterhin verwendet, aber insgesamt verloren die Darstellungen an Tiefe und entfernten sich deutlich von der natürlichen Sichtweise.

Die räumliche Darstellung im 14. Jahrhundert

Erst zum Ende des Mittelalters erwacht wieder ein starkes Interesse an der Darstellung des Raumes. Die ersten Anzeichen der dritten Dimension tauchen auf und entwickeln sich zunächst langsam, dann immer schneller bis hin zu ihrem Höhepunkt in der mathematisch genau konstruierten Zentralperspektive der Renaissance.

In diesem Zusammenhang ist eines der zahlreichen Werke zu diesem Thema von besonderem Interesse, nämlich das Buch von John White mit dem treffenden Titel *The Birth and Rebirth of Pictorial Space* (Geburt und Wiedergeburt des Raumes in der Malerei), in dem die verschiedenen Etappen dieser Entwicklung sorgfältig beschrieben werden.

Der Autor bemerkt, daß in allen Formen primitiver Kunst die einfachste Darstellungsweise eines Gegenstandes, etwa eines Hauses, darin besteht, lediglich eine Seite von vorne zu zeigen, wodurch die Form erhalten bleibt.

Reicht die durch die Darstellung einer Fassade gegebene Information nicht aus, zeigt man noch zwei andere, doch auch diese wieder von vorne betrachtet und nebeneinander stehend wie auf verschiedenen Seiten eines Buches. In der weiteren Entwicklung zeigt man dann bereits eine der beiden Seiten des Hauses von vorne und die zweite perspektivisch verkürzt.

Nach und nach, so in der Malerei des 14. Jahrhunderts in Siena und auch bei Giotto, werden beide Seiten des Gebäudes perspektivisch verkürzt, und die Kante tritt in den Vordergrund. Man erkennt dies schön auf dem Bild *Begegnung an der Goldenen Pforte* aus der Scrovegni-Kapelle, wo die beiden Seitenwände der Türme des Stadttores auf diese Weise dargestellt sind (Abb. 5.11). Mit dieser Entwicklung ist die wirkliche perspektivische Darstellung bereits fast erreicht.

In der Malerei des späten Mittelalters findet sich noch die Frontalansicht und insbesondere die Kombination von frontaler und schräger Projektion, beispielsweise in den Bildern Cimabues. Die Abbildung 5.12a zeigt eine Skiz-

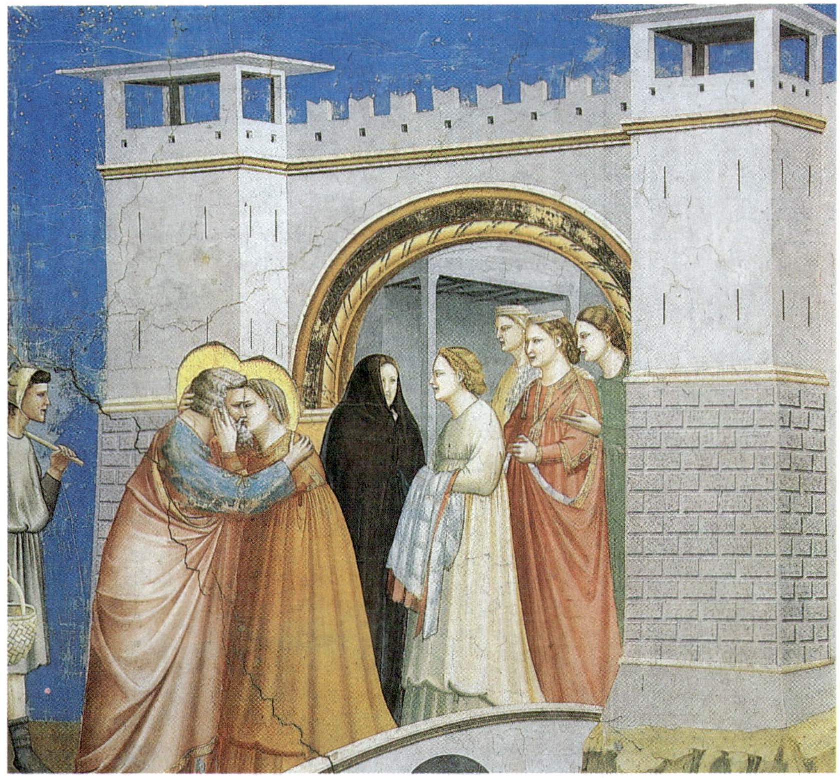

Abbildung 5.11
Giotto, *Begegnung an der goldenen Pforte*. Padua, Capella degli Scrovegni.

Abbildung 5.12
Planskizzen von Architekturdarstellungen in Gemälden des 14. Jahrhunderts. (a) Typische Darstellungsweise Cimabues, zum Beispiel in dem Fresko *Der Heilige Petrus heilt einen Krüppel* in der Chiesa Superiore in Assisi. (b) Typische Darstellungsform am Ende des 13. und zu Beginn des 14. Jahrhunderts. (c) Planskizze des *Die gute Regierung* von Ambrogio Lorenzetti. (Aus White, 1972)

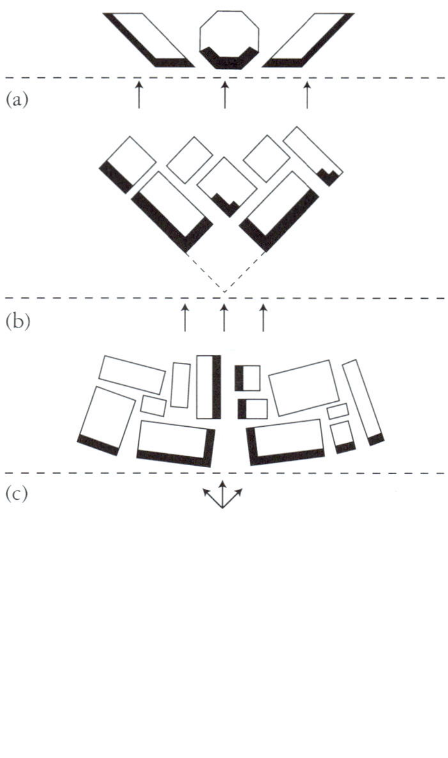

ze der Gebäude, die in dem Fresko *Der Hl. Petrus heilt einen Krüppel* in der Chiesa Superiore in Assisi dargestellt sind. Drei Gebäude werden gezeigt, alle frontal und schräg projiziert. Diese Darstellung entspricht dem Eindruck, den ein Betrachter von drei verschiedenen Standpunkten aus hätte, wenn er sich etwa entlang des Bildes bewegt und jedes der Gebäude von dem mit einem Pfeil markierten Punkt aus anschaute.

Wenn wir die einzelnen Fresken Giottos und seiner Gehilfen in der Chiesa Superiore von Assisi miteinander vergleichen, erkennen wir, wie sich allmählich das Wunder der Darstellung der dritten Dimension vollendet. In der sogenannten "*verkürzten Schrägprojektion*" wird die frontale Projektion aufgegeben, und die verschiedenen Beobachtungspunkte nähern sich einander an (Abb. 5.12). Gebäude werden dicht benachbart, um den räumlichen Eindruck zu verstärken. In der Scrovegni-Kapelle sind über 70 % der Gebäude in verkürzter Schrägprojektion dargestellt. Außer bei Giotto findet sich dieser "*scorcio obliquo*" auch bei seinen Schülern und den Malern aus Siena bis in die ersten Jahrzehnte des 15. Jahrhunderts.

Die Lorenzetti waren Meister der räumlichen Darstellung; sie verwendeten neue und elegante Techniken. In Abbildung 5.12c ist die Planskizze des Bildes *Die gute Regierung* gezeigt, des Freskos von Ambrogio Lorenzetti im Palazzo Comunale von Siena aus dem Jahre 1339 (Abb. 5.13). Hier ging der Künstler davon aus, daß der Betrachter an einem Punkt stehenbleibt, jedoch nacheinander in drei verschiedene Richtungen blickt, denen drei verschiedene Projektionen entsprechen: "La danza" (Der Tanz) in der Mitte, mit der

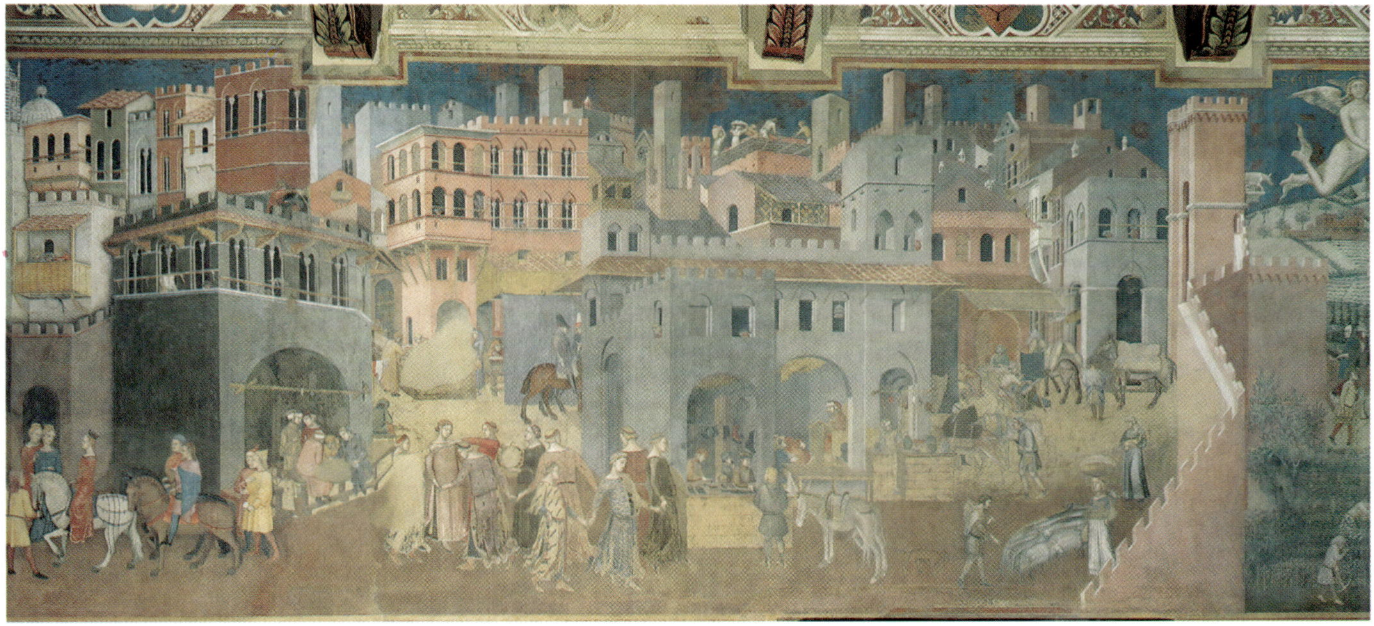

Abbildung 5.13
Ambrogio Lorenzetti, *Die gute Regierung* (1339). Siena, Palazzo comunale. Es sind drei verschiedene Blickrichtungen, ins Zentrum und zu den beiden Seiten, vorgesehen.

Straße, die ins Stadtzentrum mündet, "I cavalieri" (Die Reiter), die nach links die Stadt verlassen, sowie "Uomini e donne" (Männer und Frauen), die durch das Stadttor rechts hereinkommen. Sämtliche Gebäude sind von der Seite gezeichnet und auf einen einzigen Punkt ausgerichtet. In dem Bild *Die schlechte Herrschaft* auf der gegenüberliegenden Wand sind alle Gebäude in Frontalprojektion dargestellt, als wolle das Auge diese Stadt nicht betreten und wende sich ab.

In *Presentazione* von Ambrogio Lorenzetti aus dem Jahre 1344, das in den Uffizien zu sehen ist, richten sich schon die Pflastersteine akkurat auf einen einzigen Fluchtpunkt aus. Und noch ein Ausdrucksmittel der Lorenzetti ist besonderer Erwähnung wert: Auf einem Fresko von Pietro Lorenzetti kann man ein wassergefülltes Glas entdecken, das auf dem Rand eines Brunnens steht. Durch das Wasser in dem Glas hindurch sieht man den gegenüberliegenden Brunnenrand. Das hier verwendete Ausdrucksmittel der Transparenz wird ansonsten nur selten in der Malerei angewandt.

Die Perspektive in der Renaissance

"Die Perspektive" im eigentlichen Sinn, die Zentral- oder Linearperspektive, wurde in der Renaissance entdeckt oder vielleicht auch wiederentdeckt. Um zu demonstrieren, daß durch die Perspektive ein räumlicher Eindruck erweckt werden kann, malte Brunelleschi Anfang des 15. Jahrhunderts eine lei-

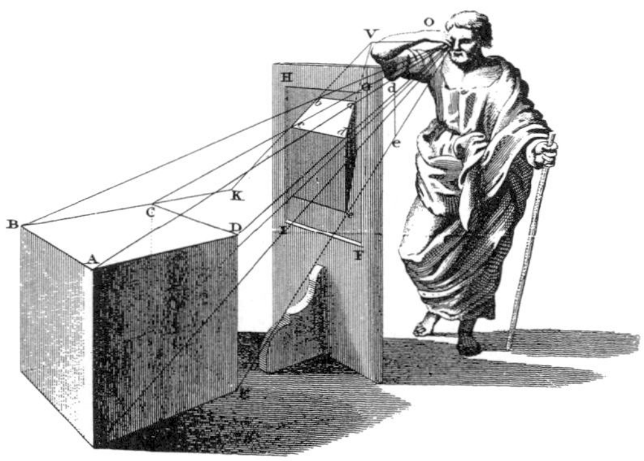

Abbildung 5.14
Prinzip der linear- oder zentralperspektivischen Darstellung: Der "Optische Kegel" des Objekts ABCDE mit der Spitze O im rechten Auge des Betrachters (das linke hält er geschlossen) schneidet die Fläche FGHI und projiziert darauf das Bild *abcde* in linearperspektivischer Darstellung. Besteht die Fläche FGHI aus Glas, kann das Bild *abcde* darauf abgezeichnet werden. (Aus Pirenne, 1970, © 1997 M. H. Pirenne, Oxford. Mit freundlicher Genehmigung reproduziert.)

der verlorengegangene Ansicht der Florentiner *Piazza della Signoria* nach den in Abbildung 5.7 dargestellten Regeln der zentralen Projektion auf einen Tisch.

Das Gemälde mußte mit einem Auge durch eine Öffnung betrachtet werden, die in einer ganz bestimmten Position angebracht war (Abb. 5.14). Diese Öffnung befand sich genau an der Stelle des Projektionszentrums, von der aus das Bild beim Malen gesehen worden war. Auf diese Weise erhielt man einen sehr wirklichkeitsnahen Eindruck des Platzes und der umstehenden Gebäude.

Dieses Experiment Brunelleschis basierte auf dem Prinzip der zentralen Projektion von Objekten unterschiedlicher Entfernung auf eine Fläche, wobei das Projektionszentrum mit dem Auge des Beobachters übereinstimmt. Die Abbildung 5.14 illustriert den sogenannten *optischen Kegel*, auf den es auch in Brunelleschis Experiment ankommt.

Die Perspektive der Renaissance trat in der Malerei zum ersten Mal 1426 auf, in Massaccios Fresko der Dreieinigkeit in der Kirche Santa Maria Novella.

Die Linien, die den optischen Kegel bilden, definieren die Sehwinkel. Diese Winkel sind offenbar für die realen Objekte und für ihre perspektivische Darstellung die gleichen. Daher betrachtet man das auf der Projektionsfläche abgebildete Objekt aus der gleichen Perspektive wie in Wirklichkeit. Streng-genommen ist dies nur dann wirklich genau der Fall, wenn der Betrachter das abgebildete Objekt mit nur einem Auge anschaut und dieses sich an der Spitze des Kegels befindet. Betrachten wir das Bild *Geißelung Christi* von Piero della Francesca (Abb. 5.15a). Die Abbildung 5.15b verdeutlicht die perspektivische Strenge, mit der das Bild konstruiert ist, und zeigt, an welcher Stelle sich das Auge befinden muß, um an der Spitze des optischen Kegels zu stehen, damit der beste perspektivische Eindruck erreicht wird.

Diese Stelle befindet sich in der Verlängerung des linken Randes des mittleren weißen Streifens auf dem Boden des Raumes. Betrachtet man die Fotografie des Gemäldes (Abb. 5.15b) mit einem Auge aus dieser Position, stellt man sofort einen viel stärkeren räumlichen Eindruck fest. Die Figuren auf der linken Seite scheinen in den Hintergrund des Raumes gerückt.

Auf diesem berühmten Bild ist die Perspektive noch mit einem anderen Mittel angedeutet: Die Schatten der Figuren im Vordergrund auf dem Fußboden deuten an, daß sich die Lichtquelle auf der linken Seite befindet. Das Spiel von Licht und Schatten auf ihren Gewändern verleiht den Figuren selbst Tiefe. Die Figuren im Hintergrund dagegen scheinen eindeutig von einer anderen Lichtquelle beschienen zu werden, was man zum Beispiel an den Lichtreflexen der Statue auf der Säule feststellen kann. Die Position dieser Lichtquelle scheint mit dem Punkt identisch zu sein, auf den sich der Blick Jesu richtet. Dieser zweiten Lichtquelle könnte also durchaus auch eine spirituelle Bedeutung zukommen.

(a)

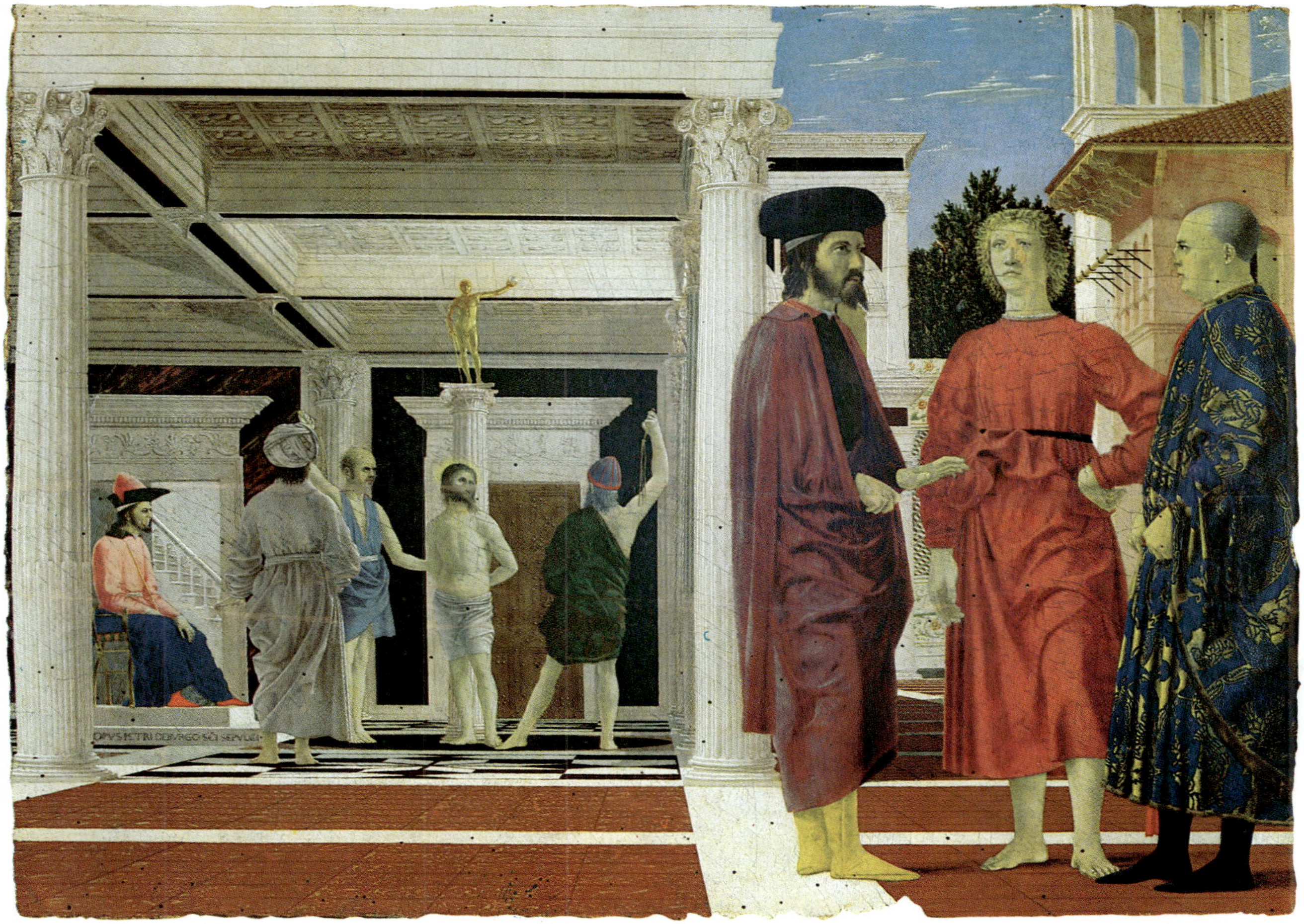

(b)

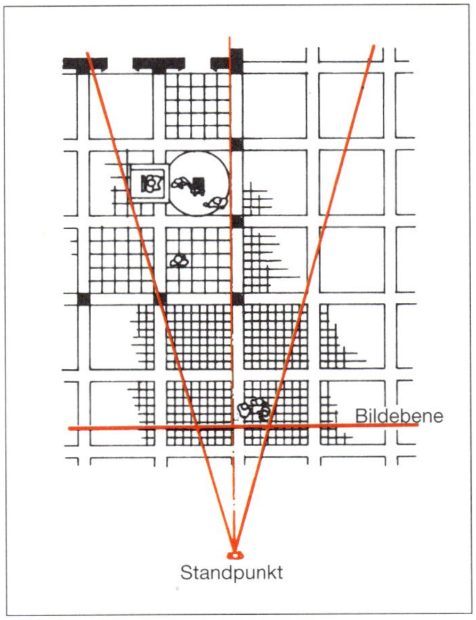

Abbildung 5.15
(a) Piero della Francesca, *Geißelung Christi*. Urbino, Palazzo Ducale.
(b) Aufsicht auf die in (a) dargestellte Szene. Die vom Standpunkt des Betrachters ausgehenden Linien deuten den "Optischen Kegel" an. Das Bild zeigt die Bereiche innerhalb dieser Linien. Die Positionen der Personen und der Säulen sind markiert. Die Spitze des Optischen Kegels, der Standpunkt des Betrachters, befindet sich in der Verlängerung des linken Randes des breiten weißen Marmorstreifens auf dem Fußboden. (Aus S. Bersi, P. Bersi, C. Ricci, *L'educazione artistica*, Zanichelli, Bologna 1988)

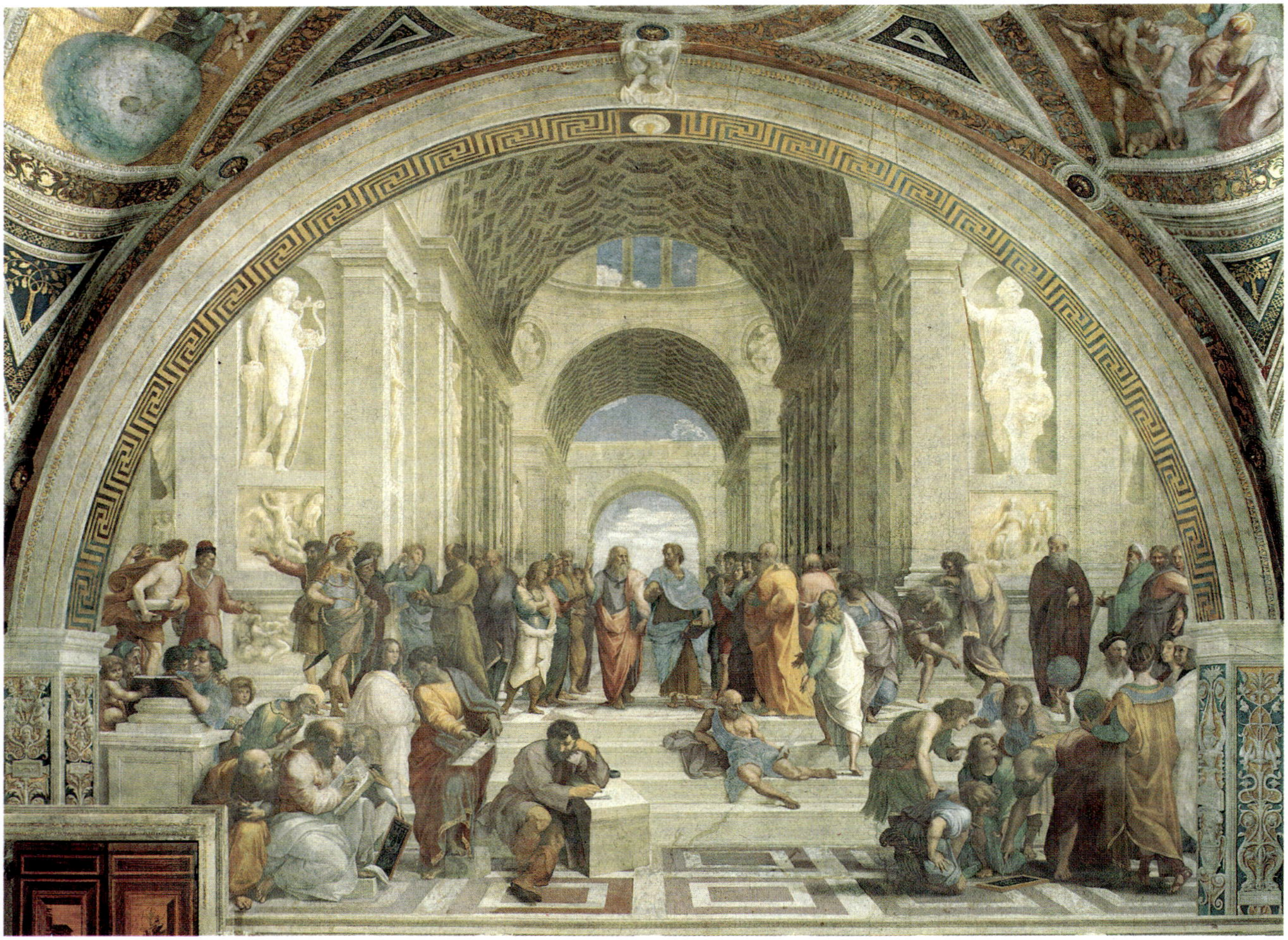

Abbildung 5.16
Raffael, *Die Schule von Athen*. Vatikan, Stanza della Segnatura. In diesem großen Gemälde, das für einen relativ kleinen Raum geschaffen wurde, sind die architektonischen Elemente nach den Regeln der Zentralperspektive dargestellt. Bei den Personen im Vordergrund wurden diese strengen Regeln allerdings leicht abgewandelt. Dies ist gut an den beiden Kugeln zu erkennen, die von zwei Personen am rechten Bildrand in der Hand gehalten werden. Sie erscheinen rund und nicht elliptisch, wie sie aus der Zentralperspektive erscheinen müßten.

Im 15. Jahrhundert wird die Theorie der Perspektive von den Künstlern schriftlich festgehalten und in zahlreichen Werken der Malerei und Bildhauerkunst genauestens angewandt. Man denke hier nur an die Flachreliefs von Donatello oder die Gemälde von Paolo Uccello und Piero della Francesca. Mit Leonardo da Vinci gewinnt die Luftperspektive zur Darstellung von Entfernungen im Freien eine wichtige Bedeutung. Und es ist auch da Vinci, der eine einfache Technik zur Darstellung dreidimensionaler Szenen vorschlägt. Er sagt, perspektivische Darstellung eines dreidimensionalen Gegenstandes oder einer Szenerie bedeute, diese so zu zeichnen, als sehe man sie durch eine Glasplatte. Leonardo bezieht sich ausdrücklich auf einen optischen Kegel, der von geraden Linien gebildet wird, die von jedem Punkt des Objekts ausgehen und in einem einzigen Punkt im Auge des Betrachters zusammenlaufen. Dieses "Leonardosche Fenster" (Abb. 5.14) wird in der Folge eingesetzt, um komplexe Szenerien oder gewagte Perspektiven menschlicher Figuren darzustellen.

Nach einigen Jahrzehnten begann man, auch die Grenzen der Perspektive zu erkennen, auf die wir noch näher eingehen werden, und große Künstler wie Michelangelo und Raffael wichen manchmal bei der Darstellung von Gebäuden von den strengen Regeln ab, indem sie etwa mehrere Standpunkte für die Betrachter wählten oder einige Verzerrungen korrigierten, die durch die Perspektive verursacht werden und nicht dem entsprechen, was man sieht.

Die Schule von Athen, die Raffael in den Räumen des Vatikan erschuf, besteht zum größten Teil aus einer streng perspektivischen Darstellung einer architektonischen Struktur mit einem einzigen Projektionszentrum. Die Figuren rechts und links im Vordergrund jedoch wurden von Raffael nicht auf dieses Zentrum ausgerichtet, sondern er benutzte hier zusätzliche Projektionszentren, als ob der Betrachter diese Figuren von verschiedenen Standpunkten aus sähe. Dies ist besonders gut an den beiden Kugeln zu erkennen, die zwei Personen in der Gruppe vorne rechts in der Hand halten. Sie sind rund. Nach den Regeln der zentralen Projektion müßten sie einen elliptischen Umriß haben.

Trompe-l'œils

Durch die speziellen Effekte zur Darstellung von Perspektive können eindrucksvolle Illusionen erzeugt werden. Oft handelt es sich dabei um Arbeiten von eher dekorativer als künstlerischer Bedeutung. Bei den sogenannten "Trompe-l'œils" (optischen Täuschungen) des 17. und 18. Jahrhunderts handelt es sich immer um Darstellungen mit sehr geringer räumlicher Tiefe, zum Beispiel um kleine Objekte, Briefe, Briefmarken oder ähnliches, die an einer Wand befestigt sind und jedenfalls nur eine verschwindend geringe Parallaxe erzeugen.

Solche Illusionseffekte waren bereits den Malern der Antike bekannt. Plinius erzählt eine Anekdote von zwei konkurrierenden Malern. Zeuxis hatte Weintrauben so realistisch gemalt, daß Vögel versuchten, die Früchte zu pikken. Parrhasios von Ephesus lud daraufhin den Rivalen ein, sein Gemälde zu betrachten. Als Zeuxis versuchte, das Bild zu enthüllen, stellte er fest, daß das bedeckende Tuch gar nicht echt war, sondern nur gemalt, worauf er die Siegespalme an Parrhasios weitergab. Auch Vasari erzählt, daß Giotto als Lehrling eines Tages Cimabue einen Streich spielte, indem er eine Fliege auf die Nase einer Figur malte, an der der Meister gerade arbeitete.

Illusionseffekte mit beträchtlicher Tiefenwirkung können auch bei sehr viel größeren Objekten erzeugt werden, wenn sie nur aus größerer Entfernung und von einem bestimmten Punkt aus betrachtet werden. Ein sehr plastisches Beispiel dieser Art von Trompe-l'œil ist das Deckengemälde Pozzos in der Kirche S. Ignazio in Rom (Abb. 5.17). Auf die gewölbte Decke des Kirchenschiffs hat der Künstler Bauelemente gemalt, die sich nahtlos an die Struktur der realen Kirchenwände anschließen. Betrachtet man das Gemälde von einem bestimmten Standpunkt aus, der durch eine schwarze Marmorscheibe im Fußboden markiert ist, sieht man, wie sich von Engeln und Heili-

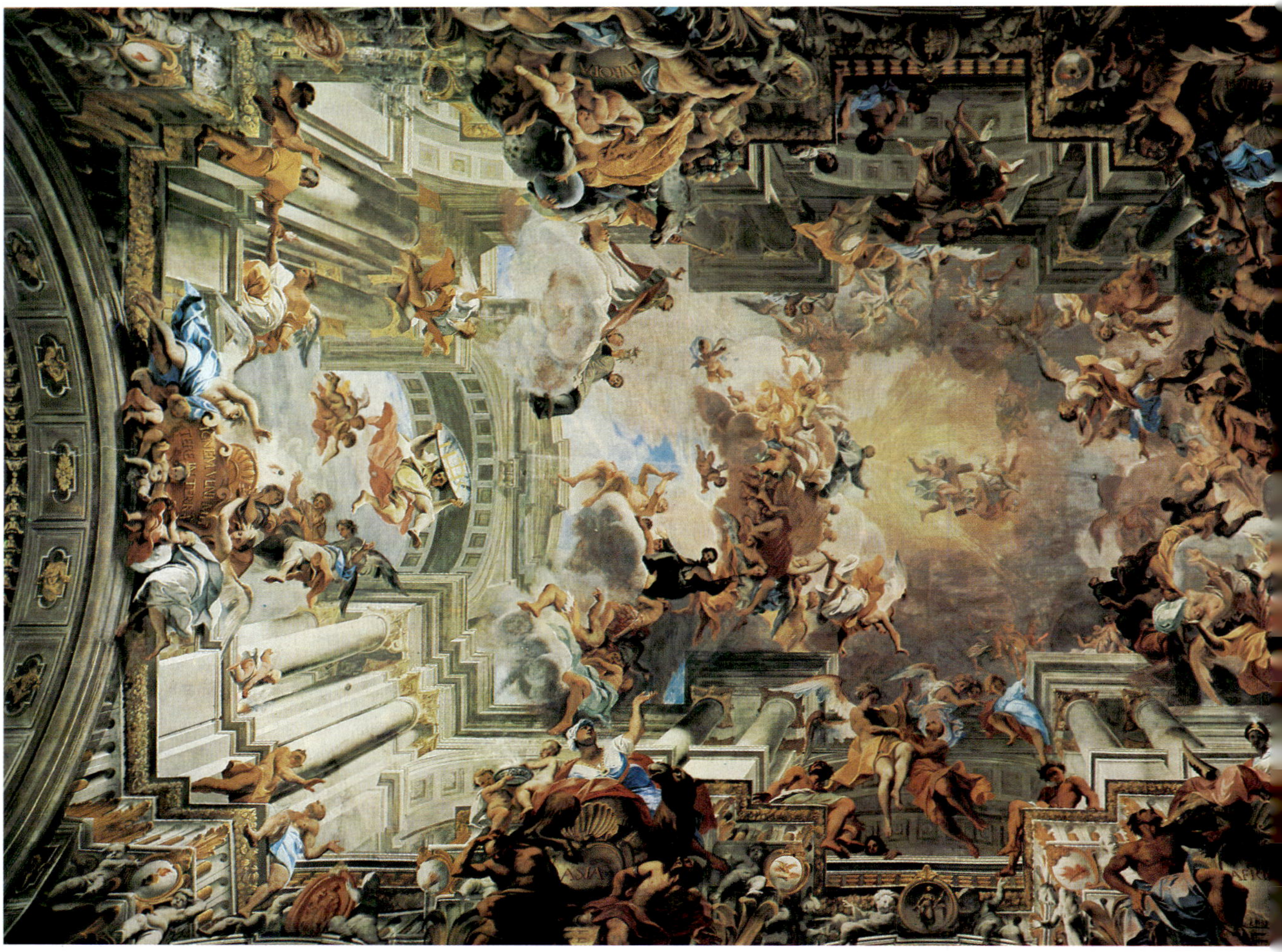

Abbildung 5.17
Andrea Pozzo, Deckengemälde der Kirche San Ignazio in Rom (1691-1694). Das Deckengewölbe hat die Form eines Halbzylinders. Hier ist es von einem Punkt aus aufgenommen, der durch eine Marmorplatte im Fußboden markiert ist. Nur von diesem Punkt aus erschließt sich dem Betracher der ganze Effekt der Perspektive.

genfiguren belebte Säulen und Bögen nach oben erstrecken und sich in schwindelerregender Höhe zum Himmel hin öffnen – wobei die Decke des Kirchenschiffs eigentlich gar nicht besonders hoch ist. Dieser Eindruck enormer Tiefe verschwindet jedoch, sobald man den angegebenen Standpunkt verläßt, da dann starke Verzerrungen erkennbar werden.

Anamorphose

Der Begriff Anamorphose ist im 17. Jahrhundert entstanden und steht für Bilder, die so stark verzerrt sind, daß sie nicht mehr ohne weiteres erkennbar

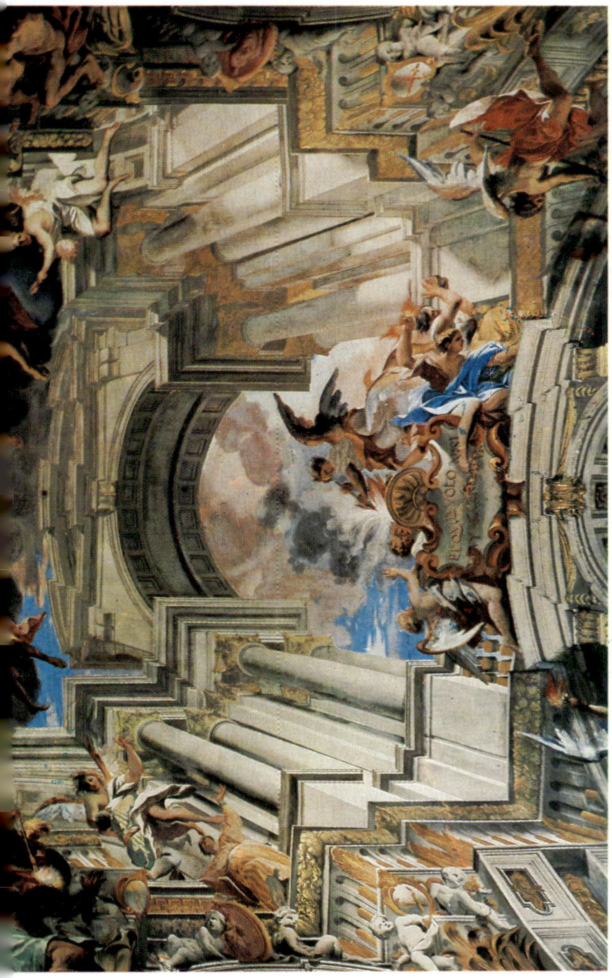

sind. Durch Betrachtung aus einem ganz bestimmten Blickwinkel oder durch Reflexion an einem gebogenen Spiegel kann die Verzerrung jedoch aufgehoben werden. Anamorphotische Bilder hatten schon seit Jahrhunderten eine magische Bedeutung oder dienten zur Unterhaltung. Mit der Entwicklung der Perspektive im 16. Jahrhundert gewannen sie neue Bedeutung und wurden auch besser verstanden.

Da Vinci war der erste, der sich über die Schwierigkeiten klar wurde, die bei der verzerrten perspektivischen Darstellung auftreten. Zu diesem Thema sind uns ein Text und zwei Zeichnungen von ihm erhalten geblieben (Abb. 5.18). Leonardo beschreibt den Vorgang der schrittweisen Verzerrung, durch den das Bild immer stärker gestreckt erscheint: Damit gleiche Entfernungen auch beim Anblick von der Seite gleich lang erscheinen, muß man sie Schritt für Schritt immer länger zeichnen. Leonardo schreibt: "Und wenn ich dieses [Bild] auf eine Wand malte, vor der du dich frei bewegen könntest, erschiene es dir völlig unproportional." Die beiden gestreckten Zeichnungen eines Kindergesichtes und eines Auges aus da Vincis *Codice Atlantico* weisen noch kaum sichtbar die Projektionslinien auf. Wenn Sie das Bild (Abb. 5.18) schräg von rechts betrachten, werden Sie die beiden Motive in dieser ältesten uns noch erhaltenen anamorphotischen Darstellung in ihren natürlichen Proportionen erkennen.

Im 16. und 17. Jahrhundert erscheinen die ersten Abhandlungen über die Technik der Anamorphose. Insbesondere Jean François Niceron widmet in seinem Werk *Thaumaturgus Opticus* (1646) den anamorphotischen Bildern und ihrer Herstellung breiten Raum und illustriert dies am Beispiel eines verzerrten Gitters. Die dort beschriebene Methode verwendete wahrscheinlich auch Hans Holbein im Jahre 1533 für das berühmteste anamorphotische Bild des 16. Jahrhunderts, *Die Gesandten* (Abb. 5.19). Zu Füßen der beiden französischen Notabeln befindet sich eine merkwürdige Figur, die völlig unverständlich bleibt, solange man das Gemälde von vorne betrachtet. Schaut man sich das Bild jedoch schräg von links unten an, erweist sich die Figur als verzerrte

Abbildung 5.18
Anamorphotische Zeichnung von Leonardo da Vinci, Codex Atlanticus, Mailand, Biblioteca Ambrosiana. Sie zeigt ein Gesicht (links) und ein Auge (rechts) und muß schräg von rechts betrachtet werden.

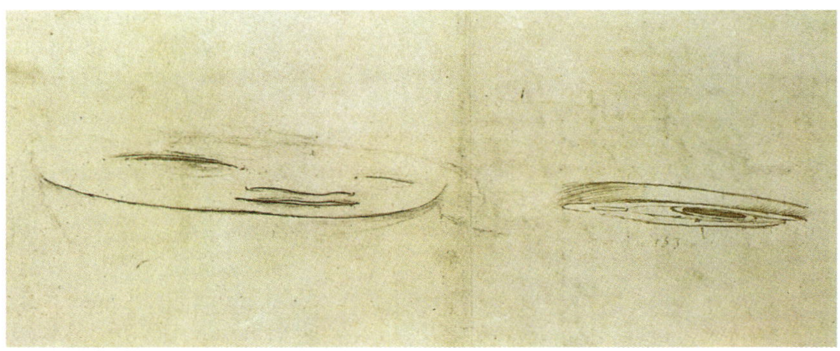

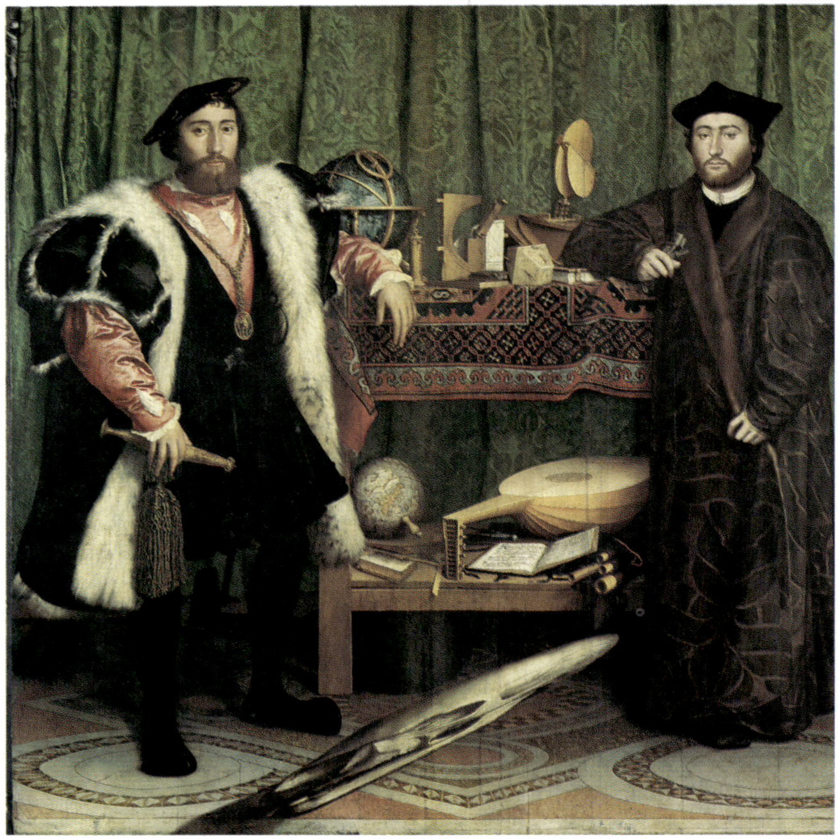

Abbildung 5.19
Hans Holbein, *Die Gesandten* (1533). London, National Gallery. Um den anamorphotischen Schädel zu erkennen, muß das Bild schräg von links unten betrachtet werden.

Darstellung eines Totenschädels. Vielleicht hat diese anamorphotische Zeichnung noch eine gewisse symbolische Bedeutung, wie ähnliche Bilder der vorhergehenden Jahrhunderte. Der so getarnte Schädel könnte einen Kontrapunkt darstellen zu dem kleinen, von dem Vorhang halb verdeckten Kruzifix am linken oberen Rand des Bildes. So könnte das eine der Symbole an den Tod (*memento mori*) und das andere an die Erlösung in einem zukünftigen Leben erinnern.

Weitere sehr bekannte anamorphotische Darstellungen sind zwei Gemälde von Königen: Das Porträt von Karl V. (1533), das in New York zu sehen ist, und das Porträt Edwards VI. (1546) in der Londoner National Portrait Gallery.

Vom 17. bis zum 19. Jahrhundert entstanden sehr viele weitere anamorphotische Bilder, insbesondere solche, die mit Hilfe von zylindrischen oder kegelförmigen Spiegeln zu betrachten sind.

Die Perspektive und die Gesetze des Sehens

Nachdem wir nun etwas über die perspektivische Darstellung erfahren haben und über die Möglichkeiten, damit wirkungsvoll Entfernungen zu simulieren, wollen wir jetzt auch auf einige Schwierigkeiten und Widersprüche bei der Abbildung der Wirklichkeit zu sprechen kommen. Zunächst möchten wir dar-

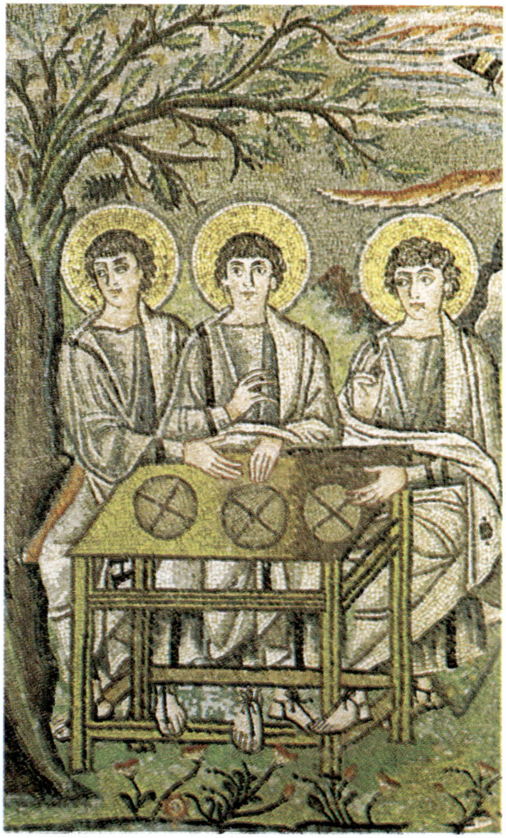

Abbildung 5.20
Die Gastfreundschaft Abrahams. Ravenna, Mosaik in der Kirche San Vitale. Auffällig ist hier die Invertierung der Perspektive bei der Darstellung des Tisches.

an erinnern, daß bei geringen Entfernungen wie zum Beispiel innerhalb eines Raumes die scheinbare Größe eines Objektes unabhängig von der Entfernung vom Betrachter ist. In diesem Entfernungsbereich ist also die Zentralperspektive nicht anwendbar, weil sie zu paradoxen Ergebnissen führen würde. Wahrscheinlich ist dies der Grund, warum schon die Maler der Renaissance die Regeln der Perspektive bei der Darstellung von Personen oder Gegenständen im Vordergrund nicht so streng befolgten.

Des weiteren ist es zwar richtig, daß für große Entfernungen das *Gesetz des konstanten Sehwinkels* gilt, das aus den Gesetzen der perspektivischen Darstellung ableitbar ist. Dennoch kann es vorkommen, daß sich auch in diesen Entfernungsbereichen die scheinbare Größe von Objekten bei gleichem Sehwinkel verändert, wenn noch andere Elemente zur Entfernungsbestimmung hinzutreten, wie im Falle der am Horizont scheinbar vergrößerten Sonne und des Mondes.

Ein anderer Fall, wo die Gesetze der Perspektive nicht unserer Wahrnehmung entsprechen, ist die *invertierte Perspektive*. Von invertierter Perspektive redet man, wenn zur Darstellung von räumlicher Tiefe keine konvergierenden, sondern divergierende Linien benutzt werden, wie in manchen mittelalterlichen Gemälden und besonders in byzantinischen Mosaiken. Ein berühmtes Beispiel ist *Die Grabfreundschaft Abrahams* in der Kirche San Vitale in Ravenna (Abb. 5.20), bei der die dem Betrachter zugewandte Kante des Tisches kürzer ist als die hintere. Hier fragte man sich, ob die Invertierung der Perspektive auf einer Wahrnehmungserfahrung beruht oder lediglich auf einer Laune des Künstlers und führte Experimente mit folgendem Ergebnis durch: Betrachtet man bestimmte dreidimensionale Körper mit rechtwinkligen Seitenflächen schräg von oben, zum Beispiel eine Tischplatte, wie sie auf dem Bild dargestellt ist, nimmt man sie in einer Weise wahr, die der invertierten Perspektive entspricht. Sind die dem Betrachter zugewandte und die gegenüberliegende Kante in Wirklichkeit gleich groß, hat man dennoch den Eindruck, letztere sei etwas größer. Die Forscher, die diese Experimente durchführten, schlossen daraus, daß unter bestimmten Umständen die invertierte Perspektive genauso legitim ist wie die auf der Basis konvergierender Linien. Wahrscheinlich ist so aufgrund einer einmal gemachten Wahrnehmungserfahrung eine bestimmte Konvention zur räumlichen Darstellung entstanden, die in der Folge mechanisch angewandt wurde, auch in solchen Fällen, in denen sie völlig ungeeignet war.

Eine andere Überlegung geht dahin, daß die lineare Perspektive nicht mit der optischen Wahrnehmung in Einklang stehen kann, weil Bilder beim Sehvorgang nicht auf eine ebene Fläche projiziert werden, sondern auf eine kugelförmige Oberfläche, die Netzhaut des Auges. Hier sollte man jedoch klarstellen, daß die Krümmung des Netzhautbildes die optische Wahrnehmung nicht zusätzlich beeinflußt. Erinnern wir uns, daß die perspektivische Projektion eine Schnittfläche des optischen Kegels mit einer gegebenen Projektionsfläche darstellt. Betrachtet man die Projektionsfläche von der Spitze des optischen Kegels aus, stimmt das Netzhautbild dieser Projektionsfläche Punkt für Punkt mit dem Netzhautbild des realen Objektes überein. Wenn nun diese beiden Bilder identisch sind, kann auch durch die Krümmung der Netzhaut, die beide Bilder in gleichem Maß betrifft, kein zusätzlicher Unterschied mehr entstehen. Einige Kunsthistoriker schlugen spezielle Projektionssysteme vor, um damit die Effekte der Krümmung des Bildes auf der Retina auszugleichen. Diese Ideen entbehren jedoch jeder neurophysiologischen Grundlage.

Beim Sehen von realen Objekten wirken die Effekte, die mit einem Auge wahrgenommen werden können, mit denen, die nur beidäugig erkennbar sind, und mit der Bewegungsparallaxe zusammen. Beim Betrachten eines Gemäldes dagegen steht der räumliche Eindruck, der durch die Perspektive und andere Effekte hervorgerufen wird (Überlappung, Licht und Schatten usw.), in einem gewissen Gegensatz zu den Informationen, die das binokuläre Sehen und die Bewegungsparallaxe liefern: Diese sagen uns, daß wir vor einer flachen Leinwand stehen und unser dreidimensionaler Eindruck nichts als Illusion ist. Nur in ganz außergewöhnlichen Fällen, wenn alle Vorkehrungen getroffen sind, daß wir uns der zweidimensionalen Bildoberfläche nicht bewußt werden, erscheint uns das Bild wirklich plastisch dreidimensional. Dies kann zum Beispiel erreicht werden, indem man das Bild mit einem Auge durch einen Schirm betrachtet, der den sichtbaren Bereich eingrenzt, so daß man den Rahmen nicht sieht. Oder indem man ein Gemälde aus einer so großen Entfernung betrachtet, daß die binokulären Effekte keine Rolle mehr spielen, wie bei Pozzos Fresken in S. Ignazio. Und schließlich dadurch, daß man ein Gemälde nicht direkt betrachtet, sondern über einen Spiegel, um die Hinweise auf die zweidimensionale Oberfläche zu überdecken. In dem bekannten Bild *Die Ehrenfräulein* von Velázquez, das im Prado von Madrid zu sehen ist, wird mit diesem Effekt gespielt. Es zeigt die Infantin Margarita, umgeben von Personen des Hofes, und dazu ein Selbstbildnis des Künstlers sowie Porträts des Königs und der Königin in einem Spiegel im Raumhintergrund. Das Werk ist nach den Regeln der Perspektive gestaltet und erzeugt schon von daher einen starken Eindruck räumlicher Tiefe. Durch den Spiegel wird dieser Effekt nochmals deutlich verstärkt, weil dadurch Rahmen und Bildoberfläche weniger bewußt werden.

Nun ist es einerseits richtig, daß die binokulär wahrnehmbaren Faktoren bei der Betrachtung eines Gemäldes eher stören können, indem sie uns deutlich machen, daß wir nur vor einer flachen Leinwand stehen, und uns so um die sorgfältig aufgebaute Illusion von Tiefe bringen. Andererseits sorgen sie aber auch dafür, daß wir bestimmte Verzerrungen nicht wahrnehmen, die sich eigentlich einstellen müßten, sobald wir ein Bild nicht direkt von vorne betrachten. So müßte uns ein Bild deformiert vorkommen, sobald wir es von der Seite betrachten, ein Kreis müßte zu einer Ellipse werden. Oft ist dies jedoch nicht der Fall, oder es wird uns kaum bewußt. Dies ist zweifelsohne einem Kompensationsmechanismus im Gehirn zu verdanken, der dafür sorgt, daß

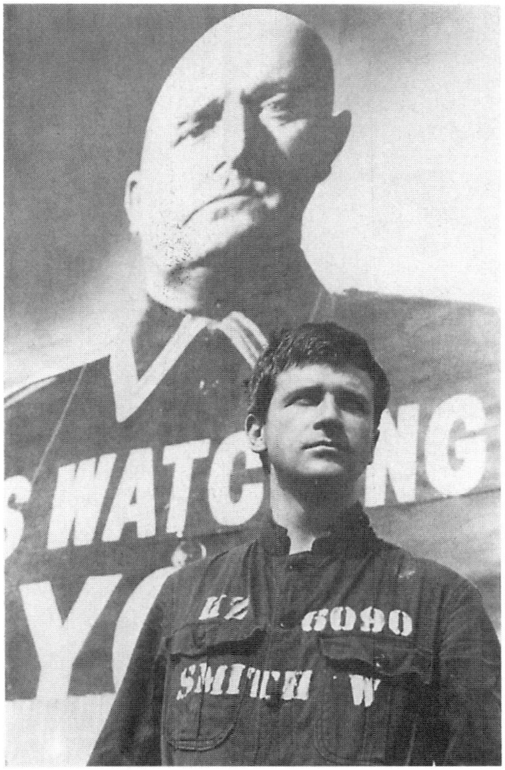

Abbildung 5.21
Die Person im Hintergrund erscheint verzerrt, weil es sich um die Fotografie einer Fotografie aus einem "falschen" Sehwinkel heraus handelt. Das Gesicht des jungen Mannes im Vordergrund erscheint dagegen auch dann nicht verzerrt, wenn man die Abbildung von der Seite betrachtet. (Aus Pirenne, 1970, © 1997 M. H. Pirenne, Oxford. Mit freundlicher Genehmigung reproduziert.)

uns die Form eines Objektes auch dann unverändert erscheint, wenn wir es aus verschiedenen Blickwinkeln betrachten. Genau dieser Mechanismus bewirkt, daß wir einen Kreis auch dann noch als Kreis identifizieren, wenn wir ihn von der Seite sehen und in unserem Auge das Bild einer mehr oder weniger gestauchten Ellipse entsteht (Abb. 1.6).

Wie stark in Wirklichkeit Bilder bei einer Betrachtung von der Seite verzerrt werden, zeigt Abbildung 5.21 anhand der Fotografie einer Fotografie. Daß gesehene Bilder im Gegensatz zu fotografischen Aufnahmen durch einen Kompensationsprozeß im Gehirn wieder zurecht gerückt werden, ist auch im Alltag nicht unwichtig. Paßfotos wären zum Beispiel kaum zu gebrauchen, wenn man die Person nur aus exakt dem gleichen Blickwinkel wie bei der Aufnahme wiedererkennen könnte.

Zum Abschluß dieses Kapitels können wir festhalten, daß die Perspektive eine entscheidende Rolle bei der bildlichen Darstellung des Raumes spielt, aber dennoch nicht allen Gesetzen des Sehens genügt. Die Tatsache, daß sich perspektivische Bilder mit zunehmender Entfernung proportional zum Netzhautbild verkleinern, reicht nicht aus, um sie gleichwertig zur Realität werden zu lassen. Was wir sehen, ist größtenteils das Ergebnis einer im Gehirn stattfindenden Verknüpfung der auf der Netzhaut auftreffenden optischen Informationen mit Informationen aus anderen Quellen, wie die anderer Sinnesorgane oder unseres Gedächtnisses. Dieses Zusammenspiel verschiedener Informationen führt dazu, daß aus dem "Bild" ein mehr oder weniger abstraktes Konzept entsteht, das zunehmend unabhängig wird von Veränderungen des Standpunktes oder der Entfernung, von Farbe oder Beleuchtung. Unser Raumempfinden besteht nicht oder nicht ausschließlich aus dem Bewußtsein der Existenz eines rein geometrischen dreidimensionalen Raumes, sondern umfaßt auch emotionale Elemente, die diesem geometrischen Raum in einem bestimmten Kontext einen bestimmten Gefühlswert zuordnen können. Damit wird der Raum, der uns umgibt, zum erlebten und, zumindest in gewissen Grenzen, zu unserem ganz eigenen Raum.

Heute gibt die Fotografie sekundenschnell Szenen in zentraler Perspektive wieder, und Techniken zur naturgetreuen Darstellung der Welt durch Malerei sind weniger wichtig geworden. Künstler sind vielmehr aufgefordert oder dazu gezwungen, durch neue Techniken neue Räume zu entdecken, die weniger bildfixiert und dennoch in der Lage sind, eine künstlerische Botschaft aus der Welt, die uns umgibt zu vermitteln. Die Äpfel Cézannes, die Gitarren oder die Flaschen der Kubisten, von Braque und Picasso, sind nicht weniger real als die Personen oder Gegenstände auf den Gemälden der Renaissance. Ihr Raum ist, auch wenn sie absichtlich die Darstellung der dritten Dimension vermeiden, dennoch nicht weniger wirklich. Realität ist die Wirklichkeit unseres Gehirns, wo auch der Raum nur Gedanke ist: Der Künstler zeigt dem Betrachter eine Botschaft, und dieser deutet sie nach seiner seiner eigenen Wirklichkeit und Erfahrung und damit nach dem Maßstab seines eigenen Gehirns.

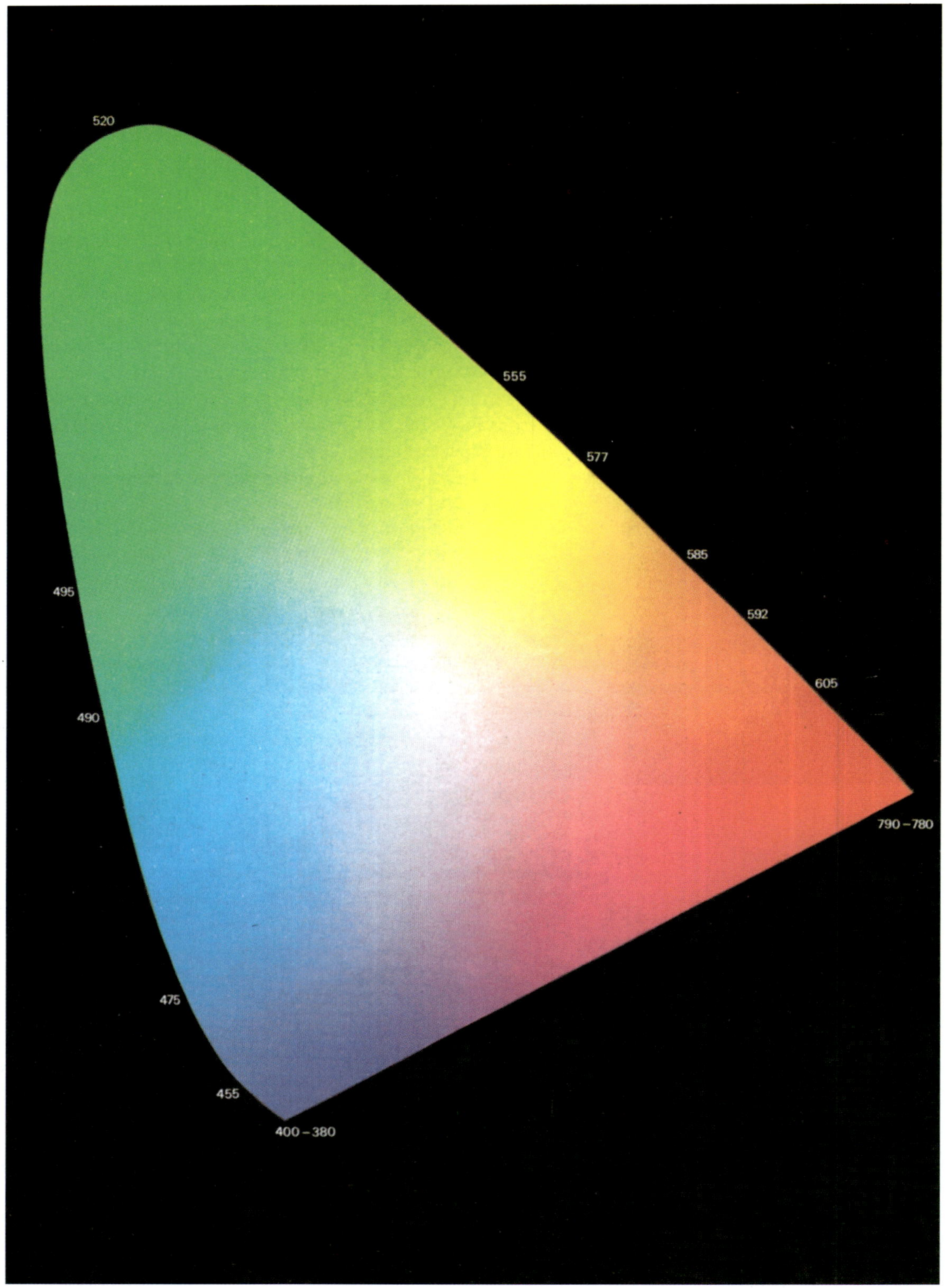
520
555
577
585
592
605
495
490
790–780
475
455
400–380

Kapitel 6
Das Farbensehen

Schöner sehen mit Farben

Die Farbe ist eine der anziehendsten und wichtigsten Eigenschaften unserer Umgebung. Blumen, Früchte, Bäume, der Himmel und auch vieles, was der Mensch erschaffen hat, erschiene uns ohne Farbe sehr viel ärmer (Abb. 6.1). Ein Gemälde ohne Farben wäre nicht nur langweiliger, viele Details wären auch schlechter zu erkennen.

Das *Licht* von Leuchtquellen wie der Sonne kann uns farbig erscheinen, wie zum Beispiel beim Sonnenauf- oder untergang; auch angestrahlte Gegenstände haben scheinbar Farben. Und dennoch ist die Farbe eines Leuchtkörpers oder eines Objekts keine intrinsische Eigenschaft, sondern ein Attribut, das unser Gehirn ihm zuweist. Ein Feuer ist nicht rot, Gras ist nicht grün, sondern wir *sehen* es so. Farbe ist das Ergebnis von Verarbeitungsprozessen in Auge und Gehirn und entsteht in unserem Wahrnehmungsapparat, auch wenn das, was wir als Farbe empfinden, letztlich von den physikalischen Eigenschaften der Lichtquelle und der beleuchteten Objekte abhängt.

Diese Behauptung wird dadurch bestätigt, daß wir zum Farbensehen eine recht starke Helligkeit benötigen. In einer dämmrigen Umgebung können wir zwar noch vieles erkennen, Farben jedoch kaum oder gar nicht. "Bei Nacht sind alle Katzen grau", sagt schon ein Sprichwort. Kaum ist es wieder hell, sind auch die Farben wieder da.

Unsere Fähigkeit zum Farbensehen verdanken wir einer der beiden Arten von *Photorezeptorzellen* in unserer Netzhaut, den *Zapfenzellen*. Diese Rezeptoren werden erst durch eine recht starke Helligkeit stimuliert. Nimmt die Helligkeit bis unter eine bestimmte Schwelle ab, werden die *Stäbchenzellen* aktiv. Diese sind lichtempfindlicher und erlauben uns das Sehen in der Dämmerung, sind jedoch nicht in der Lage, Farben zu erkennen.

Farbendreieck. Hier sind alle Farben des Lichts dargestellt. Die gesättigten reinen Farben sind entlang der Seiten des Dreiecks angeordnet: zwei Seiten für die Spektralfarben des Sonnenlichts von Rot zu Grün und weiter zu Violett, und eine Seite für die Purpurtöne. Im Innern des Dreiecks finden die helleren Farben Platz, im Zentrum steht Weiß.

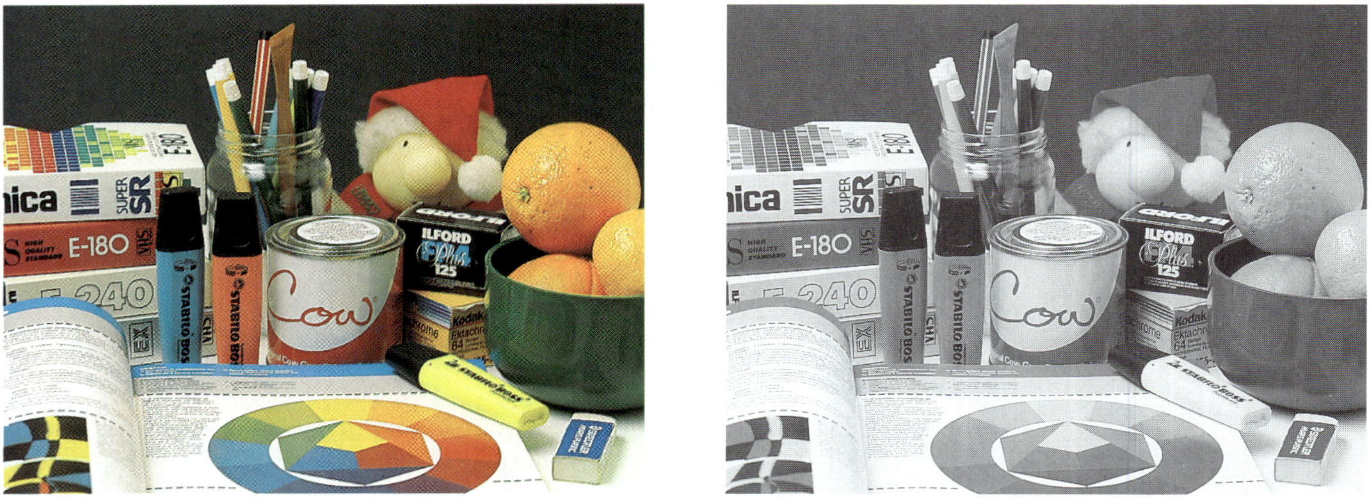

Abbildung 6.1
Farben sind für die Wirkung von Abbildungen besonders wichtig.

Die Farben des Lichts

Um zu verstehen, warum die Zapfen Farben erkennen, wollen wir zunächst einige grundlegende Eigenschaften des menschlichen Sehvorgangs betrachten. Nehmen wir an, unser Auge erreicht auf direktem Wege das Licht einer Leuchtquelle, etwa einer Lampe. Das Licht, das heißt die optische Wahrnehmung, die diese Strahlung bei uns hervorruft, hat zwei Eigenschaften: *Intensität* und *Farbe*. Die Intensität – die, wie wir sehen werden, von vielen Faktoren abhängt – steht als Maß für "die Helligkeit". Die Farbe dagegen hängt von der Wellenlänge der ausgesandten Strahlung ab.

Das Sonnenlicht erscheint uns weiß. Lassen wir jedoch einen Sonnenstrahl durch ein Prisma treten, wird dieser in seine Komponenten zerlegt, und wir sehen das gesamte Spektrum des Regenbogens (Abb. 6.2).

Newton führte als erster dieses Experiment mit einem Sonnenstrahl durch. Er beobachtete, daß das Spektrum kontinuierlich ist und aus einer Farbenfolge mit fließenden Übergängen von Rot über Orange, Gelb, Grün und Blau bis hin zu Violett besteht. Durch einen feinen Spalt isolierte er kleine Abschnitte des Spektrums. Lenkte er einen solchen isolierten Farbstrahl erneut auf ein Prisma, konnte er keine weitere Aufspaltung beobachten – auch nach dem Durchtritt durch das Prisma blieb die Farbe erhalten.

Heute wissen wir, daß das Sonnenlicht aus elektromagnetischen Wellen verschiedener Wellenlängen besteht. Bestimmte Wellenlängen entsprechen dabei einzelnen Farben, die durch ein Prisma isoliert werden können. Die Wellen, die die Farben des Spektrums erzeugen, haben Wellenlängen zwischen 400 und 700 Nanometern und sind die einzigen, die der Mensch sehen kann. (1 Nanometer, nm, ist 1 Milliardstel Meter oder 1 Millionstel Millimeter.)

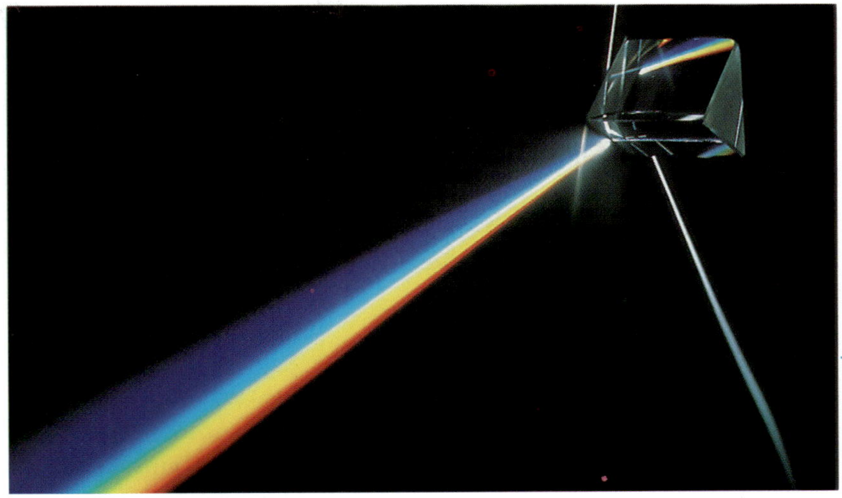

Abbildung 6.2
Ein Sonnenstrahl wird beim Durchtritt durch ein Prisma in seine monochromatischen Anteile aufgespalten. Es entsteht ein Spektrum in den Farben des Regenbogens.

Wieviele verschiedene Farben kann man in diesem Spektrum unterscheiden? Newton identifizierte sieben Hauptfarben (Rot, Orange, Gelb, Grün, Blau, Indigo und Violett) und schloß daraus, daß Weiß aus diesen sieben Farben zusammengesetzt ist. Rot entspricht dabei der größten Wellenlänge (650-700 nm), Violett der kleinsten (400-450 nm). Dennoch enthält jeder dieser Spektralbereiche wiederum viele Abstufungen unterschiedlicher Farben, die vom Auge erkannt werden können, insbesondere zahlreiche Gelb- und Grüntöne.

Die Farben einer einzigen, bestimmten Wellenlänge (*monochromatische Farben*) heißen *gesättigt*, um anzudeuten, daß sie den höchstmöglichen Farbgehalt, die größtmögliche Farbreinheit haben. Sie unterscheiden sich voneinander durch ihren *Farbton*.

Im Sonnenlicht, wie es uns auf der Erdoberfläche erreicht, haben alle Strahlen des sichtbaren Wellenlängenbereichs aus physikalischer Sicht etwa die gleiche Intensität. Unserem Auge dagegen erscheinen sie nicht alle gleich hell: Unser Auge ist am empfindlichsten für die Wellenlängen in der Mitte des sichtbaren Spektrums (ca. 550 nm) im Bereich der Farbe Grün. Die mittleren Wellenlängen erscheinen uns deshalb heller als die Strahlen kürzerer Wellenlänge (400-550 nm, entsprechend den Farben Blau bis Violett) und die größerer Wellenlänge (550-700 nm, entsprechend den Farben Grün-Gelb bis Orange-Rot; Abb. 6.3).

Das Spektrum des Regenbogens zeigt aber nicht alle gesättigten Farben, die es gibt. Newton hatte schon beobachtet, daß man eine "neue" Farbe erhält, die nicht im Spektrum enthalten ist, wenn man die beiden Farben am Ende des sichtbaren Bereichs (Rot und Violett) isoliert und miteinander mischt: Es entsteht *Purpur* oder *Magenta*. Variiert man den Rot- oder Violettanteil, er-

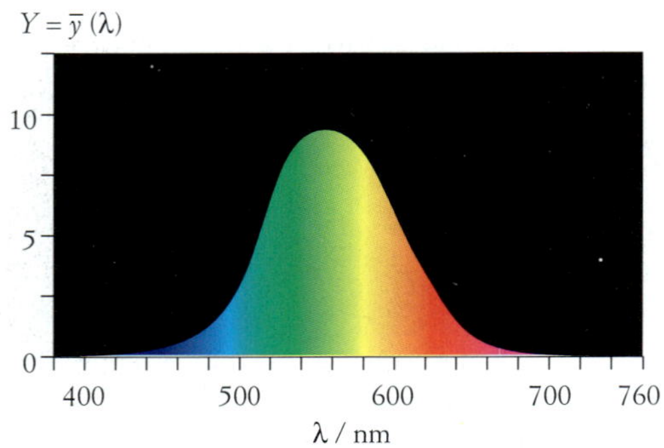

Abbildung 6.3
Die Kurve zeigt die unterschiedliche Empfindlichkeit unseres Auges für die Bereiche des sichtbaren Spektrums zwischen 360 und 760 nm. Sie ist im Bereich von Grün-Gelb am größten.

hält man eine ganze Reihe verschiedener Purpurtöne. Man kann die gesättigten Farbtöne in einem Kreis darstellen, bei dem man über die Spektralfarben von Rot zu Violett gelangt, und von dort über eine Reihe von Purpurtönen wieder zurück (Abb. 6.4).

Wir haben gesehen, daß das Sonnenlicht durch eine Überlagerung aller monochromatischen Strahlungen des sichtbaren Spektrums weiß erscheint. Zwischen Weiß und einer gesättigten Farbe existiert eine ganze Reihe immer schwächer gesättigter Farben, die man erhält, wenn man monochromatisches Licht mit einem steigenden Anteil Sonnenlicht mischt. Der Farbton wird durch die Spektralfarbe bestimmt (z. B. Blau); die Sättigung hängt von dem jeweils zugemischten Weiß-Anteil ab. So ist zum Beispiel die Farbe des Himmels am Tage (Azurblau) kein gesättigtes Blau, und eine rosa Wolke am Abendhimmel zeigt kein sattes Rot.

Auch wenn man zwei unterschiedliche monochromatische Farben des Spektrums miteinander mischt, erhält man in der Regel eine nicht gesättigte Farbe, das heißt eine Farbe, die man auch durch die Mischung einer Spektralfarbe mit einer gewissen Menge Weiß erhalten könnte. Sind die beiden Ausgangsfarben im Spektrum eng benachbart (z. B. zwei verschiedene Grüntöne), entsteht eine Farbe mit hoher Sättigung. Je weiter die Ausgangsfarben im Spektrum voneinander entfernt sind, desto weniger stark ist der resultierende Farbton gesättigt. Es ist sogar möglich, durch die geschickte Wahl von Farbton und Intensität der beiden Ausgangsfarben Weiß zu erzeugen. Die beiden jeweiligen Farbtöne heißen dann *Komplementärfarben*. Es gibt theoretisch beliebig viele Paare von Komplementärfarben. Zu jeder Spektralfarbe und für Purpur gibt es eine Komplementärfarbe. In dem Farbenkreis der Abbildung 6.4 sind jeweils gegenüberliegende Farben einander komplementär, ein Gelb- und ein Violetton, ein Grün- und ein Purpurton oder ein Paar aus Orange und Blau.

Sämtliche Farben können auf einer Scheibe oder auf einer anderen Fläche, etwa einem Dreieck, dargestellt werden. Am Rand der Fläche stehen die Farben des Regenbogenspektrums sowie Purpur, in einem Punkt im Zentrum Weiß. Dazwischen finden die nicht gesättigten Farben Platz (vgl. die Abbildung am Anfang dieses Kapitels).

Zusammenfassend besteht das, was wir wahrnehmen, wenn wir direkt in eine Lichtquelle blicken, wenn wir also "Licht sehen", aus drei Komponenten: Der *Intensität* (Sättigung), dem *Farbton* und der *Helligkeit*.

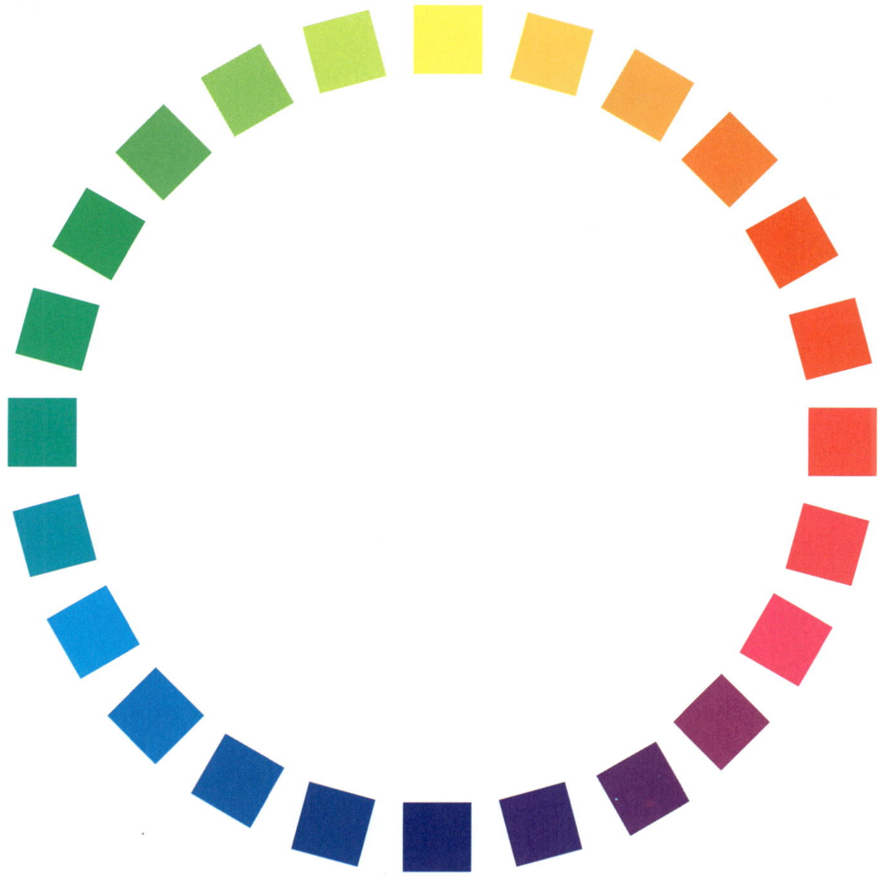

Abbildung 6.4
Farbenkreis für die Spektralfarben und die Purpurtöne. Jedes Quadrat zeigt einen Farbton. Entgegen dem Uhrzeigersinn gelangt man von Rot über Gelb, Grün und Blau zu Violett und von dort über einige Purpurtöne zurück zu Rot.

Trichromatisches Farbensehen – drei Mechanismen

Die Möglichkeit, alle Farbempfindungen durch nur drei Variablen – Intensität (Sättigung), Farbton und Helligkeitswert – beschreiben zu können, hat schon im 18. Jahrhundert zu der Vermutung geführt, daß in unserem Auge drei Arten von Rezeptoren vorhanden seien. Anfang des 19. Jahrhunderts wurde von Young die Hypothese des *trichromatischen Farbensehens* aufgestellt. Er nahm an, daß sich das Farbensehen auf nur drei elementare Empfindungen für die "Grundfarben" Rot, Grün und Violett reduzieren läßt und daß dazwischenliegende Farben durch eine Mischung der Farbempfindungen zustandekommen (Gelb aus Rot und Grün, Blau aus Grün und Violett etc.). Die Hypothese von Young, die alle Farbempfindungen auf die Wahrnehmung von nur drei Grundfarben reduzierte, wurde einige Jahrzehnte später von Helmholtz aufgegriffen. Er formulierte die Bedingungen, die physiologische Strukturen zur Erkennung der Farben erfüllen müßten. Nach Helmholtz' Meinung gibt es zwar für die Erkennung einer jeden Grundfarbe ein eigenes Funktionselement, nämlich Photorezeptoren für Rot, Grün und Blau. Jedes dieser drei Elemente muß aber dennoch in der Lage sein, das gesamte Farbenspektrum zu erfassen und ist lediglich in dem Wellenlängenbereich "seiner" Grundfarbe besonders empfindlich. Dazwischenliegende Farben werden dann durch eine unterschiedlich starke Aktivierung der drei elementaren Photorezeptoren erkannt, so wie sich alle Farben durch unterschiedliche Anteile der drei Grundfarben zusammensetzen lassen. Gelb werde so durch eine etwa gleich starke Stimulation der Photorezeptoren für Rot und Grün erkannt und Weiß durch einen gleichmäßigen Reiz aller drei Rezeptoren.

Die Young-Helmholtzsche Theorie des trichromatischen Farbensehens wurde Anfang der 60er Jahre unseres Jahrhunderts experimentell bestätigt. Es konnte gezeigt werden, daß in der Retina drei Typen von Zapfenzellen vorkommen, die unterschiedliche lichtempfindliche Substanzen (*Pigmente*) enthalten. Die drei Pigmente absorbieren verschiedene Wellenlängenbereiche des Spektrums unterschiedlich stark und verleihen dadurch den Zellen, in denen sie enthalten sind, die Fähigkeit, Licht des jeweiligen Bereichs aufzunehmen. Die Wellenlängenbereiche sind jeweils recht breit; die Empfindlichkeit ist in einer bestimmten Region jeweils am größten (Abb. 6.5).

Der erste Zapfentyp, *L-Zapfen* (engl. *long*) genannt, spricht auf den Bereich des längerwelligen Lichts an und ist für Licht der Wellenlänge 564 nm am empfindlichsten (Absorptionsmaximum). Die *M-Zapfen* (engl. *medium*) decken den mittleren Bereich ab (höchste Empfindlichkeit bei 530 nm) und die *S-Zapfen* (engl. *short*) den Bereich zwischen 400 und 500 nm (Maximum 437 nm). L-, M- und S-Zapfenzellen werden manchmal auch nicht ganz korrekt als "rote" (L), "grüne" (M) und "blaue" (S) Zapfen bezeichnet.

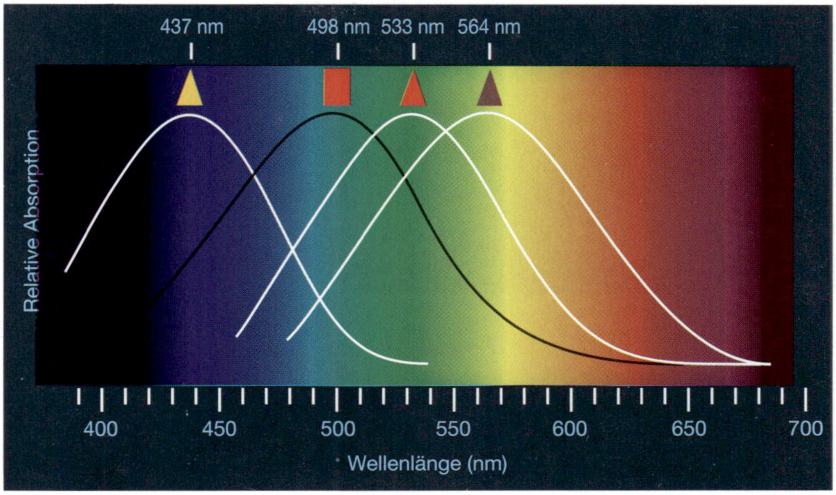

Abbildung 6.5
Absorptionsspektren (weiße Linien) der drei Zapfenzelltypen: L ("rote"), M ("grüne") und S ("blaue"). Die schwarze Linie zeigt das Absorptionsspektrum der Stäbchenzellen.

Fällt monochromatisches Licht auf die Retina, wird es von den drei Zapfentypen unterschiedlich stark absorbiert und führt damit zu einem jeweils unterschiedlich starken Signal. Ein Lichtstrahl der Wellenlänge 700 nm stimuliert fast ausschließlich die L-Zapfen, Licht einer Wellenlänge von 530 nm stimuliert die M-Zapfen stärker als die S-Zapfen usw. Eine aus Licht mehrerer Wellenlängen zusammengesetzte Strahlung stimuliert die drei Zapfenzelltypen je nach ihrer monochromatischen Zusammensetzung in unterschiedlichem Maße. Die Farben, die wir sehen, entsprechen Kombinationen unterschiedlich starker Stimulation der drei Zapfenzelltypen. Dies erklärt, wie mit nur drei Rezeptortypen eine riesige Zahl verschiedenster Farbabstufungen erkannt werden kann.

Allerdings tragen die drei Zapfenzelltypen nicht zu gleichen Teilen zur Wahrnehmung der Helligkeit bei. Daran sind fast ausschließlich die L- und M-Zapfenzellen beteiligt. Tatsächlich ist unser Auge für Licht im Bereich von circa 550 nm am empfindlichsten (Abb. 6.3), was etwa dem Bereich der Absorptionsmaxima dieser beiden Zapfenzelltypen entspricht. Die S-Zapfen spielen dagegen eine wichtige Rolle bei der genauen Bestimmung des Farbtons und der Sättigung (Intensität): So reicht eine Spur Blau, um einem "schmutzigen Weiß" jeden Gelbstich zu nehmen, ohne jedoch spürbar seine Leuchtkraft zu verändern.

Daß wir in der Dämmerung keine Farben sehen können, liegt schließlich daran, daß die Stäbchenzellen im Gegensatz zu den Zapfenzellen nur ein einziges Pigment enthalten.

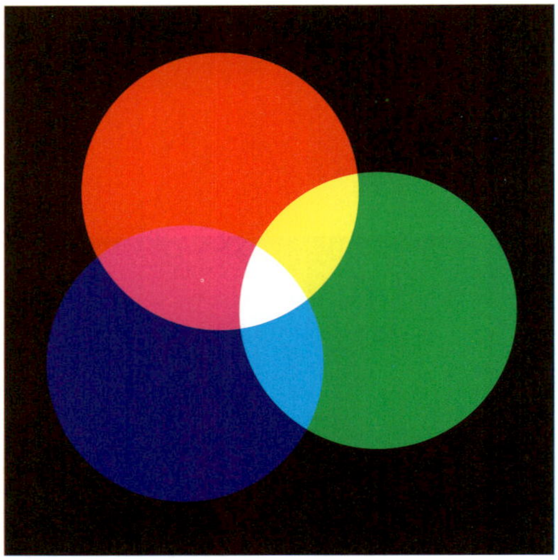

(a)

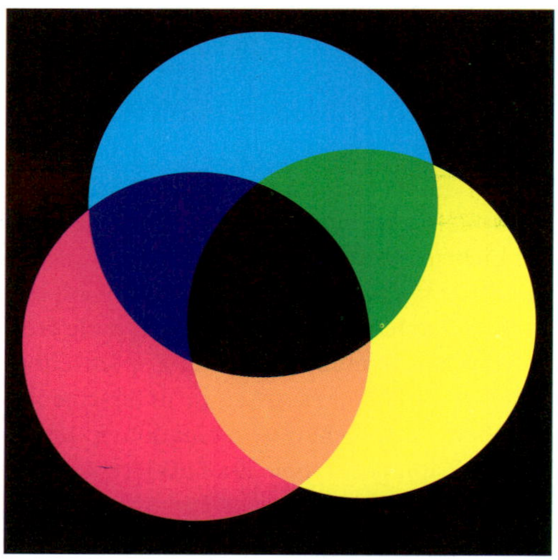

(b)

Abbildung 6.6
(a) Die drei Kreise stellen drei Lichtbündel der Farben Rot, Blau und Grün dar, die auf eine Leinwand projiziert werden und sich dort, wo sie sich überlagern, *additiv* mischen. Aus Rot und Grün entsteht Gelb, Rot und Blau ergibt Purpur, Blau und Grün Türkis; Rot, Grün und Blau ergeben Weiß.
(b) Die drei Kreise stellen bunte Scheiben dar, durch die Sonnenlicht fällt. Die gelbe Scheibe läßt die grünen und roten Anteile des Sonnenlichts passieren, die purpurfarbene die roten und blauen, und die blau-grüne Grün und Blau. Dort, wo sich die Scheiben überschneiden, erfolgt eine *subtraktive* Farbmischung der Grundfarben Gelb, Türkis und Purpur.

Additive und subtraktive Farbmischung

Die drei Zapfenzelltypen bilden die Grundlage des trichromatischen Farbensehens, das es ermöglicht, sehr viele Farben durch eine *additive Mischung* von *drei Grundfarben* aus dem Bereich des Spektrums zu erhalten. So kann etwa aus rotem und grünem Licht je nach Anteil der beiden Farben gelbes oder orangefarbenes Licht gemischt werden, aus Rot und Blau Purpur und aus Blau und Grün Türkis. Weiß entsteht durch eine Kombination der drei Grundfarben (Abb. 6.6a). Die Grundfarben heißen auch *Primärfarben* oder *Farben erster Ordnung*.

Additive Mischung kommt durch eine physikalische Überlagerung von Strahlen verschiedener Wellenlängen zustande (wenn z. B. zwei Projektoren Lichtbündel unterschiedlicher Farben auf eine Leinwand werfen), kann aber auch in unserem Auge stattfinden. Sind zwei verschiedenfarbige Zonen so eng benachbart, daß wir sie nicht auseinanderhalten können, entsteht in unserem Auge die Mischfarbe.

Die *subtraktive Farbmischung* stellt ein anderes Prinzip dar. Farbiges Licht entsteht dadurch, daß aus einem Strahlenbündel unterschiedlicher Wellenlängen durch buntes Glas oder andere transparente Filter ein großer Teil des Spektrums zurückgehalten wird und nur ein kleiner Teil passieren kann. Filtert man Sonnenlicht auf diese Weise, erhält man verschiedenfarbiges Licht, beispielsweise gelbes (wenn das Filter rotes und grünes Licht durchläßt), türkisfarbenes (wenn blaues und grünes Licht passiert), oder Purpur (wenn Blau und Rot durchgelassen werden) (Abb. 6.6b). Sind zwei Filter hintereinander angeordnet, lassen sie nur eine Farbe passieren (Rot, Grün oder Blau). Alle drei Filter hintereinander lassen gar kein sichtbares Licht mehr durch (Schwarz).

Bei dieser subtraktiven Farbmischung sind die Grundfarben *Purpur* (Magenta), *Gelb* und *Türkis* (Cyanblau). (Man beachte, daß der Begriff "subtraktiv" hier nicht in einem arithmetischen Sinn gebraucht wird. Er bedeutet lediglich, daß das zweite Filter Strahlen zurückhält, die das erste Filter noch durchgelassen hat. Das Endergebnis einer subtraktiven Farbmischung gehorcht komplexen Regeln, die auf die Transparenzeigenschaften der beiden Filter zurückgehen und nicht durch eine einfache Subtraktion zu beschreiben sind.)

Additive und subtraktive trichromatische Farbmischung bilden die Grundlage aller Techniken zur Wiedergabe von Farben. So beruht Farbfernsehen auf der additiven Farbmischung. Auf dem Bildschirm sind Leuchtpunkte dreier verschiedener Farben (Rot, Grün und Blau) regelmäßig angeordnet und werden getrennt voneinander mit unterschiedlicher Intensität von je einem Elektronenstrahl angeregt. Diese Strahlen enthalten Bildinformationen, die von der Fernsehkamera getrennt für diese verschiedenen Farbenbereiche aufgenommen wurden. Hat die Kamera ein rotes Objekt aufgenommen, werden die

Abbildung 6.7
Schemazeichnung der additiven Farbmischung auf einem Fernsehbildschirm. Die drei farbigen Kreise stellen verschiedenfarbige Leuchtpunkte dar, die jeweils durch einen von drei verschiedenen Elektronenstrahlen aktiviert werden. Diese Strahlen tasten den gesamten Bildschirm zeilenweise mit hoher Geschwindigkeit ab. Die Farbsignale der Leuchtpunkte, die unterschiedlich stark aktiviert werden können, verschmelzen im Auge des Zuschauers zu der Farbe, die das Fernsehbild an der jeweiligen Stelle haben soll. (Aus Ratliff, 1992)

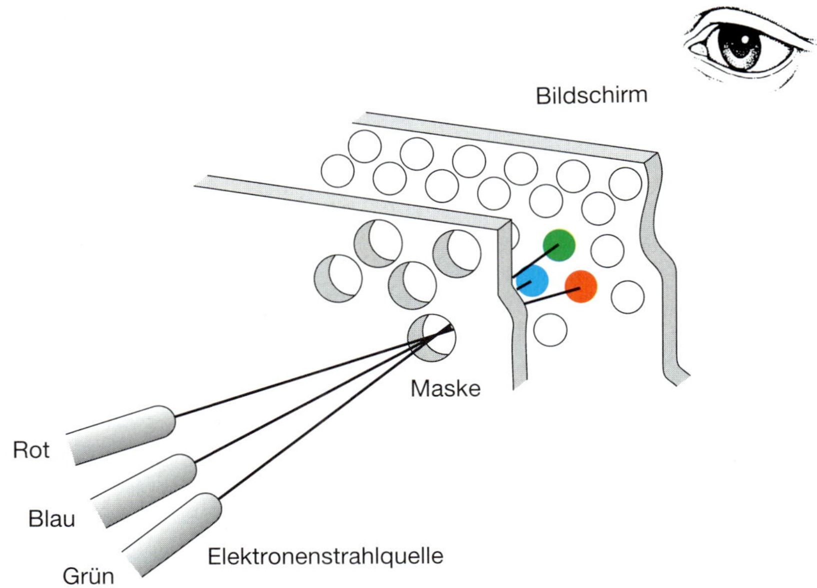

grünen und blauen Leuchtpunkte in diesem Bereich nicht angeregt. Aus einigen Metern Entfernung verschmelzen die Leuchtpunkte miteinander und führen im Auge zu einer additiven Mischung der entsprechenden Farben (Abb. 6.7).

Subtraktive Farbmischung liegt dagegen dort vor, wo Malerfarben oder Pigmente unterschiedlicher Farbtöne miteinander gemischt werden, etwa auf der Palette eines Malers. (Pigmente verhalten sich praktisch wie Filter.) Gelb ist für den Maler eine Grundfarbe, während Grün durch eine Mischung von Gelb und Blau entsteht. Bei der additiven Mischung dagegen ist in der Regel Grün eine Grundfarbe, und Gelb entsteht aus einer Mischung von Rot und Grün.

Auch beim Farbendruck erfolgt eine subtraktive Farbmischung; die Mischung einer blauen und einer gelben Druckfarbe ergibt einen Grünton (Abb. 6.8, Mitte links). Allerdings kann man auch mit Druckfarben eine additive Mischung simulieren, indem man die Grundfarben in einzelnen, dicht benachbarten Bildpunkten darstellt, ohne sie zu überlagern, so daß die Mischung erst in unserem Auge zustandekommt (Abb. 6.8, Mitte).

Werden drei Druckfarben verwendet, spricht man von *Dreifarbendruck*. Da jedoch die in der Drucktechnik eingesetzten Farben nicht sehr rein sind, wird die Darstellung verbessert, wenn man eine weitere Farbe benutzt, nämlich Schwarz. Damit erhält man dann einen *Vierfarbendruck*.

Farbenblindheit

Manche Menschen können nicht alle Farben erkennen, weil in ihrer Netzhaut nur zwei statt drei der zum Farbensehen notwendigen Zapfentypen vorhanden sind. Am häufigsten sind *Rotblindheit (Protanopie)*, bei der keine "roten"

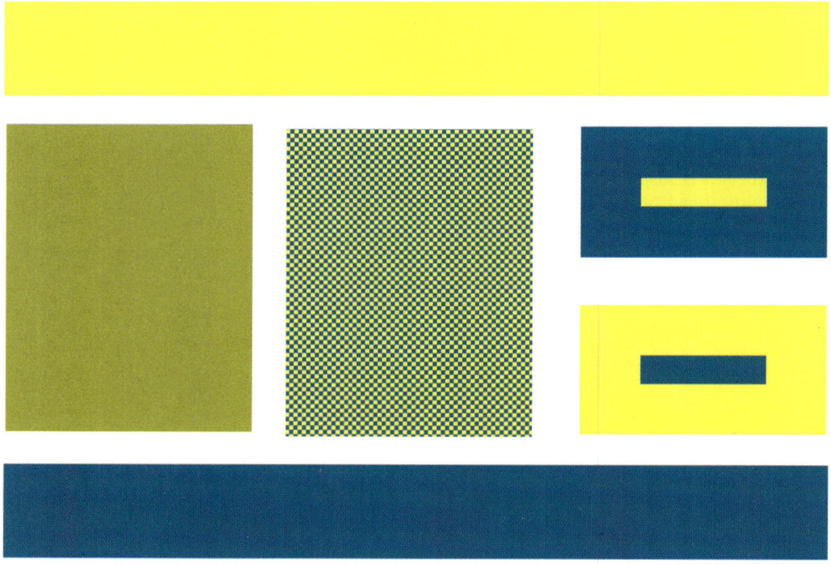

Abbildung 6.8
Beispiel additiver (links) und subtraktiver (Mitte) Mischung von Gelb und Blau im Farbendruck. Betrachten Sie die Abbildung aus einigen Metern Abstand. Das mittlere Rechteck erscheint bläulich, das linke grünlich-gelb. (Aus Ratliff, 1992)

Zapfenzellen vorhanden sind, und *Grünblindheit (Deuteranopie)*, bei der die "grünen" Zapfenzellen fehlen. Beide Formen sind erblich und bei Männern häufiger als bei Frauen.

Bei beiden Formen treten teilweise ähnliche Einschränkungen des Farbensehens auf. Es werden Farben verwechselt, die für "Normalsichtige" sehr unterschiedlich sind. So erscheint den Betroffenen der Bereich der Spektralfarben Grün, Gelb, Orange und Rot einförmig und unterscheidet sich nur in Sättigung und Helligkeit. Man kann vermuten, daß in diesem Bereich eine gelbliche Farbe erkannt wird. Daher kann es vorkommen, daß ein Objekt als grün bezeichnet wird, das einem Normalsichtigen rot vorkommt, und umgekehrt. Es folgt eine Übergangsregion im Spektrum, die Menschen mit nur zwei Zapfenzelltypen völlig farblos, also weiß erscheint. Im Bereich der kurzen Wellenlängen wird wiederum ein einförmiger Farbton erkannt, der wahrscheinlich dem Blau der Normalsichtigen entspricht.

Der gesamte Bereich der sichtbaren Farben ist also auf zwei Farbtöne (bei Rot- und Grünblinden wahrscheinlich ein Gelb- und ein Blauton) und auf deren verschiedene Sättigungsstufen bis hin zum Weiß begrenzt. Auch die relative Helligkeit der verschiedenen monochromatischen Lichtstrahlen wird anders wahrgenommen: Für Rotblinde erscheint rotes Licht wesentlich weniger hell.

Neben der Rot- und Grünblindheit gibt es auch noch die *Blauviolettblindheit (Tritanopie)*, bei der die "blauen" Zapfenzellen fehlen. Diese Anomalie ist allerdings äußerst selten.

Auf eine andere Anomalie der Farbwahrnehmung, die ihre Ursache nicht in der Netzhaut, sondern im Gehirn hat, werden wir noch zu sprechen kommen.

Die Farben der Welt

Im Sonnenlicht erscheint uns die Welt farbig. Das kommt daher, weil jedes Objekt monochromatisches Licht verschiedener Wellenlängen, aus denen das Sonnenlicht besteht, unterschiedlich stark reflektiert. Unser Auge erreichen also nur die Lichtstrahlen, die von der Oberfläche eines Körpers reflektiert werden, oder die einen durchsichtigen Körper durchquert haben.

Manche Objekte reflektieren alle Anteile des Sonnenlichtes gleich stark. Das Licht, das sie abstrahlen, hat noch die gleiche Zusammensetzung wie das Sonnenlicht und wird nur mehr oder weniger gedämpft. Diese Objekte sind nicht farbig. Wenn sie keine glänzende Oberfläche haben, wie etwa ein Spiegel, sondern eine matte, wie die meisten Gegenstände (Papier, Stoff, Baumaterialien etc.), erscheinen sie uns weiß oder grau, mehr oder weniger dunkel oder sogar schwarz, je nachdem, ob der Prozentanteil des reflektierten Lichts, das *Reflexionsvermögen*, hoch (weiß), mittel (grau) oder sehr niedrig ist (schwarz). Diese Objekte unterscheiden sich also durch ihre *Leuchtdichte*, die bei weißen Gegenständen maximal und bei schwarzen minimal ist, aber sie sind nicht farbig. Weiß, Schwarz und deren Mischungen, die Grautöne, werden als *unbunte Farben* bezeichnet.

Gegenstände, die Licht verschiedener Wellenlängen unterschiedlich stark reflektieren, erscheinen uns dagegen in der Regel farbig. Ihre Farbe wird durch drei Faktoren bestimmt: Durch einen Farbton, einer Kombination der verschiedenen von dem Objekt reflektierten Spektralfarben, durch eine Sättigung (Intensität), die von der Breite des reflektierten Spektralbereiches abhängt, und durch die Leuchtdichte, die von dem Prozentanteil des reflektierten Lichts abhängt (Abb. 6.9).

Die unbunten Farben Schwarz und Grau kommen nur bei beleuchteten Objekten vor und nur in einer komplexeren Umgebung, in der gleichzeitig andere Objekte mit unterschiedlichem Reflexionsvermögen vorhanden sind. Ein isolierter unbunter Gegenstand, der in einer ansonsten dunklen Umgebung angestrahlt wird, erscheint nie grau oder schwarz, sondern allenfalls mehr oder weniger hell. Mit anderen Worten, Grau und Schwarz (die es als "Farben" von Licht nicht gibt) entstehen aus Kontrasteffekten, durch den Vergleich mit anderen Objekten, die stärker reflektieren.

Analog können in einer komplexen Umgebung auch farbige Objekte im Zusammenwirken mit Hell-Dunkel-Effekten "neue" Farbempfindungen hervorrufen, die es als Farbe von Licht nicht gibt, wie Olivgrün, Brauntöne und andere sogenannte "Erdfarben". In diesen Fällen reflektieren die Objekte ei-

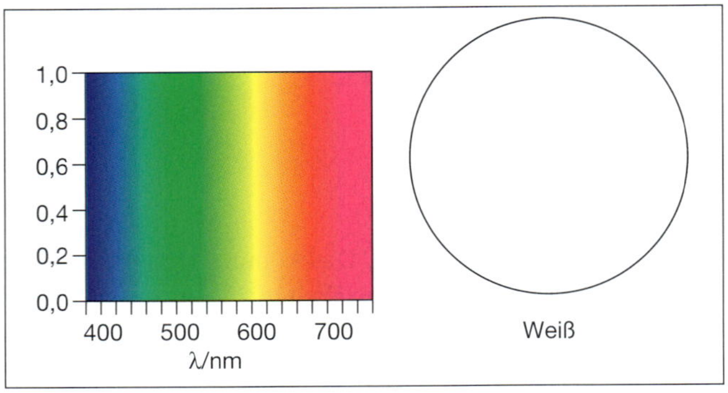

(a)

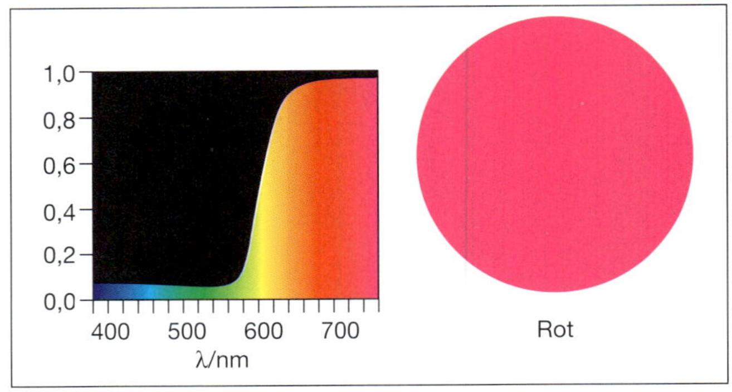

(b)

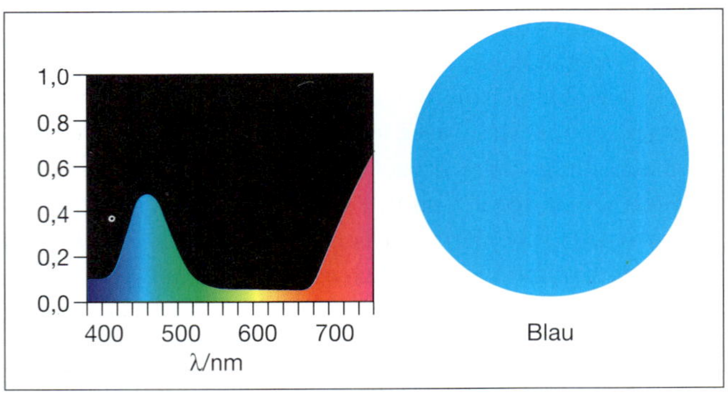

(c)

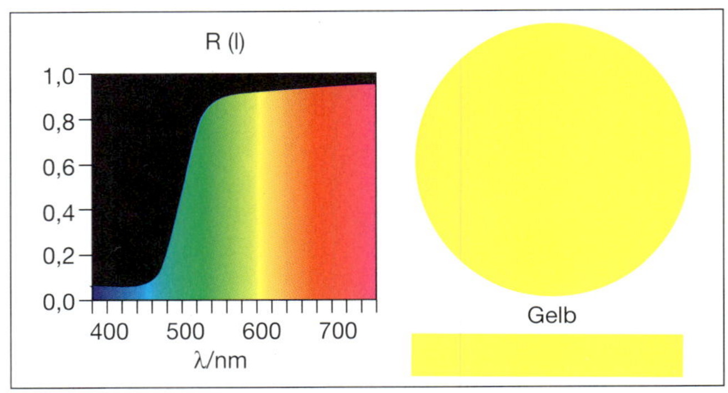

(d)

Abbildung 6.9
Leuchtdichtespektren (Prozentanteile der reflektierten Strahlung) der in den Kreisen dargestellten Farben.
(a) Ein weißer Gegenstand reflektiert alle Spektralfarben praktisch vollständig.
(b) Ein Objekt, das vorwiegend die Rotanteile des Spektrums reflektiert, erscheint uns rot.
(c) Ein Objekt, das blauviolettes Licht reflektiert, erscheint blau.
(d) Ein Gegenstand, der die grünen, gelben und roten Anteile des Sonnenspektrums reflektiert, erscheint gelb.

nen bestimmten Spektralbereich, jedoch nur sehr schwach, so daß sie durch einen Kontrasteffekt dunkel erscheinen. Kastanienbraun ist beispielsweise die Farbe von Objekten, die sehr schwach im Bereich von Rot-Orange bis ins Gelb hinein reflektieren, Olivgrün entsteht aus einer sehr schwachen Reflexion im Bereich des Grün. Maler erzeugen diese Farben, indem sie helle Farben mit Schwarz mischen.

Ähnliche Überlegungen kann man auch für durchsichtige Objekte wie Fenster anstellen. Ein Fenster erscheint uns bunt, wenn es nur Licht einzelner Wellenlängen durchläßt. Kann Sonnenlicht durchdringen, ohne daß bestimmte Bestandteile selektiv herausgefiltert werden, erscheint uns das Objekt unbunt: Entweder völlig durchsichtig, wie Fensterglas, oder mehr oder weniger dunkel, wie die Gläser einer Sonnenbrille.

Farbkonstanz

Haben wir eine andere Lichtquelle als die Sonne, zum Beispiel eine Lampe oder eine Flamme, wird von den beleuchteten Objekten auch eine andere Strahlung reflektiert. Lampen strahlen ein erheblich anderes Spektrum ab als die Sonne. Das Spektrum von Glühlampen ist im längerwelligen Bereich reicher als Sonnenlicht, während Fluoreszenzlampen (Leuchtstoffröhren) dort ein ärmeres Farbenspektrum aufweisen. Man sollte daher erwarten, daß sich die Farbe von Gegenständen verändert, wenn sie anstatt vom Sonnenlicht von einer Glühlampe oder von einer Fluoreszenzlampe beschienen werden. Zu einem gewissen Grad ist das auch durchaus der Fall. So wissen wir, daß bestimmte Lebensmittel, zum Beispiel Fleisch, in einem durch Neonröhren beleuchteten Laden eher braun-violett, im Sonnenlicht oder im Licht einer Glühlampe dagegen kräftig rot erscheinen. Dennoch sind diese Effekte vergleichsweise gering gegenüber denen, die wir eigentlich aufgrund der unterschiedlichen physikalischen Eigenschaften der Lichtquellen erwarten müßten.

Stellen wir uns doch einmal eine uns vertraute Umgebung vor, etwa ein Zimmer unseres Hauses, und überlegen, wie es bei Tageslicht und bei Kunstlicht aussieht. Ein Blatt Papier erscheint uns in beiden Fällen weiß, und erst dann, wenn wir einen Teil davon ins Sonnenlicht halten und einen anderen unter eine Glühlampe, bemerken wir den Unterschied.

Tatsächlich bleiben die Farben von Objekten auch bei beträchtlichen Beleuchtungsunterschieden relativ unverändert. Dieses Wahrnehmungsphänomen bezeichnet man als *Farbkonstanz*. Es scheint, als könne unser Sehapparat die Spektraleigenschaften der einfallenden Strahlung bewerten und die Auswirkungen auf das Aussehen der Objekte kompensieren. Es sind verschiedene Theorien zur Erklärung der Farbkonstanz aufgestellt worden; die bekannteste ist die von Land (1986). Nach dessen Theorie hängt die Farbe eines Objektes nicht einfach davon ab, welche Zapfenzelltypen in der Netzhaut durch das vom Objekt reflektierte Licht stimuliert werden. Der Sehreiz, der durch das Objekt erzeugt wird, werde vielmehr mit den Sehreizen verglichen, den die anderen Objekte der Umgebung verursachen (und die von der gleichen Lichtquelle beschienen werden). Durch diesen Vergleich könnten die Unterschiede der verschiedenen Lichtquellen ausgeglichen werden, so daß die Farbe eines Objekts nur noch von seinen Reflexionseigenschaften abhängt. Dies setzt die Fähigkeit des Nervensystems voraus, einen solchen Vergleich für jeden Zapfenzelltyp durchzuführen.

Vorgänge auf der Ebene der Netzhaut reichen zur zufriedenstellenden Erklärung der Farbkonstanz also nicht aus. Es müssen in jedem Fall Verarbeitungsschritte auf der Ebene des Gehirns hinzutreten.

Die Gegenfarbentheorie

Wie wir bereits erfahren haben, übermittelt nach der Theorie von Helmholtz jeder der drei Zapfenzelltypen dem Gehirn die Information für eine der Farben Rot, Grün und Blau. Die verschiedenen gesehenen Farbtöne entstehen danach durch eine additive Verarbeitung dieser Signale, ähnlich wie bei der additiven Mischung von Farben aus drei Grundfarben. Diese Theorie erklärt jedoch nicht die Farben, die durch Kontrasteffekte entstehen.

Helmholtz' Theorie wurde bereits von einem seiner Zeitgenossen, Ewald Hering, kritisiert, der es unakzeptabel fand, daß Gelb eine Zusammensetzung aus Rot und Grün sein sollte. Seiner Meinung nach sei Gelb eine Grundfarbe, bei der man keine zwei Komponenten erkennen könne wie zum Beispiel bei Orange, als Mischung aus Rot und Gelb, oder bei Türkis, als Mischung von Grün und Blau. Für die Farbwahrnehmung existierten demnach vier nicht weiter zerlegbare Grundfarben, nämlich Rot, Gelb, Grün und Blau. Diesen Elementarfarben entsprechen vier Wellenlängen im Spektrum (Blau ca. 470 nm, Grün 520 nm, Gelb 570 nm, Rot 670 nm). Alle anderen Spektralfarben erzeugen Farbempfindungen, die sich in zwei dieser Elementarfarben trennen lassen. Damit sind Rot und Grün nicht nur nicht in Gelb enthalten, sondern diese beiden Farben löschen sich sogar gegenseitig aus. So kann man zum Beispiel den Rotanteil, der in Orange (ca. 600 nm) wahrnehmbar ist, durch Zumischung von Grün (520 nm) auslöschen. Grün und Rot verhalten sich damit wie Gegenfarben. Ein weiteres Gegenfarbenpaar bilden nach dieser Theorie Blau und Gelb.

Herings Gegenfarbentheorie konnte die Farbkontrastphänomene erklären, auf die wir gleich eingehen werden. Um auch zugleich noch eine Erklärung für Hell-Dunkel-Kontraste zu liefern, postulierte er als weiteres Gegenfarbenpaar Schwarz und Weiß, die er ebenfalls zu den Elementarfarben zählte. Damit erklärte Hering nicht nur die unbunten Farbkontraste (Grautöne als

Mischung der beiden Elementarfarben Schwarz und Weiß), sondern auch die Erdfarben, die im Zusammenwirken mit einem Hell-Dunkel-Kontrast entstehen, denn Braun entsteht durch eine Mischung von Schwarz und Rot, Schwarz und Grün ergibt Olivgrün etc. Die ungesättigten Farben wie Himmelblau oder Rosa entstehen damit analog durch die Mischung einer bunten Elementarfarbe mit Weiß.

Diese Theorie mit ihren drei Gegenfarbenpaaren erscheint zwar komplizierter als die von Helmholtz, erklärt aber in zufriedenstellender Weise viele Wahrnehmungsphänomene, und sie kann vielleicht auch bestimmte Eigenheiten der Verwendung von Farben in der Kunst verstehen helfen, über die wir im nächsten Kapitel sprechen. Darüber hinaus beruht sie auf soliden physiologischen Grundlagen und widerspricht nicht der Existenz dreier verschiedener Zapfentypen in der Netzhaut.

Farbkontrast

Wie bereits Leonardo da Vinci festgestellt hatte, kann die Farbe eines Objekts je nach dem Hintergrund, vor dem es sich befindet, verschieden wirken. Die Farbe des Hintergrundes läßt das Objekt eine Farbtönung annehmen, die der Komplementärfarbe des Hintergrunds entspricht (Abb. 6.10). Gelb auf einem grünen Hintergrund tendiert zu Orange, es erhält eine rote Farbtönung (Komplementärfarbe zu Grün), während es vor einem roten Hintergrund eher grünlich wirkt.

Auch die einfache Nachbarschaft zweier Objekte kann Farbkontraste bewirken. Dies zeigt sich entweder in einer wechselseitigen Veränderung der Farbtönung beider Objekte oder dadurch, daß unbunte Objekte einen leichten Farbstich annehmen. So kann ein weißes Blatt Papier neben einer intensiv blauen oder violetten Fläche leicht gelblich und neben einem kräftigen Gelb bläulich erscheinen. In der Regel nimmt auch hier das Objekt die Tönung der Komplementärfarbe des Nachbarobjekts an.

Zu dieser Regel gibt es jedoch eine Ausnahme, wenn sich nämlich nicht größere Flächen, sondern dichte Muster einer Farbe mit dem einer anderen Farbe abwechseln. In diesem Fall erhält man eine *Assimilation*, die Farbe des einen Musters nimmt die Farbtönung des anderen an, und nicht die Tönung der Komplementärfarbe. In Abbildung 6.11 zum Beispiel erscheinen die roten Streifen vor dem grünen Hintergrund leicht orange und vor dem blauen Hintergrund bläulich.

Die Phänomene von Farbkonstanz und Farbkontrast zeigen, wie weit sich unsere Wahrnehmung von dem entfernt, was man alleine aufgrund der physikalischen Eigenschaften der Lichtreize annehmen könnte. Unterschiedliche optische Reize können zu den gleichen Empfindungen führen, ebenso gleiche Reize je nach Umgebung zu deutlich anderer Wahrnehmung.

Ein weiteres Phänomen in diesem Zusammenhang ist der *farbige Sukzessivkontrast.* Betrachtet man ein Objekt einer bestimmten Farbe über eine längere Zeit und danach ein anderes, kann der Farbeindruck, den wir von dem zweiten Objekt haben, von der Farbe des ersten beeinflußt sein, wie man am Beispiel der Abbildung 6.12 selbst feststellen kann. Schauen Sie etwa eine Minute auf das schwarze Kreuz im linken Teil der Abbildung, und schauen Sie dann auf das Kreuz im rechten Teil. Sie werden feststellen, daß die vier Segmente sich auf dem grauen Hintergrund abzeichnen – jedes jedoch in der Gegenfarbe des entsprechenden Segments links: Das blaue Segment erscheint gelb, das grüne rotviolett und umgekehrt.

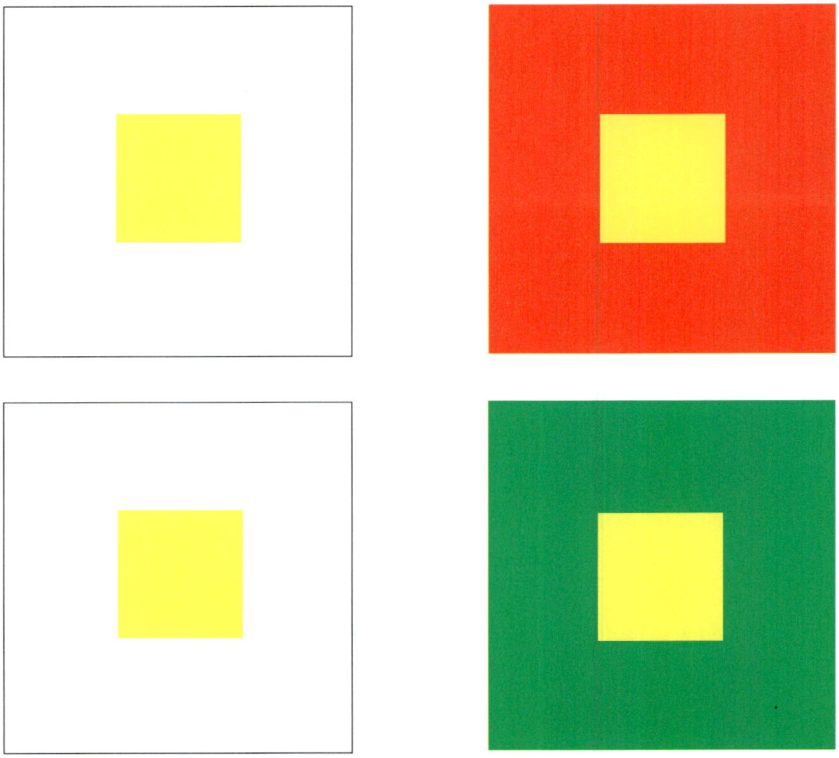

Abbildung 6.10
Beispiele für Farbkontrast. Die vier gelben Quadrate sind identisch, und so erscheinen sie auch auf einem weißen Hintergrund. Umgeben von einer anderen Farbe scheinen sie jedoch unterschiedlich: Auf einem roten Hintergrund erscheint das Gelb leicht grünlich, auf grünem Hintergrund leicht orange.

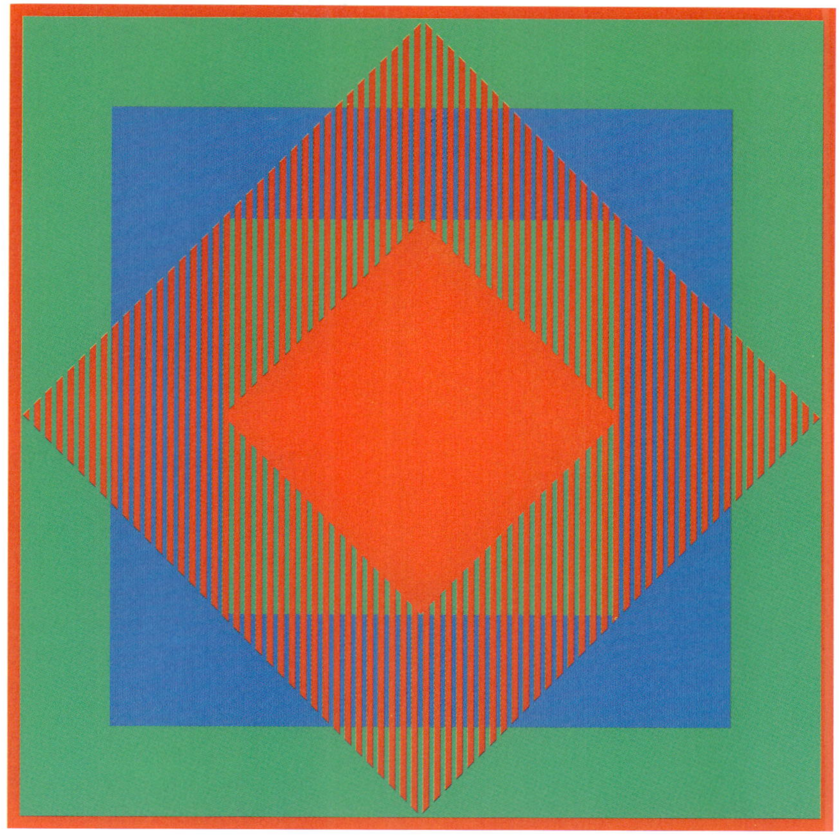

Abbildung 6.11
Die Abbildung illustriert das Phänomen der chromatischen Assimilation. Die roten Streifen scheinen auf grünem Hintergrund gelblich und auf dunkelblauem Hintergrund bläulich.

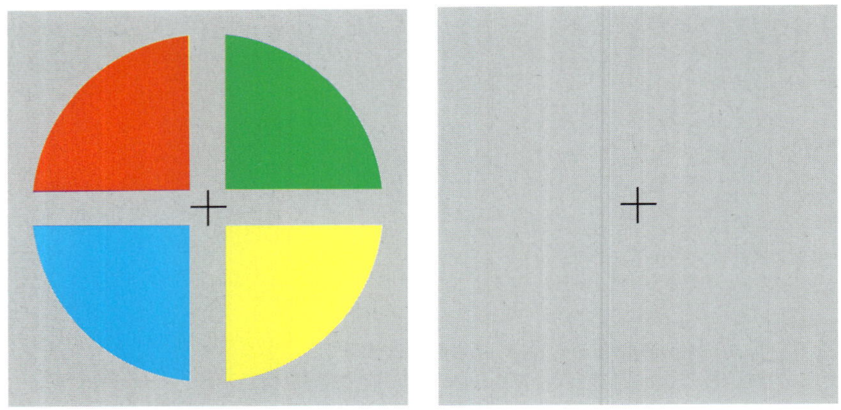

Abbildung 6.12
Sukzessivkontrast. Betrachten Sie etwa eine Minute das Kreuz in der linken Hälfte der Abbildung, und betrachten Sie dann das Kreuz in der rechten Hälfte. Die vier Segmente zeichnen sich auf dem grauen Hintergrund ab, jedoch jedes in der Gegenfarbe des entsprechenden Segments links.

Die Sehschärfe beim Farbensehen

Unser Auge kann feine Details nur bis zu einer bestimmten Grenze unterscheiden. Einzelheiten, die einen starken Schwarz-Weiß-Kontrast bilden, können wir bis zu einem Sehwinkel von knapp einer Winkelminute auseinanderhalten. Beim Farbensehen ist unsere Sehschärfe deutlich geringer: Rote Objekte auf grünem Hintergrund oder grüne Objekte auf rotem Hintergrund müssen beispielsweise mindestens drei Winkelminuten voneinander entfernt sein, damit wir sie erkennen können.

Sind nun zwei verschiedenfarbige Punkte so dicht benachbart, daß wir sie gerade noch getrennt wahrnehmen können, sind dennoch ihre beiden Farben nicht zu unterscheiden. In diesem Fall werden, wie wir bereits gesehen haben, die beiden Farben zu einer Farbempfindung verschmolzen. So erscheinen rote Details auf einem grünen Hintergrund gelb, sobald ihre Entfernung voneinander im Bereich des Auflösungsvermögens unseres Auges liegt.

Eine solche Farbmischung kann auch im Zusammenhang mit einem Hell-Dunkel-Kontrast stattfinden. Betrachten wir zum Beispiel ein Schachbrettmuster aus gelben und blauen Feldern. Aus der Nähe kann man die beiden Farben klar unterscheiden. Vergrößert man den Betrachtungsabstand, verschwinden plötzlich die Farben, und die Felder erscheinen schwarz und weiß: Die beiden Komplementärfarben gelb und blau sind miteinander verschmolzen. Dieses Phänomen bildet die Grundlage für die Maltechnik des *Pointillismus*.

Farbe und Gehirn

Nicht alle Aspekte des Farbensehens lassen sich durch die Existenz dreier Pigmentfarbstoffe in den Netzhautzapfenzellen erklären. Entgegen den Vorstellungen von Helmholtz bleiben die Informationen, die von den drei Zapfentypen registriert werden, auf den Nervenbahnen zum Gehirn nicht voneinander getrennt. Vielmehr laufen sie bereits in der Netzhaut und dann in den darauffolgenden Stationen zusammen. Dabei sind zwei oder mehrere Zapfenzellen mit einer Nervenzelle, einer sogenannten Ganglionzelle, verbunden (vgl. Abb. 2.4c). Eine solche Nervenzelle empfängt von allen mit ihr verbundenen Zapfenzellen Signale und damit jeweils eine Information. Im folgenden wird der Vorgang "Eine Ganglionzelle empfängt ein Signal von einer Zapfenzelle" mit "+" und der Vorgang "Eine Zelle empfängt kein Signal von dieser Zapfenzelle" mit "-" abgekürzt. Eine Ganglionzelle, die beispielsweise mit zwei Zapfenzellen verbunden ist, kann also von diesen entweder die gleiche Information erhalten (+/+ oder -/-) oder aber entgegengesetzte Informationen (+/- oder -/+).

Die Ganglienzellen der Netzhaut kann man nach ihrem Aussehen und ihrer Funktion in zwei Gruppen einteilen. Die Zellen der einen Gruppe werden durch gleiche Reize (+/+) von "roten" oder "grünen" Zapfenzellen aktiviert, nicht aber durch unterschiedliche Reize (-/+). Die Aktivierung führt zur Entstehung und Weiterleitung eines Nervenimpulses. Durch diese Art der "Verschaltung" kann eine Information über die Helligkeit im Bereich dieser Zapfen weitergeleitet werden: beide Zapfen aktiviert = hohe Lichtintensität = Nervensignal; kein oder nur ein Zapfen aktiviert = geringe oder keine Lichtintensität = kein Nervensignal. Dagegen kann auf diese Weise der Farbton nicht unterschieden werden. Die Verarbeitung der Farbinformation übernehmen die Ganglienzellen der zweiten Gruppe, die den weitaus größten Teil dieser Zellen ausmachen. In dieser zweiten Gruppe gibt es zwei verschiedene Zelltypen, die sich in ihrer "Verschaltung" unterscheiden. Der erste Zelltyp wird durch "rote" Zapfenzellen aktiviert und durch "grüne" Zapfenzellen gehemmt und umgekehrt (rot + /grün – und rot – /grün + = Signal, rot + /grün + oder rot – /grün – = kein Signal). Der zweite Typ wird durch "blaue" Zapfenzellen aktiviert und sowohl durch "rote" wie durch "grüne" Zapfenzellen gehemmt (inhibiert) (blau + /rot – /grün – = Signal, z. B. blau + /rot – /grün + oder blau + /rot + /grün – = kein Signal). Durch die verschiedenen Gangliontypen kann jeder Lichtreiz in eine bestimmte Signalkombination umgewandelt werden.

Auf der Ebene der Ganglienzellen begegnen wir also drei Nervenzelltypen, die unabhängig voneinander Informationen über drei Variablen des Lichtreizes verarbeiten und übermitteln können. Die drei Variablen beschreiben drei Gegensatzpaare, nämlich Hell-Dunkel, Rot-Grün und Blau-Gelb, wie sie schon Hering postuliert hatte. Die drei Ganglionzelltypen leiten ihre

Abbildung 6.13
Rezeptive Felder für die Gegenfarbenpaare Rot-Grün (links), Gelb-Blau (Mitte) und Hell-Dunkel (rechts). Angegeben sind Farbkombinationen, die ein Nervensignal auslösen.

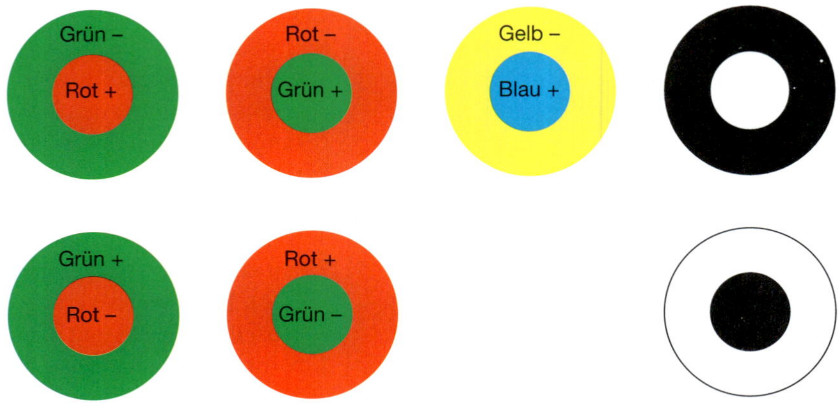

Informationen über getrennte Nervenbahnen weiter; diese Trennung bleibt bis in die Verarbeitungszentren in der Sehrinde bestehen.

Durch weitere Nervenzellen werden Informationen über Form und Bewegung verarbeitet. Auch diese Signale werden zum Teil auf getrennten Wegen zur Sehrinde weitergeleitet und dort mit den Farbinformationen zu einer einheitlichen visuellen Wahrnehmung verbunden.

In der Hirnrinde gibt es einen speziellen Bereich für die Verarbeitung von Farbinformationen. Schädigungen dieser Region verursachen eine Form von Farbenblindheit, die als *kortikale Achromatopsie* bezeichnet wird. Manchmal beschränkt sie sich auf eine Hirnhälfte. In diesen Fällen ist nur eine Hälfte des Gesichtfeldes vom Ausfall der Farbwahrnehmung betroffen (Abb. 6.14).

Eine solche Sehstörung ist nicht mit den oben beschriebenen Fällen von Farbenblindheit zu verwechseln, die durch ein Fehlen von bestimmten Zapfenzelltypen verursacht wird und bei denen lediglich das Spektrum der sichtbaren Farben eingeschränkt ist. Menschen mit kortikaler Achromatopsie sehen die Welt nur in Grautönen, ohne jede Farbe. Überraschenderweise verlieren sie auch die Fähigkeit, sich Farben vorzustellen. Dagegen ist die Formwahrnehmung bei diesen Patienten nicht eingeschränkt; diese Information wird daher offensichtlich in anderen Bereichen der Hirnrinde verarbeitet.

Schädigungen bestimmter Bereiche der linken Hirnhälfte können dazu führen, daß Farben nicht mehr korrekt benannt werden können, obwohl sie normal gesehen werden. In manchen Fällen können Patienten Bezeichnungen der Farben nicht mehr aussprechen, andere verwechseln die Farben, bezeichnen Blau als "Rot" oder Grün als "Gelb".

Die Existenz zweier Informationskanäle für die Farbgegensatzpaare Rot-Grün und Gelb-Blau bestätigt Herings Hypothese der vier Elementarfarben, einem Rot-, einem Gelb-, einem Grün- und einem Blauton. Auch die Existenz

Abbildung 6.14
Patienten mit einer Schädigung des Verarbeitungszentrums von Farbinformationen in der linken Hirnhälfte verlieren die Fähigkeit zur Farbwahrnehmung in der rechten Gesichtsfeldhälfte. In der linken Gesichtsfeldhälfte, deren optische Informationen von der rechten Hirnhälfte verarbeitet werden, ist die Farbwahrnehmung normal. (Aus S. Zeki, *A vision of the brain*. Copyright © 1997 Blackwell Science Publishers Ltd, Oxford 1993. Mit freundlicher Genehmigung reproduziert.)

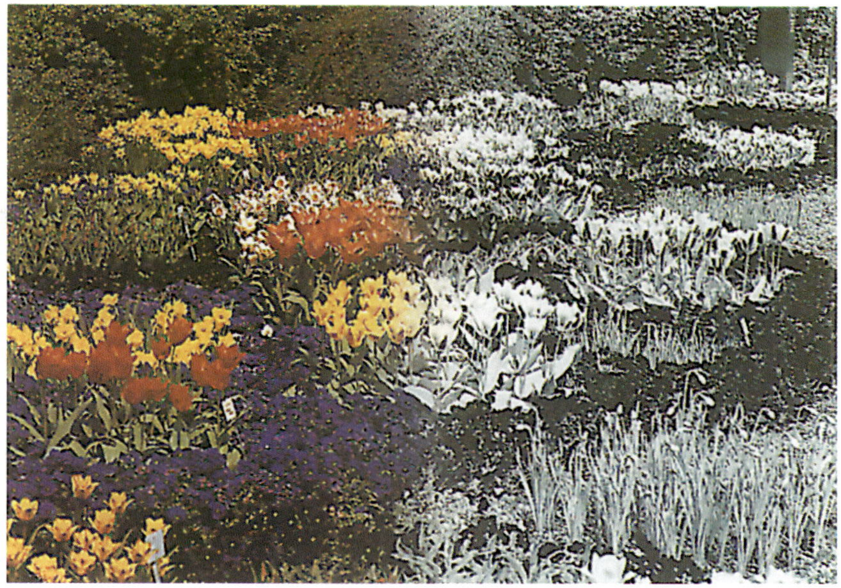

von Komplementärfarben und Farbkontrastphänomene können aufgrund der physiologischen Eigenschaften der Signalverarbeitung vielleicht besser verstanden werden. Während die drei Typen von Photorezeptoren der Theorie von Helmholtz entsprechen, erfolgt die Verarbeitung der Farbinformationen also in Einklang mit der Gegenfarbentheorie von Hering.

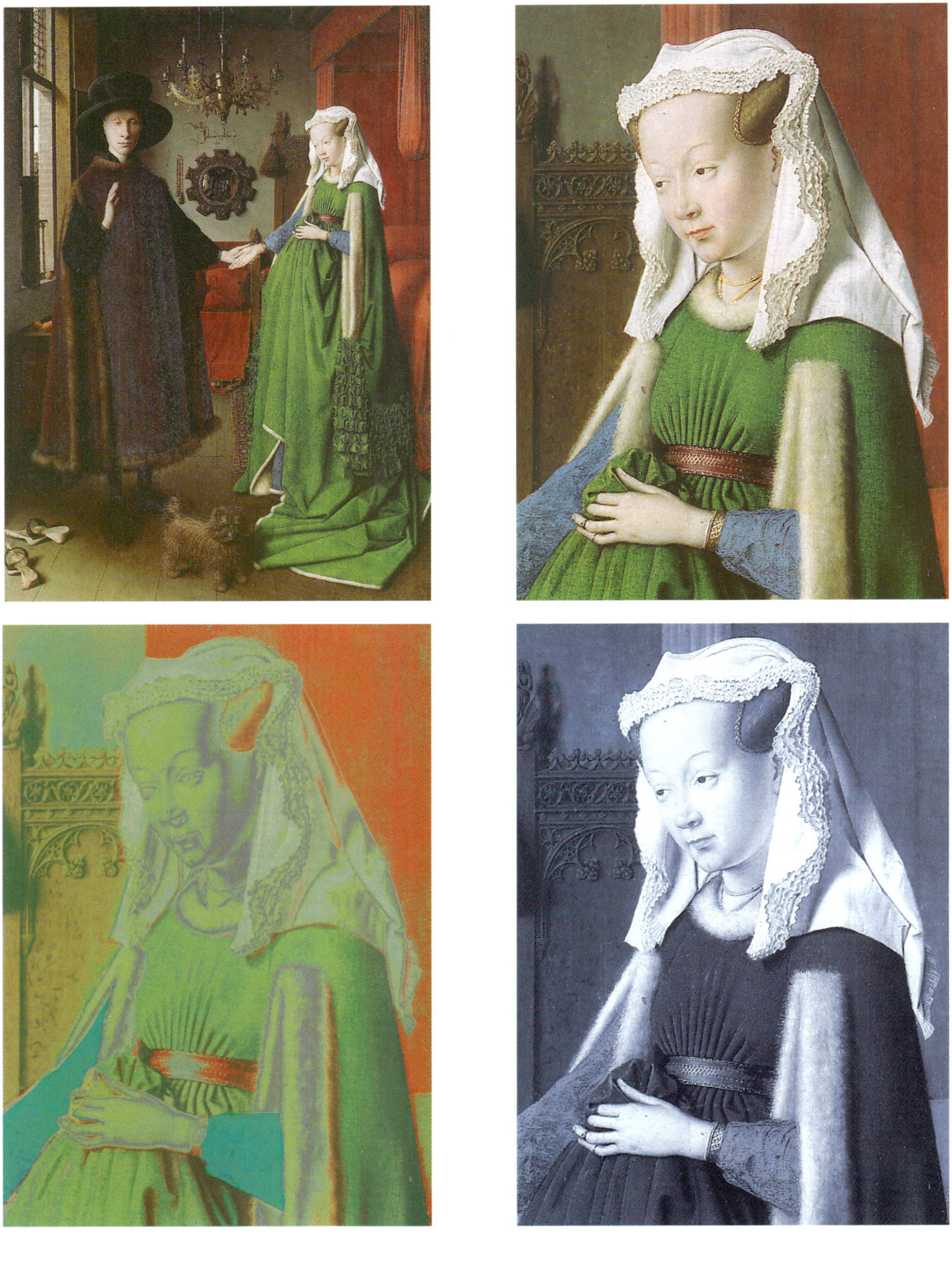

(a) (b)

(c) (d)

KAPITEL 7

Bild und Farbe

Farbe als Ausdruck von Gefühlen und als Symbol

Farben, die unsere Umgebung bestimmen, können unterschiedliche Gemütszustände auslösen. Grün erzeugt Ruhe, Gelb Freude, Rot Erregung. Mit Farben sind auch unsichtbare Sinneswahrnehmungen verknüpft. Tatsächlich werden Farbtöne aus dem Bereich Gelb-Orange-Rot als "warme Farben" empfunden, weil man damit ein Wärmegefühl verbindet, und das Spektrum Grün-Blau-Violett enthält "kalte Farben". Diese Einteilung des Spektrums in kalte und warme Farben könnte man mit einem der physiologischen Mechanismen der Wahrnehmung in Verbindung bringen, über die wir im vorigen Kapitel gesprochen haben. Es handelt sich dabei um das Prinzip der Erkennung von Gegenfarben (Blau-Gelb und Rot-Grün) auf der Ebene der Ganglienzellen in der Netzhaut. Im Laufe der Evolution hat sich wahrscheinlich als erstes die Erkennung des Farbpaares Gelb-Blau entwickelt.

Wir können uns Farbe losgelöst von einem Gegenstand vorstellen und sie in eine abstrakte Idee verwandeln. In allen Kulturen hatten und haben Farben einen Symbolwert und religiöse Bedeutung. In der vorchristlichen Zeit überwogen im Mittelmeerraum die Farben Gelb und Rot, zusammen mit Schwarz und Weiß. Mit dem Christentum gewannen die "neuen" Farben Grün, Azurblau und Violett eine symbolische Bedeutung, was Nietzsche zu den Bezeichnungen "monotheistische" und "polytheistische Farben" veranlaßte.

Im Rom der Kaiserzeit waren die vorherrschenden Farben die der Ziegelsteine für die Häuser und die des Marmors für die Denkmäler; Purpur war das Symbol der kaiserlichen Herrschaft. Im Urchristentum wurde Grün zum Symbol des neuen Lebens, das nach dem Tode wiederaufersteht und das erlösende Jüngste Gericht erwartet, als dessen Symbolfarbe Violett galt, während Himmelblau an das Paradies erinnert. Die Farbsymbolik erweiterte sich und setzte sich in der Liturgie fort bis in die Farben von Ornat und Meßgewändern: Weiß stand für Christus, Rot für die Märtyrer, Violett für Buße und Trauer. Darüber hinaus unterschieden Farben die höchsten kirchlichen Würdenträger: Weiß für den Papst, Rot für die Kardinäle.

(a) Jan van Eyck, *Giovanni Arnolfini und seine Frau*. London, National Gallery. (b) Ausschnitt. (c), (d) Fotografische Aufbereitungen des Ausschnitts. In (c) ist nur noch der reine Farbkontrast erhalten, der Hell-Dunkel-Kontrast wurde herausgefiltert, in (d) ist nur der reine Hell-Dunkel-Kontrast ohne Farbkontrast gezeigt (vgl. Text S. 131).

Azurblau und Grün fanden sich später in byzantinischen und römischen Mosaiken wieder, wo sie auf dem leuchtenden Hintergrund edler Metalle die Wahrheit des Glaubens verkündeten. Purpur blieb ausschließlich der Darstellung Christi vorbehalten.

Farben sind im Christentum beladen mit Symbolik und ihre Bedeutung hat sich fast völlig von Formen gelöst. Dies wird noch einmal besonders deutlich in den Kirchenfenstern der Gotik.

Die "christlichen" Farben Azurblau und Gold symbolisierten Adel und Ritterstand und schmückten Wappen und Standarten.

Im 19. Jahrhundert, mit der Erfindung synthetischer Farben, entwickelt sich in der Industriegesellschaft eine neue Farbsymbolik, nun mit anderen Symbolwerten. Es entsteht der Mythos des Weiß als Symbol von Sauberkeit und Reinheit, während Schwarz Zurückhaltung und Trauer prägt. Auf Fahnen und Uniformen erscheinen nun Farben als Symbole von Vaterland und nationaler Einheit.

Der Farbenbaum

Die sichtbaren und in der Malerei darstellbaren Farben können nach den Kriterien Helligkeit, Farbton und Intensität (Sättigung) systematisch angeordnet werden. So kann man zum Beispiel einen "Farbenbaum" konstruieren (Abb. 7.1), dessen Stamm durch die unbunten Farben von Schwarz über verschiedene Graustufen zu Weiß gebildet wird. Von diesem Stamm zweigen "Blätter" jeweils eines bestimmten Farbtons ab, deren Sättigung von innen nach außen zunimmt. Von unten nach oben sind die Farben nach zunehmender Helligkeit geordnet.

In den letzten Jahrhunderten haben Psychologen und Maler zahlreiche Vorschläge gemacht, wie man die Farben in Bäumen, Kugeln, Doppelkegeln, Doppelpyramiden und ähnlichen geometrischen Gebilden anordnen kann. Eine weitere heute noch gebräuchliche Darstellungsform ist der Farbenatlas, zum Beispiel der des Malers Albert Munsell aus dem Jahr 1915. Farbenbäume dienen zur Darstellung der Verwandtschaft von Farben und werden für wissenschaftliche und technische Anwendungen benötigt. Darüber hinaus lassen sich damit auch harmonische Farbkombinationen ermitteln. So wirken beispielsweise, nach Ostwald, Farben gleicher Helligkeit und Intensität harmonisch.

Der Begriff "harmonische Farbkombination" läßt an subjektive Kriterien des persönlichen Geschmacks denken. Tatsächlich hat es aber Versuche gegeben, eine "Harmonielehre der Farben" ähnlich wie die der Musik zu entwikkeln. Die am weitesten anerkannte dieser Regeln besagt, daß Farben dann harmonisch wirken, wenn ihre Mischung einen Grauton ergibt, es sich also um Komplementärfarben handelt. Um Komplementärfarben zu erhalten, reicht

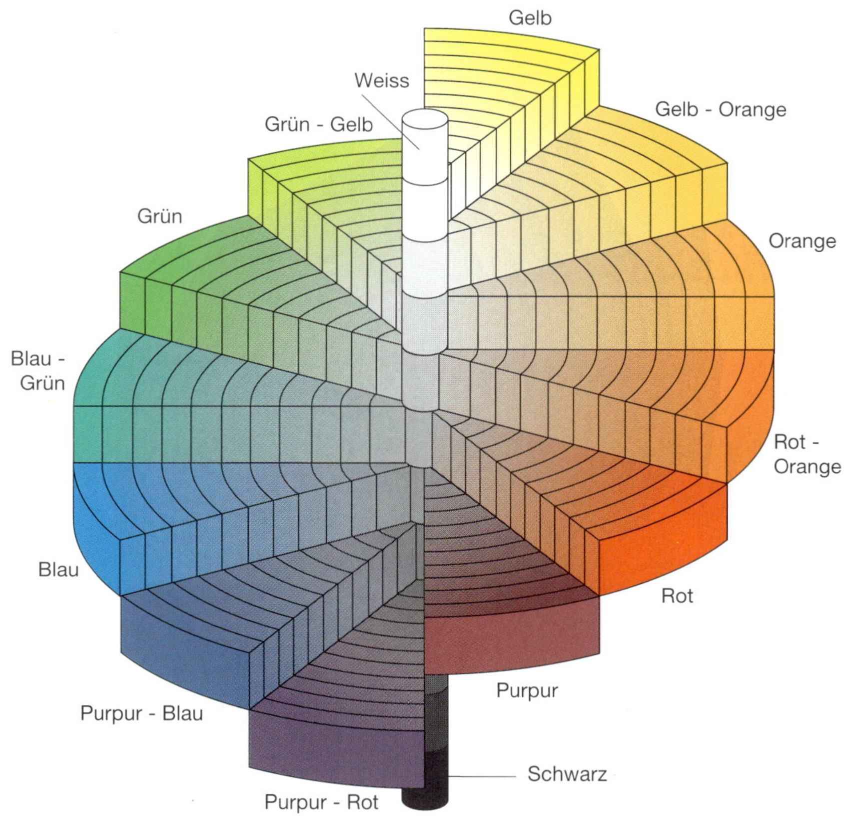

Abbildung 7.1
Farbenbaum. Den Stamm bilden die unbunten Farben von Schwarz über Grau zu Weiß. Von diesem Stamm zweigen "Blätter" eines bestimmten Farbtons ab, deren Sättigung von innen nach außen zunimmt. Von unten nach oben sind die Farben nach zunehmender Helligkeit geordnet.

es natürlich nicht aus, entsprechende Farbtöne zu wählen, sondern auch Helligkeit und Sättigung müssen in einem ausgewogenen Verhältnis zueinander stehen.

Die Tatsache, daß Komplementärfarben harmonisch wirken, läßt darauf schließen, daß dem Farbensehen der meisten Menschen eine gemeinsame physiologische Eigenschaft zugrundeliegt. Dies schließt natürlich nicht aus, daß unter den theoretisch unendlich vielen harmonischen Farbkombinationen die eine oder andere subjektiv bevorzugt wird. So wurden die in den

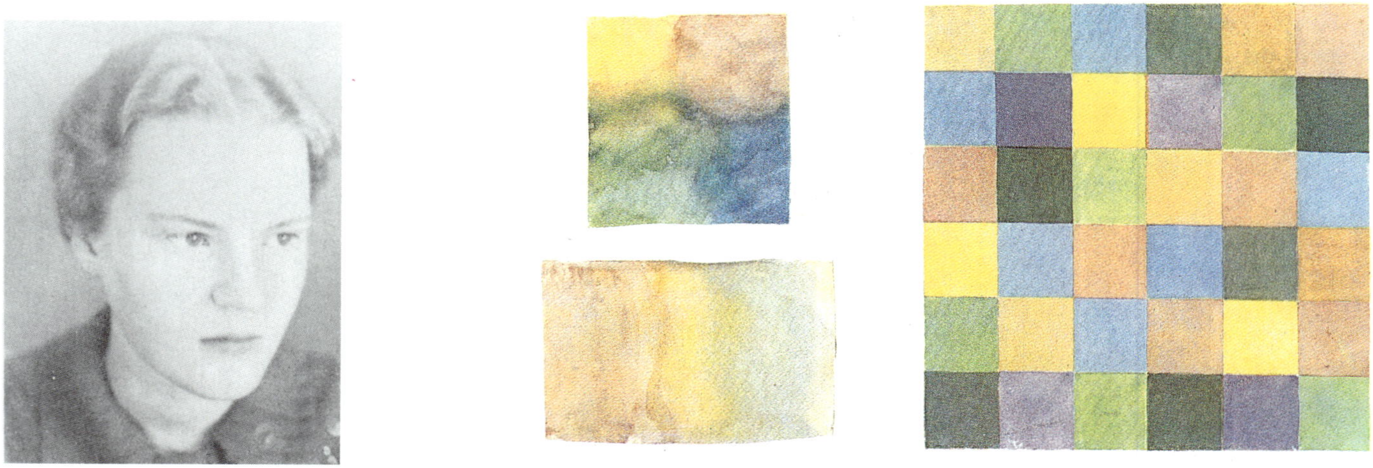

Abbildung 7.2
Die Farbzusammenstellung rechts wurde von der Frau als harmonisch ausgewählt. (Aus Itten, *Die Kunst der Farbe,* 1961. Copyright ProLitteris, 1997, Zürich.)

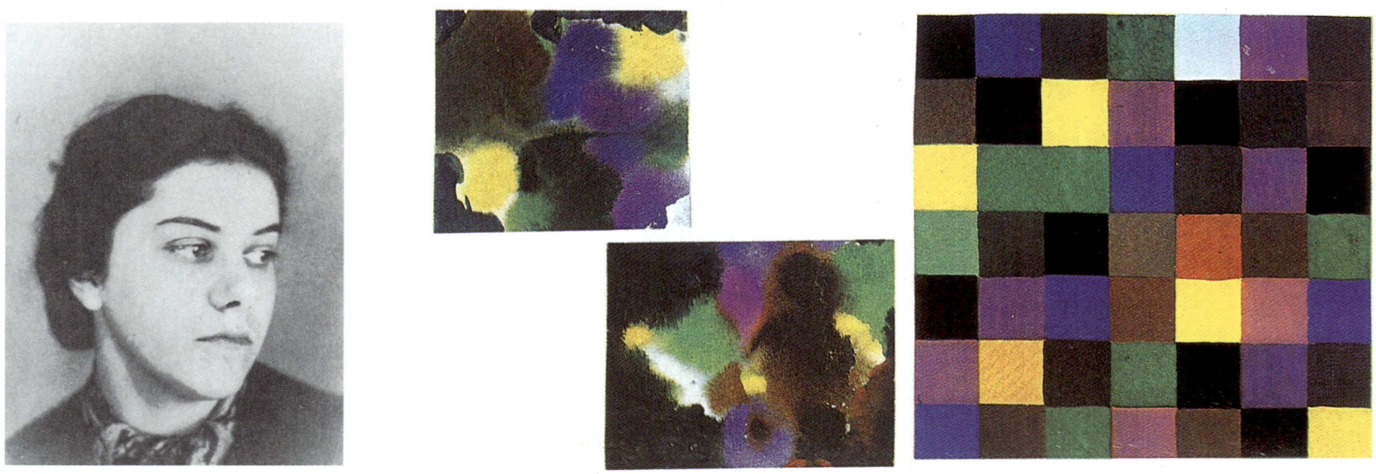

Abbildung 7.3
Die Farbzusammenstellung rechts wurde von der Frau als harmonisch ausgewählt. (Aus Itten, *Die Kunst der Farbe,* 1961. Copyright ProLitteris, 1997, Zürich.)

Abbildungen 7.2 und 7.3 dargestellten Farbkombinationen von zwei Studentinnen Johannes Ittens jeweils als harmonisch beschrieben. Die Auswahl der Farben enthält zweifellos ein subjektives Moment, das unter anderem auch vom persönlichen Temperament abhängt. Itten weist darauf hin, daß die Studentin im oberen Bild weichere, weniger stark gesättigte Farben gewählt hat als die andere.

Um das Zusammenwirken harmonischer Farben oder Kontrasteffekte in der Malerei besser zu verstehen, betrachtet man besser statt des gesamten Farbenbaums eine Zusammenstellung von Farben, die sich nur im Ton vonein-

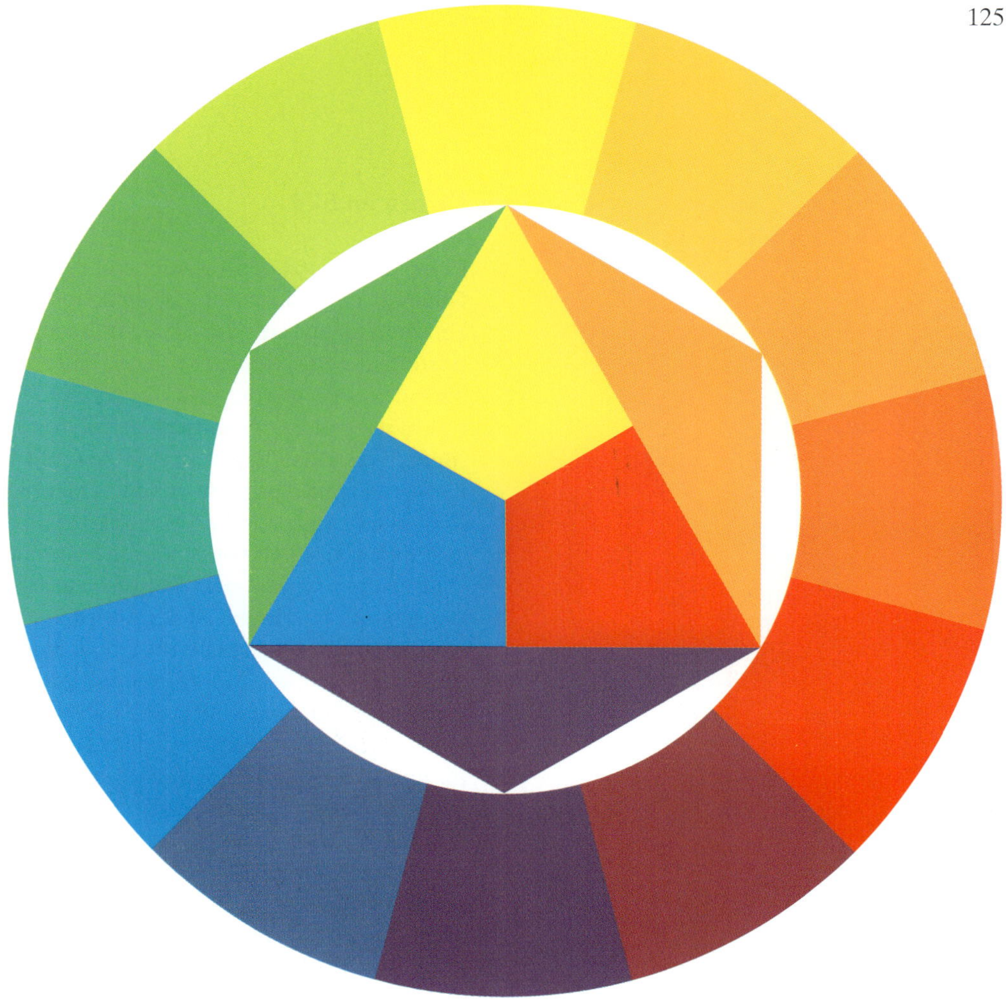

Abbildung 7.4
Farbenkreis nach Itten. In der Mitte sind die drei Primärfarben Rot, Gelb und Blau umgeben von den Sekundärfarben Grün, Orange und Violett. Der Außenring enthält diese sechs Farben sowie sechs weitere, dazwischenliegende. (Aus Itten, *Die Kunst der Farbe,* 1961. Copyright ProLitteris, 1997, Zürich.)

ander unterscheiden. Auch dann können die Farben noch in zahlreichen geometrischen Mustern angeordnet werden, etwa in einem Dreieck, wie wir es von Maxwell aus dem 19. Jahrhundert kennen, oder in einem Kreis. Hier möchten wir ein Beispiel vorstellen, das für die Malerei außerordentlich wichtig ist: den *Farbenkreis nach Itten* (Abb. 7.4). In der Mitte des Kreises befindet sich ein gleichseitiges Dreieck aus den drei Primärfarben (Farben erster Ordnung) Rot, Gelb und Blau. Um diese herum sind in drei Dreiecken die drei Sekundärfarben (Farben zweiter Ordnung) Grün, Orange und Violett angeordnet, die man aus einer Mischung von jeweils zwei Primärfarben erhält. Das so gebildete Sechseck ist von einem Ring umgeben, der die sechs Primär- und Sekundärfarben enthält sowie sechs weitere, dazwischenliegende Farben. Die im Ring gegenüberliegenden Farben sind zueinander komplementär, zum Beispiel Rot und Grün, Blau und Orange oder Violett und Gelb.

Farben im Bild

Beim Malen setzt der Künstler mehr oder weniger bewußt Farben ein, um das Gemälde harmonisch zu gestalten, den einen oder anderen Teil der Szenerie hervorzuheben oder um Tiefe zu erzeugen. Überall spielen zahlreiche Kontrasteffekte eine Rolle, mit deren Hilfe benachbarte Partien des Bildes voneinander abgesetzt werden. Dabei handelt es sich nicht nur um Effekte, die erst in unserem Auge entstehen, wie der bereits erwähnte Simultankontrast, sondern sie entstehen durch die Art und Weise, wie der Maler verschiedene Farben einander gegenüberstellt. Dabei kann er neben der reinen Farbauswahl noch zusätzlich die Sättigung verändern, unterschiedlich große Flächen ausfüllen sowie kalte oder warme Farbtöne einsetzen.

Beginnen wir mit dem Kontrast zwischen Komplementärfarben (*Komplementärkontrast*). In der Malerei wird der Simultankontrast oftmals durch die benachbarte Anordnung von Komplementärfarben verstärkt. Laut Itten "besitzt jedes Paar von Komplementärfarben einen spezifischen Charakter. So erzeugt die Nachbarschaft von Gelb und Violett zugleich einen starken Hell-Dunkel-Kontrast. Das Farbenpaar Tieforange-Blaugrün bildet die beiden Extrempunkte des Kontrastspektrums Warm-Kalt. Die Komplementärfarben Rot und Grün besitzen gleichermaßen Strahlkraft und Glanz." Zu dem rein farblichen Kontrast (dem *Farbe-an-sich-Kontrast*) kommt also in einigen Fällen ein Kontrast durch die unterschiedliche Leuchtdichte: Wie wir bereits erfahren haben, ist unser Auge für die Strahlung im Zentrum des für uns sichtbaren Spektrums (Bereich Grün-Gelb) sehr empfindlich, sehr viel weniger dagegen im Bereich Violett (Abb. 6.3). Darüber hinaus gehört bei Komplementärfarben im allgemeinen eine der beiden zu den sogenannten kalten, die andere zu den warmen Farben. Dies führt dazu, daß sich der reine Farbkontrast noch mehr oder weniger stark mit diesem Warm-Kalt-Kontrast aufladen kann.

Der Komplementärkontrast wird in der Malerei ausgiebig genutzt. Betrachten wir zum Beispiel die *Madonna del Parto (Geburt, Entbindung)* von Piero della Francesca (Abb. 7.5). Bei den beiden Engeln, die das Zelt zu beiden Seiten der Madonna halten, sticht der Kontrast der Komplementärfarben Purpurrot und Grün hervor, in dem die Gewänder, Flügel und die Fußbekleidung gehalten sind. Diese Farben sind bei den beiden Engeln vertauscht und ergeben so einen zusätzlichen Kontrast zwischen diesen beiden Figuren. Das Kleid der Madonna deutet einen weiteren Kontrast zwischen den Komplementärfarben Gelb und Blau an. Die Anordnung dieser komplementären Farbenpaare bei den drei Figuren erzeugt eine harmonische Wirkung beachtlicher Schönheit, und die Hervorhebung der zentralen Figur gegenüber den beiden anderen, symmetrisch an der Seite angeordneten wird noch verstärkt durch die erfahrene Auswahl der beiden Farbenpaare, die im Spektrum ebenfalls weit voneinander entfernt sind.

Abbildung 7.5
Piero della Francesca, *Madonna del Parto (Geburt, Entbindung)* nach der kürzlich erfolgten Restaurierung. Monterchi (Arezzo), Friedhofskapelle.

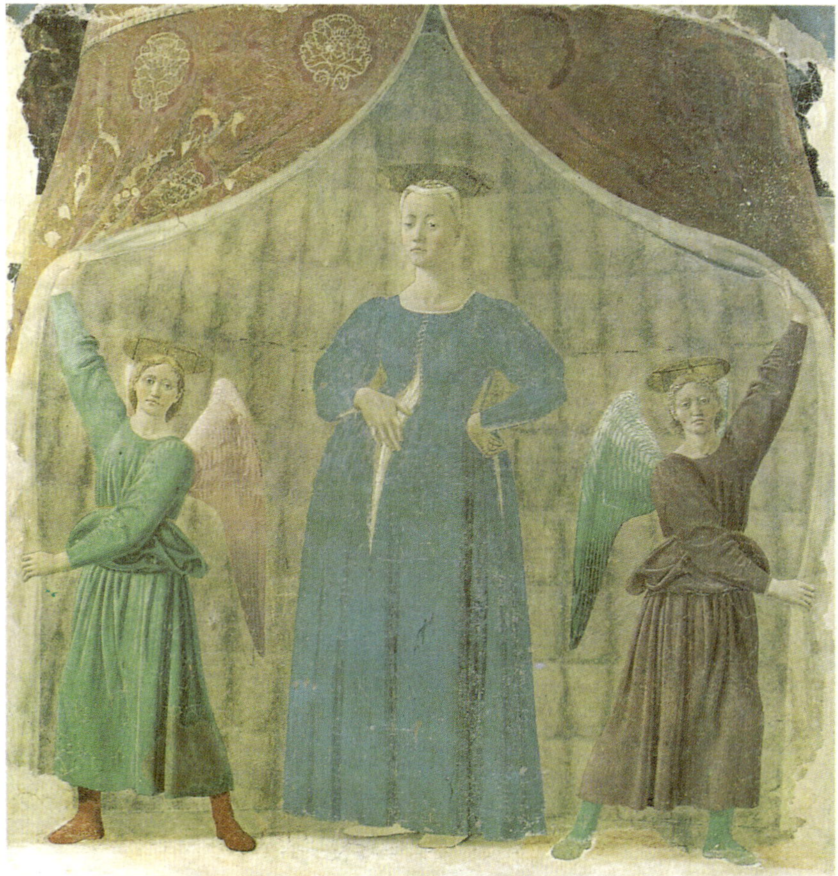

Abbildung 7.6
Paul Cézanne. *Das Gebirgsmassiv Sainte-Victoire von Les Lauves aus gesehen*. Philadelphia, Art Museum.

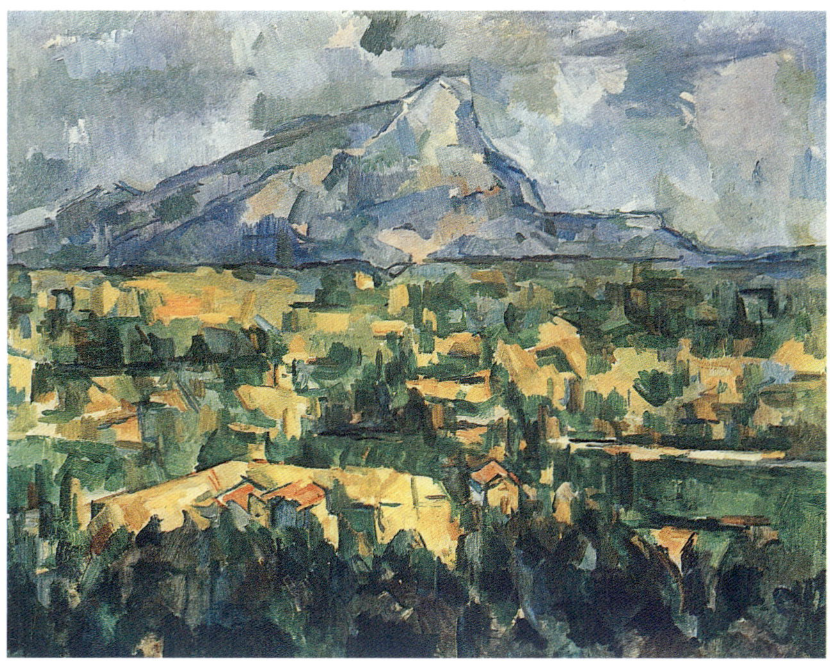

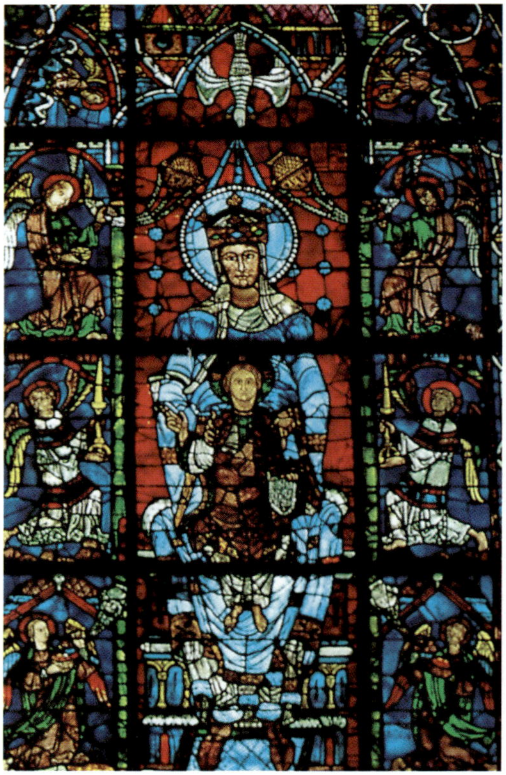

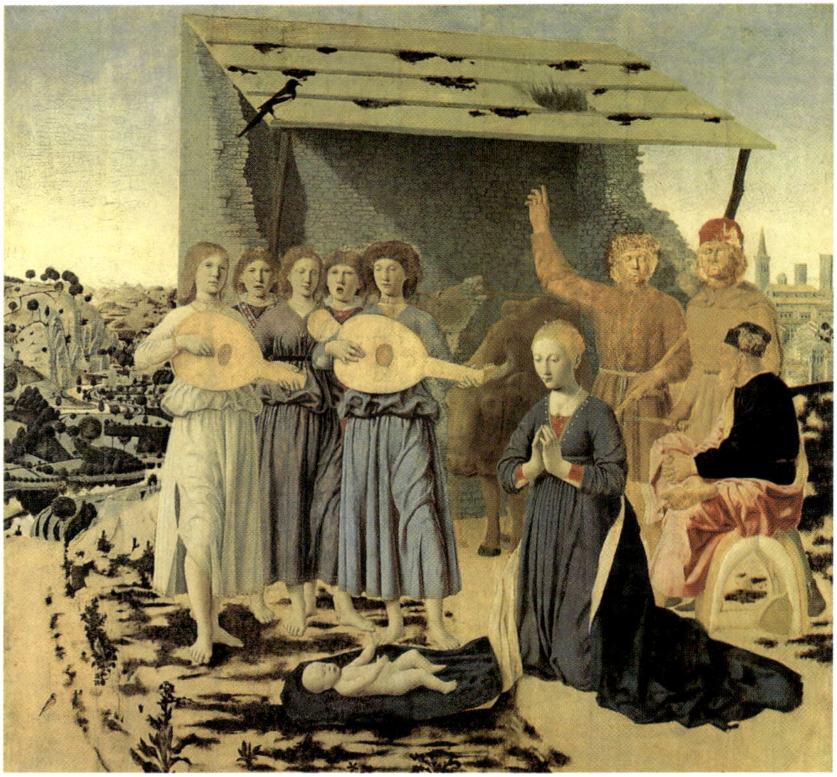

Abbildung 7.7 (links)
Fenster der Kathedrale von Chartres, genannt *La Belle Verrière* (12. Jh.).

Abbildung 7.8 (rechts)
Piero della Francesca, *Die Geburt Christi*. London, National Gallery.

Der *Hell-Dunkel-Kontrast*, der den Farbkontrast bei dem Komplementärfarbenpaar Gelb-Violett begleitet, wird in der Malerei oft eingesetzt, so zum Beispiel in Cézannes Bild *Das Gebirgsmassiv Sainte-Victoire von Les Lauves aus gesehen* (Abb. 7.6), wo durch diesen Effekt die Landschaft deutlich an Tiefe gewinnt und eine scharfe Abgrenzung zwischen Vorder- und Hintergrund erreicht wird.

Ein anderer ausgesprochen wirkungsvoller Kontrasteffekt entsteht durch die Nachbarschaft von kalten und warmen Farben, durch die auch ein Kontrast zwischen Licht und Schatten, Ruhe und Erregung, Nähe und Ferne angedeutet wird. In der mittelalterlichen Malerei und bei gotischen Kirchenfenstern symbolisiert ein solcher *Warm-Kalt-Kontrast* die Dualität von Diesseits und Jenseits. Oft trägt die Madonna ein rotes Kleid unter einem azurblauen Mantel, um "das vom Göttlichen bedeckte Menschliche" zu symbolisieren (Abb. 7.7).

Diese Symbolsprache findet sich auch in der Renaissance; in manchen Fällen wird der Kontrast zwischen Azurblau und Rot dazu benutzt, göttliche Gestalten und Engel den Menschen gegenüberzustellen, wie in dem Bild *Die Geburt Christi* von Piero della Francesca (Abb. 7.8).

Der Warm-Kalt-Kontrast gewinnt eine besondere Bedeutung bei den Impressionisten, wo das kalte Blau der Atmosphäre zu bunten Schatten wird und mit den warmen Tönen der sonnenbeschienenen Flächen kontrastiert. Ein Beispiel hierfür ist Claude Monets *Impression, Sonnenaufgang* (Abb. 7.9). Hier stehen die warmen Töne der Sonne und die Lichtreflexe auf dem Wasser

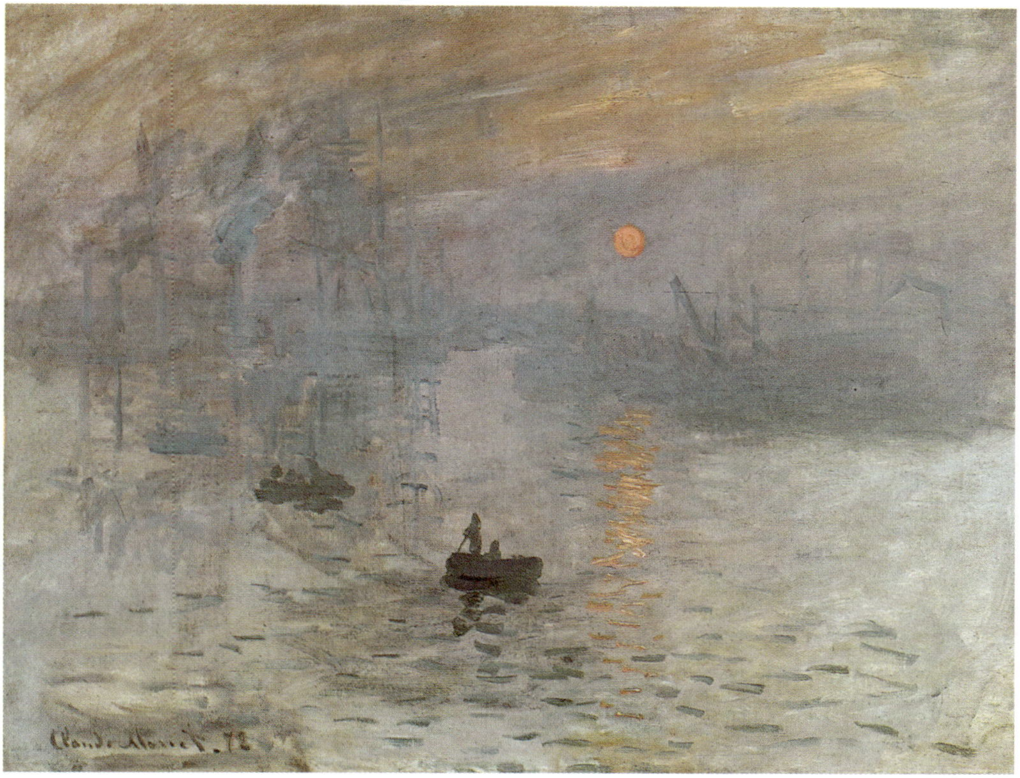

Abbildung 7.9 (oben)
Claude Monet, *Impression, Sonnenaufgang*. Paris, Musée Marmottan.

Abbildung 7.10 (rechts)
Georges de la Tour, *Das Neugeborene (Geburt Christi)*. Rennes, Musée des Beaux-Arts.

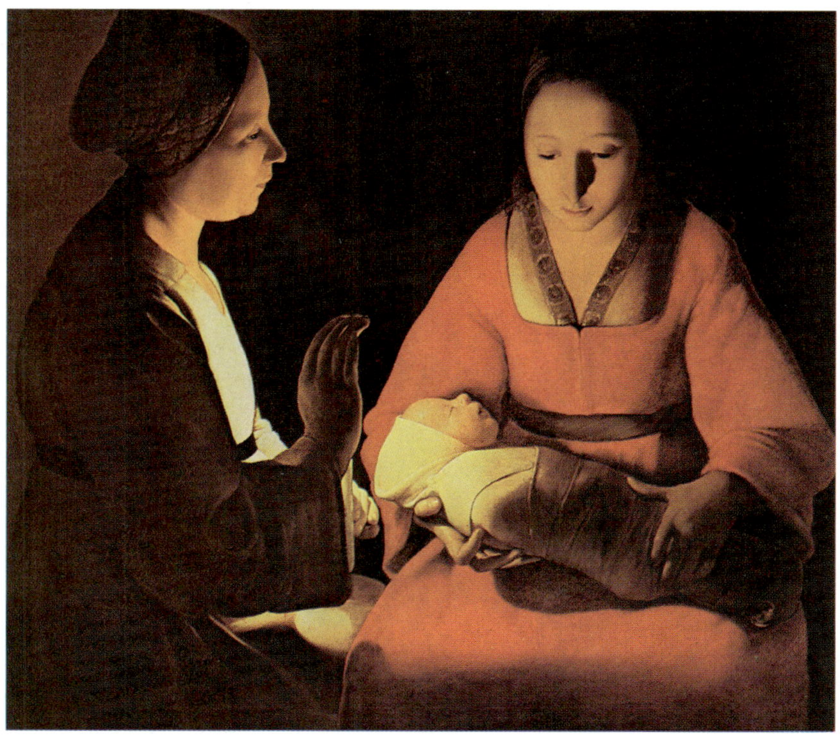

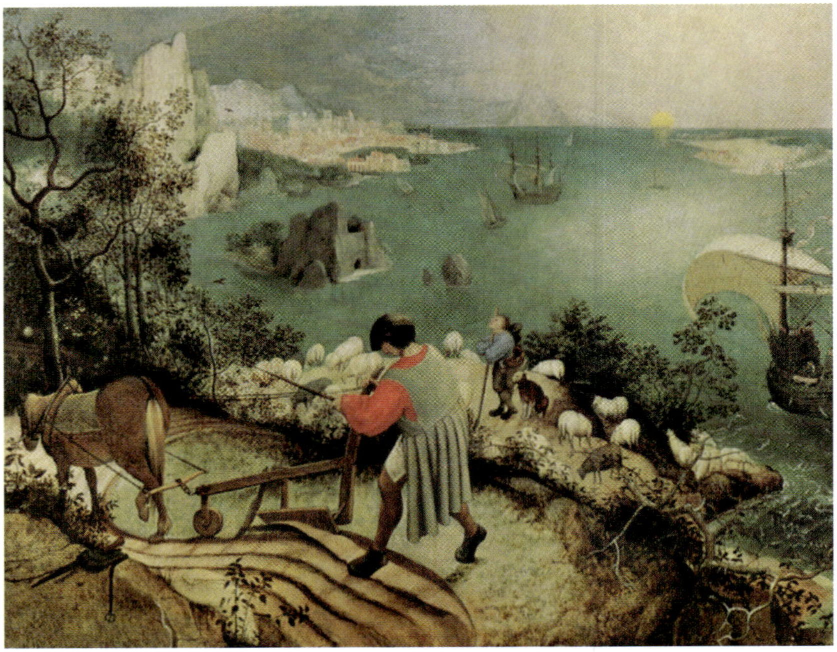

Abbildung 7.11
Pieter Bruegel d. Ä., *Landschaft mit dem Sturz des Ikarus*. Brüssel, Musées Royaux des Beaux-Arts.

im Kontrast zu den kalten Wolken und lösen diese in einem zauberhaften Hell-Dunkel-Effekt auf.

Ein anderer Kontrasteffekt entsteht durch Unterschiede in der Farbsättigung. Flächen mit kräftigen, gesättigten Farben stehen Flächen mit getrübten, stumpfen Farben gegenüber. Dieser *Qualitätskontrast* kommt in vielen Werken aller Zeiten vor, vom Manierismus bis zur Abstrakten Kunst. Zur Illustration haben wir ein Bild von Georges de la Tour ausgewählt (Abb. 7.10), wo der Hell-Dunkel-Kontrast mit einem starken Qualitätskontrast zwischen dem kräftigen Rot des Kleides der Mutter und den gedämpften Farben der übrigen Bildfläche verknüpft ist.

Schließlich möchten wir noch den *Quantitätskontrast* erwähnen, der entsteht, wenn aus einer größeren Fläche mit relativ einheitlichen Farben ein kleines Detail mit einer stark unterschiedlichen Farbe hervorsticht, wie zum Beispiel das leuchtend rote Hemd des Bauern in Bruegels Bild *Landschaft mit dem Sturz des Ikarus* (Abb. 7.11).

Wie bereits erwähnt, verbinden sich in den allermeisten Fällen Farbkontraste mit einem Hell-Dunkel-Kontrast, weil entweder bereits die Farben selbst dazu tendieren, wie etwa Gelb und Violett, oder vom Maler bewußt ein Helligkeitsunterschied geschaffen wird. Gleich helle Farben verschiedener Farbtöne nebeneinander in einem Bild findet man höchst selten. In solchen Fällen erscheinen die Umrisse der Figuren weniger deutlich, der Unterschied zwischen Vorder- und Hintergrund wird geringer, Distanzen verschwinden. Ein reiner Farbkontrast ohne Helligkeitsunterschiede ist weniger geeignet, dreidimensionale Formen darzustellen. Diese Tatsache erklärt sich aus der Organisation unseres Sehapparats, über die wir bereits im letzten Kapitel etwas erfahren haben.

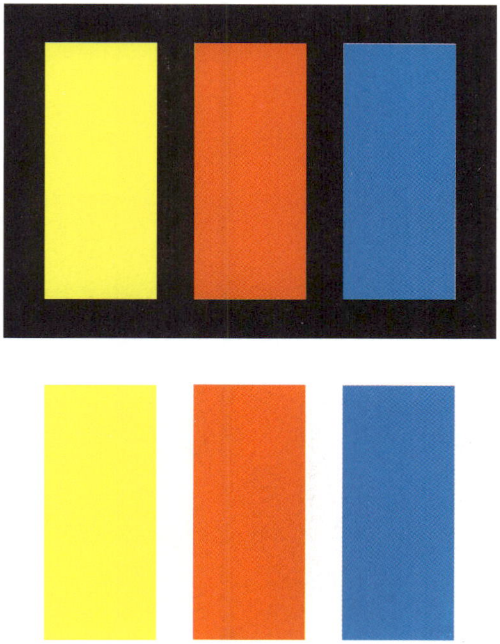

Abbildung 7.12
Raumeffekte durch verschiedene Farben. Auf schwarzem Hintergrund setzt sich Gelb stärker nach vorne ab als Rot und Blau (oben). Auf weißem Hintergrund ist der Effekt umgekehrt.

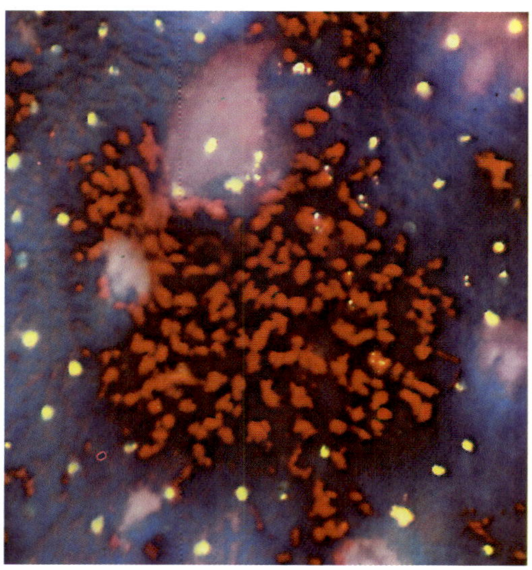

Abbildung 7.13
Rot gefärbte Zellen unter dem Mikroskop auf blauem Hintergrund. Die roten Punkte scheinen sich von dem Untergrund abzuheben. Dieser Stereoeffekt kann teilweise mit den physikalischen Eigenschaften des Auges erklärt werden. (Aus Schober und Rentschler, 1972)

Farbpunkte, die unser Auge voneinander unterscheiden soll, müssen drei- bis viermal weiter auseinander stehen als schwarze Punkte auf weißem Hintergrund, da die Sehschärfe beim reinen Farbensehen wesentlich geringer ist. Das ist der Grund dafür, daß Umrisse von Figuren beim reinen Farbkontrast weit weniger deutlich erscheinen.

Um die Bedeutung von Farb- und Hell-Dunkel-Kontrast in der Malerei besser zu verstehen, betrachten wir einmal Jan van Eycks Bild *Giovanni Arnolfini und seine Frau* am Anfang dieses Kapitels (S. 120, a). Ein Bildausschnitt, der die junge Frau zeigt (b), wurde photographisch so aufbereitet, daß entweder nur noch der reine Farbkontrast erhalten bleibt (c) oder der reine Hell-Dunkel-Kontrast (d). Es ist deutlich zu erkennen, daß die Figur bei reinem Farbkontrast wesentlich weniger plastisch, ja fast irreal wirkt.

Raumeffekte durch Farben

Warme Farben auf einem Hintergrund kalter Farben schaffen einen Eindruck von räumlicher Tiefe. Gelb und Rot scheinen dem Betrachter entgegenzutreten, Grün und Blau treten in den Hintergrund. Kandinsky schreibt dazu: "Auch richtig eingesetzte Farben können sich auf den Betrachter zu bewegen oder sich von ihm entfernen, so daß das Bild scheinbar in der Luft hängt und der Raum graphisch verzerrt wirkt."

Diese Raumeffekte durch warme und kalte Farben können verstärkt, gemildert oder sogar umgekehrt werden, indem man die Helligkeit der Objekte oder des Hintergrundes variiert (Abb. 7.12). Auf einem schwarzen Hintergrund scheint die gelbe Fläche stärker nach vorne zu treten als die rote, während die blaue nach hinten tritt. Vor weißem Hintergrund scheint dieser Effekt umgekehrt: Gelb zeigt hier nur einen geringen Kontrast und tritt in den Hintergrund, während sich Rot und Blau deutlich nach vorne absetzen.

Den Eindruck, daß ein rotes Objekt näher zu sein scheint als ein gleich weit entferntes blaues, kann man teilweise mit den physikalischen Eigenschaften des Auges erklären. Lichtstrahlen unterschiedlicher Wellenlängen werden im Auge unterschiedlich stark gebrochen, blaues Licht etwas stärker als rotes. Dadurch entsteht ein Prismeneffekt, der zu je einem roten und einem blauen Netzhautbild führt, die in beiden Augen dazu leicht unterschiedlich sind (Kapitel 5). Dies erzeugt einen richtigen binokulären Stereoeffekt, der allerdings den Raumeindruck noch nicht vollständig erklären kann, denn dieser verschwindet auch bei Betrachtung mit nur einem Auge nicht ganz (Abb. 7.13).

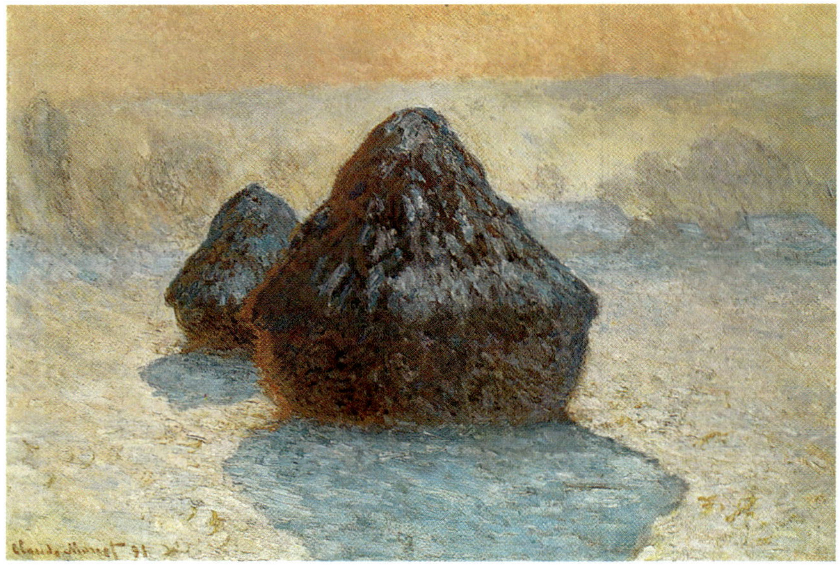

Abbildung 7.14
Claude Monet, *Getreideschober bei Rauhreif* (1891). Edinburgh, National Galleries of Scotland.

Farbige Schatten

Wir wollen es Goethe überlassen, uns ein weiteres Wahrnehmungsphänomen vorzustellen: Die farbigen Schatten. Goethe schreibt: "Ich befand mich auf einer Winterreise im Harz [...], die Abhänge waren schneebedeckt [...], die Sonne näherte sich dem Horizont. Während des Tages hatte ich schon beobachten können, daß Schatten, wie im Kontrast zu dem gelblichen Ton des Schnees, ganz schwach violett erschienen [...]. In dem Moment jedoch, wo die gerade untergehende Sonne die ganze Umgebung in purpurnes Licht tauchte, änderten auch die Schatten ihre Farbe und erschienen jetzt leicht grünlich, vergleichbar mit der Farbe des Meeres [...]."

Diese lebendige Darstellung beschreibt ein bekanntes Phänomen: Wenn ein Objekt von intensiv farbigem Licht bestrahlt wird, dann nehmen die Schatten einen Farbton an, der der Komplementärfarbe des Lichtes entspricht.

Der Farbton des Schattens entsteht durch einen Kontrasteffekt, der in der Malerei bekannt ist und oft angewandt wird, um die Tiefenwirkung zu erhöhen. Ein eindrucksvolles Beispiel bilden die *Getreideschober bei Rauhreif* von Monet (Abb. 7.14). Das dominierende goldene Licht erzeugt bläuliche Schatten.

Farbige Schatten können auch bei zwei unterschiedlichen Lichtquellen entstehen. Wenn zum Beispiel ein Objekt von einer Seite von der Sonne angestrahlt wird und schräg dazu von einer Glühlampe, hat der Teil des Objekts im

Sonnenschatten, der nur durch die Lampe beleuchtet wird, anscheinend eine intensivere Farbe als der Teil, der von beiden Lichtquellen beleuchtet wird. Wird anstatt der Glühlampe eine Kerze benutzt, erscheint der Sonnenschatten rötlich. Strahlt dagegen schwaches Sonnenlicht in den Bereich des Schattens einer Kerze, verfärbt sich der Schatten bläulich. Schon Hegel was dies aufgefallen, und er beschrieb es so: "Der Schatten von Kerzenlicht verfärbt sich im frühen Morgenlicht blau, der Schatten der Mittagssonne dagegen im Licht einer Kerze rot."

Auch Schatten von Objekten im Freien können bläulich erscheinen, denn sie werden durch das diffuse Licht des Himmels zusätzlich beleuchtet.

Eines sollte man jedoch beachten: Damit ein Schatten entsteht und er als solcher und nicht etwa als veränderlicher Bestandteil des Objekts wahrgenommen wird, ist immer ein Helligkeitsunterschied notwendig. Ein Farbunterschied alleine ohne Helligkeitsunterschied schafft keine Schatten.

Pointillismus und Divisionismus

In der zweiten Hälfte des 19. Jahrhunderts entwickelten sich Malschulen, die erheblich von den neuen wissenschaftlichen Erkenntnissen über das Farbensehen beeinflußt waren. Dies war auch bei den Impressionisten und später bei den Neoimpressionisten der Fall, bei denen reine Farben und die Stimmungen, die Farben auslösen, eine wichtige Rolle spielten. In dieser Zeit ließen sich viele Maler, darunter Seurat, auch von naturwissenschaftlichen Entdekkungen inspirieren.

Der Neoimpressionismus war zunächst geprägt von der Technik des Pointillismus, die aus der Absicht entstanden war, ein Bild in winzige, dicht zusammenstehende Punkte von Elementarfarben zu zerlegen, die im Auge wieder zusammengesetzt werden sollten. Die übrigen Farben sollten dabei erst durch eine Farbmischung im Auge des Betrachters entstehen.

Von dieser Technik versprach man sich leuchtendere Farben als durch eine Farbmischung auf der Palette. Es war natürlich notwendig, ein solches Gemälde aus einer ausreichenden Entfernung zu betrachten, damit die Farbpunkte im Auge des Betrachters miteinander verschmelzen. Ein ähnliches Prinzip war schon von den Schöpfern der byzantinischen Mosaike angewandt worden, die die Größe der Mosaiksteinchen dem vorgesehenen Betrachtungsabstand anpaßt hatten.

Georges Seurat (1859-1891) versuchte, seine Methode auf eine wissenschaftliche Grundlage zu stellen und nannte sie deshalb *peinture optique* (optische Malerei). Sein erstes großes Werk in dieser Technik ist *Ein Sonntagnachmittag auf der Insel La Grande-Jatte* (Abb. 7.15), für das er mindestens achtzehn verschiedene Vorstudien anfertigte. Das Bild war 1886 vollendet und befindet sich heute im Museum of Modern Arts in Chicago.

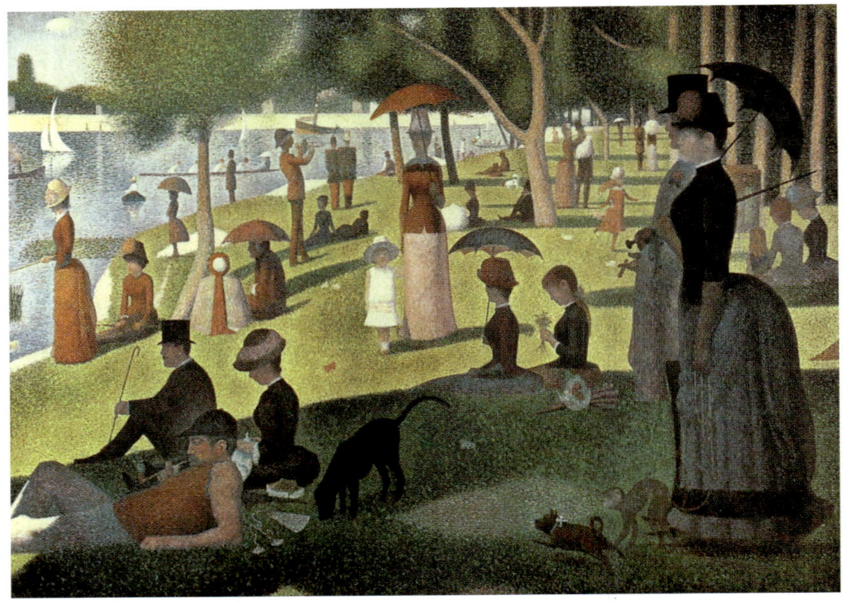

Abbildung 7.15
Georges Seurat, *Ein Sonntagnachmittag auf der Insel La Grande-Jatte* (1886). Chicago, Museum of Modern Arts.

Er konnte seine Methode noch weiter verfeinern. In späteren Werken, etwa in *Die Seinemündung*, wurden die kleinen Farbflecke zu wohlgeordneten Punkten.

Diese komplizierte Technik, die einen langen Vorbereitungsprozeß verlangte, stieß jedoch schnell an ihre Grenzen, besonders weil die Farbpunkte beim Malen schnell ineinanderliefen und so ein schmutziges Grau erzeugten. Signac, ein Anhänger und Schüler Seurats, schrieb 1897, als er ein Bild seines Meisters, *Les poseuses*, verkaufte: "Zehn Jahre sind vergangen, seit ich dieses Bild zum letzten Mal gesehen habe. Ich habe viel daraus gelernt. Es sieht zu unruhig aus, der Pinselstrich ist viel zu dünn. [...] Die größeren Flächen wirken durch das Gestrichel unschön, und überhaupt scheint dieses ganze Laborieren unnütz, sogar schädlich, denn das ganze Bild wirkt irgendwie grau."

So entstand die divisionistische Methode, bei der die Farbflecke größer sind und nicht mehr im Auge verschmelzen (Abb. 7.16). Floyd Ratliff bemerkt in seinem Buch *Paul Signac und die Farbe im Neoimpressionismus* zutreffend, daß die beiden Techniken zu völlig unterschiedlichen Wahrnehmungseffekten führen: Die additive Farbmischung der einen Technik führt dazu, daß die Farben ihre Leuchtkraft verlieren, ganz im Gegensatz zu dem, was ursprünglich bezweckt war. Die andere Technik schafft lokale Farbkontraste, was die Farben verstärkt. Hinzu kommt ein leichter Flimmereffekt, der der Freiluftmale-

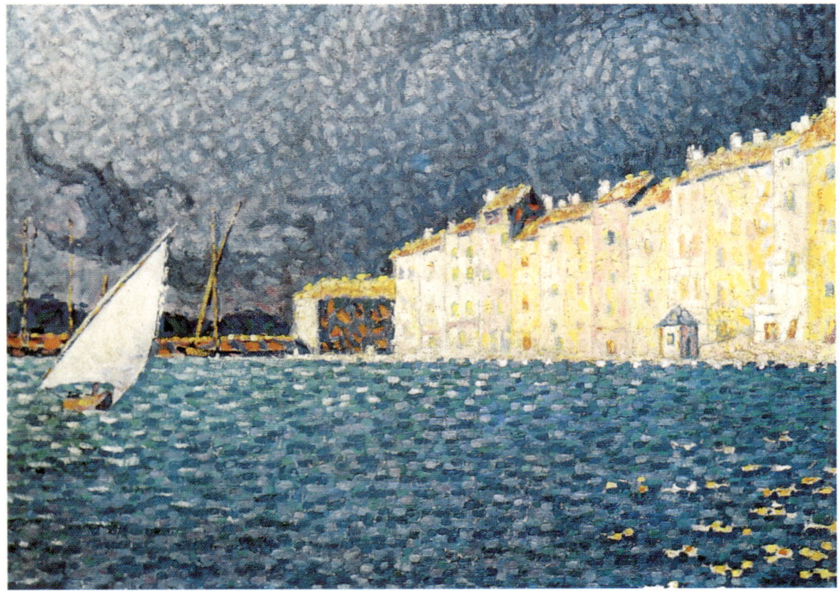

Abbildung 7.16
Paul Signac, *Das Gewitter* (1895). Saint-Tropez, Musée de l'Annonciade.

rei des Impressionismus eine neue Qualität verleiht. Dieser Effekt entsteht wahrscheinlich durch dynamische Farbkontrastphänomene im Zusammenhang mit den Augenbewegungen beim Betrachten des Bildes.

Und so beschrieb Signac die Vorteile seiner neuen Technik: "Die divisionistische Methode sorgt für größere Leuchtkraft, stärkere Farben und Harmonie, indem sie a) Farben aus dem gesamten Sonnenspektrum nutzt, ohne sie zu mischen; b) Farben der Objekte von den Farben des Lichts, von Reflexionen etc. trennt; c) alle maßgeblichen Faktoren nach den Regeln des Farbkontrastes und anderer Regeln abwägt; d) die Größe der verwendeten Farbstriche der Gesamtgröße des Bildes anpaßt."

Dennoch muß man festhalten, daß diese Technik ein Bild nicht gerade gut lesbar macht, besonders aus der Nähe. Gombrich erklärt, daß die Divisionisten in der Folge ihre Darstellung vereinfachten, um die komplizierte Maltechnik zu kompensieren. Die Formen wurden statischer, schematischer und unterschieden sich so zunehmend von denen der Impressionisten.

Der Divisionismus hatte berühmte Vorläufer, wie Signac in seinem Buch *Von Eugène Delacroix zum Neoimpressionismus* anerkennt. Dieses Buch hatte er den wissenschaftlichen und historischen Grundlagen seiner Technik gewidmet. Nach Signacs Ansicht hatte bereits Delacroix durch die Aufmerksamkeit, die er den Farben zukommen ließ, und die geschickte Verwendung lokaler Farbkontraste die Grundlage für Impressionismus und Neoimpressionismus gelegt. Weiterhin wurden diese beiden Stilrichtungen durch einige englische Maler wie Constable und Turner beeinflußt.

Wichtige italienische Vertreter waren Segantini, Previati und Pellizza da Volpedo, durch die auch eine erste Phase des Futurismus eingeleitet wurde.

Die Namen der Farben

Wir können sehr viel mehr Farben wahrnehmen, als wir Bezeichnungen dafür zur Verfügung haben. Alleine im Sonnenspektrum können bereits etwa 250 verschiedene Farbtöne unterschieden werden. Dennoch teilte Newton das Spektrum in nur sieben Farbregionen einschließlich Purpur auf, und dabei ging es ihm wohl eher darum, die magische Zahl Sieben zu erreichen, als daß er wirklich Purpur im Spektrum entdeckt hätte. Bestimmte Farbbezeichnungen werden viel häufiger gebraucht als andere. Außerdem variiert die Anzahl der Farbbezeichnungen für bestimmte Bereiche des Spektrums von Sprache zu Sprache und von Kultur zu Kultur.

Berlin und Kay veröffentlichten 1969 die Ergebnisse einer großen Untersuchung über Farbbezeichnungen in fast einhundert Sprachen. Das einfachste Farbvokabular, das sie bei den sogenannten primitiven Sprachen vorfanden, beschränkt sich auf Schwarz und Weiß, wobei diese Begriffe eher Hell und Dunkel bezeichnen, denn "Weiß" steht auch für die warmen Farben, "Schwarz" auch für die kalten. Verfügt eine Sprache über drei Farbbezeichnungen, so ist die dritte immer Rot. An vierter oder fünfter Stelle folgen Grün und Gelb; erst dann kommt Blau. Es fällt auf, daß dies Bezeichnungen für Farben sind, die als elementar angesehen werden, von denen angenommen wird, daß sie nicht aus anderen Farben zusammengesetzt sind. Begriffe, die später und mit unterschiedlicher Häufigkeit auftauchen, stehen für die Farben Braun, Rosa, Violett, Orange und Grau. Es überrascht vielleicht, daß Blau, die Farbe des Himmels, die letzte Grundfarbe ist, die einen Namen bekommen hat. Ohne dafür eine Erklärung liefern zu wollen, möchten wir aber darauf hinweisen, daß in der Netzhaut des menschlichen Auges die Photorezeptoren für den blauen Bereich sehr viel seltener sind als die beiden anderen Zapfenzelltypen und sie darüber hinaus im Zentrum der Fovea (dem Bereich des schärfsten Sehens) ganz fehlen.

Zu der Tatsache, daß die Bezeichnungen der Elementarfarben in vielen Sprachen zuerst erscheinen, paßt eine Beobachtung Ratliffs zu den Farbbegriffen der arabischen Sprache: Dort tragen nur die Namen der Elementarfarben das Präfix "a-", nicht jedoch die Begriffe für die anderen Farben. Dies könnte darauf hindeuten, daß diese Bezeichnungen in einer früheren Phase der Sprachentwicklung entstanden sind. Ratliff berichtet auch von den Untersuchungen eines russischen Wissenschaftlers über die Sprachentwicklung des

Menschen, wonach die Begriffe Rot, Gelb, Grün und Blau bei Kindern eher auftauchen als Orange, Violett und Himmelblau.

Zwischen einzelnen Kulturkreisen gibt es erhebliche Unterschiede im Farbbegriff: In den abendländischen Sprachen gelten die unbunten Farbempfindungen Schwarz, Weiß und Grau nicht wirklich als Farben, anders als zum Beispiel im Japanischen, wo Schwarz und Weiß so selbstverständlich zu den Farben gezählt werden, daß man sogar von der Schwarzweißfotografie als "Zweifarbenfotografie" spricht.

Der Reichtum des Farbvokabulars ist von der Umgebung abhängig, in der sich eine Sprache entwickelt. So haben zum Beispiel die Eskimosprachen der Inuit zahlreiche Begriffe für unterschiedliche Abstufungen von Weiß. Außerdem hängt die Ausdrucksvielfalt natürlich auch vom einzelnen Sprecher ab: Ein Maler kennt sicher mehr Farbbezeichnungen als andere Menschen.

Eine kurze Geschichte der Farben

"Mit der Aussage, Farben seien wieder zu einem Ausdrucksmittel geworden, faßt man eine ganze kunstgeschichtliche Entwicklung zusammen. Lange Zeit war Farbe nämlich nur Ergänzung zur Form. Raffael, Mantegna oder Dürer, genauso wie alle Maler der Renaissance, erschufen ihre Bilder aus Zeichnungen, die sie anschließend mit Farben versahen.

Dagegen hatten die frühen Maler Italiens und vor allem die Künstler des Orients Farbe bereits als Ausdrucksmittel genutzt. [...] Von Delacroix zu van Gogh und vor allem Gauguin kann man eine Rehabilitierung der Farbe beobachten. Über die Impressionisten, die erste radikale Veränderungen einführten, und über Cézanne, der den endgültigen Umschwung einleitete, indem er mit farbigen Flächen arbeitete, gewinnt die Farbe ihre Macht über die Gefühle zurück." (H. Matisse, zit. nach D. Fourcade, 1972).

Kunsthistoriker weisen darauf hin, daß sich Zeiten, bei denen der Zeichenaspekt und die Form in der Malerei dominieren, mit Zeiten abwechseln, bei denen das Interesse für die Farben im Vordergrund steht. Aber auch innerhalb einer Stilepoche gibt es Meister der Form und Künstler, die ihre Botschaft lieber durch Farben ausdrücken. Die Interpretation der Botschaft aus Form und Farbe bleibt zumindest zum Teil dem Betrachter überlassen.

Bei den Malern der Zeit vor der Renaissance, etwa bei Duccio, den Lorenzetti und vielleicht noch Giotto, blieben die beiden Botschaften Farbe und Form eher voneinander getrennt. Die Form folgt relativ einfachen Grundmustern, auch wenn sie ästhetisch verfeinert ist, während die Farbe eine überwiegend ausschmückende und symbolische Zusatzfunktion hat. Die Maler jener Zeit liebten wertvolle Farben wie Gold oder Ultramarinblau, die auch, wie wir bereits gesehen haben, eine religiöse Bedeutung besaßen.

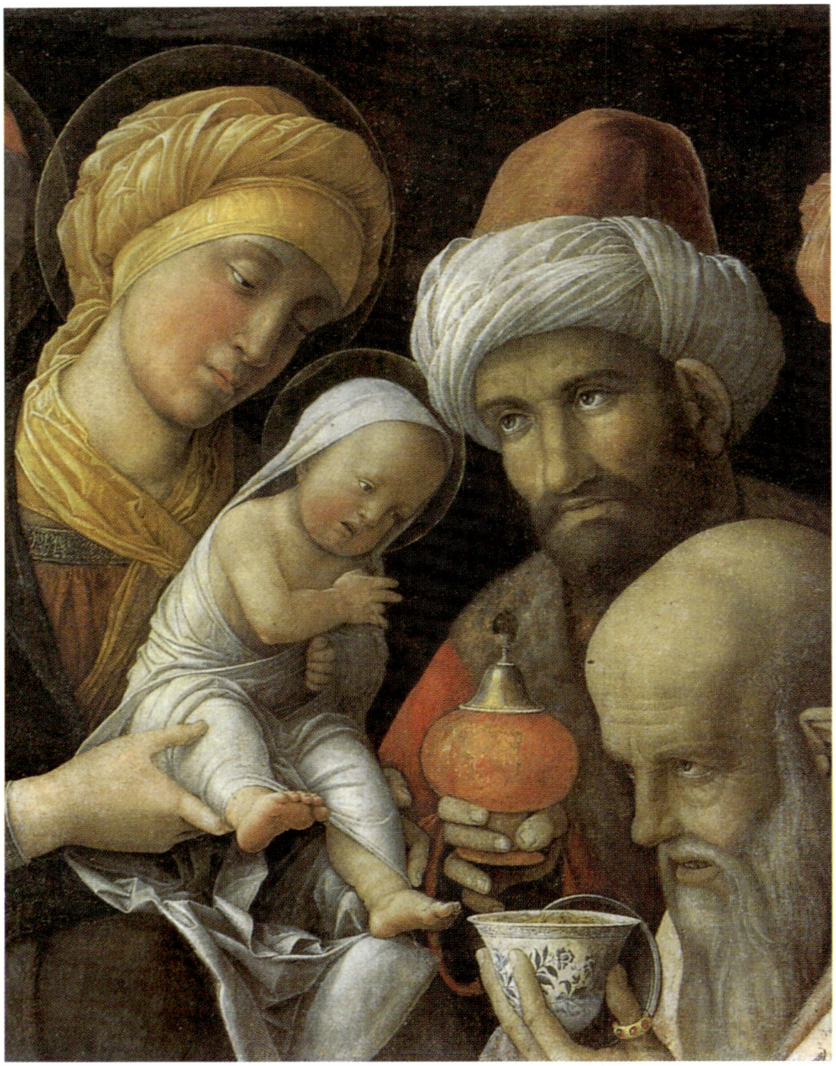

Abbildung 7.17
Andrea Mantegna, *Die Anbetung der Könige* (1497-1550), Ausschnitt. Malibu, J. Paul Getty Museum.

In der Renaissance verlagerte sich das Interesse eindeutig auf die Form. Die neuentwickelte Technik der Zentralperspektive, die es erlaubte, die dreidimensionale Wirklichkeit abzubilden, fesselte die Aufmerksamkeit der Künstler. Nicht, daß keine Farben benutzt worden wären; dies war durchaus der Fall, und sogar in raffinierter Art und Weise. Aber in vielen Fällen wurden sie doch dazu eingesetzt, um Schönheit und Tiefenwirkung der Darstellung zu unterstreichen, und nicht, um eine besondere Botschaft zu übermitteln. Es gibt hervorragende Gemälde von großem ästhetischem Wert, bei denen die Botschaft fast ausschließlich dem Spiel von Hell und Dunkel anvertraut ist (Abb. 7.17). Auch Bilder wie solche von Raffael oder Piero della Francesca, bei denen ausgiebig Gebrauch von Farbe gemacht wurde, bewahren selbst in einer Schwarzweißfotografie noch viel von ihrer ästhetischen Botschaft.

Während die florentinischen Künstler perspektivische Elemente einsetzten, um Figuren und Landschaft zu harmonisieren, verwendeten ihre Zeitgenossen aus Venedig dazu Farben. Diese Innovation wurde von dem Venezianer Giovanni Bellini (1431?-1516) eingeführt und von seinen großen Schülern Giorgione und Tizian weiter verwendet. In Schwarzweißreproduktionen verlieren diese Gemälde viel von ihrer Schönheit und Ausdruckskraft.

In den späteren Jahrhunderten waren beide Elemente, Form und Farbe, von ähnlicher Bedeutung, auch wenn die Figuren weniger statisch blieben und unruhiger wurden, wie bei den Manieristen. Die Zentralperspektive verlor ihren alles bestimmenden Einfluß, und die Formen traten in ein Wechselspiel mit Licht und Farben, besonders, nachdem man entdeckt hatte, daß wenige Spuren von Schwarz einem Gemälde große Leuchtkraft verleihen können. Unter den großen Meistern des Spiels mit dem Licht befanden sich im 17. Jahrhundert vor allem Caravaggio und Rembrandt.

Erst in neuerer Zeit tritt die Farbe in einigen Stilrichtungen in den Vordergrund und beherrscht das Bild mit absoluter Macht, so bei den Fauves, den Expressionisten und in der abstrakten Malerei. Van Gogh schreibt: "Farbe an sich drückt bereits etwas aus." Und über ein Bild, das sein Zimmer in Arles darstellt, schreibt er an seinen Bruder Theo: "[...] hier bleibt alles der Farbe überlassen [...] sie muß die Ruhe, ja den Schlaf darstellen."

Cézanne schuf Räume bloß aus Farben und eröffnete damit den ganz großen Farbkünstlern wie Matisse und den Fauves den Weg. Bei diesen befreit sich die Farbe endgültig, verliert jeden Bezug zur dinglichen Welt, wird Botschaft ihrer selbst, chromatische Energie. Die Bilder von Matisse, Derain und anderen Malern dieser Richtung kann man nicht in Schwarzweiß darstellen, ohne ihnen fast jede künstlerische Botschaft zu rauben.

Matisse entschied sich, die erste Version seines Bildes *Der Tanz*, das heute in New York hängt, mit nur drei Farben darzustellen, die er so beschreibt: "Ein schönes Blau, das blauste aller Blaus, für den Himmel, Grün für die Erde und vibrierendes Vermeilrot für die Körper."

Für andere Maler der gleichen Zeit war dagegen die Farbe nicht besonders wichtig. Picasso, ein Zeitgenosse von Matisse, interessierte sich stets mehr für die Struktur der Materie. Seinen frühen Bildern aus der *Blauen Periode* verleiht zwar die Farbe einen melancholischen Ton, doch die Figuren verlieren auch ohne Farbe nichts von ihrer Schönheit.

Die langsam aufkommende abstrakte Malerei konnte schließlich völlig ohne Objekte auskommen; die Harmonie des Bildes entwickelte sich ausschließlich aus den Farben. Kandinsky beschreibt in seinem Buch *Über das Geistige in der Kunst*, insbesondere in der Malerei die psychologischen Effekte reiner Farben, daß etwa "Rot uns treffen kann wie ein Trompetenstoß". Es versteht sich von selbst, daß in solchen Bildern Farbe derart wichtig ist, daß eine Schwarzweißdarstellung völlig nichtssagend wird (Abb. 7.18).

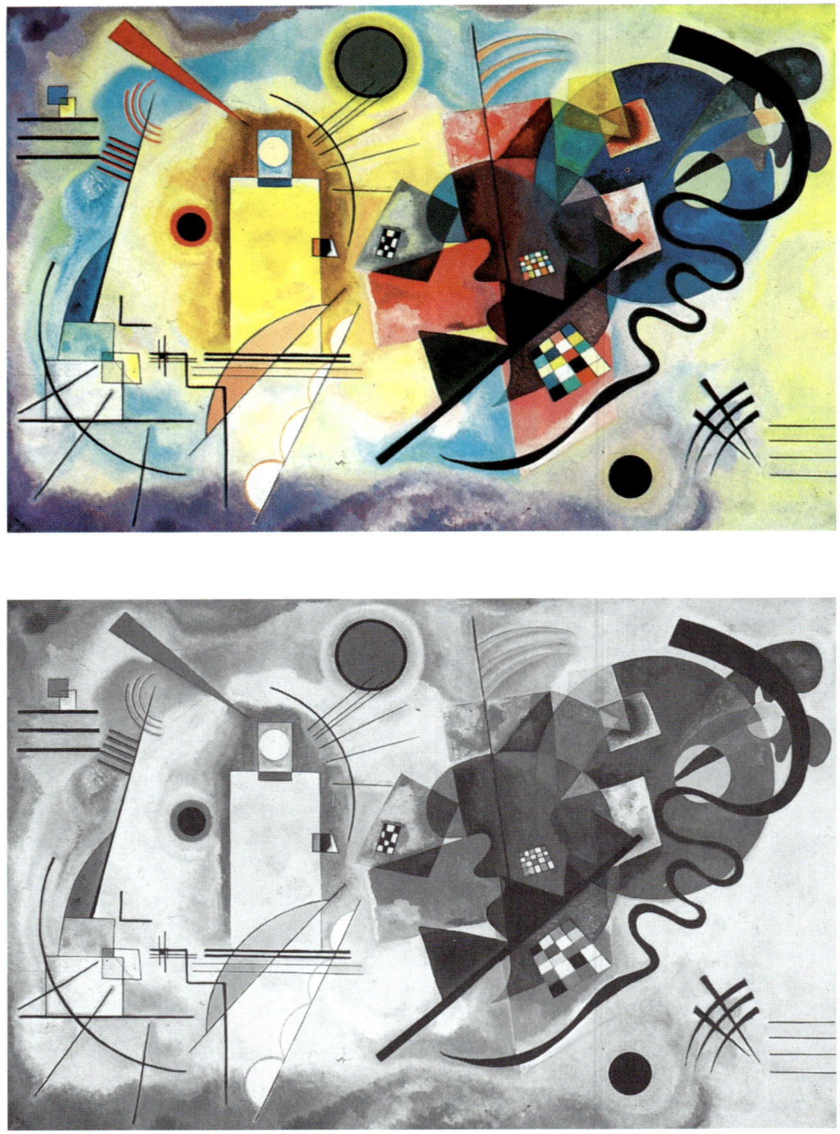

Abbildung 7.18
Wassily Kandinsky, *Gelb-Rot-Blau* (1925). Paris, Centre Georges Pompidou. Stiftung Nina Kandinsky. Farbiges Original und Reproduktion in Schwarz-Weiß. Copyright ProLitteris, 1997, Zürich.

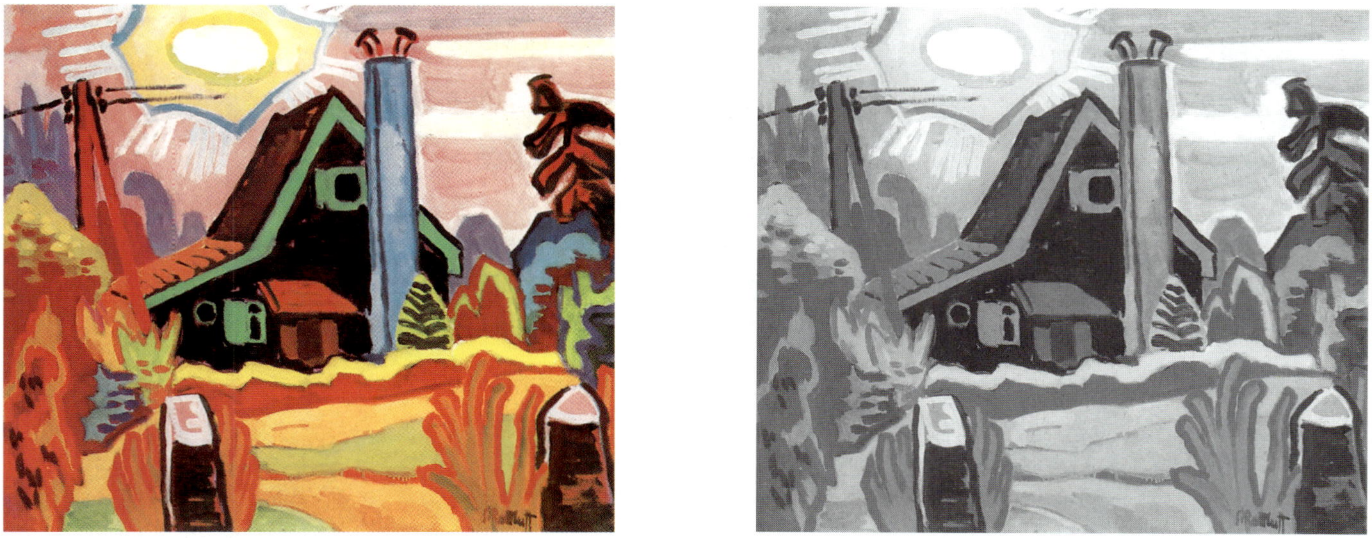

Abbildung 7.19
Karl Schmidt-Rottluff, *Das schwarze Haus Sonne im Garten* (1958). Berlin, Privatbesitz. Copyright Pro-Litteris, 1997, Zürich. Die Bedeutung der Farben wird im Vergleich mit einer Schwarz-Weiß-Reproduktion besonders deutlich.

Mit den deutschen Expressionisten, insbesondere den Malern der Dresdner Künstlergemeinschaft *Die Brücke*, gewinnt Farbe über den Symbolcharakter hinaus eine emotionale Bedeutung; sie wird für sich alleine fähig, Elemente aus der Welt der Gefühle darzustellen (Abb. 7.19).

Durch die gezeigten Schwarzweißreproduktionen wollten wir den Leser auf die Bedeutung von Farbe für die künstlerische Botschaft aufmerksam machen. Diese Bedeutung ist offensichtlich. Und dennoch ist es nach wie vor unmöglich, etwa aus neurophysiologischer Sicht eine Erklärung dafür zu finden. Matisse schreibt dazu: “Die Farbe trägt dazu bei, Licht auszudrücken, nicht das physikalische Phänomen, sondern das einzige Licht, das wirklich existiert, das im Gehirn des Künstlers.”

Im vorherigen Kapitel hatten wir erklärt, wie Informationen über Farben registriert und über verschiedene Nervenbahnen weitergeleitet werden. Wir hatten gesehen, daß es einen bestimmten Bereich in der Sehrinde gibt, wo Farbempfindungen verarbeitet werden, und daß es seltene Krankheiten, *Achromatopsien,* gibt, durch die ein Patient die Fähigkeit zum Farbensehen verliert, aber Formen weiter erkennen kann. Dies deutete darauf hin, daß die Informationen über Form und Farbe auf weite Strecken getrennt voneinander bleiben. Vielleicht ist es gar nicht so verwunderlich, daß in einzelnen Epochen oder bei einzelnen Künstlern einmal die Form, ein anderes Mal die Farbe so eine entscheidende Rolle spielt. Man könnte sich vorstellen, daß bei den einen der Teil der Sehrinde dominiert, der die Farben verarbeitet, und bei den anderen das Zentrum der Formwahrnehmung.

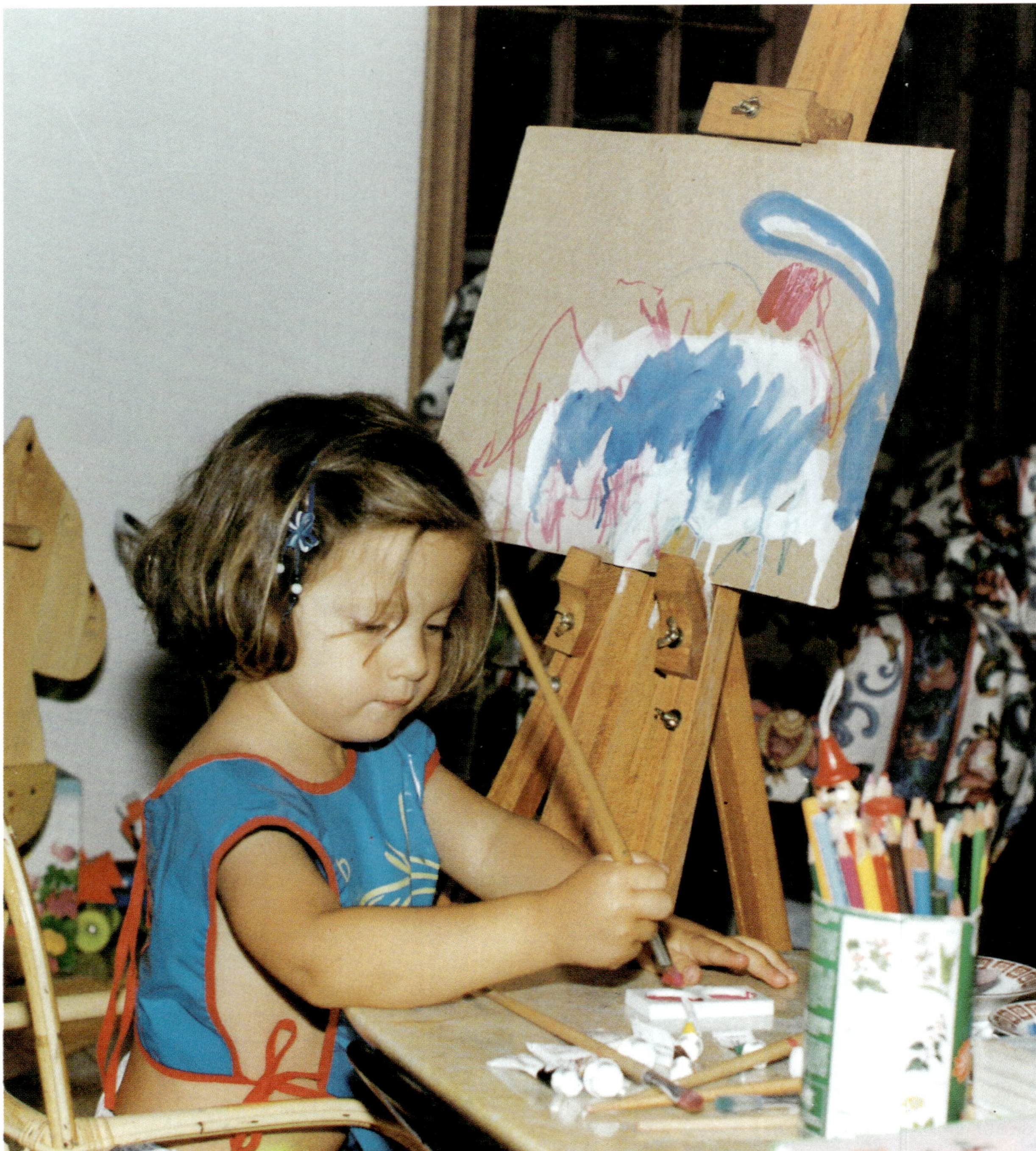

Kapitel 8

Bilder von Kindern und frühe Kunst

Die Entwicklung des menschlichen Gehirns

Ein Großteil der Entwicklung des menschlichen Gehirns vollzieht sich im Bauch der Mutter. Bei der Geburt sind schon viele Gehirnstrukturen weitgehend ausgereift. Das Wachstum und die zunehmende Komplexität des embryonalen Gehirns von den ersten Stadien kurz nach der Befruchtung bis zum Ende der Schwangerschaft ist in Abbildung 8.1 dargestellt. Die ersten Entwicklungsphasen gleichen stark denen anderer Säugetiere. Das enorme Größenwachstum des embryonalen Gehirns entsteht insbesondere durch eine Zunahme der Zahl der Neuronen und deren Verknüpfungen.

Wenn man annimmt, daß ein ausgereiftes Gehirn etwa 100 Milliarden Neuronen enthält, kann man leicht ausrechnen, daß während der Entwicklung in jeder Minute durchschnittlich 250 000 Neuronen entstehen. Diese enorme Zahl ist in Wirklichkeit sogar noch zu niedrig geschätzt, denn dabei ist ein anderer sehr wichtiger Prozeß noch nicht berücksichtigt, der die Grundlage der Entstehung der Gehirnstrukturen bildet. Tatsächlich erfolgt während der Embryonalentwicklung eine große Überproduktion von Neuronen, so daß über längere Zeit sogar sehr viel mehr Neuronen vorhanden sind als nach dem Abschluß der Entwicklung. Dies geschieht deshalb, weil nur ein Teil der gebildeten Neuronen überleben kann und der Rest wieder zugrunde geht. So entstehen während der Embryonalentwicklung etwa viereinhalb Millionen Ganglienzellen in der Retina, von denen nur etwa 30 % erhalten bleiben. Bei der Geburt sind davon also noch 1,2 Millionen vorhanden.

Bei diesem Prozeß des Zellabbaus konkurrieren die einzelnen Neuronen um die vorhandenen Nährstoffe. Nur die "erfolgreichen" Zellen überleben und bilden Verbindungen zu anderen Neuronen aus. Diese Verbindungen verändern sich auch nach der Geburt noch weiter, hauptsächlich unter dem Einfluß der Sinneseindrücke.

Die genetische Information für die Entwicklung eines Säugetieres ist in etwa 100 000 Genen enthalten, während die Zahl der Nervenverbindungen im menschlichen Gehirn 10^{15} (eine Million Milliarden) erreichen kann. Man muß deshalb annehmen, daß während der Entwicklung des Nervensystems einzel-

In ihren ersten Gemälden bevorzugen Kinder geschlossene Formen und parallele Linien.

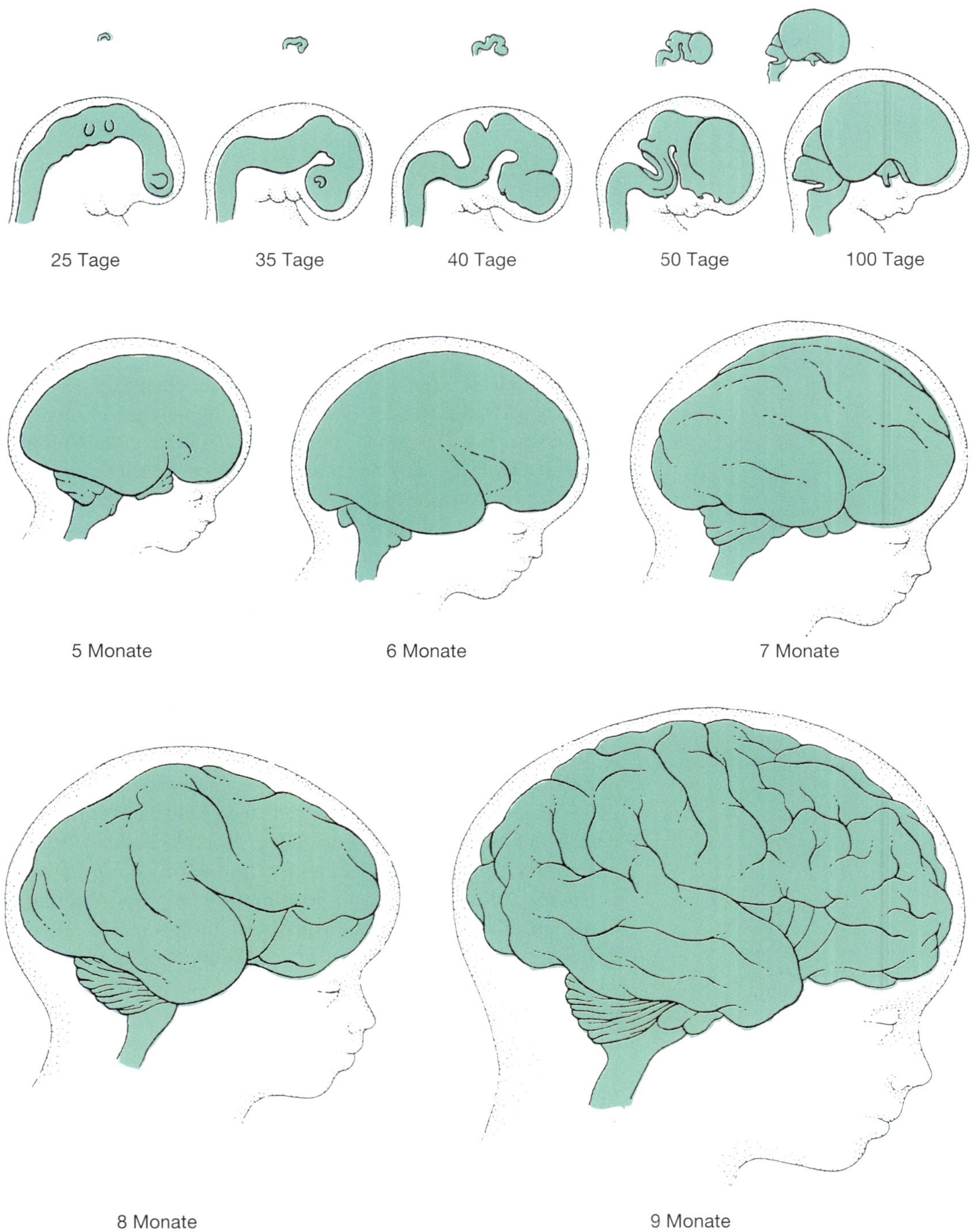
25 Tage
35 Tage
40 Tage
50 Tage
100 Tage
5 Monate
6 Monate
7 Monate
8 Monate
9 Monate

Abbildung 8.1
Entwicklung des menschlichen Gehirns. Die gezeigten Größen in der ersten, dritten und vierten Reihe entsprechen etwa 4/5 der tatsächlichen; in der zweiten Reihe sind die frühesten Entwicklungsstadien zur besseren Verdeutlichung stärker vergrößert dargestellt. Man beachte das von Anfang an außerordentlich starke Wachstum der vorderen Hirnpartien (Proencephalon), aus denen später die beiden Großhirnhälften entstehen. (Aus Purves und Lichtman, 1985)

ne Untergruppen von Genen miteinander kombiniert werden, und daß dieser Prozeß sowohl durch interne wie auch durch externe Umweltfaktoren kontrolliert wird.

Die Entwicklung des Gehirns ist mit der Geburt nicht beendet. Sie nimmt noch einige Jahre in Anspruch, wobei sich einzelne Teile unterschiedlich lange weiterentwickeln. Die Zahl der Nervenverknüpfungen im Großhirn steigt nach der Geburt noch stark an und erreicht in der zweiten Hälfte des ersten Lebensjahres ihren Höhepunkt. Danach nimmt sie bis etwa zum zehnten Lebensjahr langsam ab und bleibt dann bis zum Lebensende konstant. Die Entwicklung dieser "synaptischen Verknüpfungen" und die langsame Verringerung ihrer Zahl nimmt im gesamten Großhirn den gleichen Verlauf, in den sensorischen und motorischen Bereichen ebenso wie in den Bereichen der komplexeren Hirnfunktionen wie etwa dem vorderen Stirnlappen.

Die subkortikalen Strukturen wie Stammhirn und Thalamus sowie die sensomotorische Hirnrinde zeigen bereits im ersten Lebensmonat voll entwickelte neuronale Aktivität, wie neuere Stoffwechseluntersuchungen gezeigt haben. Die Sehrinde entwickelt sich dagegen erst später und langsamer. Noch später erfolgt dann die Reifung der Regionen des Vorderhirns.

Diese Entwicklung entspricht den Verhaltensänderungen des Säuglings und anderen Hinweisen zur Messung der Gehirnfunktion, wie dem Elektroenzephalogramm (EEG). Die ersten Hinwise auf eine rhythmische Hirnaktivität, die sogenannten Alphawellen, erscheinen im EEG des Säuglings im zweiten oder dritten Lebensmonat. In dem Alter, in dem die Körperbewegungen langsam koordinierter werden, beobachtet man auch einen Anstieg der Großhirnaktivität im Vergleich zu den subkortikalen Strukturen. Einen ähnlichen Zusammenhang kann man auch im Laufe der Entwicklung der kognitiven Fähigkeiten und der zunehmenden Interaktion des Kindes mit seiner Umwelt feststellen.

Bereits im dritten Lebensjahr hat das Gehirn beinahe sein endgültiges Gewicht erreicht. (Das Gehirn eines erwachsenen Mannes wiegt etwa 1,5 kg, das einer Frau etwas weniger.)

Die Entwicklung des Sehens

Was sieht ein Säugling in seinen ersten Lebenstagen? Sieht er ähnlich wie ein Erwachsener? Und wenn nicht, wie entwickelt sich sein Sehvermögen? Mit Sicherheit kann man sagen, daß ein Neugeborenes noch nicht "richtig" sehen kann, und daß die Entwicklung des vollen Sehvermögens sogar mehrere Jahre in Anspruch nimmt. Mehrere Faktoren sind daran beteiligt. Das Auge des Neugeborenen ist zwar noch kleiner als das des Erwachsenen, aber nach optischen Kriterien bereits in der Lage, ein Bild auf der Netzhaut entstehen zu lassen. Das Auge wächst zwar noch, aber im Verhältnis viel weniger als der Rest des Körpers: Während sich das Volumen des Körpers ungefähr verzwanzigfacht, wächst das Augenvolumen von der Geburt bis zum Erwachsenenalter nur um das Zwei- bis Dreifache, das meiste davon in den beiden ersten Lebensjahren.

Was sich entscheidend verändert, ist das Nervensystem des Sehapparates, angefangen mit der Netzhaut. Auf der Netzhaut des Neugeborenen ist die Fovea, der spätere Ort des schärfsten Sehens, noch nicht ausgeprägt. Die Zapfenzellen der Zentralregion der Retina sind etwas dicker und noch spärlicher als beim Erwachsenen. Bis zur vollständigen Reifung der Netzhaut vergehen einige Jahre. Auch die anderen Bestandteile des Sehnervensystems entwickeln sich in ähnlichen Zeiträumen.

Wie bereits erwähnt, nimmt die Zahl der synaptischen Verknüpfungen im Großhirn und damit auch in der Sehrinde während des ersten Lebensjahres dramatisch zu und später wieder leicht ab. Diese anatomische Entwicklung hat natürlich auch funktionelle Auswirkungen auf das Sehen.

Die offensichtlichste Auswirkung der noch fehlenden Reifung der Netzhaut bei der Geburt besteht darin, daß Neugeborene noch nicht scharf sehen können. Die Sehschärfe beträgt weniger als ein Zehntel der eines Erwachsenen. (Eine Methode zur Messung der Sehschärfe bei Säuglingen ist in Abb. 8.2 dargestellt.) Das bedeutet, daß ein Neugeborenes auch die größten Buchstaben einer Sehtafel, wie sie eine Augenärztin benutzt, kaum erkennen könnte. Im Verlauf des ersten Lebensjahres nimmt die Sehschärfe zu und nähert sich bald der von Erwachsenen. Die volle Sehschärfe wird allerdings erst mit drei bis vier Jahren erreicht. Während des ersten Lebensjahres entwickeln sich noch weitere Elemente der optischen Wahrnehmung (Abb. 8.3). Wir wollen uns hier nur auf einige Punkte beschränken, die für die bildliche Darstellung von Bedeutung sind.

Das Farbensehen entwickelt sich sehr früh. Schon mit vier Monaten scheint ein Säugling das Spektrum in die gleichen vier Kategorien von "Grundfarben" einteilen zu können wie Erwachsene, nämlich Rot, Gelb, Grün und Blau. Bereits am Ende des ersten Lebensmonats zeigen die Pigmente der Photorezeptoren ähnliche Eigenschaften wie bei Erwachsenen. Anders dagegen verhält es sich bei den neuronalen Mechanismen der Verar-

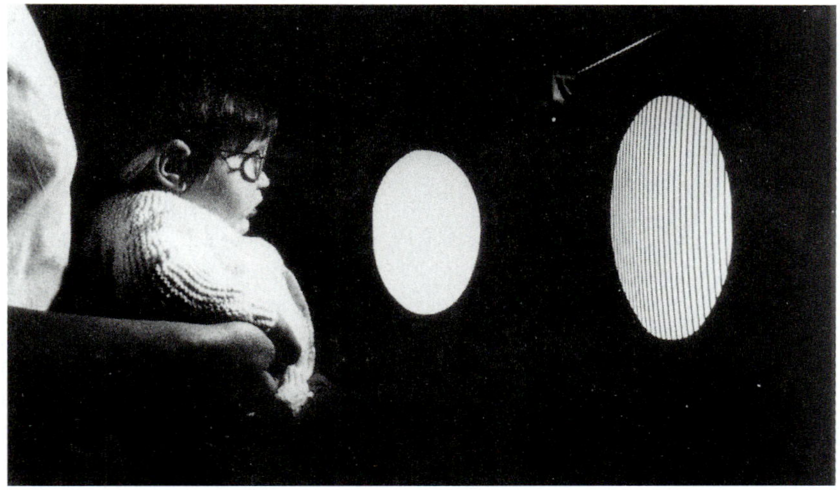

Abbildung 8.2
Sehschärfemessung bei Kindern im ersten Lebensjahr. Das Kind sieht zwei gleich helle Lichtkreise, von denen einer Streifen enthält und der andere nicht. Es wendet sich dem Kreis mit dem Streifen zu. Durch eine schrittweise Verringerung der Streifenbreite, bis das Kind keine unterschiedliche Reaktion auf die beiden Lichtkreise mehr zeigt, kann die Sehschärfe ermittelt werden. (Nach "Acta Ophthalmologica", Suppl. 157, 1982)

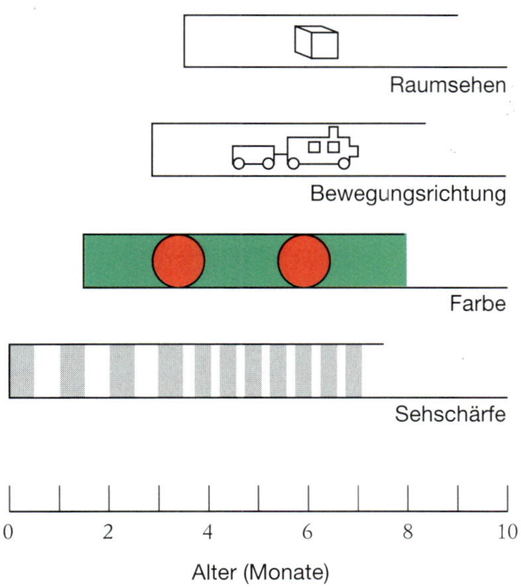

Abbildung 8.3
Schematische Angaben des Alters, in dem sich bestimmte Seheigenschaften bei Kindern entwickeln. Die drei oberen Balken zeigen den Beginn des binokulären Raumsehens sowie der Unterscheidung von Farben und von Bewegungsrichtungen. Der vierte Balken beschreibt schematisch die allmähliche Entwicklung der Sehschärfe von den ersten Lebenstagen an.

beitung von Gegenfarben, die bei der Geburt noch nicht ausgebildet und erst nach drei Monaten nachweisbar, aber immer noch nicht voll entwickelt sind. Ein Neugeborenes kann zwei Reize, die sich nur durch ihre Farbe, nicht aber durch ihre Helligkeit voneinander unterscheiden, praktisch nicht auseinanderhalten. Diese Fähigkeit zeigt sich im zweiten Lebensmonat, falls die beiden Reize jeweils stark genug sind. Mit steigendem Lebensalter können Farben immer besser unterschieden werden, doch es ist noch nicht bekannt, wann diese Entwicklung mit der Erkennung auch feinster Farbton- und Helligkeitsunterschiede abgeschlossen ist.

Einen anderen Entwicklungsverlauf nimmt das binokuläre Sehen, das für die Raumwahrnehmung wichtig ist. Diese Fähigkeit fehlt in den ersten Lebensmonaten völlig und erscheint plötzlich etwa im vierten Monat, um sich dann im Laufe mehrerer Jahre langsam voll auszuprägen. Diese unterschiedliche Entwicklung hängt wahrscheinlich mit Reifungsvorgängen in der Sehrinde zusammen, wo die Verarbeitung der beiden Netzhautbilder stattfindet.

Das Tiefensehen auf der Basis der bereits kennengelernten monokulären Abbildungsfaktoren (Kapitel 5) scheint sich zwischen dem fünften und dem siebten Lebensmonat zu entwickeln. Sehr viel früher jedoch kann man bereits Reaktionen auf Objekte beobachten, die sich auf das Kind zubewegen. Hier handelt es sich wahrscheinlich um einen Schutzmechanismus. So drehen bereits zwei Wochen alte Babys den Kopf weg und beginnen zu weinen, wenn sich ihnen ein Gegenstand nähert. Interessanterweise verhalten sie sich ähnlich, wenn man eine Annäherung nur simuliert, indem man zum Beispiel auf einer Leinwand einen Schatten größer werden läßt. Wird ein solcher Schatten dagegen kleiner und simuliert damit ein Objekt, das sich entfernt, löst diese Scheinbewegung keinerlei Reaktion aus.

Untersuchungen zur Entwicklung der Formwahrnehmung und -erkennung sind mit erheblichen Schwierigkeiten bei der experimentellen Durchführung und bei der Interpretation verbunden. Dennoch kann man festhalten, daß ein Neugeborenes bereits in den ersten Lebenswochen zwischen verschiedenen Figuren unterscheiden kann, zum Beispiel zwischen einer Figur, die Kontrastelemente enthält, und einer, die keine enthält. So betrachtet ein Neugeborenes eine ovale Figur, die Einzelheiten enthält und schematisch ein Gesicht mit Augen, Mund und Nase andeuten könnte, länger als eine entsprechende Figur ohne Details. Diese Unterscheidungsfähigkeit bezieht sich zunächst nur auf die graphischen Elemente als solche. Erst ab dem zweiten Lebensmonat wird die Figur auch als Gesicht erkannt.

Ein Gesicht stellt für den Säugling einen optischen Reiz mit hoher emotionaler Bedeutung dar, dessen Wahrnehmung man zum Beispiel dadurch untersucht hat, ob ein Lächeln ausgelöst wird oder nicht. Etwa ab dem dritten Monat kann man deutliche Reaktionen sowohl auf Fotografien wie auf Zeichnungen von Gesichtern feststellen.

Mit fünf Monaten kann ein Kind bereits eine Person auf einer Fotografie erkennen. Mit sieben oder acht Monaten erkennt es ein Gesicht auch, wenn dieses unter verschiedenen Winkeln aufgenommen ist, etwa von vorn und von der Seite.

Auch die Akkomodation, die Scharfeinstellung des Auges durch Anpassung der Augenlinse an verschiedene Entfernungen, und die Fähigkeit, die beiden Netzhautbilder zur Deckung zu bringen, sind beim Neugeborenen noch nicht voll entwickelt: In den ersten Wochen fokussiert das Kind vor allem Gegenstände im Umkreis von einem Meter, seine Augenbewegungen sind langsam, unpräzise und noch wenig koordiniert.

Doch die motorischen Fähigkeiten entwickeln sich schnell. Die Akkomodation funktioniert mit dem Ende des zweiten Monats einwandfrei; die Augenbewegungen brauchen etwas länger, aber auch diese Entwicklung ist innerhalb der ersten Lebensmonate abgeschlossen.

Aus all diesen Beobachtungen kann man schließen, daß die optische Welt des Neugeborenen sehr begrenzt ist und vielleicht allenfalls aus Gesicht und Brust der Mutter besteht. Diese Welt erweitert sich mit der Entwicklung des Entfernungssehens: Zunächst durch das binokuläre Sehen, das vor allem bei geringeren Entfernungen von Bedeutung ist, dann durch die monokulären Wahrnehmungseffekte wie Zentralperspektive, Überschneidung etc., die auch für größere Entfernungen wichtig sind.

Bei den Möglichkeiten zur Darstellung der dritten Dimension in einem Gemälde haben wir die monokulären Abbildungsfaktoren vorgestellt, darunter die Zentralperspektive. Wir hatten gesehen, daß die Wirkung dieser Faktoren durch binokuläre Wahrnehmungseffekte abgeschwächt werden kann, die uns letztlich doch immer klarmachen, daß wir eigentlich nur vor einer flachen Leinwand stehen. Dies ist auch schon bei Säuglingen zu beobachten. Solange nur monokuläres Sehen möglich ist, werden große Formen gegenüber kleinen bevorzugt. Ebenso scheinen Formen interessanter zu sein, die andere überlappen. Dies deutet darauf hin, daß die größere Figur und die, die eine andere überlappt, näher und damit erreichbarer zu sein scheinen, auch wenn sich sämtliche Zeichnungen in einer Ebene befinden. Sobald die Fähigkeit zum binokulären Sehen entwickelt ist, verschwindet diese Präferenz – ein weiterer Hinweis darauf, daß die binokuläre Wahrnehmung entscheidend ist.

Entwicklung und Wahrnehmungserfahrung

Erfahrungen spielen eine entscheidende Rolle bei der Entwicklung des Nervensystems. Für die Entwicklung der optischen Wahrnehmung gilt dies besonders. Fehlen optische Reize in der Zeit nach der Geburt, treten schwere Entwicklungsstörungen im Nervensystem des Sehapparates auf. Dies bedeutet nun nicht, daß das Gehirn bei der Geburt noch keinerlei Informationen enthält. Neuere neurobiologische Forschungen haben gezeigt, daß ein großer Teil der strukturellen und funktionellen Eigenschaften des Gehirns entweder bei der Geburt bereits vorhanden sind, oder daß ihre Entwicklung genetisch determiniert ist. "Determiniert" heißt nicht "bis in jedes Detail vorherbestimmt". Vielmehr sind nur die Entwicklungslinien festgelegt; die letztendliche Ausprägung erfolgt durch das Zusammenspiel mit Reizen von außen, also durch Erfahrung.

Wie wichtig optische Reize für die Entwicklung des Sehapparats sind, zeigt sich in Fällen, in denen Menschen oder Tiere nach der Geburt für kürzere oder längere Zeit von solchen Wahrnehmungserfahrungen ausgeschlossen bleiben. Wichtige Erkenntnisse konnten durch Fälle gewonnen werden, bei denen angeborene Blindheit durch spätere Operationen beseitigt werden konnte. Dies ist vor allem bei Kindern der Fall, die mit Kataraktbildungen in beiden Augen zur Welt kommen. Diese Form der Trübung der Linse (*Grauer Star*) verhindert jede Formerkennung. Bis vor einigen Jahren wurden solche Kinder im Schulalter oder sogar erst mit zehn Jahren operiert. Zwar wurde durch die Operation die Linsentrübung beseitigt, die Kinder waren aber danach dennoch nicht zu einer komplexeren optischen Wahrnehmung, zu dem, was wir "Sehen" nennen, in der Lage.

Kurz nach der Operation begannen die Kinder, hellere und dunklere Bereiche in ihrem Blickfeld wahrzunehmen, konnten aber keine Gegenstände identifizieren. Erst nach einigen Tagen konnten sie Farben unterscheiden. Die weitere Entwicklung verlief dann nur noch sehr langsam und kam oft ganz zum Stillstand. Einige Kinder lernten im Laufe der Zeit, einfache geometrische Formen zu erkennen, etwa einzelne Buchstaben oder Ziffern, und konnten Zeichnungen wie die eines Gesichts erkennen. Die Fähigkeit, ein Objekt als Ganzes zu erfassen, entwickelte sich oft nur sehr langsam. Zur Identifizierung wurden Einzelheiten verwendet, und dies oft mit falschen Ergebnissen.

Riesen berichtet von einem zwölfjährigen Mädchen, dem einige Monate nach der Operation die Zeichnung eines Tieres gezeigt wurde. "Das ist ein Kamel", so die Antwort, "denn es hat einen Höcker". Der Höcker war in Wirklichkeit die Rückenflosse eines Fischs.

Die negativen Auswirkungen fehlender Sinnesreize sind umso schlimmer, je länger der Reizentzug dauert. Werden die Ursachen rasch beseitigt, können die Wahrnehmungsschwächen ganz oder zum größten Teil überwunden werden. Aus diesem Grund werden Kinder mit angeborenem beidseitigem Grauen Star heute bereits in den ersten Lebensmonaten operiert.

Ein interessanter Fall ist der eines Patienten mit angeborener Hornhauttrübung, bei dem im Alter von 52 Jahren eine Hornhauttransplantation durchgeführt wurde. Unmittelbar nach der Operation war der Mann in der Lage, Objekte zu erkennen, die er bereits früher durch Ertasten kennengelernt hatte. Andere Gegenstände erkannte er dagegen erst sehr langsam und niemals so gut. Bemerkenswert ist hier die Übertragung einer Tasterfahrung in den Bereich der optischen Wahrnehmung.

Tierversuche, insbesondere mit im Dunkeln aufgewachsenen Schimpansen, führten zu ähnlichen Störungen wie beim Menschen. Darüber hinaus zeigten sie, daß weniger die Entwicklung der Nervenzellen in der Netzhaut als vielmehr der Neuronen im Gehirn, insbesondere in der Sehrinde, beeinträchtigt wird.

Eine weitere Anomalie der optischen Wahrnehmung liegt vor, wenn die beiden Augen sich stark voneinander unterscheiden, zum Beispiel wenn das eine Auge normalsichtig und das andere stark kurzsichtig ist, oder beim Schielen, wenn die Sehachsen der beiden Augen nicht in Richtung des fixierten Objekts konvergieren. In solchen Fällen wird oft ein Auge benachteiligt, dessen Fähigkeiten sich dann nicht normal entwickeln. Dies kann zu einer drastischen Verschlechterung des Sehvermögens dieses Auges führen, die auch durch eine Brille nicht mehr auszugleichen ist (*Amblyopie* oder *Schwachsichtigkeit*).

Weil diese beiden letztgenannten Anomalien häufig bei Kindern auftreten, ist es wichtig zu wissen, bis zu welchem Alter Operationen erfolgreich durchgeführt werden können. Die Erfahrung zeigt, daß solche Operationen im allgemeinen umso mehr Erfolg haben, je früher sie stattfinden.

Zeichnungen von Kindern

Das kindliche Malen und Zeichnen entwickelt sich in mehreren Schritten, die von Maureen Cox in ihrem Buch *Children's Drawings of the Human Figure* (Kinderzeichnungen des Menschen) ausführlich beschrieben wurden. Mit einem oder zwei Jahren beginnt ein Kind mit seinen ersten Kritzeleien. Am Anfang sind sie wohl eher Ausdruck von Bewegungsdrang als der Versuch, etwas darzustellen. Es kommt eher auf das Malen an als auf das fertige Bild. Diese Phase könnte man als *gestische Darstellung* bezeichnen. Nach und nach, etwa zwischen dem 18. und dem 30. Lebensmonat, beginnt das Kind, seine Kritzeleien zu interpretieren. Diese Phase bezeichnen wir als *Zufalls-Realismus*. In diesem Alter beherrschen Kinder ihre Bewegungen besser und können bereits erste geschlossene, einigermaßen runde Formen zeichnen. Diese werden gerne als Gegenstände, Tiere oder ähnliches gedeutet. Für R. Arnheim gehören runde Formen zum Grundrepertoire des Kindes.

Etwa im dritten Lebensjahr folgt eine Phase, in der das Kind sich vornimmt, etwas Bestimmtes zu zeichnen. Am Anfang benutzt es dazu immer wieder dieselben Formen. In diesem Alter wird sich das Kind zum ersten Mal der Macht der Zeichen bewußt, auch wenn seine Symbole noch sehr wenig entwickelt sind. Ein Mensch wird zum Beispiel durch ein Strichmännchen dargestellt, das aus einem Kreis für den Kopf und zwei oder drei Strichen für die Glieder besteht, meistens die Beine (Abb. 8.4). Es wurde vermutet, daß Kopf und Beine für Kinder in diesem Alter die wichtigsten Körperteile sind. Dieser Phase schließt sich eine Übergangszeit an, in der neue Zeichen ausprobiert und diese bewußt mit Details versehen werden. Das Strichmännchen erhält einen Rumpf, meist ein Oval, dann Arme, Beine und Hände. Das Kind kündigt vorher an, was es zeichnen möchte, die Details sind jedoch oft an der falschen Stelle oder falsch orientiert. Vermutlich zeichnet das Kind eher ein Modell aus seiner Vorstellungswelt als das, was es gerade sieht.

Mit etwa fünf Jahren wird ein neues Stadium erreicht, der sogenannte *intellektuelle Realismus*. Das Kind wählt nun ein wichtiges Detail eines Gegenstandes oder eines Tieres aus, zum Beispiel die Schnurrhaare einer Katze, um damit sein Objekt zu definieren. Nach und nach werden die Details deutlicher, aber es wird noch keinerlei Versuch einer räumlichen Darstellung gemacht (Abb. 8.5).

Schließlich gelangt man zum *optischen Realismus*, bei dem zum Beispiel Personen von der Seite mit nur einem Auge dargestellt werden. Die Abbildung 8.6 zeigt ein Bild, das von dem gleichen Mädchen wie Abbildung 8.5 stammt und das es mit sieben Jahren gemalt hat. Man beachte hier die korrekten Proportionen und die dynamische Darstellung der beiden Hunde.

Die genannten Stadien und Altersangaben stellen natürlich nur Anhaltspunkte dar. Selbstverständlich gibt es Zwischenstadien, oder mehrere Phasen werden zugleich durchlaufen. Und es gibt sehr große individuelle Unterschiede. Als Beispiel einer extrem frühen Entwicklung werden wir im nächsten Kapitel die Bilder von Nadja kennenlernen.

Schließlich betrifft das, was wir gerade gesehen haben, zunächst nur das spontane Malen und Zeichnen. Aber auch die Fähigkeit, zwei- oder dreidimensionale geometrische Formen zu kopieren, entwickelt sich im Laufe der Zeit. Nach Piaget versuchen Kinder, wenn sie beginnen, geometrische Formen

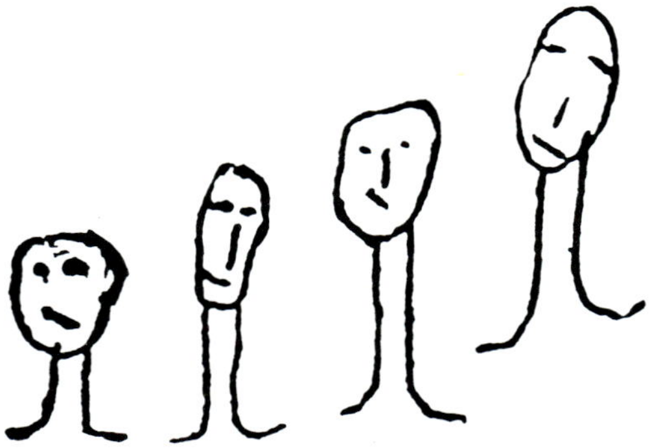

Abbildung 8.4 (links)
Von Kindern gezeichnete Strichmännchen. (Aus C. Ricci, *L'Arte dei bambini*, Zanichelli, Bologna, 1987)

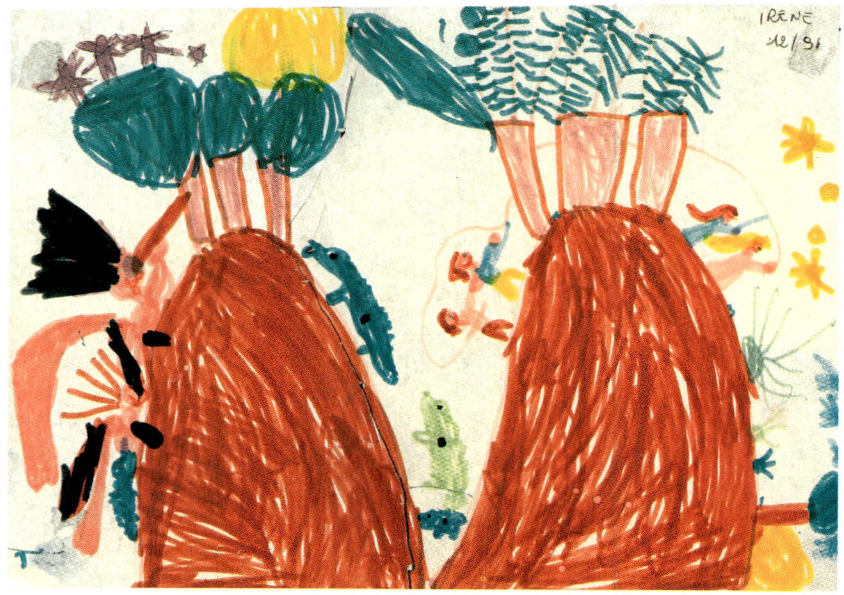

Abbildung 8.5 (rechts)
Bild eines fünfeinhalb Jahre alten Mädchens von einer Bergwanderung. Konventionelle Elemente der Raumdarstellung fehlen: Personen und Bäume stehen senkrecht von den Berghängen ab.

nachzuzeichnen, diese einfach in geschlossene Formen (Kreise, Quadrate) und offene Formen (Kreuze, Bögen) zu unterteilen. Die geschlossenen Formen werden dann alle durch eine mehr oder weniger runde Linie dargestellt. Später lernen sie dann, geschlossene Formen mit runden Kurven von solchen mit Ecken zu unterscheiden und zeichnen die einen als Kreis, die anderen als Quadrat, ohne weitere Differenzierung. Schließlich werden die Formkategorien weiter ausgebaut, und auch Quadrate, Dreiecke und Ovale können korrekt wiedergegeben werden (Abb. 8.7).

Das Abzeichnen dreidimensionaler Objekte ist naturgemäß schwieriger, selbst wenn es sich bereits um gezeichnete oder fotografierte Abbildungen von Gegenständen handelt. Nur selten versuchen Kinder im Vorschulalter, Objekte perspektivisch darzustellen. Mit etwa acht Jahren gelingt es besser.

Die beschriebenen Entwicklungsstadien beziehen sich auf Kinder, die in abendländischen Kulturen aufwachsen; sie sind nicht ohne weiteres auf andere Kulturkreise übertragbar. So sieht zum Beispiel das Strichmännchen bei Kindern aus einigen Regionen Afrikas regelmäßig anders aus: Statt durch einen Kreis stellen sie den Kopf durch einen dicken Punkt dar (Abb. 8.8a).

In anderen Kulturen werden die Details von Kopf und Körper nicht in einen Kreis hineingezeichnet, sondern kettenförmig von Kopf bis Fuß entlang einer vertikalen Linie angeordnet (Abb. 8.8c, d).

Auch in anderen Bereichen gibt es kulturelle Unterschiede. So scheint die Fähigkeit zum Zeichnen bei chinesischen Kindern sehr viel früher und weiter

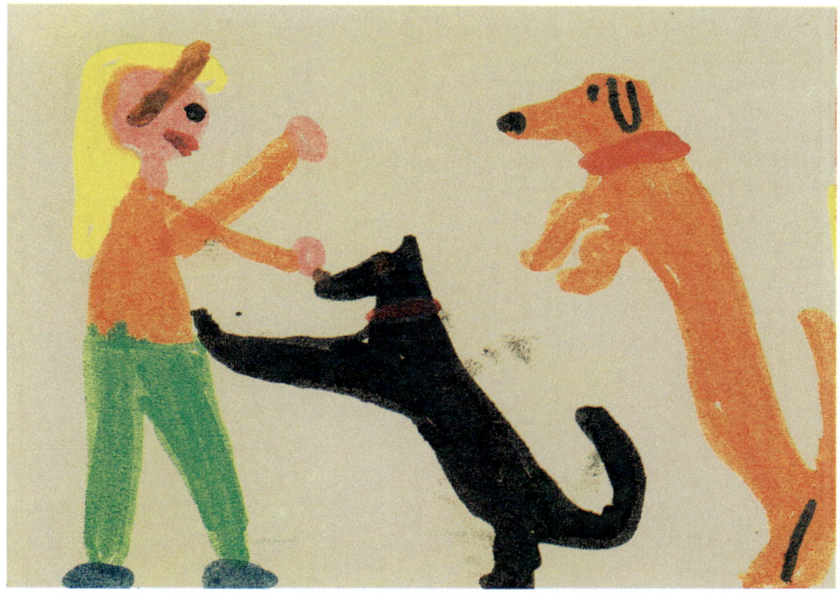

Abbildung 8.6
Bild des Mädchens, von dem auch Abb. 8.5 stammt, das es im Alter von sieben Jahren gemalt hat und es im Spiel mit seinen Hunden zeigt.

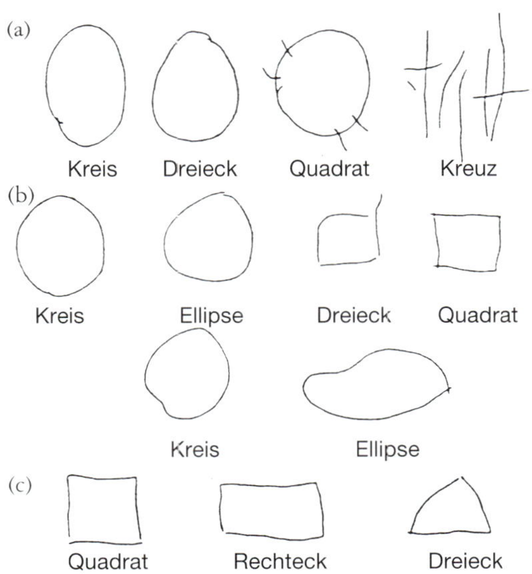

Abbildung 8.7
Entwicklung der Fähigkeit von Kindern, geometrische Figuren nachzuzeichnen.
(a) Anfangs werden alle geschlossenen Figuren als Kreise dargestellt.
(b) Später kann man zwischen runden und eckigen Formen unterscheiden.
(c) Schließlich sind die Formen gut wiederzuerkennen. (Aus Cox, 1993)

entwickelt als in westlichen Ländern. Dies kann mit der besonderen Bedeutung zusammenhängen, die den graphischen Künsten in der chinesischen Kultur zukommt, oder mit der frühen Förderung von der Vorschule an. Eine weitere Beobachtung bei anderen Kulturen war, daß Menschen schon im Alter von fünf bis sieben Jahren im Profil gezeichnet werden, also etwas früher als bei den meisten Kindern, die in abendländischer Tradition aufwachsen (Abb. 8.8b).

All das zeigt, daß die Entwicklung des kindlichen Malens und Zeichnens durchaus von seiner kulturellen Umgebung beeinflußt wird, bis hin zu Formen und Symbolen zur Darstellung des menschlichen Körpers. Neben diesen Umwelteinflüssen scheinen aber auch angeborene Faktoren eine Rolle zu spielen. Die beschriebene Entwicklung bezieht sich tatsächlich nur auf Kinder, die von klein auf Gelegenheit zum Zeichnen hatten. Fehlt diese Möglichkeit, kann es vorkommen, daß auch noch Erwachsene in ihren ersten Zeichenversuchen Figuren hervorbringen, die denen eines Kindes ähneln. Eine Untersuchung mit einer Gruppe von Erwachsenen, die in einer ländlichen Gegend der Türkei aufgewachsen waren, niemals gezeichnet und wenig Kontakt mit Bildern und graphischen Darstellungen gehabt hatten, ergab ein interessantes Resultat: Viele dieser Erwachsenen konnten sehr viel besser zeichnen als gleichaltrige Erwachsene, die in der Stadt aufgewachsen waren. Bei der Abbildung von Personen entstanden jedoch oft Schemazeichnungen wie bei Kindern (Abb. 8.9).

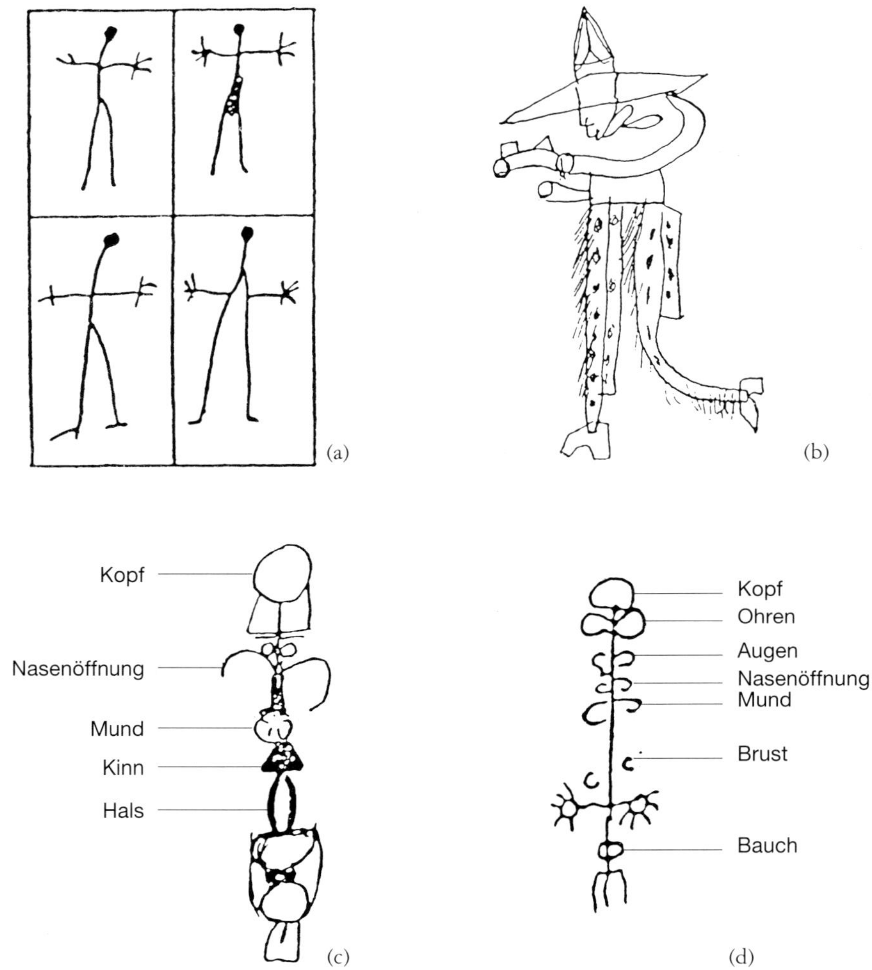

Abbildung 8.8
(a) "Stecknadelkopfmännchen" von Kindern des Bemba-Stammes in Zimbabwe.
(b) Profilzeichnung eines fünfjährigen Maorijungen (Neuseeland).
(c), (d) "Kettenfiguren" eines sechs Jahre alten Mädchens aus Zaire und eines gleichaltrigen Kindes aus Indien. (Aus Cox, 1993)

Auch bei der Reproduktion geometrischer Figuren benutzen Erwachsene ohne Zeichenerfahrung kindertypische Lösungswege (Abb. 8.10).

Diese Beobachtungen könnten darauf hindeuten, daß gewisse Frühstadien der bildlichen Darstellung auch von angeborenen Faktoren beeinflußt werden, und daß diese Faktoren auch bei Erwachsenen noch von erheblicher Bedeutung sein können.

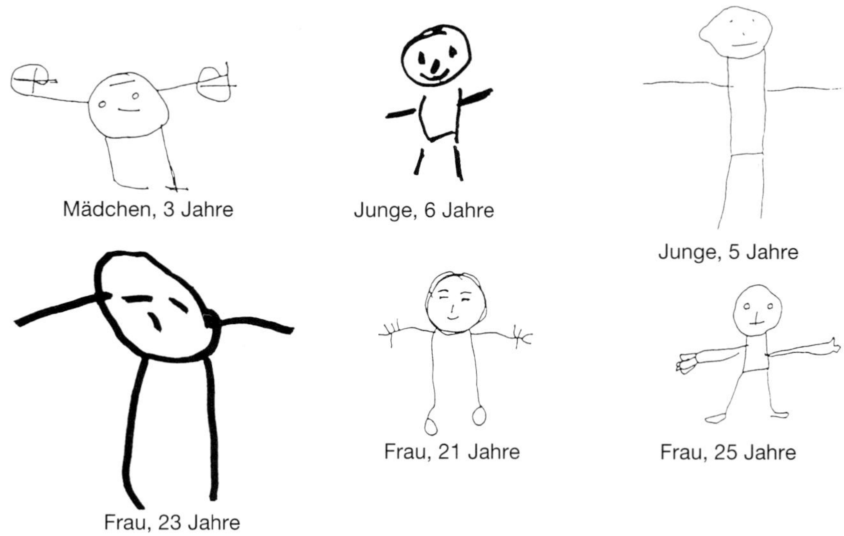

Abbildung 8.9
Zeichnungen von Kindern (oben) und von Erwachsenen aus einer ländlichen Gegend der Türkei (unten). (Aus Cox, 1993)

Abbildung 8.10
Zeichnung eines Würfels von einem Bewohner der Salomon-Inseln. (Aus Deregowski, in: Gregory und Gombrich, 1973. Copyright © 1997 Duckworth General Publishers, London. Mit freundlicher Genehmigung.)

Zeichnungen von Blinden

Zeichnen hat nicht unbedingt etwas mit optischer Wahrnehmung zu tun. Auch von Geburt an Blinde können zeichnen, wenn man sie dazu ermuntert und technische Möglichkeiten schafft, die den Tastsinn unterstützen. Ein Blinder kann auch in Form einer Zeichnung Wahrnehmungen darstellen, die er mit Hilfe anderer Sinneseindrücke gemacht hat. In solchen Zeichnungen sind oft bestimmte Teile des dargestellten Objekts überbetont; die Proportionen stimmen nicht mit dem Bild überein, das man beim Betrachten des Gegenstandes erhält. So ist zum Beispiel bei Abbildung 8.11a die Größe des Kopfes und die Länge der Arme auffällig. Das Bild wurde von einem etwa elf Jahre alten blinden Jungen gezeichnet, der gerade Kopfschmerzen hatte. In Abbildung 8.11b ist der Versuch gezeigt, eine Frucht von einem Baum zu pflücken.

Auch bei von Geburt an blinden Kindern entwickelt sich die Fähigkeit zu malen und zu zeichnen. In einer systematischen Studie wurden blinde Kinder untersucht, die zuvor noch nicht gezeichnet hatten. Man interessierte sich dabei besonders für die Darstellung von Personen. Die Zeichnungen der etwa Sechsjährigen waren sehr einfach und erinnerten eher an Gekritzel. Die älte-

Abbildung 8.11
Zeichnungen von einem etwa elf Jahre alten, von Geburt an blinden Kind. Das Bild (a) heißt *Kopfweh*. Bild (b) zeigt das Kind beim Versuch, eine Frucht vom Baum zu pflücken. (Aus Loewenfeld und Brittain, 1964. Copyright © 1997 Macmillian New York.)

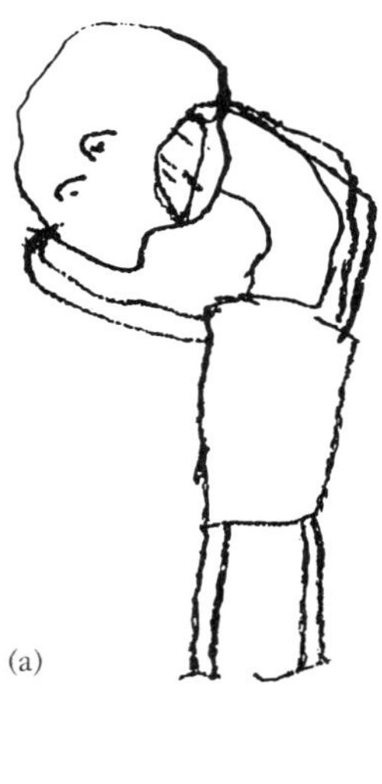
(a)

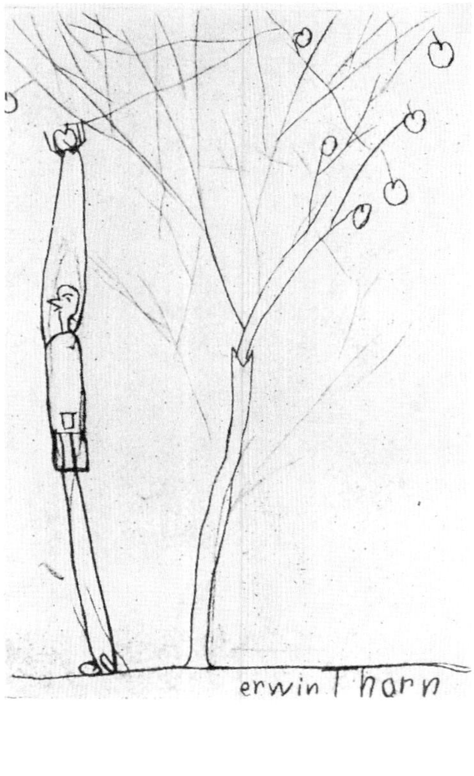

(b)

ren, etwa zehn- bis elfjährigen Kinder zeichneten dagegen bereits sehr viel vollständigere Figuren (Abb. 8.12a, c), die eher mit den Bildern einer Kontrollgruppe sehender Kinder vergleichbar waren, die mit verbundenen Augen zeichneten (Abb. 8.12b, d). Die auffälligste Anomalie auf den Zeichnungen der blinden Kinder war, daß manche Teile der Figuren nicht richtig angeordnet waren, auch wenn solche Fehler vereinzelt bei den sehenden Kindern der Vergleichsgruppe ebenfalls auftraten. Bei den blinden Kindern kam es dagegen manchmal zu einer völligen Umkehr der Figur im Vergleich zu der für uns gewohnten konventionellen Darstellungsweise (Abb. 8.12): Die Figuren "standen auf dem Kopf." Offensichtlich werden solche Konventionen, wie beispielsweise den Fußboden auf der unteren Seite des Blattes zu zeichnen, von Kindern normalerweise durch Betrachten von anderen Abbildungen übernommen und sind damit kulturabhängig.

Die Bilder der zehn- bis elfjährigen blinden Kinder und die jüngerer sehender Kinder (in der ersten Phase des Zeichnens) haben nichts direkt mit einer gesehenen Wirklichkeit zu tun; sie sind vielmehr Ausdruck angeborener Schemata oder von Modellvorstellungen, die nicht unbedingt auf optischem Wege entstanden sein müssen. Diese Zeichnungen zeigen in ihrer Art Ähn-

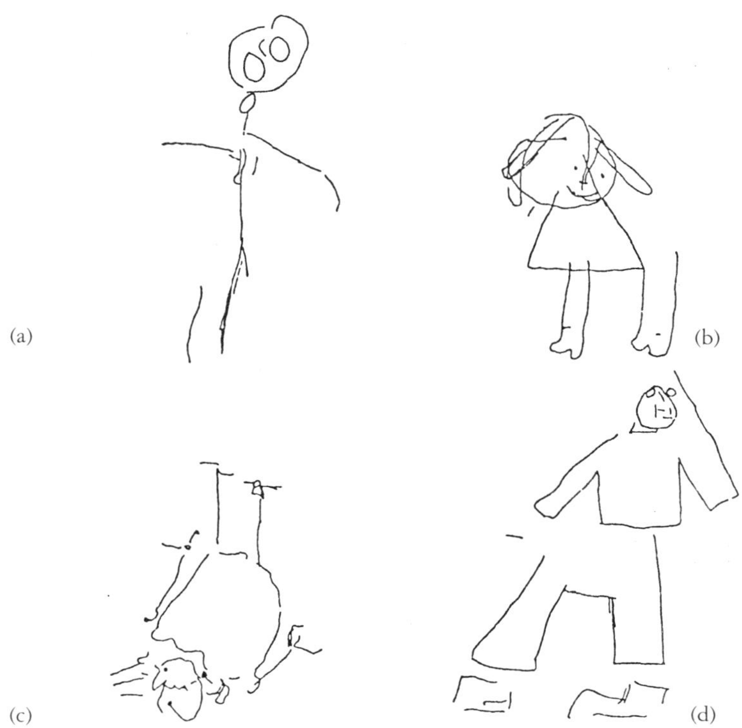

Abbildung 8.12
Personendarstellungen von etwa elf (a, b) und etwa neun (c, d) Jahre alten Kindern. Die Bilder links (a, c) zeichneten von Geburt an blinde Kinder, die Bilder rechts (b, d) sehende Kinder mit verbundenen Augen. (Aus Millar, 1975)

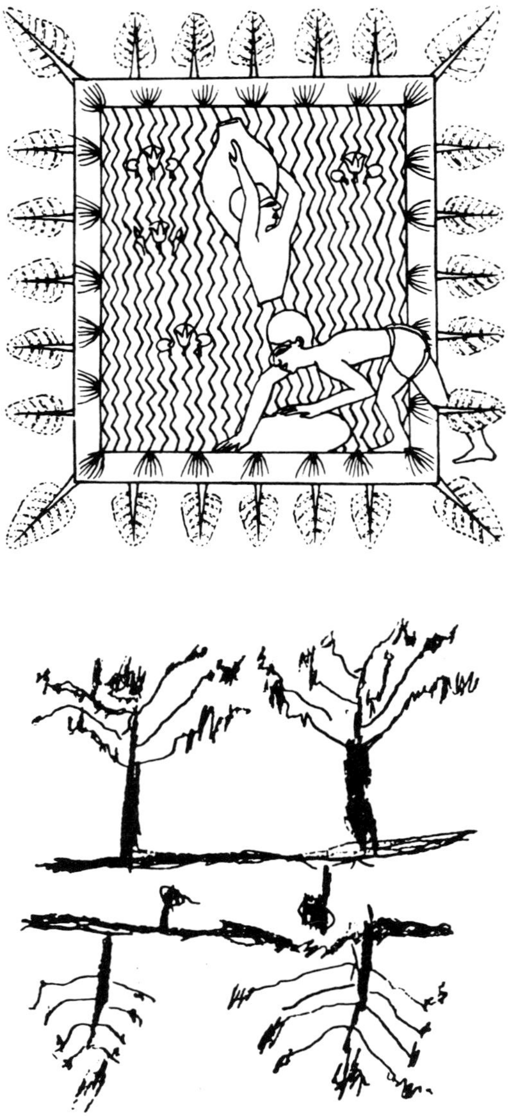

Abbildung 8.13
Oben: Ägyptische Kunst. Garten mit von Bäumen umgebenem Teich. (Aus Pirenne, 1970, © 1997 M. H. Pirenne, Oxford. Mit freundlicher Genehmigung reproduziert.)
Unten: Allee in der Darstellung eines blinden Kindes. (Aus Loewenfeld und Brittain, 1964. Copyright © 1997 Macmillian New York.)

lichkeiten mit Bildern von Kulturen, in denen die Darstellung der Wirklichkeit ebenfalls stark von dem gesehenen Bild abweicht. Die Art der Darstellung von Bäumen entlang einer Straße auf der Zeichnung eines Blinden in Abbildung 8.13 erinnert stark an Bilder aus dem alten Ägypten.

Zeichnungen früher Kulturen

Die ältesten Zeichnungen, die wir kennen, sind etwa 30 000 Jahre alt und wurden Anfang des Jahrhunderts in der Nähe eines kleinen Dorfes am Ufer der Vézère in der Dordogne entdeckt. Man nimmt an, daß der *Homo sapiens sapiens* vor ungefähr 35 000 Jahren in Europa auftauchte; bis zu den ersten Zeichnungen vergingen also etwa 5000 Jahre. Erst weitere 15 000 Jahre später entstanden die herrlichen Höhlenmalereien von Lascaux oder Altamira. Bei den Darstellungen aus der Dordogne handelt es sich hauptsächlich um Einritzungen im Fels. Gezeigt sind Frauen, Männer und Tiere. Männer und Frauen werden fast ausschließlich durch ihre Genitalien dargestellt, Frauen etwa zehnmal so häufig wie Männer. Darstellungen von Tieren aus dieser Zeit sind sehr viel seltener; erhalten ist eine ziemlich realistische Zeichnung eines großen Pflanzenfressers. Die Bilder wurden mit einer Art Pinsel aus pflanzlichem Material oder mit Hilfe von Brocken farbiger Mineralien (Ocker, Mangan) angefertigt.

Zu dieser Zeit, vor etwa 30 000 Jahren, entstanden erste Zeichen, die eine abstrakte, symbolische Bedeutung gehabt haben könnten. Es handelt sich dabei etwa um Striche oder kleine Bögen, die sich periodisch wiederholen.

Daß Abbildungen auch schon in frühester Zeit eine abstrakte Bedeutung hatten, zeigen die in den folgenden Jahrtausenden entstandenen Darstellungen von Frauen, insbesondere die sogenannten *steatopigischen* Venusfiguren. Dabei handelt es sich um kleine steinzeitliche Figuren, *Statuetten*, die Frauen darstellen, und die man überall in Europa gefunden hat. Sie scheinen einen gemeinsamen Urtyp gehabt zu haben, eine sehr üppige Frau. Sicher ähnelten die Frauen der Steinzeit diesen Darstellungen genauso wenig, wie Frauen unserer Zeit den Bildern von Picasso oder Bacon ähneln. Bei diesen Steinzeitfiguren handelt es sich vielmehr bereits um abstrakte, hoch geometrische Variationen eines gemeinsamen Musters, das sich über Jahrtausende erhalten hat und Fruchtbarkeit symbolisiert. Brust, Bauch und Geschlecht bilden einen Kreis, während Kopf und Beine (für die Fruchtbarkeit von geringerer symbolischer Relevanz) entlang zweier symmetrischer Dreiecke ausgerichtet sind (Abb. 8.14).

Das Geschlecht in seiner realistischen oder eher symbolischen Darstellung sowie die Tiere bildeten die großen Themen der prähistorischen Malerei. Dies verwundert nicht, bestanden doch die größten Probleme unserer Vorfahren im Finden von Nahrung (Jagd) und im Überleben (Fortpflanzung).

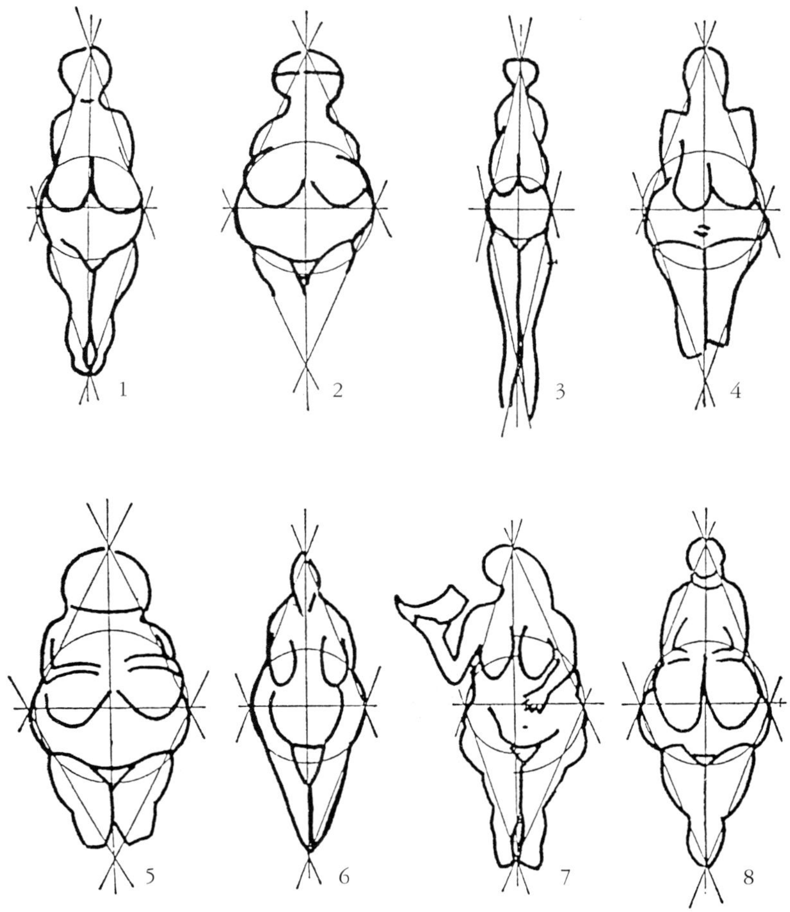

Abbildung 8.14
Steatopigische Venusfiguren: Steinzeitliche Frauendarstellungen aus ganz Europa, von Rußland bis zum Atlantik:
1 Kostienki (Rußland)
2 Gagarin (Rußland)
4 Dolni Vestonica (Mähren, Tschechien)
5 Willendorf (Österreich)
6 Grimaldi (Italien)
7 Laussel (Dordogne, Frankreich)
8 Lespugue (Pyrénées Atlantiques, Frankreich)
Alle diese Figuren zeigen den gleichen Aufbau: Brust, Bauch und Geschlecht bilden einen Kreis, Kopf und Beine sind entlang zweier symmetrischer Dreiecke ausgerichtet. (Aus Clark, 1964. Copyright © Penguin Books. London.)

Kultur und Wahrnehmung

Zeichnen oder modellieren bedeutet, mit den Händen zu sprechen. Deshalb sollten sich auch die Gedanken und Gefühle des Künstlers in seinem Kunstwerk wiederfinden. Sicher gehörten Sexualität und Jagd zu den Hauptinteressen der Steinzeitmenschen; später kam die feierliche Begehung kriegerischer und religiöser Riten mindestens gleichrangig hinzu.

Es erscheint selbstverständlich, daß es schon zu prähistorischer Zeit verschiedene Stile gab, denn die individuellen Interessen der Menschen werden schon damals so unterschiedlich gewesen sein wie ihre künstlerischen Techniken. Dies gilt erst recht für heute, wo sich Darstellungsweisen unter dem Eindruck kultureller Einflüsse und technologischer Revolutionen rasend schnell verändern. Alle neuen Stile scheinen am Anfang unverständlich und extravagant. Später werden sie dann Bestandteil der allgemeinen Bildersprache, sind als Kommunikationsmittel anerkannt und werden leicht verstanden. Gute Beispiele dafür bilden Impressionismus und abstrakte Malerei. Auch diese beiden neuen Stile wurden zunächst angefeindet und werden heute respektiert und geliebt.

Immerhin ist jedoch die Frage erlaubt, ob die Menschen der Steinzeit nicht vielleicht doch ihre Umwelt anders wahrnahmen als wir. Eine genaue Antwort darauf wird es wohl nie geben. Obwohl man mit ziemlicher Sicherheit sagen kann, daß es in anatomischer Hinsicht keine Unterschiede zum modernen Menschen gab, haben wir dennoch zahlreiche Hinweise, daß sie anders "sahen" als wir. Jedes Gehirn ist geprägt von Kultur, Werten und Interessen einer bestimmten Zeit, die zu einem festen Bestandteil davon geworden sind. Jede Erfahrung, jeder Lernvorgang verändert die Struktur unseres Gehirns und wird erst dadurch zu einem Element unseres Gedächtnisses. In diesem Sinn "sahen" die Menschen der Vorzeit wirklich anders als wir, einfach deshalb, weil sie eine andere Kultur, andere Motivationen und Antriebe hatten und deshalb bestimmte Gehirnbereiche anders geprägt waren. Der Unterschied besteht nicht in der Art der Sinneswahrnehmungen, sondern darin, wie die empfangenen Informationen bewertet werden und wie auf sie reagiert wird. Das Bildnis einer Steinzeitgottheit weckt bei uns keines der Gefühle, die es bei seinen Schöpfern hervorgerufen haben mag. Die Götter des Hinduismus lösen bei Christen keine religiösen Gefühle aus, und Christusbilder bei Nichtchristen auch nicht. Daraus kann man schließen, daß die Menschen der Steinzeit trotz gleicher geistiger Fähigkeiten die Welt wohl anders wahrnahmen als wir.

Man kann sich der Fragestellung aber auch experimentell nähern, indem man untersucht, wie unbekannte Figuren oder Gegenstände wahrgenommen werden. Im Zusammenhang mit unserem Thema könnte man beobachten, wie ethnische Gruppen, die nie zuvor mit gedruckten Bildern in Kontakt gekommen sind, auf Zeichnungen oder Fotografien reagieren. Anthropologen haben sich bereits ausgiebig mit dieser Frage beschäftigt und viele widersprüchliche Antworten gefunden – die Fragestellung ist schwierig, Sitten und Gebräuche der Gruppen nur wenig bekannt, und oft gibt es große Verständigungsschwierigkeiten.

Zwei Leitfragen bestimmten diese Untersuchungen: Kann jemand, der nie zuvor eine Zeichnung oder eine Fotografie gesehen hat, erkennen, was darauf gezeigt wird? Und: Wie werden die Abbildungsfaktoren interpretiert, mit deren Hilfe dreidimensionale Objekte zeichnerisch dargestellt werden können?

Es gibt viele Geschichten von Reisenden und Forschern, die erzählen, daß sie Menschen begegnet sind, die nicht erkennen konnten, was auf einem Foto zu sehen war, auch wenn es vertraute Personen oder Gegenstände waren. Oft wird berichtet, daß die Menschen das Foto hin und her drehten und überhaupt nichts damit anfangen konnten. Sobald aber einzelne Teile des Motivs erklärt wurden, zum Beispiel, daß es sich um einen Ochsen handelt und dieser Strich die Beine und jener ein Horn darstellt, wurde das gesamte Bild plötzlich verstanden und auch später sofort wiedererkannt.

Einige dieser Geschichten sind ziemlich kurios. Fraser berichtet (nach Deregowski, 1973) von einer Afrikanerin, die auf einer Fotografie eine Nase, einen Mund und ein Auge erkannte. Sie vermißte das zweite Auge. Fraser stellte sich schräg zu ihr hin und erklärte ihr, daß sie aus dieser Position auch nur eines seiner Augen sehen könne. Daraufhin ging die Frau einfach um ihn herum und deutete an, daß er aber immer noch ein zweites Auge habe und dieses eben auf dem Foto fehle.

Ähnliche Geschichten sind häufig, auch wenn andere Berichte darauf schließen lassen, daß in manchen Situationen Bilder sofort erkannt wurden.

Afrikanischen Dorfbewohnern wurde das Dia eines Elefanten auf eine Leinwand projiziert, was zu erheblicher Unruhe führte, einige flüchteten. Der Dorfälteste dagegen ging auf die Leinwand (ein weißes Bettuch) zu, schaute dahinter und brach in schallendes Gelächter aus.

In diesem Zusammenhang berichtet Deregowski auch von einem interessanten Experiment mit Mitgliedern eines Stammes einer entlegenen Gegend Äthiopiens, den Me'en (Mekan), die wahrscheinlich noch nie eine bildliche Darstellung gesehen hatten. Ihnen wurde die Zeichnung einer Antilope gezeigt. Die Me'en untersuchten die Zeichnung sorgfältig, drehten sie hin und her, einige beschnupperten sie und bekamen erst nach einigen Minuten eine Vorstellung davon, was die Zeichnung darstellen sollte. Hier einige der Antworten:

1.) Mann, etwa 35 Jahre.
Versuchsleiter (zeigt auf die Abbildung): "Was siehst Du?"
Versuchsperson: "Ich weiß nicht. Ein Mensch? Sieht aus wie eine Kuh."
Und dann: "Das hier ist ein Schwanz, hier ein Bein. Und das sind Hörner. Es ist eine Kuh."

2.) Mann, etwa 25 Jahre.
Versuchsleiter (zeigt auf die Abbildung): "Was siehst Du?"
Versuchsperson: "Was ist das? Es hat Hörner, Beine, ein Vorder- und ein Hinterteil, Schwanz und Augen. Ist es eine Ziege? Ein Schaf? Eine Ziege?"

3.) Frau, etwa 20 Jahre.
Versuchsleiter (zeigt auf die Abbildung): "Was siehst Du?"
Versuchsperson: "Ich weiß nicht." Und dann (während der Versuchsleiter noch weiter auf die Abbildung zeigt): "Ich weiß nicht. Das hier sind Hörner, Beine, ein Schwanz; ich weiß nicht, was das sein soll."

Für jemanden, der nicht mit Bildern oder Zeichen vertraut ist, bleibt es also schwierig, eine Zeichnung oder auch ein Foto zu erkennen, selbst wenn ihm die abgebildeten Objekte eigentlich vertraut sind.

Die zweite Leitfrage war, ob und wie perspektivische Abbildungsfaktoren erkannt werden. Dieser Aspekt ist für Kunsthistoriker und Anthropologen interessant, aber auch für Neurophysiologen, die herausfinden wollen, ob diese Faktoren auf angeborenen Grundstrukturen unseres Gehirns beruhen oder ob auch sie eine Form von Zeichensprache darstellen, deren Verwendung erlernt wird und die Bestandteil unserer Kultur ist.

Fotografien und Zeichnungen als zweidimensionale Darstellungen dreidimensionaler Objekte können mehrdeutig sein und verschiedene Interpretationsmöglichkeiten zulassen, vor allem, wenn es sich um unbekannte Objekte handelt. Deshalb eignen sie sich gut für Experimente. Einigen Personen aus Ostafrika wurde die Zeichnung aus Abbildung 8.15 gezeigt, und sie wurden gebeten, sie zu beschreiben. Das Bild zeigt demnach einen Mann, zwei Frauen, drei Kinder und einen Hund, und die jüngere der beiden Frauen trägt einen Benzinkanister auf dem Kopf. Eine solche Interpretation wäre in unserem Kulturkreis die Ausnahme. Für die meisten Betrachter hierzulande befinden sich die Personen in einem Raum, und die jüngere Frau sitzt unter einem Fenster.

Man kann versuchen, die Zeichnung "afrikanischer zu sehen", indem man mit einem Stück Papier die Y-förmige Zimmerecke abdeckt, durch die für unser Empfinden der Raumeindruck geschaffen wird. Dann ist auch für uns der Benzinkanister leicht zu erkennen.

Die systematischste Untersuchung zur Raumwahrnehmung in verschiedenen Kulturen wurde von Hudson durchgeführt. Er erstellte spezielle Testzeichnungen, auf denen die verschiedenen Raumwahrnehmungsfaktoren miteinander kombiniert sind: Überlappung, Perspektive, Konvergenz paralleler Linien sowie unterschiedliche Größen bekannter Objekte. Eine dieser Zeichnungen zeigt die Abbildung 8.16. Ein Objekt A (z. B. ein Elefant), von dem bekannt ist, daß es viel größer ist als ein Objekt B (z. B. eine Antilope), ist viel kleiner dargestellt. Wenn diese Darstellungsweise richtig interpretiert wird, schließt der Betrachter daraus, daß der Elefant weiter entfernt ist als die Antilope. Außerdem kommt er zu dem Schluß, daß der Jäger die Antilope angreift. Wer diese Interpretation nicht kennt, sagt, daß der Jäger den Elefanten bedroht.

Bei Hudsons Tests mit zahlreichen Personen aus vielen Ländern Afrikas wurden die benutzten Raumwahrnehmungsfaktoren nur sehr schwer erkannt.

Eine andere systematische Untersuchung mit klaren Ergebnissen wurde von Müller-Lyer durchgeführt und beschäftigte sich mit der Wahrnehmung von optischen Täuschungen, insbesondere der Ponzo-Täuschung (Abb. 5.3). Entsprechende Abbildungen wurden einer Gruppe von amerikanischen Studenten und zum Vergleich einer Gruppe von Guayanern vorgelegt, die nicht

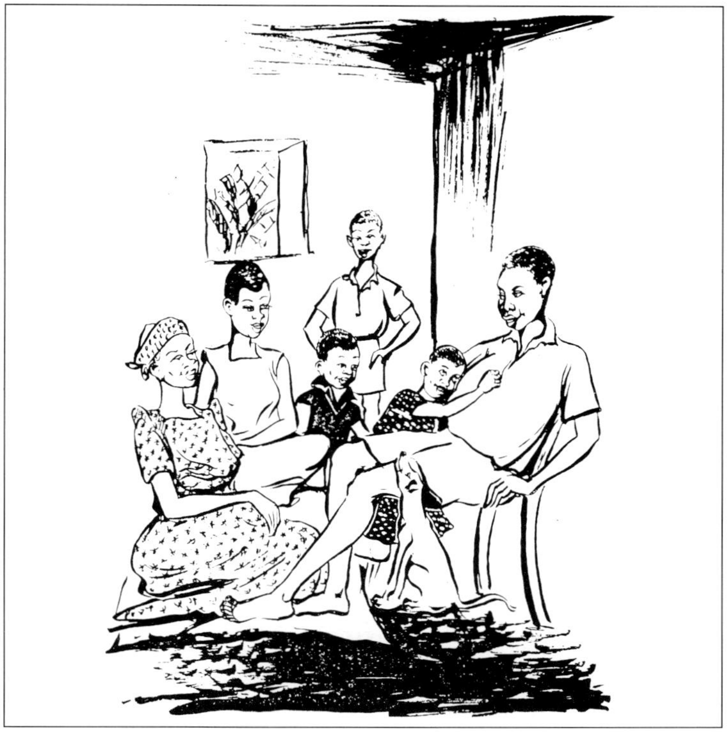

Abbildung 8.15
Familienszene. Testzeichnung zur Bildinterpretation bei ostafrikanischen Versuchspersonen. (Aus Deregowski, in: Gombrich, 1973. Copyright © 1997 UNESCO.)

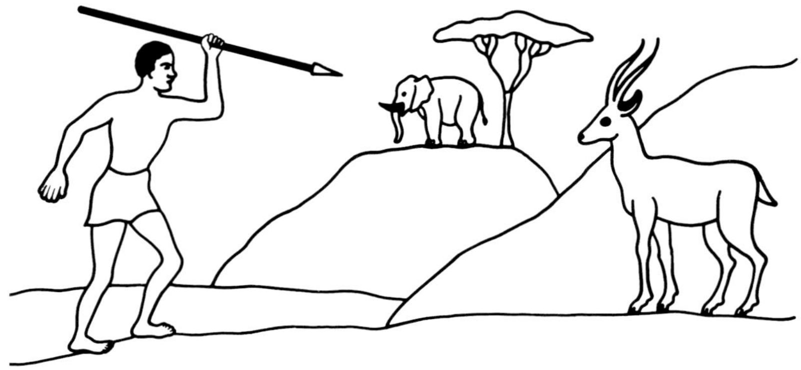

Abbildung 8.16
Testzeichnung zur Entfernungswahrnehmung anhand von Abbildungsfaktoren aus der europäischen Maltradition. Die Zeichnung wurde in Afrika eingesetzt. (Aus Deregowski, in: Gregory und Gombrich, 1973. Copyright © 1997 W. Hudson.)

lesen und schreiben konnten. Beurteilt wurde jeweils die Stärke des Täuschungseffekts. Die Guayaner ließen sich sehr viel weniger durch die Zeichnungen täuschen als die Amerikaner oder andere Versuchspersonen aus Ländern mit abendländischer Kulturtradition.

Die verschiedenen Studien bestätigten also die Bedeutung von Seherfahrungen, die im Rahmen eines kulturellen Umfeldes gemacht werden, zumindest was die Erkennung von Raumtiefe in zweidimensionalen Darstellungen betrifftt. Borges schreibt in seinem Werk *Das Aleph*: "Ich dachte, Argus und ich gehörten zwei verschiedenen Welten an: Ich dachte, unsere Wahrnehmungen seien gleich, aber Argus setze sie anders zusammen und schaffe daraus andere Objekte."

Gewöhnlich gehen wir wie selbstverständlich davon aus, daß die Menschen, die uns nahestehen und in unserer Zeit leben, die Welt genauso wahrnehmen wie wir. Nachdem wir aber nun gesehen haben, daß dies schon für Menschen fremder Kulturen anders sein kann, schließt sich gleich die Frage an, ob nicht auch jeder einzelne von uns aus den gleichen Wahrnehmungen seine eigene Welt erschafft. Dies ist durchaus möglich, zumindest zu einem gewissen Grad, denn jeder von uns hat seine eigene Geschichte.

Auch ein Künstler ist ein Argus, der aus den gleichen Wahrnehmungen, die auch wir machen, die unerwartetsten und originellsten Werke schafft. Er sieht das gleiche wie wir, die gleichen Personen wie wir, aber aus diesen Wahrnehmungen entstehen andere Wirklichkeiten als unsere, Wirklichkeiten, die andere Gefühle erzeugen.

Die beschriebenen anthropologischen Experimente geben interessante Hinweise darauf, wie wir sehen lernen, und damit auch, wie wir denken lernen. Die Sinnesorgane entwickeln sich weitgehend unabhängig von den Informationen, die sie aufnehmen, und damit unabhängig von der Umgebung, in der der Einzelne lebt. Das Gehirn dagegen, das diese Informationen analysiert und interpretiert, ist für seine Entwicklung stark von eben diesen Informationen abhängig. Die Steine sind immer die gleichen, die daraus gebauten Häuser dagegen von unendlicher Vielfalt.

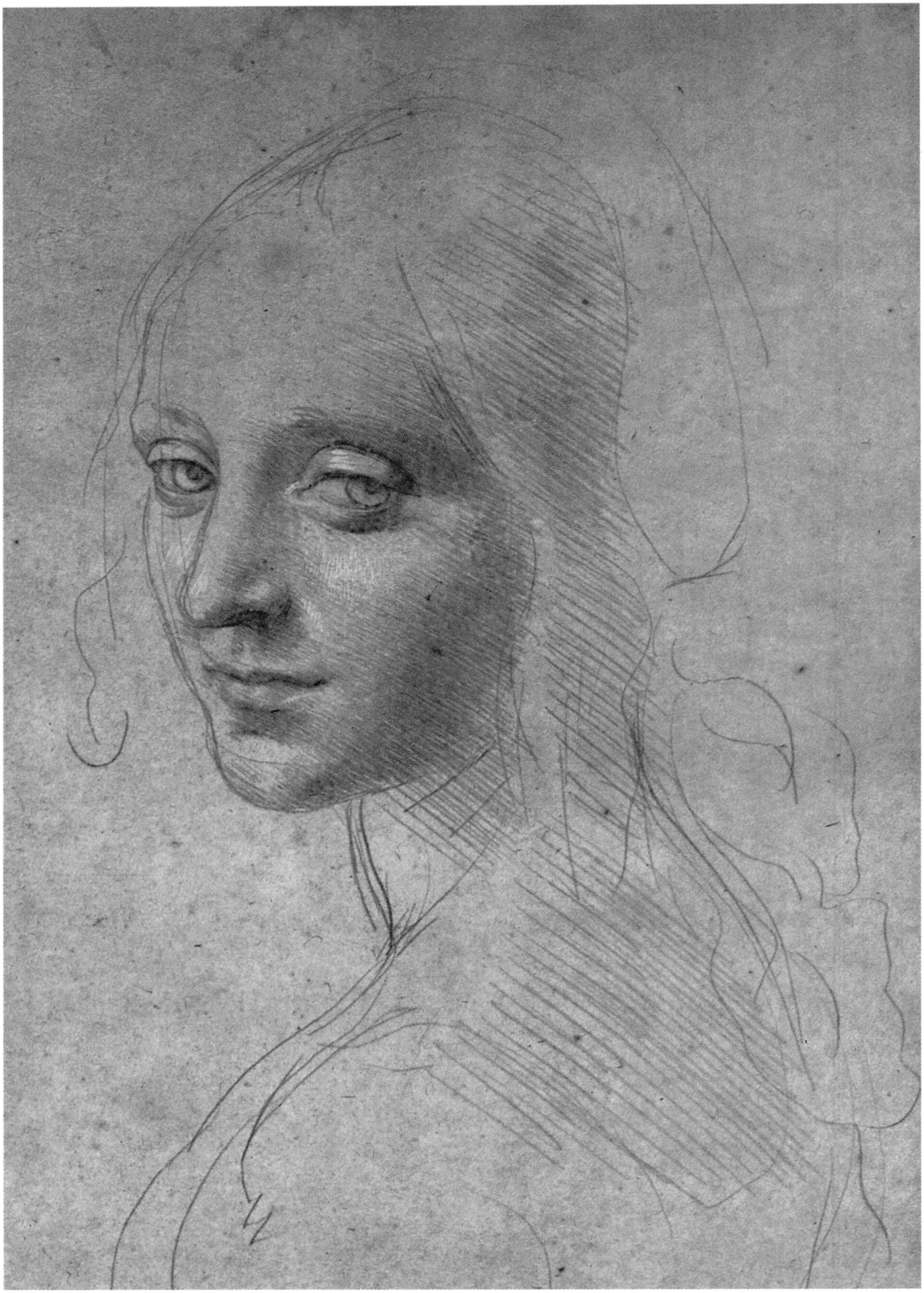

Kapitel 9

Die beiden Hirnhälften und die Kunst

Das menschliche Gehirn besteht wie das der anderen Säugetiere aus zwei Hälften, zwei Hemisphären, die auf den ersten Blick symmetrisch erscheinen. Dies ist jedoch schon aus anatomischer Sicht nicht der Fall. Tatsächlich weisen die beiden Hemisphären Unterschiede auf, die man schon mit bloßem Auge feststellen kann, die aber dennoch bis vor kurzem unbeachtet geblieben sind. Insbesondere ist in den meisten beobachteten Fällen eine Region des Schläfenlappens, *Planum temporale* genannt, in der linken Hirnhälfte stärker ausgeprägt als in der rechten. Die Unterschiede der beiden Hemispären sind bereits bei Föten vorhanden, können also nicht erst durch äußere Lebenseinflüsse entstanden sein.

Wenn die anatomischen Unterschiede auch letztlich eher gering sind, sind die funktionellen Unterschiede um so größer. Wohl die bekannteste Asymmetrie ist die Bevorzugung der rechten (oder linken) Hand. Da die Bewegungen von Hand und Muskeln einer Körperhälfte von der jeweils gegenüberliegenden Gehirnhälfte gesteuert werden (die rechte Hand von der linken Hemisphäre und umgekehrt), weist die Bevorzugung einer Hand auf eine Asymmetrie der beiden Hälften in Bezug auf die Kontrolle der Körperbewegungen hin. Linkshänder, die eine Minderheit in der Bevölkerung darstellen, bevorzugen die von der rechten Hirnhälfte gesteuerte Hand, bei Rechtshändern ist es umgekehrt.

Eine weitere äußerst wichtige Asymmetrie betrifft die Sprachzentren, die zumindest bei Rechtshändern in der linken Hirnhälfte lokalisiert sind. Bei Linkshändern können sich diese Zentren auch in der rechten Hemisphäre befinden, was aber nicht immer der Fall ist. Eine Schädigung der Sprachzentren, zum Beispiel durch den Verschluß eines Blutgefäßes (Hirnschlag), führt zum Verlust der Sprechfähigkeit oder des Hörverstehens (*Aphasie*). Es sind mehrere Formen der Aphasie bekannt, die auf Störungen der Sprachmotorik oder des Sprachverständnisses beruhen. Dies ist darauf zurückzuführen, daß es verschiedene Sprachzentren gibt, die getrennt voneinander für das Verständnis gesprochener oder geschriebener Sprache (Wernickesches Zentrum) sowie für motorische Kontrolle der Sprechmuskeln (Brocasches Zentrum) zuständig sind.

Leonardo da Vinci, *Studie zum Engel der "Madonna in der Felsengrotte"* (1483). Turin, Biblioteca Reale. Die Orientierung der Schraffur von links oben nach rechts unten ist typisch für Linkshänder.

Die Bedeutung der linken Hirnhälfte für das Sprachvermögen hat lange Zeit zu der Ansicht geführt, daß beim Menschen die linke Hemisphäre wichtiger und der rechten übergeordnet sei. Sie wurde deshalb als "dominierende Hirnhälfte" bezeichnet.

Es konnte aber experimentell nachgewiesen werden, daß keine der beiden Hälften absolut dominiert. Vielmehr ist jede Hälfte unterschiedlich spezialisiert. Zahlreiche Erkenntnisse konnten an Patienten gewonnen werden, denen aus therapeutischen Gründen alle Verbindungsbahnen zwischen den beiden Hirnhälften durchtrennt worden waren (*Split-brain-Patienten*). Bei diesen Menschen funktionieren die beiden Hirnhälften unabhängig voneinander. Hier konnten nun Experimente bestätigen, daß die linke Hirnhälfte für die Sprache zuständig und die rechte Hälfte sozusagen "stumm" ist, weder eine sprachliche Information verwerten noch gesehene oder gefühlte Objekte benennen kann. Wenn der Patient zum Beispiel einen Gegenstand mit der rechten Hand betastet, ohne ihn anzusehen, kann er ihn ohne weiteres beschreiben. Dies ist nicht der Fall, wenn er die linke Hand benutzt. Erinnern wir uns daran, daß die Tastsinnesreize der rechten Hand in der linken Hirnhälfte verarbeitet werden, wo sich auch die Sprachzentren befinden. Wenn man jedoch den Patienten bittet, den mit der linken Hand betasteten Gegenstand unter mehreren anderen wiederzufinden, anstatt ihn mit Worten zu beschreiben, so ist dies problemlos möglich. In weiteren Experimenten konnte auch gezeigt werden, daß die rechte Hirnhälfte bei anderen Aufgaben dominiert, zum Beispiel bei der Wiedererkennung von Gesichtern.

Auch bei Gesunden übernehmen die beiden Hemisphären unterschiedliche Aufgaben. Dies fällt nur weniger auf, weil die beiden Hälften miteinander in Verbindung stehen. Weitere Erkenntnisse stammen von Untersuchungen an Patienten mit Schädigungen einer der beiden Hemisphären.

Besonderes interessant für uns ist, daß die rechte Hirnhälfte bei der optischen Wahrnehmung dominiert. Dort werden nicht nur Gesichter erkannt, sondern zum Beispiel auch Figuren und geometrische Formen, ihre Orientierung im Raum sowie Mimik und Gestik.

Ein interessanter Aspekt der Spezialisierung der Hirnhälften betrifft bestimmte Schriftarten. Es gibt alte Schriften, wie die ägyptischen Hieroglyphen, bei denen Gegenstände, Personen und Sachverhalte entweder direkt durch Zeichnungen (*Piktogramme*) oder durch Zeichnungen verwandter Gegenstände (*Ideogramme*) dargestellt werden. So stellt die Zeichnung eines Fußes als Piktogramm tatsächlich einen Fuß dar, während sie als Ideogramm für die Tätigkeit des Gehens steht. Im Japanischen benutzt man zwei Schriftsysteme, das auf Ideogrammen beruhende *Kanji* und das *Kana*, eine Silbenschrift, die auf den Lauten der japanischen Sprache basiert. Neuere Studien haben gezeigt, daß diese Schriftsysteme in den beiden Hirnhälften unterschiedlich verarbeitet werden: Die Silbenschrift, die wie die europäischen Schriften Laute darstellt, wird in der linken Hirnhälfte verarbeitet, während

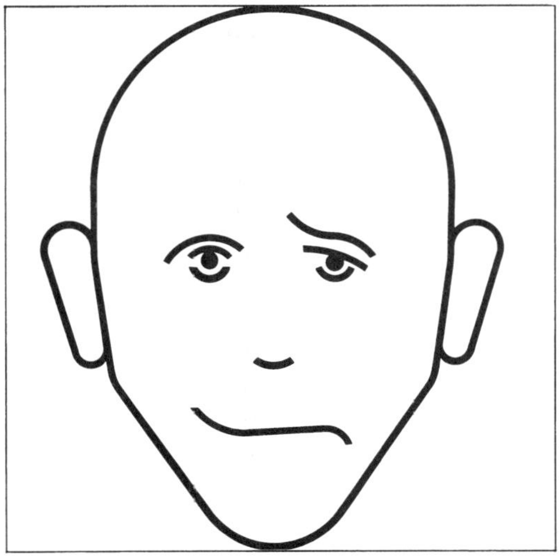

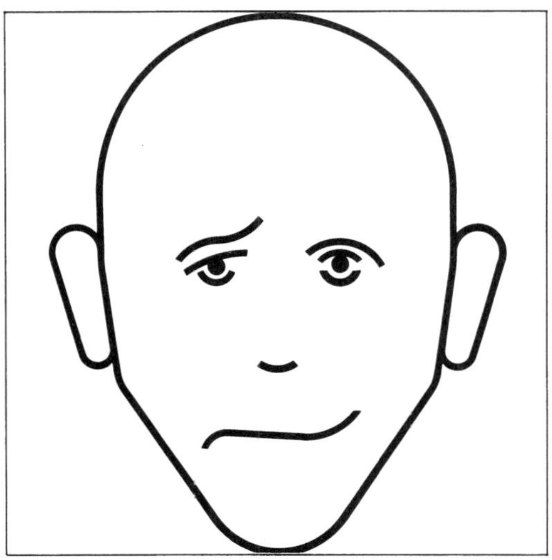

Abbildung 9.1
Symmetrische Zeichnungen von asymmetrischen Gesichtern. Das eine schaut eher traurig, das andere eher fröhlich aus. (Aus Jaynes, 1976)

die Ideogramme der Kanji-Schrift von der rechten Hirnhälfte "gelesen" werden. Es gibt Fälle von Schädigungen einer Hirnhälfte, bei denen die Patienten die eine oder die andere Schrift nicht mehr lesen können.

Die rechte Hirnhälfte scheint auch auf einige Aspekte der musikalischen Ausdrucksfähigkeit spezialisiert zu sein, nämlich Tonlage, Timbre und Harmonie, sowie auf die eher "musikalischen" Aspekte des Sprechens wie die Sprachmelodie. Paradoxerweise gehören andere Elemente der Musik, wie der Takt, eher in den Bereich der linken Hirnhälfte, ebenso die geistigen Fähigkeiten, wie Kopfrechnen oder die Einteilung der Farben. Man könnte sagen, die linke Hirnhälfte ist analytischer und arbeitet seriell. Sie analysiert die Ereignisse in ihrer zeitlichen Reihenfolge, während die rechte Hälfte eher synthetisch und ganzheitlich ist und dabei parallel arbeitet. Sie analysiert gleichzeitig räumlich verteilte Ereignisse oder solche, die zu verschiedenen Sinnesempfindungen gehören.

Eine der Methoden, um die Spezialisierung der einen oder anderen Hirnhälfte nachzuweisen, beruht auf den anatomischen Eigenschaften der Nervenverbindungen, auf die wir in Kapitel 2 eingegangen sind: Ein Objekt in der linken Hälfte des Gesichtsfelds erzeugt Nervensignale, die direkt in die rechte Hirnhälfte gelangen, und umgekehrt.

Daraus entsteht ein merkwürdiger Effekt, wenn man Abbildungen von Gesichtern betrachtet, deren beide Hälften asymmetrische Gesichtsausdrükke zeigen (Abb. 9.1 und 9.2). Der Eindruck, den man wahrnimmt (ob das Gesicht fröhlich oder traurig ist), wird von der linken Seite des Bildes geprägt, die von der rechten Hirnhälfte verarbeitet wird. Daraus kann man schließen, daß die rechte Hirnhälfte auch für die emotionalen Reaktionen besonders wichtig ist.

Die Spezialisierung einer Hirnhälfte auf die bildliche Ausdrucksweise und der anderen auf den sprachlichen Bereich hat nichts mit kulturellen Einflüssen zu tun. Es konnte experimentell gezeigt werden, daß diese Spezialisierung angeboren ist; sie kommt bei den großen Menschenaffen, bei Katzen, Ratten und Vögeln vor. Bei Vögeln führt eine Verletzung der Hirnpartien, die in etwa der linken Hirnhälfte der Primaten entsprechen, zu schwerwiegenden Veränderungen des Gesangs, während Schädigungen der rechten Hirnhälfte wesentlich geringere Auswirkungen haben. Bei Affen konnte recht genau nachgewiesen werden, daß die Fähigkeit des Wiedererkennens von Gesichtern wie beim Menschen eher in der rechten als in der linken Hirnhälfte lokalisiert ist.

Diese Spezialisierung erfolgt schon bei Kindern sehr früh, erheblich vor der Entwicklung des Malens und Zeichnens. Es wurde gezeigt, daß vier oder fünf Monate alte Kinder das Gesicht der Mutter oder einer anderen Frau auf einer Fotografie leichter erkannten, wenn das Bild in der linken Hälfte des Gesichtsfeldes präsentiert wurde. In diesem Alter beginnt ein Kind überhaupt erst, das vertraute Bild der Mutter auf einem Foto von dem einer anderen

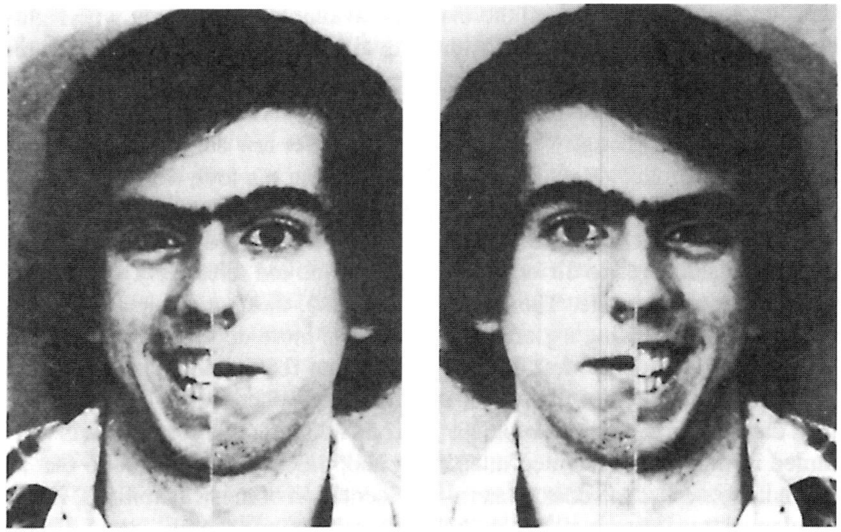

Abbildung 9.2
Die beiden Fotos sind jeweils aus einer Hälfte einer Aufnahme mit lachendem und einer mit ernstem Gesichtsausdruck zusammengesetzt. Sie sind also praktisch spiegelbildlich zueinander. Dennoch wirkt auf die meisten Rechtshänder das linke Foto fröhlicher. (Aus Levy, in: Rentschler, Herzberger, Epstein, 1988)

Frau zu unterscheiden. Damit ist diese Fähigkeit bereits von Anfang an in einer Hirnhälfte lokalisiert.

Auch andere Spezialisierungen der rechten Hirnhälfte erfolgen sehr früh. So zeigen bereits zwei Monate alte Säuglinge eine Präferenz der rechten Hemisphäre für Melodien, während erst später, im Alter von drei bis vier Monaten, die Spezialisierung der linken Hirnhälfte für Silben mit unterschiedlichen Konsonanten einsetzt.

In der Menschheitsgeschichte ist die Bildersprache der optischen Wahrnehmung sicher sehr viel früher entstanden als die gesprochene Sprache. Wahrscheinlich bestanden auch die Gedanken der Menschen vor der Entstehung der Sprache aus Bildern.

Gehirn und Geschlecht

Männer und Frauen unterscheiden sich nicht nur in körperlichen Merkmalen und in ihrer Rolle bei der Fortpflanzung, sondern sie erfüllen auch bestimmte intellektuelle Aufgaben unterschiedlich gut. Diese unterschiedlichen geistigen Fähigkeiten lassen sich nicht nur auf verschiedene Lebenserfahrungen oder ungleichen sozialen Druck auf Männer oder Frauen zurückführen. Eine wichtige Rolle spielt dabei möglicherweise der Einfluß von Sexualhormonen in der frühen Schwangerschaft.

Diese Unterschiede des "geschlechtsgeprägten Gehirns" betreffen nicht die Intelligenz, sondern eine Spezialisierung auf bestimmte Aufgabenbereiche. Im Durchschnitt erfüllen Männer gewisse Aufgaben der Raumwahrnehmung besser als Frauen. Sie können sich zum Beispiel bei einem Geländelauf etwas besser anhand von Himmelsrichtungen und Entfernungen orientieren. Außerdem steuern sie möglicherweise ihre Körperbewegungen präziser. Frauen dagegen zeigen bessere Leistungen im sprachlichen Bereich, beim Wiedererkennen von Ähnlichkeiten und bei der Identifizierung von Referenzpunkten in einer Landschaft. Außerdem sind sie im Durchschnitt besser bei bestimmten Aufgaben, die manuelle Geschicklichkeit verlangen, sowie beim Kopfrechnen.

Vielleicht stellten diese unterschiedlichen Fähigkeiten von Männern und Frauen Vorteile im Laufe der Evolution dar. Vor vielen Jahrtausenden waren die Männer vor allem Jäger und mußten ihre Gruppe verteidigen, während sich die Frauen um Haushalt, Kinder, Essen und Kleidung kümmerten. Männer mußten sich folglich gut in unbekanntem Gelände orientieren, wieder nach Hause finden und beim Jagen gut zielen können, während Frauen sich vor allem in der häuslichen Umgebung zurechtzufinden hatten, dort aber kleinste Veränderungen bemerken mußten.

Das Reproduktionsverhalten der beiden Geschlechter wird vom Hypothalamus gesteuert. Bei männlichen Ratten ist ein Bereich des Hypothalamus, die sogenannte "präoptische Region" (*Area prae optica*), größer als bei Rattenweibchen. Diese Größenzunahme erfolgt bei den Rattenmännchen etwa zur Zeit der Geburt unter dem Einfluß von Sexualhormonen. Ähnliche Unterschiede scheint es auch beim Menschen zu geben; ein Bereich des vorderen Hypothalamus ist bei Männern stärker entwickelt als bei Frauen. Es wurde sogar behauptet, daß es ähnliche anatomische Unterschiede auch zwischen homo- und heterosexuellen Männern geben soll. Le Vay, von dem diese Hypothese stammte, glaubte, damit eine biologische Begründung für Homosexualität gefunden zu haben.

Auch in der Symmetrie der beiden Hirnhälften unterscheiden sich Männer und Frauen: Sie ist bei Männern stärker ausgeprägt. Weil die unterschiedlichen Gehirnfunktionen bei Frauen weniger stark auf die beiden Hirnhälften verteilt sind, haben Schädigungen einer Hemisphäre bei ihnen oft weniger dramatische Auswirkungen als bei Männern. Auch scheinen die Nervenverbindungen zwischen den beiden Hälften bei Frauen umfangreicher zu sein.

Auch bei Tieren kennt man geschlechtsspezifische Unterschiede zwischen den beiden Hirnhälften. Bei männlichen Vögeln ist das Zentrum, das den Gesang steuert, stärker ausgeprägt als bei den Weibchen, die meistens nicht singen. Beim Kanarienvogel wurde gezeigt, daß ein männliches Sexualhormon, das *Testosteron*, einen starken Einfluß auf die Sangeslust des Tieres hat.

Die rechte Hirnhälfte und das Zeichnen

Das Wissen um die Bedeutung der rechten Hirnhälfte für die optisch-räumliche Wahrnehmung ist bereits in der Zeichenausbildung eingesetzt worden. Man versuchte, durch eine gezielte Förderung der Funktionen der rechten Hirnhälfte den Versuchspersonen zu besserem Zeichnen zu verhelfen. Bekannt ist, daß eine Dysfunktion oder eine Schädigung der rechten Hemisphäre nicht nur die Fähigkeit zur Formerkennung beeinträchtigt, sondern auch die Zeichenfertigkeit. In seinem bekannten Buch *Der Mann, der seine Frau mit einem Hut* verwechselte erzählt Oliver Sacks von einem Musiker und Hobbymaler, der im Verlauf einer Erkrankung der rechten Hirnhälfte nach und nach keine Formen mehr erkennen konnte und schließlich das Gesicht seiner Frau mit seinem Hut verwechselte. Parallel dazu verlor er auch seine Fähigkeit zu zeichnen, und seine Bilder waren zum Schluß völlig unverständlich.

Manchmal kann die Dominanz der rechten Hemisphäre auch zu überraschenden Ergebnissen führen. Dies kann mit einer Unterentwicklung der linken Hirnhälfte einhergehen, die sich unter anderem in einer mangelnden Sprachentwicklung zeigt. Ein solcher interessanter Fall war Nadja, ein in England geborenes Mädchen ukrainischer Abstammung. Dieses Kind konnte lange nicht sprechen. Mit drei Jahren konnte sie sich noch nicht verständlich machen und zeigte Symptome von schwerem Autismus. Mit dreieinhalb entwikkelte sie aber dann völlig unerwartet ein ganz außerordentliches Zeichentalent. Mit ihrer Lieblingshand, der Linken, zeichnete sie Tiere, vor allem Pferde, mit schnellem Strich und realistischer Perspektive. Sie reproduzierte Motive, die sie nur ein einziges Mal gesehen haben konnte, zeichnete sie aus anderen Blickwinkeln und mit gewagten perspektivischen Elementen. Beim Zeichnen zögerte sie keinen Augenblick; sie konnte in eine Ecke des Blattes

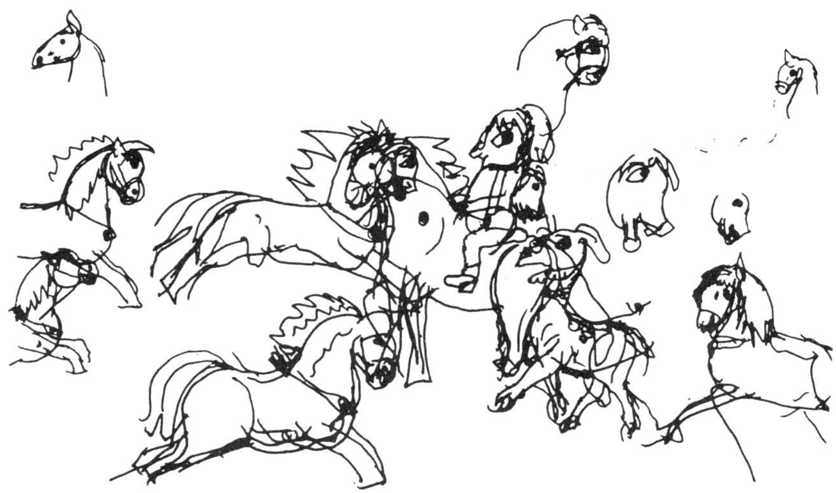

Abbildung 9.3
Zeichnung von Nadja im Alter von drei Jahren und fünf Monaten. (Aus Selfe, 1977)

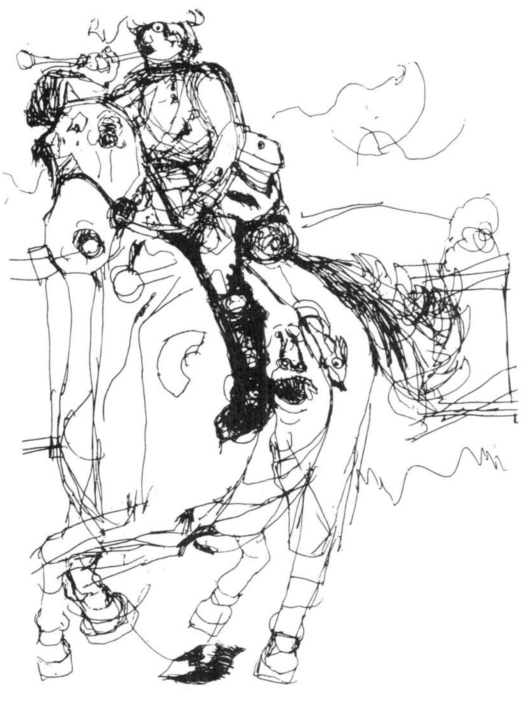

Abbildung 9.4
Zeichnung von Nadja mit fünfeinhalb Jahren. (Aus Selfe, 1977)

ein erstes Detail zeichnen und in eine andere Ecke ein anderes, und beide danach souverän zum endgültigen Bild verbinden. Eine ihrer ersten Zeichnungen, die sie mit drei Jahren und fünf Monaten angefertigt hatte, zeigt Abbildung 9.3. Die beiden folgenden Abbildungen (9.4 und 9.5) präsentieren zwei wundervolle Bilder, die zwei und drei Jahre später entstanden sind. Mit sechs oder sieben Jahren zeichnen Kinder gewöhnlich sehr viel einfacher (Abb. 9.6). Nadjas Fähigkeiten, mit ihrer Umwelt zu kommunizieren, verbesserten sich in den folgenden Jahren mit dem Besuch einer Schule für autistische Kinder merklich; mit neun Jahren begann sie zu sprechen. Parallel dazu erlosch jedoch ihre große Leidenschaft für das Zeichnen, und auch ihre nunmehr seltenen Bilder zeigten nicht mehr die außerordentliche Qualität wie

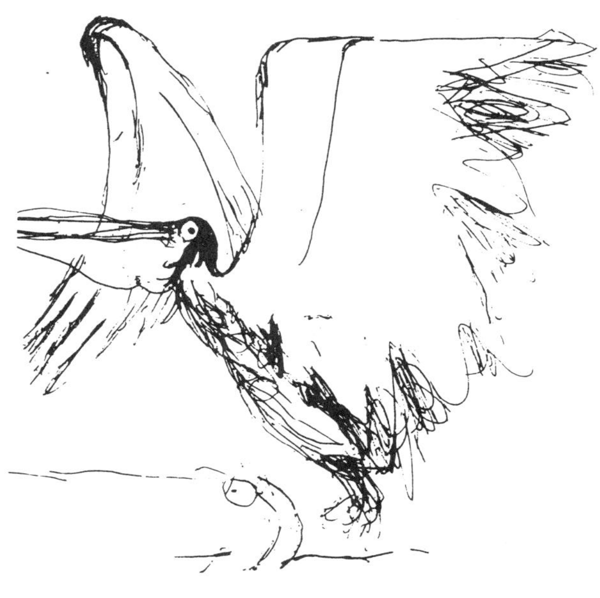

Abbildung 9.5
Zeichnung von Nadja mit sechs Jahren und fünf Monaten. (Aus Selfe, 1977)

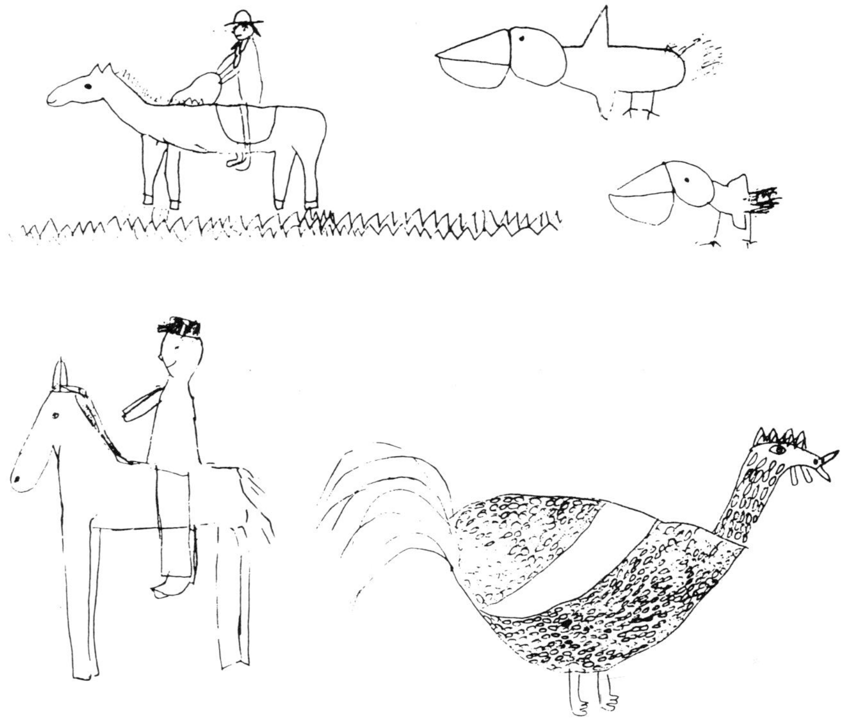

Abbildung 9.6
Zeichnungen von Kindern zwischen sechs und sieben Jahren. (Aus Selfe, 1977)

zuvor. Der Verlust ihres großen Zeichentalents war anscheinend der Preis für das Sprechen.

Es sind zahlreiche ähnliche Fälle wie Nadja bekannt. Sie lassen vermuten, daß es möglicherweise zwei unterschiedliche Formen des Denkens und des Kommunizierens gibt, zum einen durch Worte, zum anderen durch Bilder. Das verbale Denken ist das rationale, analytische, logische und wird oft als das wichtigere oder einzige, als das Denken der Erwachsenen angesehen. Das nicht-verbale Denken, das Denken in Bildern, wird gewöhnlich dem Reich der Phantastereien oder der Träume überlassen und gilt als das Denken der Kinder.

Die moderne Psychologie sagt, daß diese Unterscheidung so nicht stimmt. Beide Formen des Denkens haben ihre Berechtigung und sollten sich auch beim Erwachsenen harmonisch ergänzen. Das Denken in Bildern ist das Denken der Phantasie, der künstlerischen oder wissenschaftlichen Intuition, eine Art des Denkens mit großer kreativer Wirkungsmacht. Es ermöglicht Geistesblitze und steht nicht unter dem Zwang einer linearen zeitlichen Abfolge wie das verbale Denken.

Große Wissenschaftler wie Einstein oder Watson berichten in ihren Erinnerungen, daß sie zu einigen ihrer großen Entdeckungen nicht durch einen linearen Denkvorgang gelangt sind, sondern daß ihnen die Lösung eines Problems plötzlich und unerwartet in Form eines Bildes "vor Augen stand".

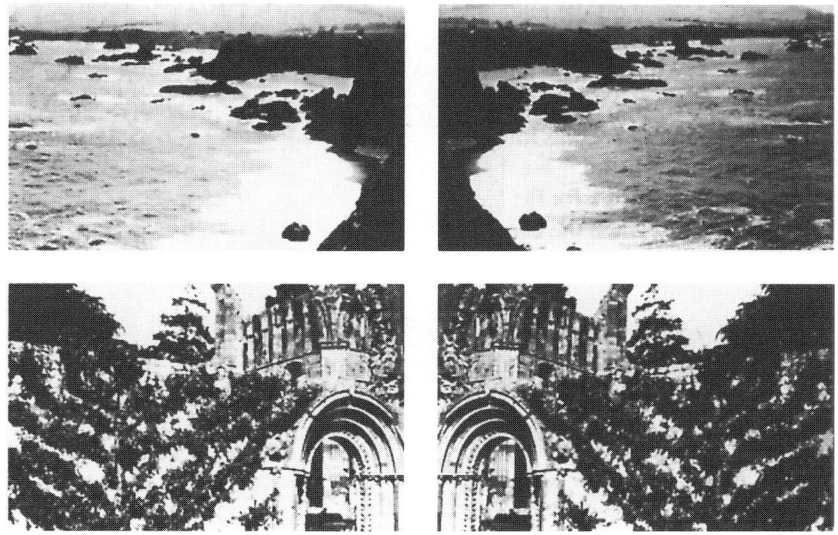

Abbildung 9.7
Spiegelbilder. Rechtshänder bevorzugen die Version, bei der das Hauptmotiv rechts liegt. (Aus Levy, in: Rentschler, Herzberger, Epstein, 1988)

Asymmetrien beim Betrachten eines Bildes

Nach dieser kurzen Einführung über die Unterschiede der beiden Hirnhälften stellt sich uns nun die Frage, welche möglichen Auswirkungen sie beim Betrachten eines Gemäldes haben könnten. Bereits 1928 beobachtete Woelffin, daß die meisten Menschen ein Bild von links nach rechts betrachten. Asymmetrien bei der Betrachtung eines Motivs sind ein wichtiges Problem, ob es sich um die Wirkung irgendeiner beliebigen Zusammenstellung von Objekten oder um den ästhetischen Reiz eines Kunstwerkes handelt.

Ein möglicher Zusammenhang zwischen Hirnasymmetrie und ästhetischem Empfinden wurde von einer Gruppe von Experimentalpsychologen aufgezeigt. Eine von ihnen, Jerre Levy, leistete einen wichtigen Beitrag durch die Untersuchung, ob Rechtshänder bestimmte stark asymmetrische Motive in ihrer ursprünglichen Form oder eher ein Spiegelbild davon bevorzugen (Abb. 9.7). Tatsächlich zeigten die meisten Rechtshänder eine deutliche Präferenz für die Abbildungen, bei denen das Hauptmotiv in der rechten Bildhälfte lag. Die nächstliegende Interpretation war, daß der Betrachter den Blick vorzugsweise auf die rechte Bildhälfte richtet, so daß der größte Teil des Bildes sich in der linken Hälfte seines Gesichtsfeldes befindet und damit in die rechte Hirnhälfte projiziert wird.

Für ähnliche Experimente kann man auch Gemälde verwenden (Abb. 9.8 und 9.9). Stellen Sie selber fest, wie unterschiedlich die Motive und ihre Spiegelbilder wirken.

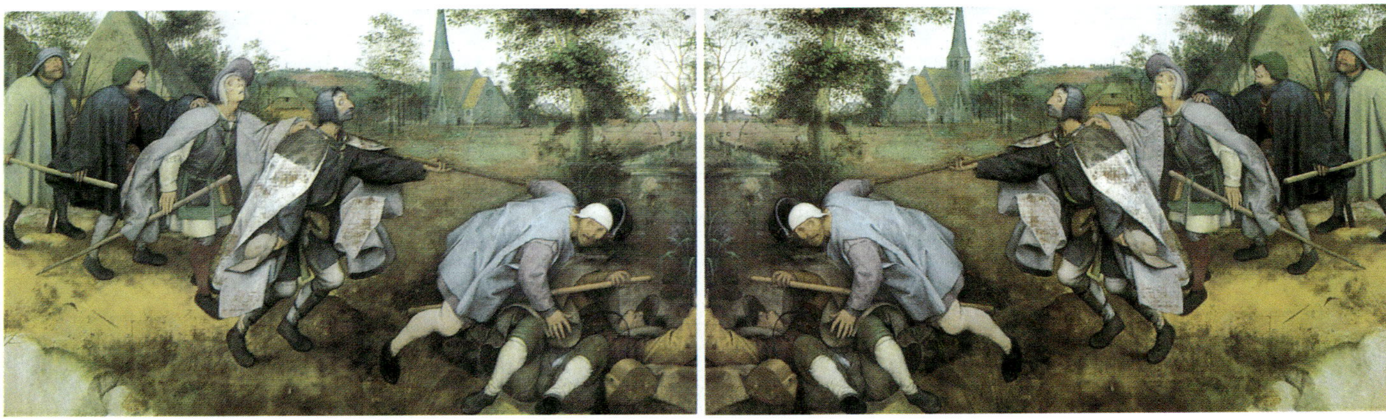

Abbildung 9.8
Pieter Bruegel d. Ä., *Die Blinden* (1568). Neapel, Museo Nazionale di Capodimonte. Originalversion (links) und Spiegelbild (rechts). In der Originalversion hat man den Eindruck, daß die Blinden einander ziehen und beinahe ins Wasser fallen. In der Spiegelbildversion ist nicht nur dieser Effekt verloren gegangen, es scheint sogar, daß sich die Figuren in die andere Richtung bewegen. (Matthäus 15, 14: "Lasset sie: Es sind Blinde, die Blinde führen. Wenn ein Blinder einen anderen Blinden führt, so werden beide in einen Graben fallen.")

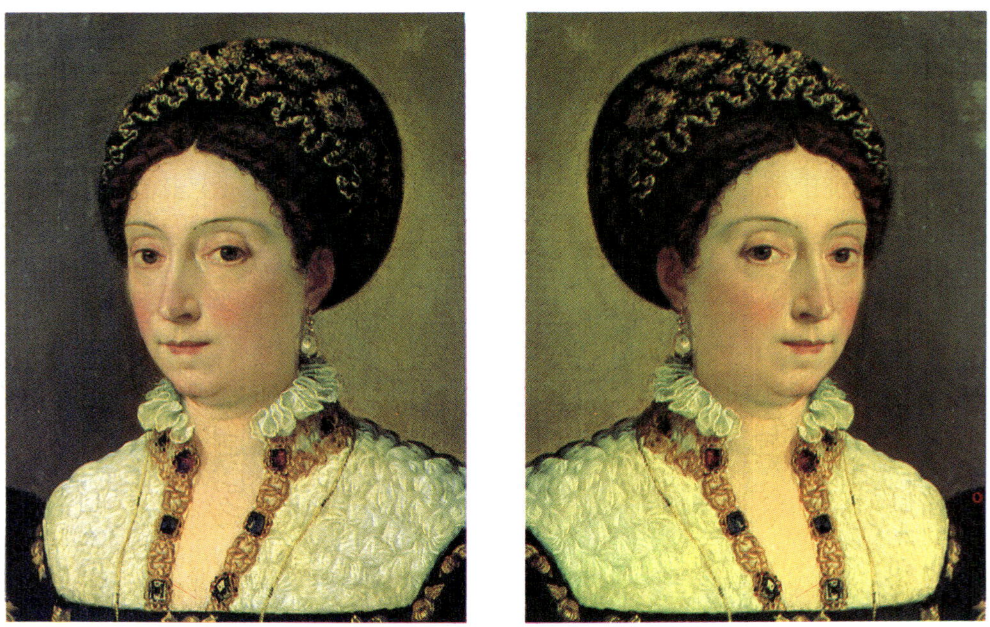

Abbildung 9.9
Tizian, *Eleonora Gonzaga della Rovere*, Ausschnitt (1538). Florenz Uffizien. Originalversion (links) und Spiegelbild (rechts).

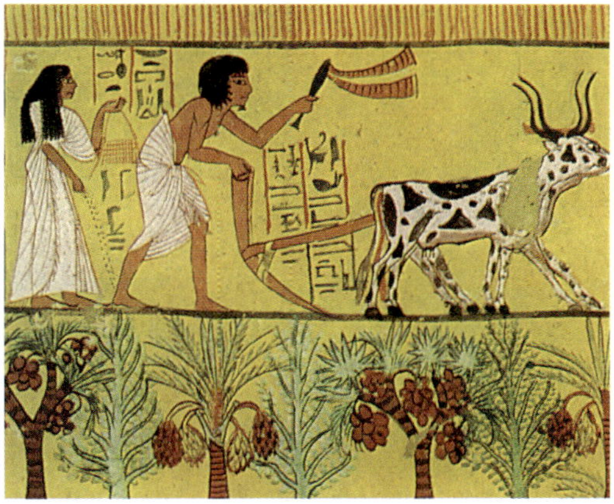

Abbildung 9.10
Ägyptische Kunst: Ausschnitt aus einer Malerei in der Grabkammer des Sennutem, Deir-el-Medina, Neues Reich, XIX. Dynastie.

Die beiden Hirnhälften und die Kunstgeschichte

Ist man sich erst einmal der unterschiedlichen Funktionen der beiden Hirnhälften bewußt, kann man sich natürlich fragen, ob es nicht auch im langen Lauf der Kunstgeschichte Beispiele für die Bevorzugung einer Hemisphäre gibt. Dies scheint wirklich der Fall zu sein. In der altägyptischen Malerei können wir zum Beispiel beobachten, daß bei den dargestellten Szenen weder die räumlich-optischen Zusammenhänge dominieren noch sonderliche Emotionen geweckt werden (Abb. 9.10).

Es sieht so aus, als sollten diese Malereien vor allem von religiösen oder kriegerischen Ereignissen erzählen. Bei diesen Darstellungen steht sowohl für den Maler als auch für den Betrachter der Zeichenaspekt, eine Funktion der linken Hirnhälfte, im Vordergrund.

Ähnlich sieht es in der mittelalterlichen Kunst aus, wo die Bilder Geschichten aus der Bibel erzählen und damit in erster Linie zum Betrachter sprechen und ihm eine Nachricht übermitteln wollen. Auch hier ist, wie in der altägyptischen Kunst, die dritte Dimension gerade einmal angedeutet, sehr schematisch, oft unrealistisch und den Bedürfnissen der Erzählfunktion absolut untergeordnet. Erinnern wir uns auch an die Figuren des byzantinischen Mosaiks in ihrer flachen, zweidimensionalen Darstellung beinahe ohne architektonische Strukturen (Abb. 9.11). Hier gibt es keine Spur von räumlich-op-

Abbildung 9.11
Der Judaskuß (6. Jh.). Ravenna, Basilica di S. Apollinare Nuovo.

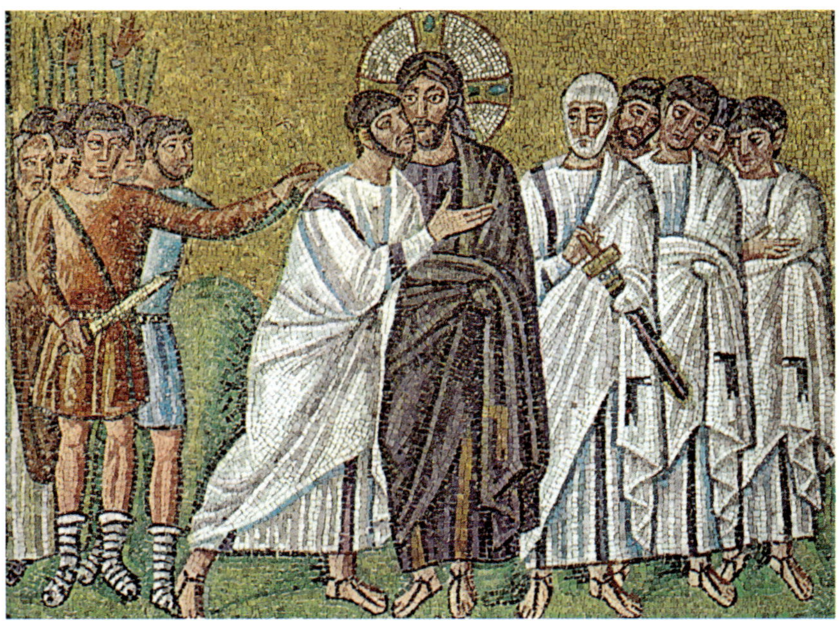

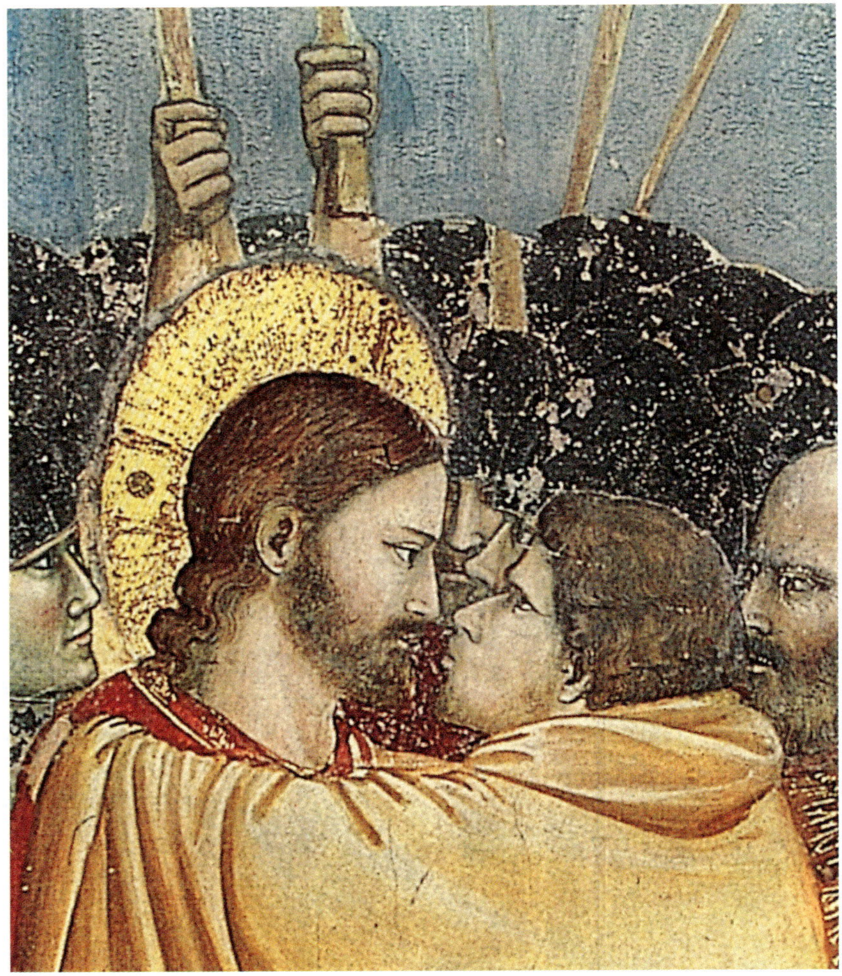

Abbildung 9.12
Giotto, *Der Judaskuß*, Ausschnitt. Padua, Cappella degli Scrovegni.

tischen Zusammenhängen und damit keinen Hinweis auf irgendeine besondere Beteiligung der rechten Hirnhälfte.

Erst mit Duccio, Giotto und den Lorenzetti ändert sich diese Bildersprache. Deren Malerei will zwar immer noch Geschichten erzählen, aber man bemerkt den Versuch, die dritte Dimension zu erobern, der auch von einer stärkeren persönlichen Ausstrahlung der dargestellten Figuren begleitet wird. Dies wird sehr deutlich im Vergleich von Giottos *Judaskuß*, einer Wandmalerei in der Scrovegnikapelle (Abb. 9.12), mit der gleichen Szene des Mosaiks aus Ravenna (Abb. 9.11). Jesus und Giottos Judas blicken sich tief in die Augen; die Intensität dieses Blicks drückt das Drama aus, in das sie beide verstrickt sind.

Bei der mittelalterlichen Malerei fällt weiterhin auf, daß sie sich in einer symbolischen Sprache an den Betrachter wendet. Die Bedeutung der Symbole war damals bekannt, so daß die Bilder auch gelesen und verstanden werden konnten. Der heutige Betrachter versteht diese Sprache nur noch in Ansätzen, falls er nicht gerade Spezialist ist.

Während also im Mittelalter die Malerei vom Symbolaspekt dominiert wurde, benutzt die Kunst der Renaissance mehr und mehr eine eher optisch-räumlich orientierte Bildsprache, die sich damit auch stärker an die rechte Hirnhälfte wendet. Es dominiert der Raum: Architektonische Strukturen werden zu einem unverzichtbaren Ausdrucksmittel, und die Personen bewegen sich in einer realistischen Umgebung. Die Perspektive wird neu entdeckt und sogar auf eine wissenschaftliche Grundlage gestellt, um die Wirklichkeit so realistisch wie möglich darstellen zu können.

Darüber hinaus lassen die Personen allmählich Gefühle erkennen; Leone Battista Alberti forderte, daß Geschichten nicht nur erzählen, sondern auch bewegen sollen. Von nun an kam also auch der rechten Hirnhälfte eine größere Bedeutung zu, vor allem den Bereichen, in denen die Raumwahrnehmung und die Gefühle oder die Phantasie lokalisiert sind. In der weiteren Kunstgeschichte dauerte es dann sehr lange, bis sich wieder eine Darstellungsform in erster Linie an die linke Hirnhälfte richtete, nämlich bis zur Entstehung der konzeptuellen und intellektuellen Malstile, wie etwa dem Kubismus.

Hier stellt sich nun die Frage, ob unsere Beobachtungen zur Malerei des Mittelalters und der Renaissance auch für den Betrachter von heute gelten, das heißt ob auch heute noch ein mittelalterliches Gemälde insbesondere Reaktionen der linken und ein Gemälde aus der Renaissance Reaktionen der rechten Hirnhälfte auslöst.

Im Unterschied zum Betrachter des Mittelalters sind wir heute eher überrascht von dieser Darstellungsweise und empfinden sie als geheimnisvoll; die erzählte Geschichte interessiert uns jedoch nicht besonders. Wir können uns die Geschichte selber neu ausdenken, aber wir "lesen" sie nicht, weil wir die Symbolsprache nicht mehr kennen. Das ganze Mittelalter ist für uns heute ein "offenes Werk" (*opera aperta*), wie Umberto Eco sagen würde, weil der Betrachter von heute die Möglichkeit hat, Bilder mit Hilfe seiner eigenen kulturellen Schemata neu zu interpretieren und damit neu zu erschaffen. Hier können wir Leonardos Ratschläge an junge Maler zum Betrachten von Flecken an der Wand oder von Wolken befolgen. Denn für Leonardo, wie für alle Künstler, war auch die Wirklichkeit eine einzige große *opera aperta*.

Auge und Gehirn des Menschen des Mittelalters waren die gleichen wie die der Menschen von heute, aber die Menschen damals interpretierten die optischen Wahrnehmungen, die beim Betrachten eines Kunstwerks entstanden, sicher anders als wir. Die Reaktionen ihrer Nervenzellen waren sowohl auf der Ebene der Netzhaut wie in den weiterführenden Nervenbahnen die gleichen. Aber in der Sehrinde, dort, wo diese Nervenimpulse einen Sinn erhalten und dem Betrachter bewußt werden, ist die Gehirnstruktur des heutigen Betrachters eine andere. Damals waren die optischen Signale eines Heiligenbildes durch die Kenntnis der entsprechenden Legenden mit religiösen Gefühlen verknüpft. Heute sehen wir einfach ein Bild und bewundern die prächtigen Farben, den sauberen Strich, die eigentümliche Lösung von Problemen der Raumdarstellung. Wenn Sehen Verstehen und Interpretieren heißt, kann es keinen Zweifel geben, daß wir heute anders sehen.

Aus dieser Sicht eröffnet die mittelalterliche Malerei dem Beobachter einen Raum für eigene Interpretationen und führt möglicherweise bei unterschiedlichen Betrachtern zu unterschiedlichen Formen ästhetischer Glücksgefühle. Gewiß verlangt die mittelalterliche Kunst nach kulturgeschichtlicher Analyse, die in der linken Hirnhälfte stattfindet, aber sie bildet doch viel eher eine Herausforderung an Phantasie und Kreativität, die Phänomene der rechten Hemisphäre sind.

Ein Renaissancegemälde bietet dagegen einem Betrachter, der in der abendländischen Kulturtradition aufgewachsen ist, weniger Überraschungen; er hat kaum Spielraum, das Bild auf seine Weise neu zu interpretieren. In ihrer realistischen Vollkommenheit hält die Perspektive den Blick des Betrachters gefangen, genauso wie sie zuvor die Realität eines einzelnen Augenblicks eingefangen hat.

Der Künstler ist hier zu einem Diktator geworden, der den Betrachter das wahre Sehen lehren will, dessen Regeln er entdeckt zu haben glaubt. Die optische Wahrnehmung wird hier vor allem auf einer analytischen Ebene verarbeitet und damit in der linken Hemisphäre des Gehirns.

Wodurch wirkt nun aber die Malerei der Renaissance so anziehend, wenn nicht durch die kreative Einbeziehung des Betrachters? Man könnte sagen, daß die Renaissancemalerei durch ihre Perfektion gefällt und daß sie ein ähnliches Glücksgefühl hervorruft wie die Lösung eines wissenschaftlichen Problems. Sie fasziniert eher intellektuell als emotional.

Zum Abschluß wäre es noch interessant zu untersuchen, welche Fähigkeiten wir heute stärker nutzen, die optisch-räumlichen der rechten oder die eher analytischen der linken Hirnhälfte. Sicher leben wir in einer Welt, die von optischen Reizen beherrscht wird: Die meisten Informationen, die wir zum Arbeiten und zum Zusammenleben brauchen, erreichen uns auf optischem Wege. Dennoch handelt es sich überwiegend um einen passiven Vorgang, bei dem eine Wahrnehmung fast schon automatische Reaktionen hervorruft, die frei von Emotionen sind und die nicht interpretiert zu werden brauchen. Die eigene, kreative Beteiligung an den Bildern, die ständig auf uns einprasseln, ist minimal, so als seien die charakteristischen Fähigkeiten der rechten Hirnhälfte völlig überflüssig. Vom Bild zur Sprache ist es heute nur noch ein kurzer, direkter Weg. Mit Sicherheit spielt daher die linke Hirnhälfte in unserem Alltag nach wie vor eine sehr große Rolle.

Die Bildersprache der modernen Malerei von heute benutzt eine ähnliche Grammatik wie gesprochene Sprachen und verzichtet auf die kreativen und emotionalen Elemente, die für die rechte Hirnhälfte typisch sind. Besonders deutlich wird dies beim Fernsehen: Menschen dienen dort hauptsächlich dazu, Sprache zu übermitteln. Das Fernsehen läßt nur wenig Raum für reine Bildersprache, abgesehen vielleicht von einigen Zeichentrickfilmen ohne Worte oder manchen Spielfilmen, bei denen es auch auf die Bewegungen der Schauspieler, die Raumaufteilung sowie Licht und Farben ankommt.

Alle diese Beobachtungen weisen auch auf die Notwendigkeit hin, neue pädagogische Methoden zu entwickeln, um eine harmonischere Entwicklung der beiden Hirnhälften zu gewährleisten. Damit könnte einer seit langem vorhandenen Tendenz der westlichen Kultur entgegengewirkt werden, die nach wie vor Lehrmethoden auf sprachlich-analytischer Basis bevorzugt, also überwiegend auf Eigenschaften der linken Gehirnhälfte zurückgreift.

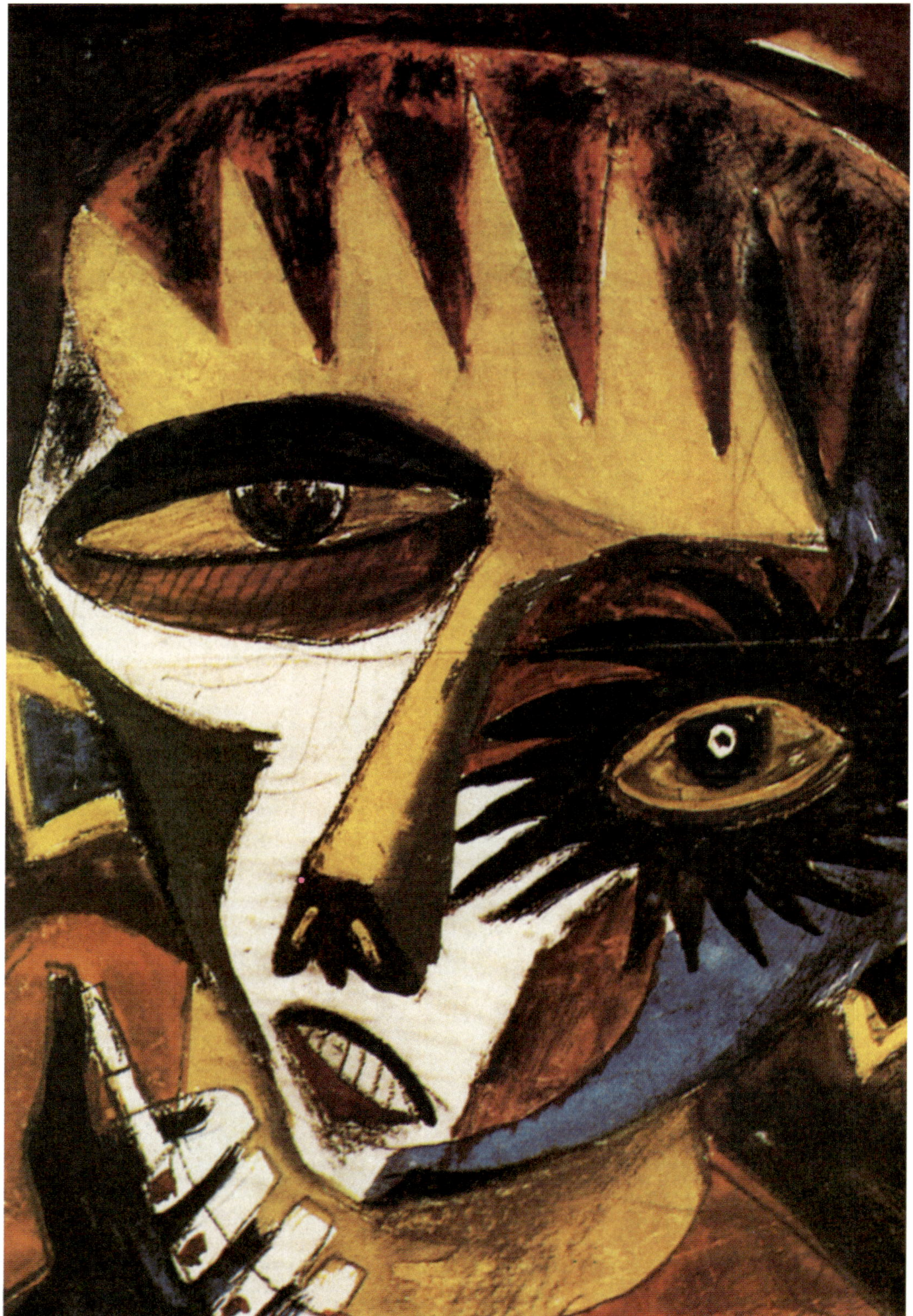

Kapitel 10

Der kranke Maler

Das Werk eines Künstlers entsteht aus der Kombination seiner Wahrnehmungen und deren Interpretation. Sowohl die Aufnahme der optischen Information wie die Verarbeitung können durch Krankheiten beeinträchtigt werden. Während im ersten Fall der Sehapparat und damit das Auge oder die Nervenbahnen zum Gehirn betroffen sind, können Störungen der Informationsverarbeitung duch Schädigungen des Gehirns oder anderer Organe sich auf die ganze Persönlichkeit auswirken. Wir haben bereits die Starerkrankung Monets und die Veränderungen in den Alterswerken Tizians und Turners erwähnt, die klar auf krankhafte Veränderungen des Auges zurückzuführen sind. Wir wollen uns nun einige Fälle anderer Künstler ansehen, bei denen die künstlerischen Darstellungen in einer bestimmten Lebensphase durch das Auftreten von verschiedenen Krankheiten beeinflußt wurden. Hier sind die Veränderungen des Malstils ohne Kenntnis der Krankheitsgeschichte des Künstlers nicht zu verstehen.

Oft wirken sich Krankheiten nicht nur direkt etwa auf die Körperbewegungen aus, sondern auch auf die Psyche, indem sie zum Beispiel Depressionen auslösen und zu einer pessimistischen Weltsicht führen.

Einer der originellsten Künstler unserer Zeit war Paul Klee, der zu seinem Unglück mit 40 Jahren von *Sklerodermitie* befallen wurde, einer Krankheit, die langsam fortschreitend zu tiefgreifenden Veränderungen von Haut und Muskeln führt. Im fortgeschrittenen Stadium kommt es zum Befall der inneren Organe mit Tod durch Lungeninsuffizienz oder Nierenversagen. Das Leben Klees wurde von dieser Krankheit völlig verändert, und seine anfangs fröhlichen Bilder wurden immer düsterer. Hier zwei Beispiele: Die Zeichnung 10.1 zeigt den Künstler mit seinen verkrümmten Händen, unfähig, den Pinsel so locker zu führen wie früher, und in Abbildung 10.2 sein Gesicht mit einem verzweifelten Blick, der seine durch die Krankheit bleichen und verzerrten Gesichtszüge spiegelt.

Die Geschichte weiß von vielen Malern, die an Arthritis oder Gicht litten, wodurch die Gelenke steif und das Malen mühsam und schmerzhaft wurde. Einer von ihnen war Renoir, der den Pinsel nur mit Hilfe von Wattekompressen in seinen verkrüppelten Fingern halten konnte. Er selber stellte sich mit

Selbstbildnis eines schizophrenen Patienten. Dieses Bild ist ein Beispiel für die künstlerische Kreativität, die manchmal durch diese Krankheit wachgerufen wird. Es vermittelt das Leiden und die verzerrte Wahrnehmung, die mit Schizophrenie einhergehen. (Aus Adamson, E.; Timlin, I.: *Art as Healing*, Coventure, Boston, Copyright © 1997 E. Adamson und I. Timlin, London.)

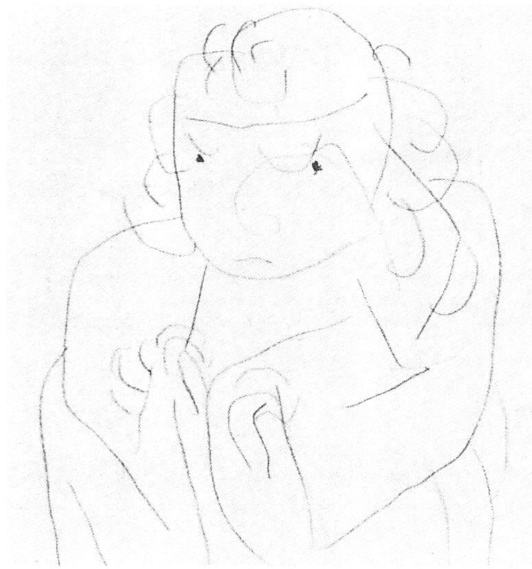

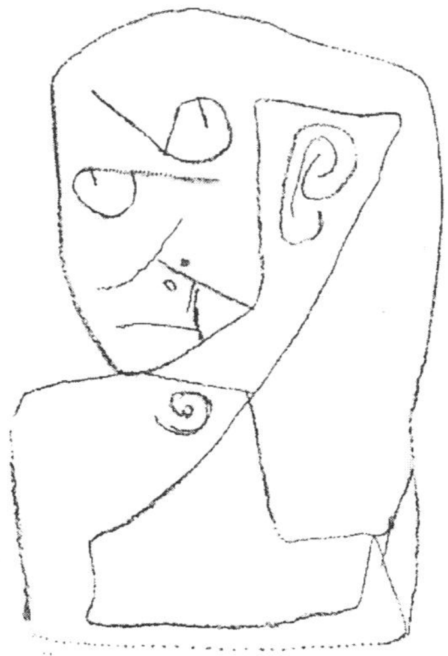

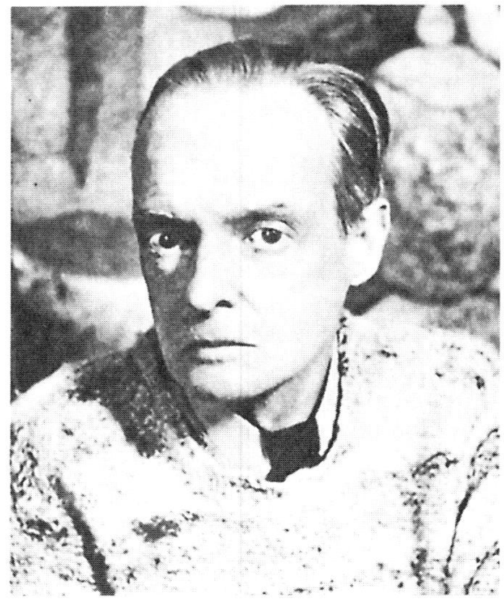

Abbildung 10.1 (links)
Paul Klee, *Detaillierte Passion: Ein Gestalter* (1940). Kunstmuseum Bern, Paul-Klee-Stiftung Bern, Inv.Nr. Z 2186. Copyright ProLitteris, 1997, Zürich. Der Künstler ist trotz seiner Krankheit entschlossen weiterzuarbeiten.

Abbildung 10.2 (Mitte)
Paul Klee. *Durchhalten!* (1940). Kunstmuseum Bern, Paul-Klee-Stiftung Bern, Inv.Nr. Z 2234. Copyright ProLitteris, 1997, Zürich. Eines der letzten Bilder, das seinen Willen zum Widerstand gegen die tragische Krankheit dokumentiert, die sich auch in seinem Gesicht abzeichnete (Foto rechts).

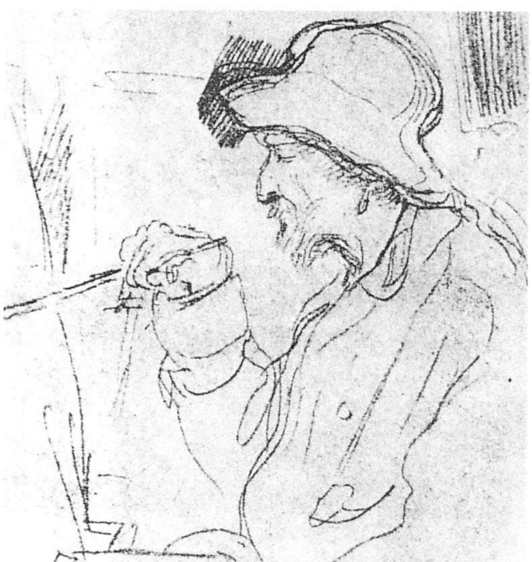

Abbildung 10.3
Auguste Renoir, *Selbstbildnis* (1914). Die Hände des Künstlers sind durch fortgeschrittene Arthrose verkrüppelt.

unförmigen Händen vor seiner Leinwand dar und versuchte, seine Kunst auf diese Weise weiter auszuüben (Abb. 10.3). Auch Juan Gris und Raoul Dufy hatten Arthritis. Letzterer konnte bereits von den lindernden Wirkungen der neu als Medikament eingesetzten Hormone ACTH (*Adrenocorticotropes Hormon*) und *Cortison* profitieren. Durch diese Therapie gewannen seine Hände eine gewisse Beweglichkeit zurück, und zum Dank benannte er eines seiner Gemälde, das er mit 73 Jahren malte und das eine Vase mit Blumen zeigt, "Cortison."

Andere Künstler wurden von tiefer Schwermut und Depressionen erfaßt, die entweder psychische Ursachen hatten, oder aber durch Vergiftungen ausgelöst wurden. Hier spielte Blei eine wichtige Rolle, das damals in vielen Farben enthalten war. Einer dieser Fälle war Francisco Goya, von dem erzählt wird, daß er seine Farben in einem Bottich anrührte, sie mit einem Schwamm oder einem Lappen auf die Leinwand auftrug und einzelne Farbkleckse mit dem Daumen hinzufügte. Möglicherweise war er durch seine Malerei so häufig hohen Bleikonzentrationen ausgesetzt, daß es zu einer schleichenden Bleivergiftung kam. Ein Resultat könnte eine *Bleienzephalopathie* gewesen sein, da sich Blei vor allem im Nervengewebe einlagert. Es ist bekannt, daß eine Bleienzephalopathie Schädigungen des Gehirns mit Taubheit und Persönlichkeitsveränderungen verursacht. Es wird berichtet, daß Goya zunächst wegen seiner Krankheit überhaupt nicht mehr malen konnte, und als er spä-

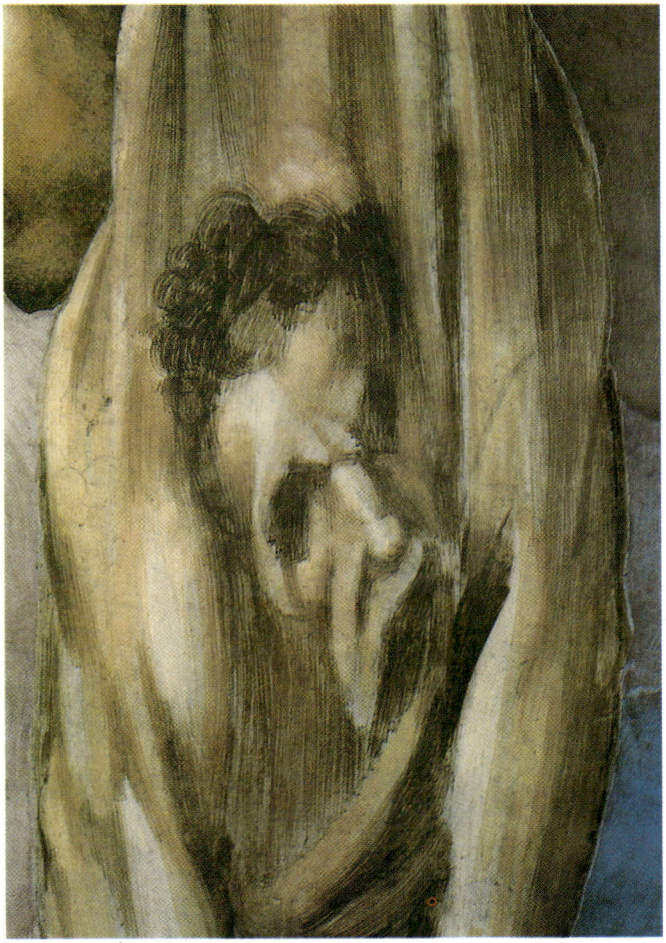

Abbildung 10.4
Michelangelo, *Das Jüngste Gericht*, Ausschnitt. Rom, Sixtinische Kapelle. Der Heilige Bartholomäus zeigt dem Richter das Messer und die Haut des Märtyrers, in die Michelangelo ein schmerzverzerrtes Selbstporträt gemalt hat.

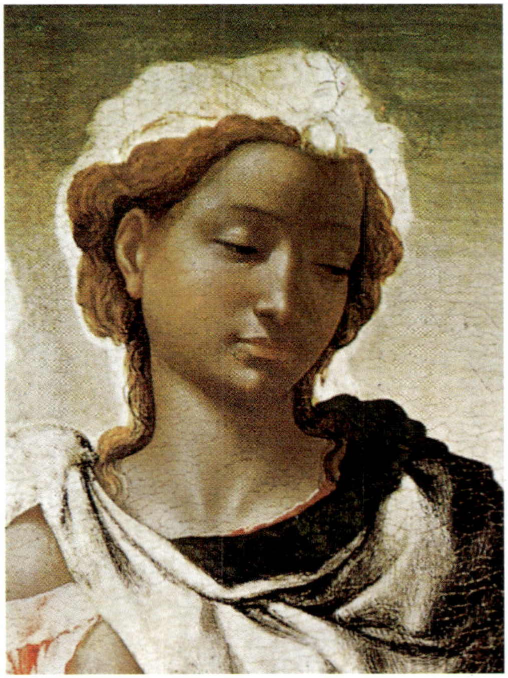

Abbildung 10.5
Ausschnitt der *Madonna von Manchester*, die Michelangelo zugeschrieben wird. Die krumme Nase erinnert an die des Malers, die dieser nach einer Schlägerei als Jugendlicher davongetragen hatte.

ter wieder damit begann, füllten sich seine Bilder mit alptraumhaften Szenen.

Bei anderen wie Michelangelo hatten die Depressionen weniger organische als psychische Ursachen und traten periodisch auf. In einer dieser Phasen entstand *Das Jüngste Gericht* (Abb. 10.4), wo Michelangelo dem Heiligen Bartholomäus sein eigenes, verzerrtes Gesicht gab. Als Beispiel dafür, wie stark die persönliche Lebensgeschichte des Künstlers sein Werk geprägt hat, kann auch die *Madonna von Manchester* (Abb. 10.5) dienen, die Michelangelos deformierte Nase trägt.

Andere, schwerwiegendere psychische Störungen werden bei einigen Künstlern auf Bildern aus bestimmten Lebensphasen erkennbar, so etwa bei Edvard Munch, der bekanntlich unter einem schizoiden Syndrom litt: In seinem berühmten Gemälde *Der Schrei* scheint der norwegische Maler seine ganze innere Angst zu offenbaren, hinter der möglicherweise seine Krankheit steckte. Auch schwere Krankheiten wie Schizophrenie oder Anfallsleiden wie Epilepsie, worunter van Gogh litt, können sich auf die künstlerische Darstellung auswirken. Auf diese Fälle werden wir noch ausführlicher zu sprechen kommen.

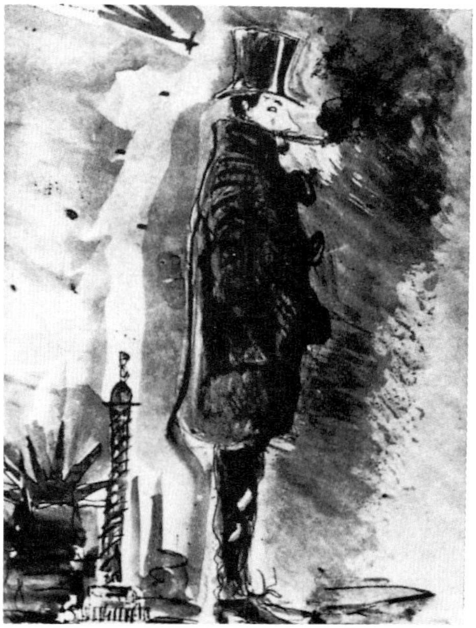

Die Suche nach neuen und immer intensiveren Eindrücken treibt Künstler auch oft in künstliche Paradiese, wo sie unter dem Einfluß von Alkohol oder sonstigen Drogen Raum, Zeit und Farben verändert finden. Die Abbildung 10.6 zeigt ein Selbstporträt Baudelaires, das er im Marihuanarausch gemalt hat. Er stellt sich selber als Riesen dar, noch größer als die Säule auf der Place Vendôme, so als wolle er damit zeigen, wie er sich fühlte.

Es ist kein Geheimnis, daß viele Künstler auch unter Alkoholeinfluß arbeiten. Sehr bekannt dafür wurde Utrillo, von dem erzählt wird, daß seine Verwandten ihn oft mit einer Flasche Wein und einer unbemalten Leinwand zu Hause zurückließen und bei ihrer Rückkehr einen betrunkenen Maler, eine leere Flasche und ein herrliches Bild vorfanden, oft in den prächtigen Farben des Montmartre.

Manchmal begegnet man Menschen, die positiv und mit starker Willenskraft gegen die mit ihrer Krankheit verbundene Mühsal ankämpfen. Einzigartig ist hier das Beispiel von Henri Matisse. Nach dem, was Philip Sandblom in seinem Buch *Creativity and Disease* (Kreativität und Krankheit) berichtet, ist sein Umgang mit verschiedenen Krankheiten in unterschiedlichem Alter sehr interessant und der besonderen Erwähnung wert. Matisse sollte Anwalt werden, aber eine ernste Form von Blinddarmentzündung, die damals chirurgisch

Abbildung 10.6
Charles Baudelaire, *Selbstbildnis.* Unter Marihuanaeinfluß entstanden.

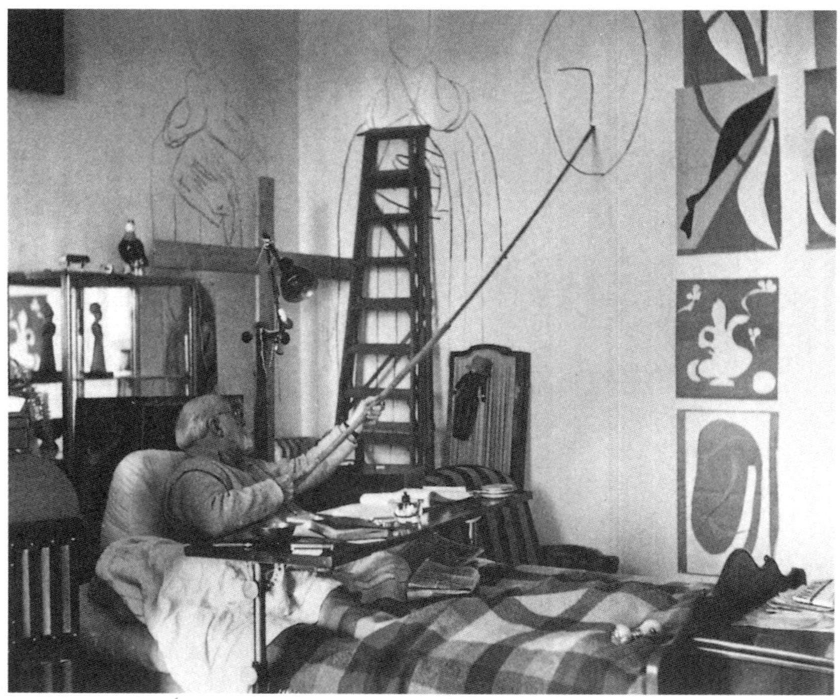

Abbildung 10.7
Fotografie von Henri Matisse (Nizza, 1949). Der bettlägerige Künstler bemalt die Wände seines Zimmers mit Hilfe eines langen Stockes.

nicht zu behandeln war, zwang ihn zu einer einjährigen Ruhepause. Er versuchte, sich die Zeit mit Malerei zu vertreiben. Schnell wurde er so besessen davon, daß er beschloß, sein Leben zu ändern. Vielleicht verdanken wir dem damaligen Entwicklungsstand der Chirurgie das Werk eines der größten Persönlichkeiten der zeitgenössischen Kunst!

Später zog er nach Nizza, um eine lästige Bronchitis auszukurieren. Er wollte nicht lange bleiben, verbrachte dort aber schließlich fast den gesamten Rest seines Lebens. Die lichtdurchflutete Landschaft Südfrankreichs lieferte ihm die strahlenden Farben seiner Bilder. Mit siebzig Jahren wurde er an Darmkrebs operiert, aber es ergaben sich Komplikationen, die ihn dreizehn Jahre lang, bis zu seinem Tode, ans Bett fesselten. Auf diese erhebliche Behinderung reagierte er mit Zuversicht und Lebensfreude, um, wie er es selbst ausdrückte, so glücklich wie möglich zu leben. Diese Einstellung findet sich auch noch in seinen letzten Bildern, die von Glück und innerer Ruhe geprägt sind. Matisse war überzeugt, daß seine Farben positiv auf Krankheiten einwirken und die Genesung beschleunigen konnten. Deshalb ließ er seine Bilder auch in den Zimmern kranker Freunde aufhängen. Die Fotografie (Abb. 10.7) zeigt Matisse 1949 in Nizza beim Bemalen der Wände seines Krankenzimmers mit Hilfe eines Stocks, fünf Jahre vor seinem Tod.

Der kranke Maler Vincent van Gogh

Einen der am meisten bewunderten und geliebten Künstler der Moderne, Vincent van Gogh, könnte man vielleicht auch als "den kranken Maler" schlechthin bezeichnen. Er starb jung durch Selbstmord, nach mehreren Aufenthalten in psychiatrischen Anstalten, in die er wegen Halluzinationen und epileptischen Anfällen gesteckt wurde, und nachdem er sich das linke Ohr abgeschnitten hatte, um es einer Prostituierten zu schenken. Er litt ständig unter Bauchschmerzen. Während seiner schweren Anfälle, die ihn sehr schwächten, verfiel er in tiefe Depressionen, in Angst und geistige Verwirrung. Das machte ihm seine Arbeit unmöglich und war wahrscheinlich Ursache seiner Selbstverstümmelung und seines Selbstmordes. Sein Selbstporträt mit verbundenem Kopf zeigt das Ergebnis der obskuren Episode mit seinem linken Ohr. Während einer seiner Krisen kam er sogar dazu, in einem Tobsuchtsanfall seinen Freund Gauguin mit dem Tode zu bedrohen.

Über seine Krankheit, die im Erwachsenenalter vor seinem dreißigsten Geburtstag ausbrach, und über die Ursachen seiner Krisen hat es alle möglichen Hypothesen gegeben. Meistens wurde vermutet, es habe sich um Epilepsie gehandelt, aber diese Annahme scheint nicht sehr überzeugend, weil die schweren, kräftezehrenden Krisen, die er durchmachte, nicht die typischen Symptome des "*Petit mal*" aufwiesen. Außerdem ist nicht bewiesen, daß van Gogh unter den für das "*Grand mal*" charakteristischen schweren Krämpfen litt. Nach Ansicht von Tralbaut und Arnold, zwei Forschern, die sich kürzlich mit diesem Problem befaßten, rührt die Diagnose Epilepsie nicht so sehr von den Symptomen her, die, wie gesagt, dieser Krankheit nicht entsprechen, als vielmehr von van Goghs eigenen Aussagen, die er zum Beispiel in einem Brief an seinen Bruder Theo machte (Brief Nr. 589). Hier bezeichnete er sich selbst als Verrückten oder Epileptiker. In einem anderen Brief aus dem Jahre 1888 verglich van Gogh seine psychischen Störungen mit denen des flämischen Malers Hugo van der Goes (etwa 1430-1482), der während einer seiner Anfälle von Emile Wauter, einem zeitgenössischen Künstler, gemalt worden war (*Der Wahnsinn des Hugo van der Goes*). Es wird berichtet, daß van der Goes sich aus Liebeskummer in ein Kloster zurückgezogen hatte und fürderhin von Wahnvorstellungen heimgesucht wurde. Emile Wauter stellte ihn mit weit aufgerissenen Augen und verdrehtem Blick dar, so wie man sich üblicherweise einen Verrückten vorstellt. Van Gogh schrieb dazu: "Nicht nur meine Bilder, auch ich selber bin so elend geworden wie Hugo van der Goes in dem Bild von Emile Wauter."

Jasper vermutete, daß van Gogh schizophren gewesen sein könnte, und zwar aufgrund seiner Halluzinationen und der Wahnvorstellung, seine Nachbarn wollten ihn vergiften. Nach Arnolds Meinung sind jedoch auch die anderen Symptome van Goghs nicht typisch für Schizophrenie.

Arnold hält van Goghs Krankheit für *akute intermittierende Porphyrie*, eine seltene erbliche Stoffwechselkrankheit, die erst im Erwachsenenalter ausbricht und in plötzlichen Schüben auftritt, die sich mit Perioden des Wohlbefindens abwechseln. Die charakteristischen Symptome dieser Krankheit, darunter schwere Magen-Darm-Störungen, Nervenentzündungen der Gliedmaßen und psychische Störungen mit Halluzinationen, ähneln sehr denen van Goghs, über die wir vor allem durch seine ausführliche Korrespondenz mit seinem Bruder Theo Bescheid wissen. Diese Hypothese wird dadurch gestützt, daß auch Bruder Theo und die Schwester der beiden, Wil, an Krankheiten mit ähnlichen Erscheinungsbildern litten.

Es ist bekannt, daß die Symptome der Porphyrie sich durch eine schlechte oder unzureichende Ernährung sowie den Genuß von Alkohol verschlimmern. Aus den Briefen van Goghs an seinen Bruder geht hervor, daß seine Ärzte ihm empfohlen hatten, mehr auf seine Ernährung zu achten, weniger Alkohol zu trinken und weniger zu rauchen. Es ist aber wahrscheinlich, daß er diese Ratschläge nicht befolgte, zumindest dann nicht, wenn er von seiner Malwut befallen war, was regelmäßig unmittelbar nach einer Krise der Fall war. In der letzten Phase seines Lebens entwickelte er eine Neigung, Kampfer und andere Terpene zu trinken, darunter Terpentin, mit dem er eigentlich seine Farben verdünnte, und sogar Lampenpetroleum. Dazu gibt es die Aussage eines seiner Freunde, dem Maler Paul Signac: "Den ganzen Tag hatte er mir von Malerei erzählt, von Literatur und Sozialismus. Am Abend war er dann ein wenig müde. [...] Er machte sich daran, in einem Zug einen ganzen Liter

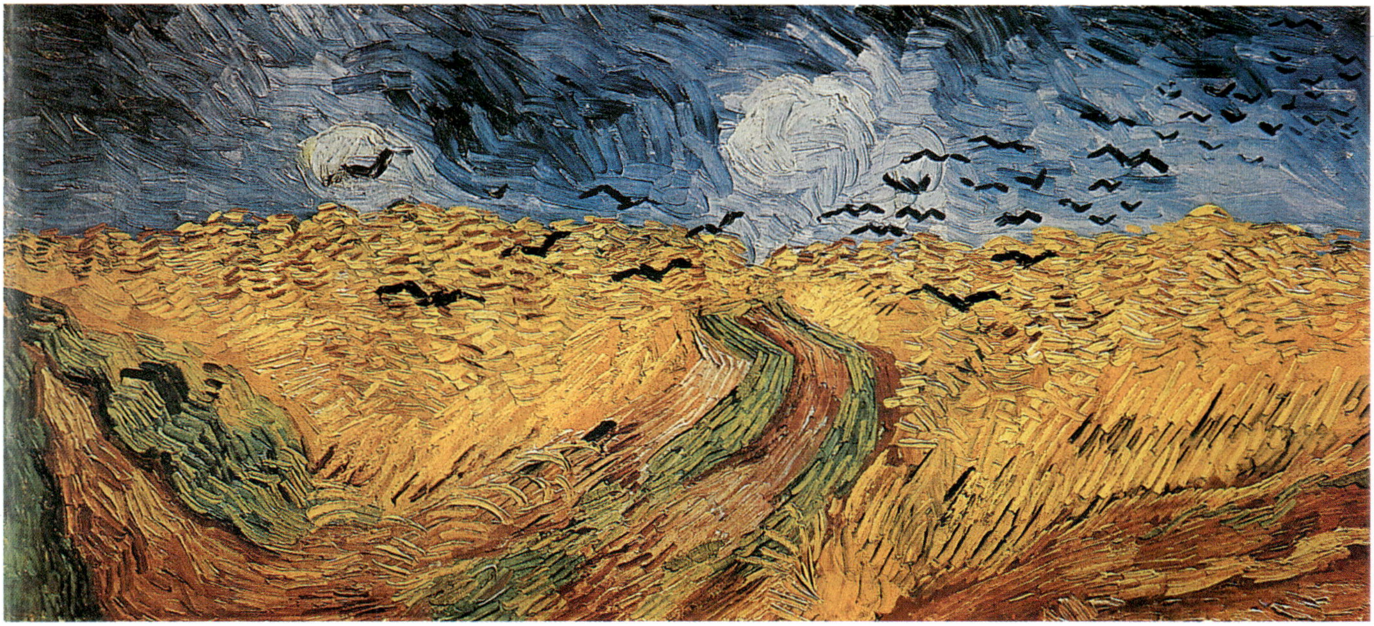

Abbildung 10.8
Vincent van Gogh, *Weizenfeld mit Raben* (1890). Amsterdam, Rijksmuseum Vincent van Gogh.

Terpentinessenz zu trinken, die auf seinem Tisch stand." Diese ungesunde Lebensweise kann durchaus mit zum Ausbruch von Anfällen beigetragen haben, die ihn schließlich in den Tod trieben.

Doch wie wirkte sich die Krankheit auf seine Kunst aus? Sicher konnte er während der Krankheitsschübe überhaupt nicht arbeiten, dazu war er zu geschwächt. Aber in den Erholungsphasen dazwischen kehrte seine Kreativität zurück, und er spürte einen starken Drang zum Malen. Es ist sehr einfach, den einzigartigen Stil seiner Bilder, insbesondere einige seiner fast halluzinatorischen Landschaftsdarstellungen (Abb. 10.8), mit einer Geisteskrankheit in Verbindung zu bringen, wie es oft geschehen ist. Dennoch gibt es keine ernstzunehmenden Argumente für diese Hypothese. Höchstens könnte man sich wie Arnold in seinem Buch fragen, ob es einen Zusammenhang gibt zwischen seiner Krankheit und der zunehmenden Leidenschaft für warme Farben, besonders Gelb, in den Bildern seiner französischen Periode.

Während in den Bildern seiner Jugendzeit aus der niederländischen Periode dunkle Töne und gedämpfte Farben vorherrschten, bemerkte van Gogh bereits kurz nach seiner Ankunft in Paris im Jahre 1886 seine Liebe zu starken Farbkontrasten. Später, in Südfrankreich, waren immer mehr warme Farben auf seiner Palette zu finden, und 1888 meinte er einmal selbst: "Was ist Gelb doch für eine schöne Farbe!..." Gelb dominiert in vielen seiner Gemälde, etwa bei den *Vasen mit Sonnenblumen* und den *Kornfeldern*. Arnold hält es dennoch für unwahrscheinlich, daß die Vorliebe für diese Farbe, die im übrigen noch nicht einmal in der Zeit von Arles und St. Rémy durchgängig vorhanden ist, etwas mit der Krankheit des Künstlers zu tun haben könnte. Weil van Gogh jedoch mit ziemlicher Sicherheit auch *Absinth* trank (ein damaliges Modegetränk in Frankreich, das sich später als gesundheitsschädlich herausstellte), kann auch eine Absinthvergiftung nicht ausgeschlossen werden, die

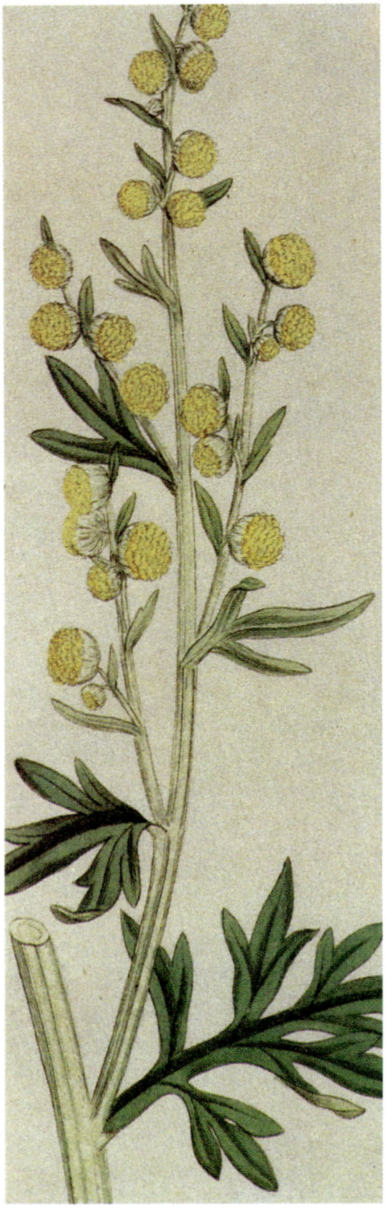

Abbildung 10.9
Wermutkraut (*Artemisia absinthium*). Dieses Photo stammt von Prof. W.N. Arnold und zeigt einen handkolorierten Stich von James Sowerby, 1803. Mit freundl. Genehm. der Linda Hall Science Library, Kansas City.

zusammen mit seinem schlechten Ernährungszustand und seiner Krankheit eine zeitweilige Veränderung des Farbensehens sowie der Form- und Entfernungswahrnehmung zur Folge gehabt haben könnte. Die toxischen Bestandteile des Absinth (insbesondere das *Thujon*, dessen Name von der lateinischen Bezeichnung der Zeder, Thuja, abgeleitet ist) können optische Halluzinationen hervorrufen. Das *Café de nuit* scheint mit seiner irrealen Atmosphäre einen Eindruck von der Welt der Absinthtrinker zu vermitteln.

Die Absinthtrinker

Von der Antike bis zur Gegenwart haben Künstler immer versucht, ihre Kreativität auch durch den Genuß anregender Substanzen zu erhöhen. Darüber existiert eine umfangreiche Literatur. Durch die Eleganz der Darstellung besonders bekannt wurde ein kurzer Essay von Aldous Huxley aus dem Jahre 1953, *Die Pforten der Wahrnehmung*, worin der Autor seine Erfahrungen während eines Selbstversuchs mit Meskalin beschreibt.

Die Tore der Wahrnehmung weiteten sich. Es geschah das, was bereits der englische Maler und Dichter William Blake geahnt hatte: "Wenn sich die Tore der Wahrnehmung weiter öffnen, wird alles dem Menschen so vorkommen, wie es wirklich ist: unendlich." Die überraschendsten Effekte waren die Veränderungen des Zeit- und Raumgefühls. Die Zeit verlor ihre Grenzen und wurde zu einer Ewigkeit. Der Raum machte sich los von den drei Dimensionen und den Gesetzen der Perspektive und bildete sich neu. Die Gegenstände der näheren Umgebung schienen flach wie in einem Stilleben von Braque oder Gris. Auf dem Hintergrund dieser Erfahrungen schlug Huxley vor, daß Drogen die Möglichkeiten des Gehirns erweitern könnten, die normalerweise eingeschränkt seien. Sprache oder ein bestimmter Malstil führten dazu, letztendlich die Ausdrucksfreiheit und damit die Gedankenfreiheit zu begrenzen.

Neben der Einnahme von Drogen mit so offensichtlichen und auch gefährlichen Auswirkungen spielte gewiß bei Künstlern aller Zeiten der Genuß und Mißbrauch von alkoholischen Getränken eine wichtigere Rolle. Eines dieser Getränke war vor allem im Frankreich des ausgehenden 19. Jahrhunderts weit verbreitet, einer für die Kunst außerordentlich fruchtbaren Zeit: Absinth. Zwischen 1875 und 1913 stieg der Jahreskonsum in Frankreich sehr stark an und erreichte schließlich die schwindelerregende Menge von 37 Millionen Litern. Absinth wurde aus dem Wermutkraut, *Arthemisia absinthium* (Abb. 10.9), gewonnen und industriell hergestellt.

Zu der steigenden Beliebtheit trug sicher ein ästhetischer Aspekt bei: Absinth war eine Flüssigkeit von grüner Farbe, die bei Verdünnung mit Wasser in ein schillerndes Gelb umschlug (Abb. 10.10). Sehr wahrscheinlich trank man ihn aber auch wegen seiner berauschenden Eigenschaften. Neben Alkohol enthielt Absinth ätherische Öle, die zu seinem angenehmen Geschmack, aber

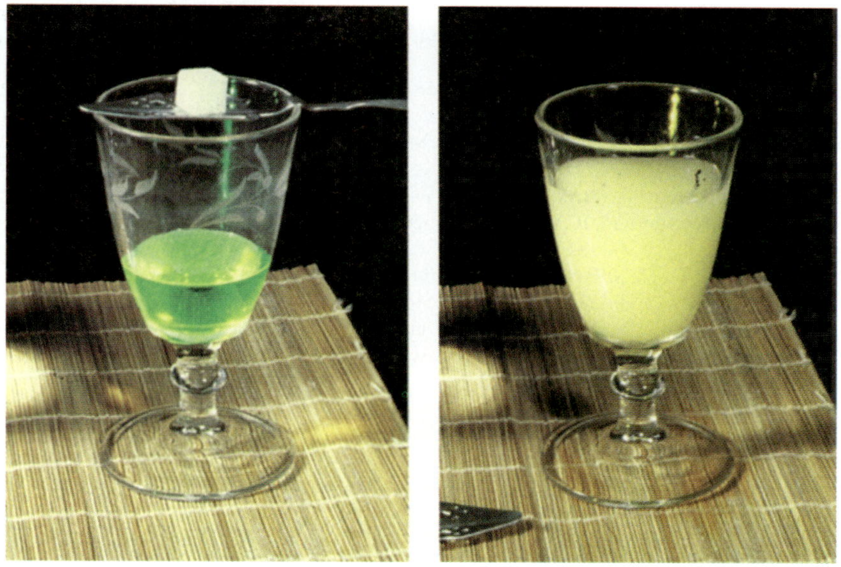

Abbildung 10.10
Absinth im Glas. Die Verdünnung des Getränks mit Wasser führt zum milchigen Ausfall einer kolloiden Suspension von Terpenen, darunter Thujon. Das Trinkritual sah vor, daß man kaltes Wasser auf ein Zuckerstück goß, das auf einem durchlöcherten Löffel auf dem Glas lag. Der Zucker diente dazu, den bitteren Geschmack der Flüssigkeit zu überdekken. Den gleichen Effekt kann man heute noch mit *Pastis* erzeugen, der den gesundheitsschädlichen Absinth abgelöst hat. Diese Demonstration wurde von Prof. W.N. Arnold und Prof. L.M. Arnold, Kansas City, unter Verwendung von *Pernod* durchgeführt. Das Foto erschien erstmals zusammen mit Abbildung 10.9 in einem Artikel über Absinth in Scientific American 260, 112-117, 1989.

auch zu seinen toxischen Wirkungen beitrugen. Die schädlichste dieser Substanzen war wahrscheinlich das *Thujon*, ein *Terpen*, das optische Halluzinationen und sogar epileptische Anfälle auslösen kann, wie wir sie von van Gogh kennen. Aufgrund dieser schädlichen Auswirkungen auf das Nervensystem, die man allerdings nicht gleich erkannt hatte, wurde Absinth in zahlreichen europäischen Ländern verboten, so 1913 in Italien und 1915 in Frankreich.

Absinth und seine berauschenden Auswirkungen waren im Alltagsleben der zweiten Hälfte des 19. Jahrhunderts derart präsent, daß viele Künstler Getränk und Trinker auf ihren Bildern darstellten. Sie zeigen Menschen, die in eine eigene Welt entrückt sind und ins Leere starren. Honoré Daumier hatte dazu in einigen seiner Lithographien passende Kommentare parat, wie etwa "Bloß kein Bier... Ein richtiger Mann wird erst mit Absinth munter."

Wahrscheinlich waren viele dieser Maler selbst Absinthtrinker und einige auch davon abhängig, wie Toulouse-Lautrec, der 1899 eine Entziehungskur machen mußte. Es heißt, daß er auch van Gogh um 1888 mit diesem Getränk bekannt gemacht hat. Auch auf seinen Bildern erscheint oft ein Glas mit Absinth, manchmal von ungewöhnlich grüner Farbe, denn er verdünnte die Flüssigkeit zunächst mit Cognac und erst dann mit Wasser.

Absinth blieb noch längere Zeit ein Motiv für die Malerei und findet sich auch bei eingen berühmten Malern, die keine Impressionisten waren, wie Munch und Picasso. Von Picasso stammen auch sechs Absinthbecher aus Metall und Keramik mit speziellen Löffeln, die 1914 entstanden sind, als das Getränk allmählich schon verboten wurde.

Abbildung 10.11
Einige berühmte Gemälde, auf denen Absinth zu sehen ist.
(a) Edouard Manet, *Der Absinthtrinker* (1858-1859). Kopenhagen, Ny Carlsberg Glyptothek.
(b) Edgar Degas, *Der Absinth* (1876). Paris, Musée d'Orsay.
(c) Henri de Toulouse-Lautrec, *Porträt Vincent van Gogh* (1887). Amsterdam, Rijksmuseum Vincent van Gogh.
(d) Vincent van Gogh, *Stilleben mit Zeichenbrett, Pfeife, Zwiebeln und Siegellack* (1889). Otterlo, Rijksmuseum Kröller-Müller. Zeichenbrett mit Zwiebeln, dem Buch Raspails und einer Flasche Absinth.
Auch Daumier, Munch und Picasso haben, neben anderen, Absinth in ihren Werken dargestellt.

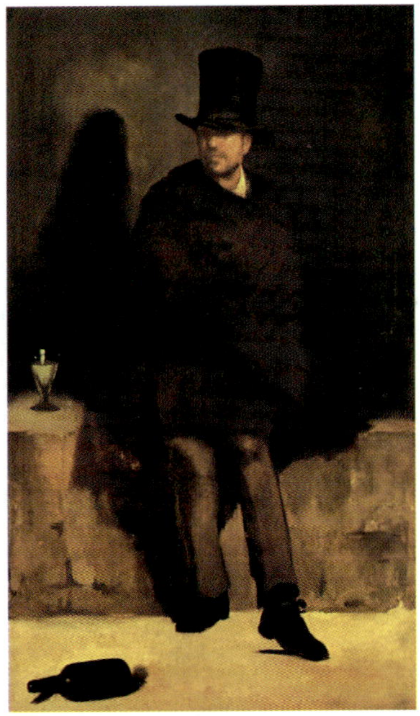

(a)

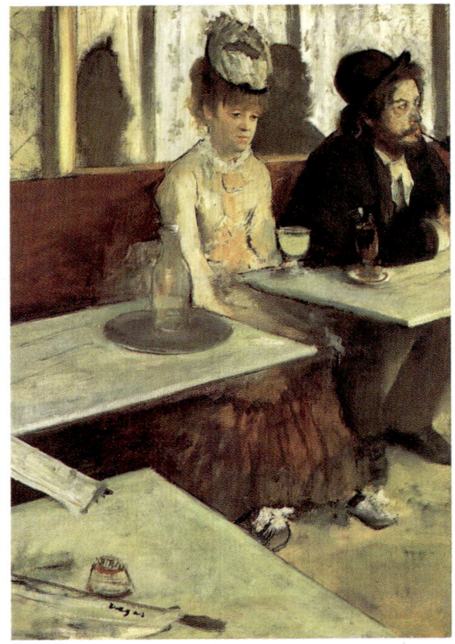

(b)

(c)

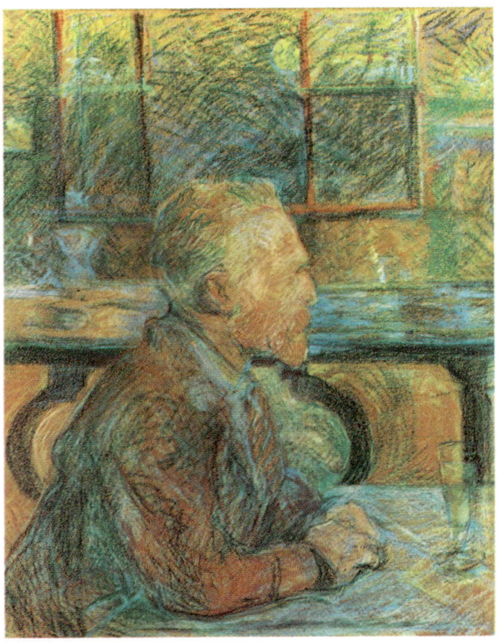

(d)

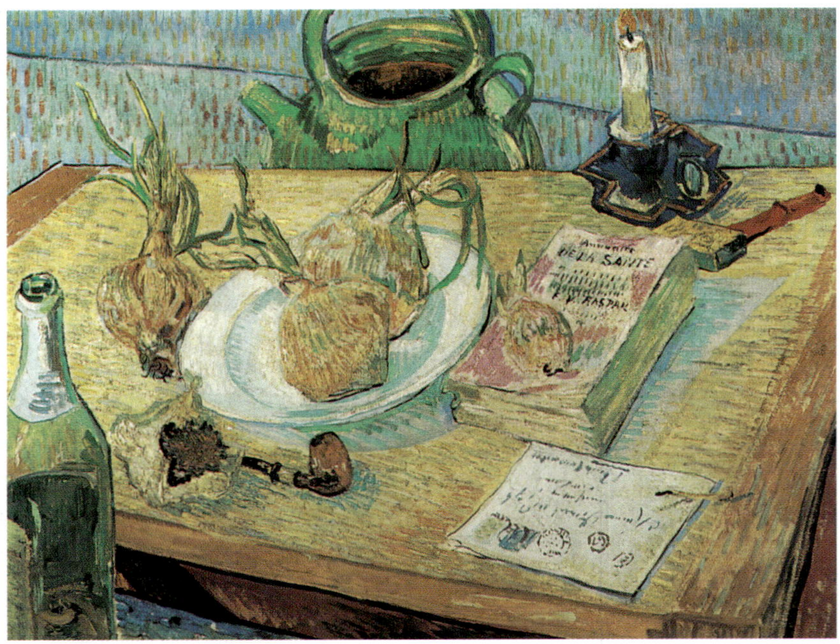

Vier der bekanntesten Gemälde, auf denen Absinth zu sehen ist, zeigt Abbildung 10.11. Das erste ist *Der Absinthtrinker* von Edouard Manet: Das Glas mit der Flüssigkeit funkelt vor dem dunklen Hintergrund, und die schwarze Flasche steht im Kontrast zu der hellen Straße. Dieses Bild, auf dem Manet einen Betrunkenen zeigt und sich damit gegen das Diktat der Konventionen seiner Zeit stellt, wurde vom *Salon* 1859 zurückgewiesen. Auf dem zweiten Bild, *Der Absinth* von Edgar Degas (1876), beweist die gelbe Flüssigkeit in dem Glas ihre Wirkung im geistesabwesenden Blick der Frau. Das dritte Bild ist ein von Toulouse-Lautrec gemaltes Porträt seines Freundes van Gogh vor einem Glas mit Absinth (1887). Van Gogh selbst zeigte eine Absinthflasche in seinem *Stilleben mit Zeichenbrett, Pfeife, Zwiebeln und Siegellack* von 1889 (viertes Bild). Auf dem Tisch liegt auch Raspails Buch zur praktischen Medizin und Gesundheit im Alltag, das der Künstler häufig konsultierte.

Malerei und Wahnsinn

In allen bisher beschriebenen Fällen war zu erkennen, wie sich eine Krankheit auf das Werk eines Künstlers auswirken kann, indem sie die Fingerfertigkeit beeinträchtigt oder, wie bei van Gogh und den Absinthtrinkern, zu teilweisen Veränderungen von Wahrnehmung und Gemütszuständen führt. Schwere Störungen des Nervensystems können wesentlich dramatischere Auswirkungen haben, insbesondere Krankheiten wie Schizophrenie und manische Depression. Diese Leiden, insbesondere die Schizophrenie, werden von einigen Forschern als Stoffwechselerkrankungen mit genetischer Ursache betrachtet, die bei sehr schweren Fällen zu tiefgreifenden anatomischen und funktionellen Veränderungen im Gehirn führen können. So wurde entdeckt, daß bei einigen Schizophreniepatienten die Gehirnventrikel erweitert sind und daß die Region des Hippocampus im Lobus limbicus, die Gefühle, Gedächtnis und andere Funktionen mitreguliert, kleiner als gewöhnlich ist. Darüberhinaus wurden bei manchen Patienten weitere Gehirnveränderungen gefunden, zum Beispiel im Temporallappen, die auf eine irreguläre Entwicklung zurückzuführen sein könnten. Schließlich zeigt manchmal die Frontalregion, die an der Regulation des limbischen Systems beteiligt ist, eine verringerte Stoffwechselaktivität. Die Veränderungen des Temporallappens könnten Ursache der optischen und akustischen Halluzinationen sein, von denen so oft berichtet wird. Bereits der Neurochirurg Penfield hatte beobachtet, daß bei schizophrenen Patienten eine elektrische Stimulation des Temporallappens zu diagnostischen Zwecken zu halluzinatorischen Hör- und Sehempfindungen führt.

Insgesamt scheinen diese anatomischen und physiologischen Gehirnveränderungen bei Patienten mit Schizophrenie darauf hinzudeuten, daß eine Hyperstimulation des Temporallappens, wo die Informationen der Sinnesorgane zusammenlaufen, das limbische System und damit Gefühle und Affekte

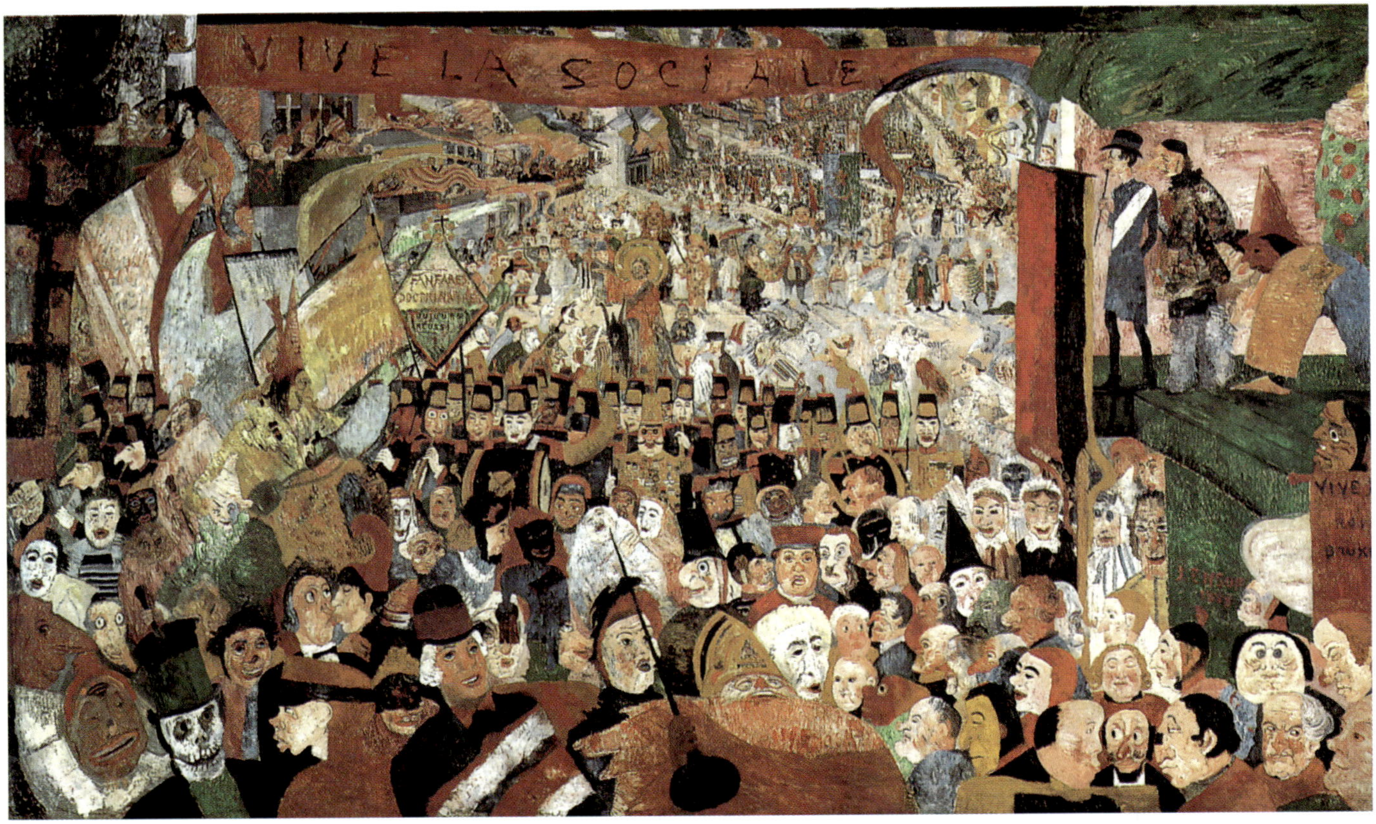

Abbildung 10.12
James Ensor, *Christi Einzug in Brüssel* (1888). Malibu, Getty Museum. Die Menschen wirken wie besessen; der Ausdruck ihrer Gesichtszüge grenzt schon ans Pathologische.

beeinflussen könnte. Damit könnten sowohl die Halluzinationen wie das bei diesen Patienten häufig vorhandene Gefühl, von den Sinnesinformationen völlig überwältigt zu werden, eine Erklärung finden.

Eine besondere Störung, die bei Schizophrenie gelegentlich auftritt, ist die anomale Wahrnehmung von Gesichtern. Dieses Phänomen kommt bei Patienten jeden Alters vor, insbesondere aber bei Kindern, wie Gruesser und seine Mitarbeiter (1988) berichten. Patienten, die man in klinischen Beobachtungen Gesichter betrachten ließ, hatten manchmal den Eindruck, daß die Gesichter ihren Ausdruck veränderten: Augen und Pupillen erschienen geweitet, die Nase größer, der Mund offen und die Zähne gebleckt, kurz, das Gesicht verwandelte sich in eine Fraze. Diese Veränderungen finden sich auch in Zeichnungen und Gemälden von schizophrenen Patienten wieder, und manchmal wird dabei auch eine erhebliche künstlerische Kreativität sichtbar (wie etwa in der Abbildung zu Beginn dieses Kapitels).

Natürlich sollte man nun nicht annehmen, daß jede Darstellung von Angst in der Kunstgeschichte auf eine Geisteskrankheit des Künstlers schließen läßt. Und doch gibt es Fälle, wo man den Eindruck hat, daß sich die Darstellung am Rande des Pathologischen bewegt, wenn, wie bei dem Maler James Ensor (1860-1949) Gesichter meist deformiert sind und der Ausdruck von Angst und Furcht dominiert (Abb. 10.12).

Maler ohne Farben

Farbe ist in der Malerei so wichtig, daß man sich kaum Maler mit einem gestörten Farbensehen vorstellen kann. Wenn ein Maler nur bestimmte Farben benutzt, wenn seine Farben weniger kräftig sind als üblich und wie ausgewaschen wirken, kann man dann auf eine Störung des Farbensehens oder auf gar Farbenblindheit schließen?

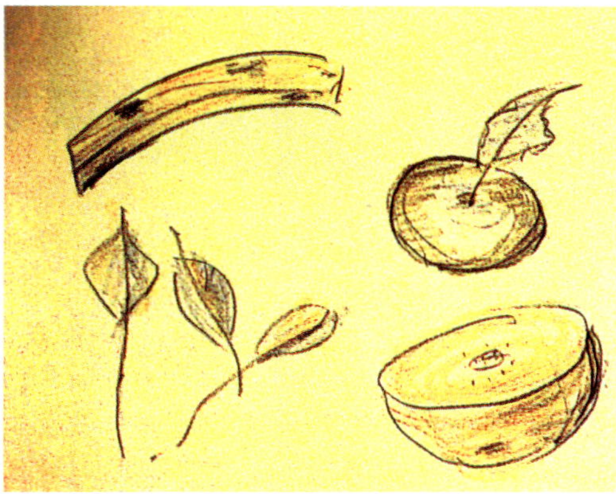

Abbildung 10.13
Diese Zeichnung einer Banane, einer Tomate, einiger Blätter und eines Kürbisses wurde aus dem Gedächtnis von einem Maler angefertigt, der nach einem Unfall unter kortikaler Achromatopsie litt. Seine Erinnerung an Formen blieb erhalten, nicht dagegen die an Farben. (Aus Zeki, S.: *A vision of the brain* 1993. Copyright © 1997 Blackwell Science Publishers Ltd, Oxford 1993. Mit freundlicher Genehmigung reproduziert.)

Auch von Künstlern aus der jüngeren Vergangenheit fehlen klinische Daten, mit denen ihr Farbensehen beurteilt werden könnte. Allerdings findet man in der Literatur zwei Fälle beschrieben, die des französischen Malers Fernand Léger (1881-1955) und des angloamerikanischen Malers James A. Whistler (1834-1903). Légers Bilder haben oft wenig Farben oder zeigen nur ein eingeschränktes Spektrum, zum Beispiel zwei Farbtöne. Die Farben werden in relativ einheitlichen Partien aufgetragen und bestehen aus kontrastierenden Farbtönen ohne Farbzwischenstufen oder Graduierungen.

Anders verhält es sich bei Whistler, einem romantischen Maler der realistischen Schule, der sich später dem Impressionismus und Symbolismus zuwandte. Auf seinen Bildern herrschen oft unbunte Farben, besonders Weißtöne, vor, wie zum Beispiel bei dem *Mädchen in Weiß: Symphonie in Weiß Nr. 1*. Bei anderen seiner bekanntesten Bilder, wie dem *Bildnis der Mutter: Arrangement in Grau und Schwarz Nr. 1* oder *Nocturne auf der Themse*, sind nur zwei bunte Farben vorhanden, Blau und Gelb beziehungsweise Blau und Silber. Im Gegensatz zu Léger sind die Übergänge zwischen den Fabtönen jedoch fließend und fein nuanciert, was Oscar Wilde einmal zu der Bemerkung veranlaßte, daß "es den Londoner Nebel noch nicht gab, bevor Whistler ihn gemalt hat."

Auch bei Whistler gibt es keinerlei Beweise dafür, daß sein Farbensehen gestört war, und die Farbauswahl auf seinen Bildern kann natürlich einfach aus rein künstlerischen Gründen so erfolgt sein. Dennoch entspricht die Bevorzugung von Blau- und Gelbtönen sowie der unbunten Farben wie im *Bildnis der Mutter* der eingeschränkten Farbenwelt der Rot-Grün-Blinden, und deshalb ist es nicht auszuschließen, daß auch Whistlers Farbenspektrum nicht die gesamte Palette des Normalsichtigen umfaßte. Erinnern wir uns daran, daß bei den häufigsten Fällen von Farbenblindheit das Spektrum auf zwei Farbtöne eingeschränkt ist, wahrscheinlich Blau und Gelb.

Dagegen berichtete Oliver Sacks vor kurzem von einem Fall von totaler Farbenblindheit: Dabei handelte es sich um einen zeitgenössischen Maler, der aufgrund einer Hirnverletzung durch einen Autounfall völlig die Fähigkeit zum Farbensehen verloren hatte. Während sich die Formerkennung nach anfänglichen Störungen wieder normalisierte, war das Farbensehen unwiederbringlich verloren. Die Bilder des Malers nach dem Unfall zeigten realistische Formen, aber keine Farben (Abb. 10.13). Der farbenblind gewordene Maler konnte sich noch nicht einmal mehr Farben vorstellen oder davon träumen.

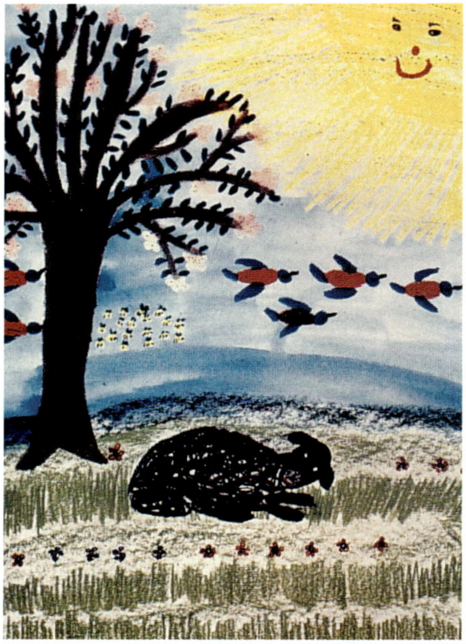

(a)

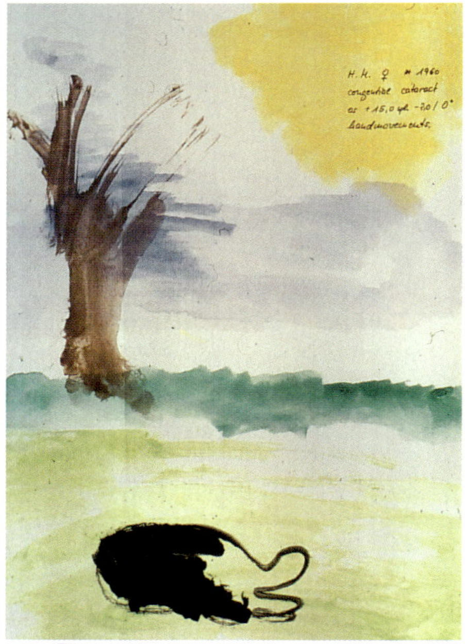

(b)

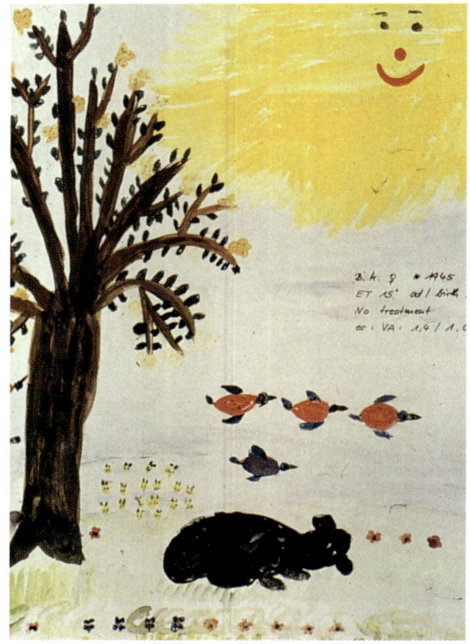

(c)

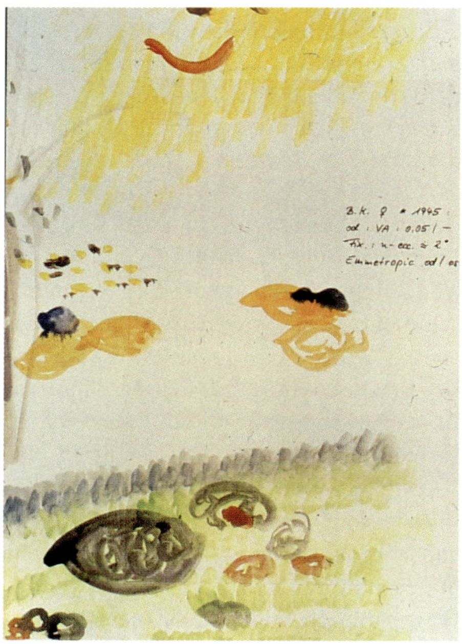

(d)

Seine Welt war schwarz-weiß geworden. Oliver Sacks beschreibt diese schmerzvolle Erfahrung und die mühsame Gewöhnung des Künstlers an eine Welt ohne Farben.

Sehstörungen und Zeichenfertigkeit

Es gibt Krankheiten des Auges oder der peripheren Bereiche des Sehapparats, die, wenn sie angeboren sind oder in frühem Kindesalter auftreten, dauerhafte oder nur teilweise behebbare Schäden der Sehfunktionen verursachen können. So kann zum Beispiel ein angeborener Grauer Star die normale Entwicklung des Sehens verhindern oder stark beeinträchtigen, wenn er nicht in den ersten Lebensmonaten operiert wird. In einem solchen Fall wirkt sich die Erkrankung des Auges auf das Sehzentrum im Gehirn aus, das sich wegen fehlender Umweltreize nicht richtig entwickeln kann. Man spricht hier von *Amblyopie* oder *Schwachsichtigkeit*. Andere Gründe für Amblyopien können starkes Schielen oder schwere Fehlsichtigkeit sein, letztere besonders, wenn beide Augen stark unterschiedlich betroffen sind. Bei starkem Schielen kann eines der Augen erblinden (*Schielamblyopie*).

Die anomale Wahrnehmungsfähigkeit des schwachsichtigen Auges führt zu Schwierigkeiten beim Nachzeichnen von Bildern. Augenärzte interessiert dieses Problem im allgemeinen nur selten. Ein Kopenhagener Augenarzt dagegen hat sich näher damit befaßt und uns Bilder zur Verfügung gestellt, die einige seiner Patienten mit Amblyopien verschiedenen Ursprungs auf seine Bitte hin gemalt hatten. Sie sollten das Bild von Abbildung 10.14a mit dem schwachsichtigen Auge betrachten und nachzeichnen. Ein Patient mit einer schweren Amblyopie des linken Auges, entstanden durch zu spät operierten

Abbildung 10.14 (links)
Zeichnungen von Patienten mit Sehstörungen.
(a) Nachzuzeichnende Vorlage.
(b) Zeichnung eines Patienten, der dabei nur das linke, durch angeborenen Grauen Star sehr schwachsichtige Auge benutzte.
(c) Zeichnung einer Patientin bei Betrachtung der Vorlage mit dem linken, normalsichtigen Auge und (d) bei Betrachtung mit dem rechten, schielenden Auge. (Mit freundlicher Genehmigung von Prof. Haase)

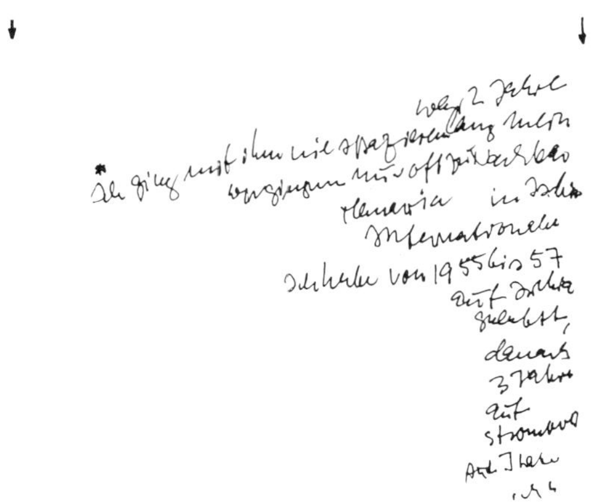

Abbildung 10.15 (unten)
Niederschrift der Lebensgeschichte eines unter Hemianopsie (Ausfall einer Hälfte des Gesichtsfeldes; Halbsichtigkeit) leidenden Patienten mit einer Schädigung der rechten Hirnhälfte. Die Pfeile deuten den Rand des Blattes an. Der Arzt hatte die Hand des Patienten zu Beginn auf den mit einem Sternchen markierten Punkt geführt und dann losgelassen. (Aus J. Grüsser, T. Landis, *Vision and Visual Dysfunction*, vol. 12, Macmillan, London 1991. Copyright © 1997 Macmillan London.)

angeborenen Grauen Star, zeichnete die Abbildung 10.14b. Auffällig ist das völlige Fehlen aller kleinen und auch größerer Details wie der Vögel. Dies beruht sicher auf einer Störung der optischen Wahrnehmung und nicht auf mangelndem Zeichentalent, denn bei Betrachtung der Vorlage mit dem rechten Auge, das ein annähernd normales Sehvermögen zeigte, entstand eine recht originalgetreue Reproduktion.

Ein weiteres Beispiel zeigt Bilder einer schielenden Patientin. Die Abbildung 10.14c ist nach Betrachten mit dem linken, normalsichtigen Auge entstanden, bei Abbildung 10.14d wurde die Vorlage mit dem rechten Auge gesehen. Hier fällt nicht nur das Fehlen von Details auf, sondern auch die veränderte Anordnung der einzelnen Bildelemente zueinander, typisch für durch Schielen ausgelöste Amblyopie.

Die gezeigten Beispiele sind vielleicht Extremfälle von Veränderungen der Fähigkeit, Zeichnungen anzufertigen. Es ist aber durchaus möglich, daß weniger stark sichtbare Veränderungen bei weniger schweren Amblyopien sehr viel häufiger auftreten.

Der malende Kranke

Bei einigen neurologischen Krankheiten, die oft Folgen von Durchblutungsstörungen wie Gehirnblutungen (Schlaganfälle) sind, werden Körperbewegungen und optische Wahrnehmung auffallend asymmetrisch. In akuten Phasen handelt es sich dabei um sehr schwerwiegende Veränderungen wie Lähmungserscheinungen der der Hirnschädigung entgegengesetzten Körperhälfte. Gewöhnlich stellt sich später wenigstens eine teilweise Erholung sowohl der sensorischen als auch der motorischen Veränderungen ein.

Wurde die linke Hirnhälfte geschädigt, nimmt der Patient nichts mehr von dem wahr, was sich in der rechten Hälfte seines Gesichtsfelds befindet und umgekehrt. So kann es zum Beispiel vorkommen, daß der Patient nur das ißt, was auf der linken Hälfte seines Tellers liegt und die rechte Hälfte vollkommen unberührt läßt, oder daß er sich nur die rechte Hälfte seines Gesichts rasiert, nicht jedoch die linke.

Die Schriftprobe eines Patienten mit einer Schädigung der rechten Hirnhälfte zeigt die Abbildung 10.15. Er ignorierte alles, was sich zu seiner Linken befand (*Hemianopsie*). Der Arzt forderte ihn auf, etwas zu schreiben, und zwar ausgehend von dem mit einem Sternchen markierten Punkt oben links, auf den er ihm zuvor die Hand mit dem Stift geführt hatte. Beim Schreiben rutschte der Zeilenanfang immer weiter nach rechts, und die linke Seite des Blattes blieb weitgehend leer.

Die Schädigungen der rechten Hirnhälfte sind besonders eindrucksvoll, wenn Maler davon betroffen sind. Der deutsche Neurologe Richard Jung berichtet von einigen Fällen, von denen wir hier zwei besonders typische vorstel-

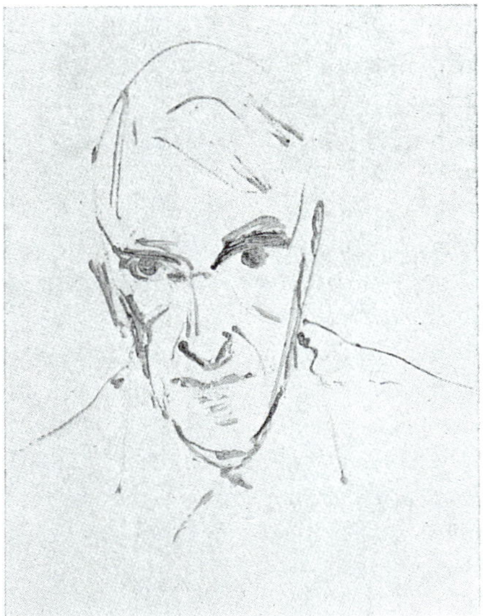
(a)

(b)

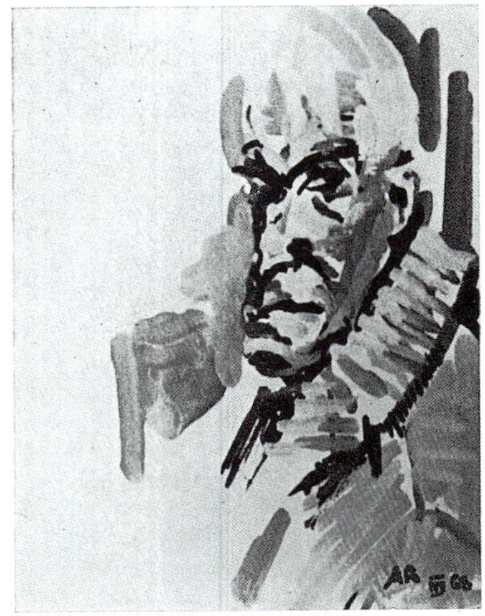
(c)

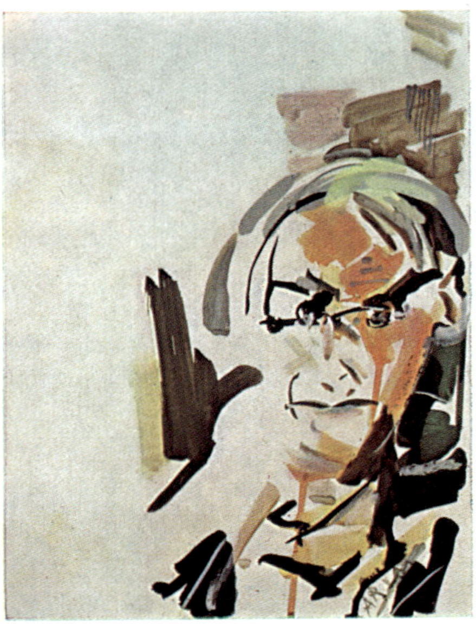
(d)

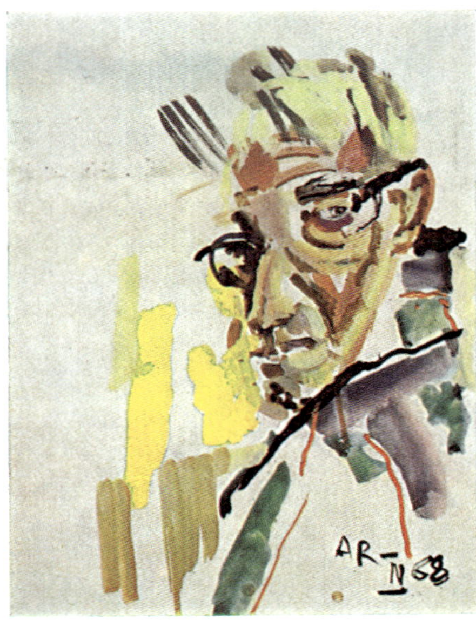
(e)

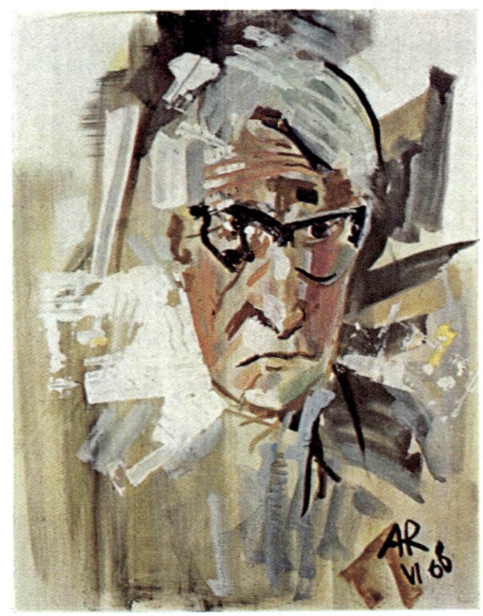
(f)

Abbildung 10.16 (links)
Selbstporträts von Anton Raederscheidt vor seiner Erkrankung (a) und nach einem Schlaganfall mit Schädigung der rechten Hirnhälfte und daraus resultierender Hemianopsie des linken Gesichtsfelds (Ausfall einer Hälfte des Gesichtsfeldes; Halbsichtigkeit): Während der akuten Phase (b-c) und während der Genesung (d-f).

len. Der erste ist der Maler Anton Raederscheidt, der eine Schädigung der rechten Hirnhälfte im Bereich der *Arteria cerebri media* erlitten hatte. Nachdem er sich von den akuten Symptomen erholt hatte, begann er wieder zu malen. Einige Selbstbildnisse aus der Zeit vor der Erkrankung (a), während der akuten Phase (b, c) und nach einer längeren Erholungsphase (d-f)zeigt Abbildung 10.16. Auf Bild (b) ist noch kaum etwas zu erkennen, und die linke Bildhälfte fehlt völlig. In (c) taucht die rechte Gesichtshälfte (auf dem Bild links) langsam wieder auf, bleibt aber noch unvollständig.

Der zweite Fall betrifft den Maler Otto Dix (1891-1969), der im Alter von 76 Jahren einen Schlaganfall erlitt. Nach vier Tagen begann er wieder mit dem Malen und zeigte dabei die typischen Anzeichen von Hemianopsie, indem er die linke Bildhälfte völlig vernachlässigte. Glücklicherweise konnte Dix sich nach zwei Wochen wieder völlig erholen, doch seine Malerei war verändert und wurde ausdrucksvoller und lebhafter. Es bliebe zu diskutieren, ob diese Veränderungen auf eine Hirnschädigung oder eher auf psychische Gründe zurückzuführen sind.

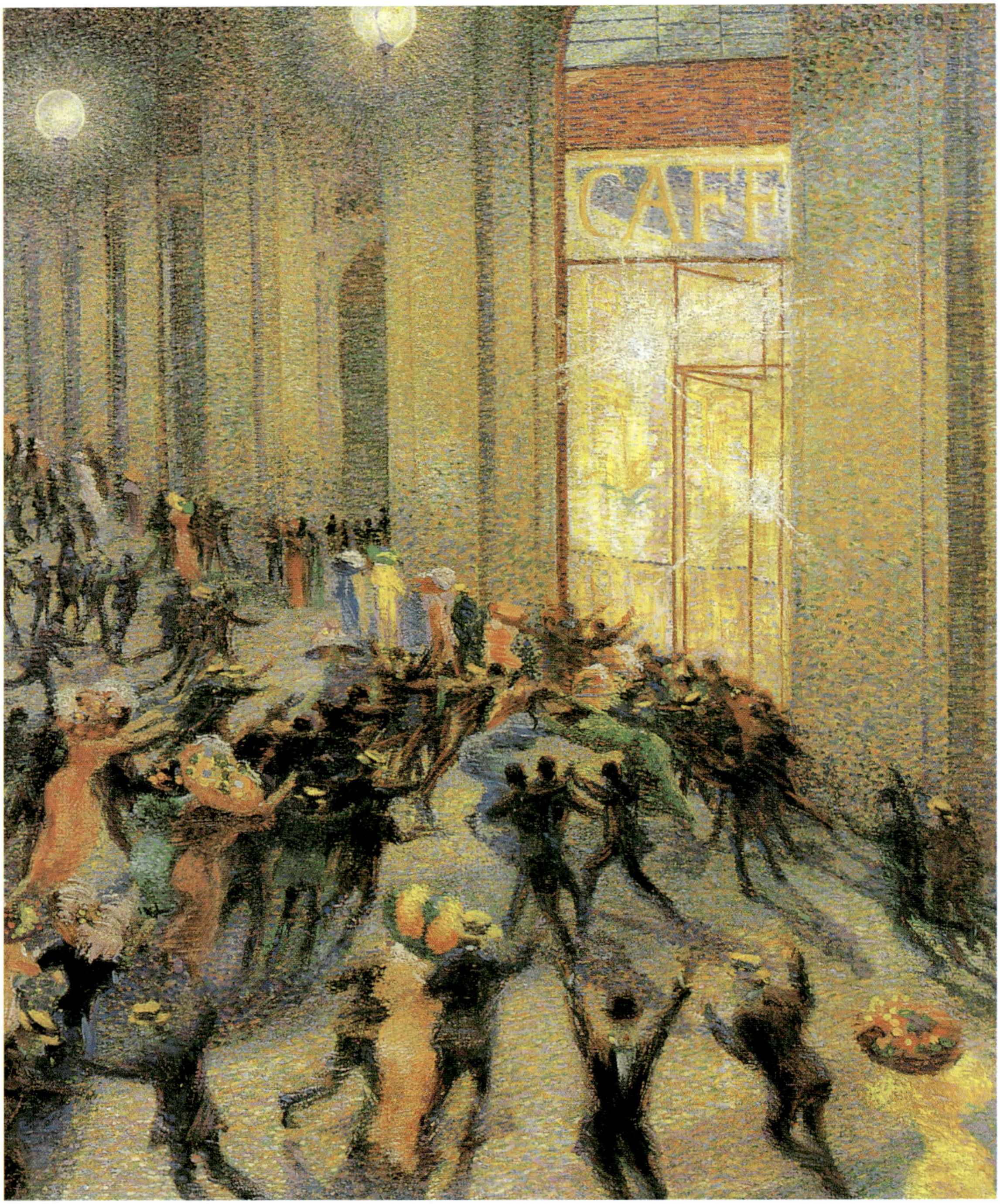
CAFFE

Kapitel 11

Kunst, Fotografie, Film und Fernsehen

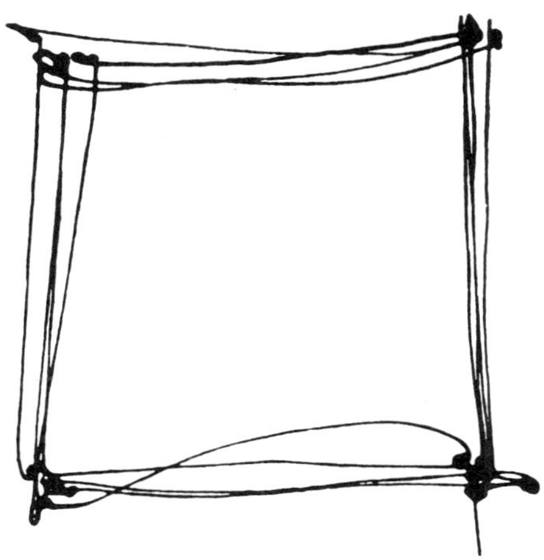

Abbildung 11.1
Spuren der Sprungbewegungen des Auges (Sakkaden) während des Betrachtens eines Quadrates entlang seiner Kanten. Die Spuren wurden von einem Lichtstrahl, der von einem auf einer Kontaktlinse im Auge aufgeklebten winzigen Spiegel abgelenkt wurde, auf Fotopapier gezeichnet. (Aus Yarbus, A. L.: *Eye movements and vision* 1967. Copyright © 1997 Plenum Press, New York. Mit freundlicher Genehmigung reproduziert.)

Umberto Boccioni, *Schlägerei in der Passage* (1910). Mailand, Pinacoteca di Brera.

Ein Bild betrachten

Wenn wir vor einem Bild stehen, betrachten wir es nicht nur, wir erforschen es geradezu. Unsere Aufmerksamkeit richtet sich mehr oder weniger unbewußt auf den einen oder anderen Punkt, während uns andere Bereiche zunächst weniger interessieren. Diese wechselnde Aufmerksamkeit bestimmt unsere Augenbewegungen: Zunächst verharren sie an einer Stelle, um sich dann mit ruckartigen Bewegungen (*Sakkaden*) einem neuen Punkt zuzuwenden. Unsere Augen wechseln also zwischen zwei meist unbewußten Zuständen: den Pausen, während ein bestimmter Punkt fixiert wird und den schnellen Sprungbewegungen zum nächsten Fixierungspunkt. Dies läßt sich leicht feststellen, wenn man die Augen einer anderen Person beim Lesen beobachtet.

Die Länge der Bewegungspausen variiert je nach unserem Interesse für den jeweiligen Punkt; auch die Sakkadenbewegungen sind unterschiedlich lange, aber immer sehr schnell. Um zum Beispiel aus einer Entfernung von einem Meter den Blick zwischen zwei 25 cm entfernten Punkten zu wechseln, brauchen wir nur fünf hundertstel Sekunden. Beide Augen bewegen sich gleichzeitig, gleich weit und gleich schnell.

Mit der geeigneten Technik ist es möglich, die Bewegungen des Auges während der Betrachtung eines Bildes zu erfassen und nachzuzeichnen. Die Spuren der Augenbewegungen beim Betrachten eines Quadrates zeigt Abbildung 11.1. Die Punkte entsprechen den Pausen bei der Fixierung einer der Ecken, während die Linien die Sakkadenbewegungen zeigen.

Beim Betrachten einer komplexeren Figur oder eines Kunstwerkes richtet sich der Blick spontan auf die Bereiche, die am meisten interessieren. Bei einem Gesicht wecken Augen, Nase und Mund zunächst größeres Interesse als Wangen und Stirn. Die Augenbewegungen zeichnen praktisch die Umrisse des Gesichts nach. Sehr gut ist dies in Abbildung 11.2 zu erkennen, welche die Bewegungen beim freien Betrachten eines Kindergesichts und der Statue der ägyptischen Königin Nofretete zeigt.

Natürlich können die Augenbewegungen bei komplexeren Szenerien je nach Interesse für die verschiedenen Bereiche erheblich varriieren. So wur-

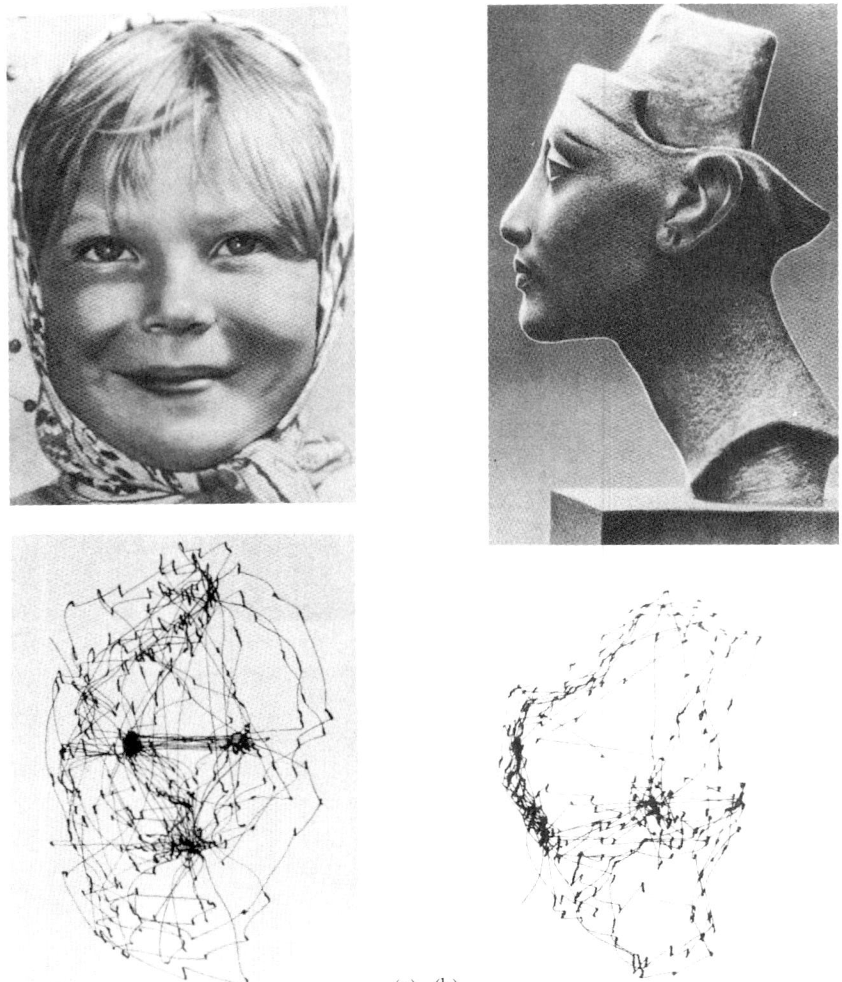

(a) (b)

Abbildung 11.2
Spuren der Augenbewegungen einer Versuchsperson, die drei Minuten die Fotografie eines Kindes (a) und zwei Minuten die Büste der ägyptischen Königin Nofretete (b) betrachtete. (Aus Yarbus, A. L.: *Eye movements and vision* 1967. Copyright © 1997 Plenum Press, New York. Mit freundlicher Genehmigung reproduziert.)

den die Versuchspersonen beim Betrachten von Ilja Repins Bild *Der unerwartete Besucher* (*Rückkehr aus dem Exil in Sibirien*) (Abb. 11.3) gebeten, sich jeweils einige Minuten lang auf unterschiedliche Aspekte des Bildes zu konzentrieren und anschließend darüber zu berichten. Es ging dabei zum Beipiel um die Möbelstücke, die Kleidung oder das Alter der Personen. Die genauer betrachteten Teilbereiche entsprachen sichtbar diesen Vorgaben.

Manchmal wählen Maler absichtlich bestimmte Einzelheiten, um Aufmerksamkeit zu erwecken, auch ohne daß dies dem Betrachter bewußt sein

Abbildung 11.3
Aufzeichnungen der Augenbewegungen einer Versuchsperson, die das Bild *Der unerwartete Besucher (Rückkehr aus dem Exil in Sibirien)* von Ilja Repin jeweils drei Minuten lang frei (1) und unter verschiedenen Gesichtspunkten (2-7) betrachten sollte. Folgende Aufgaben wurden gestellt: (2) Auf die Atmosphäre achten. (3) Das Alter der Personen angeben. (4) Vermuten, was die Familie vor der Ankunft des Besuchers gerade getan hat. (5) Sich die Kleidung der Personen merken. (6) Die Positionen der Besucher und der verschiedenen Möbelstücke merken. (7) Einschätzen, wie lange der unerwartete Besucher von seiner Familie getrennt war. (Aus Yarbus, A. L.: *Eye movements and vision* 1967. Copyright © 1997 Plenum Press, New York. Mit freundlicher Genehmigung reproduziert.)

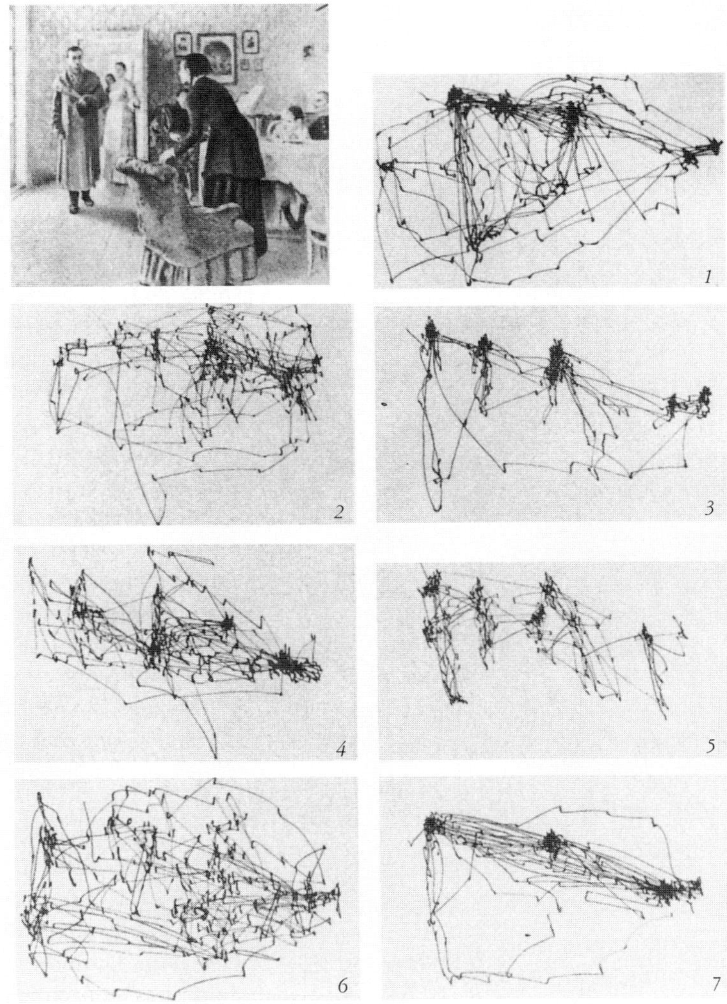

muß. Es handelt sich dann zum Beispiel um besondere Formen oder um Farben, die "ins Auge springen", um Auffälligkeiten, die sich vom übrigen Bild abheben und automatisch den Blick auf sich ziehen. Sie lösen Wahrnehmungsprozesse aus, die vor dem bewußten Betrachten des Bildes stattfinden. Ausgesprochen gut eignen sich dafür Farben, die erheblich vom Hintergrund abweichen, oder starke Helligkeitsunterscheide.

Warum bewegen wir nun unsere Augen, wenn uns ein neuer Bereich des Bildes interessiert? Dies geschieht deshalb, weil wir das, was uns interessiert, möglichst klar erkennen wollen. Weil unsere Sehschärfe an einer kleinen Stelle der Netzhaut, der Fovea, am größten ist, richten sich die Augen so aus, daß die Netzhautbilder der interessantesten Bereiche immer genau auf die Fovea zu liegen kommen. So sehen wir während jeder Bewegungspause der Augen nur einen ganz kleinen Ausschnitt um den fixierten Punkt herum mit allen Einzelheiten. Der ganze Rest unseres Gesichtsfelds ist in diesem Augenblick nicht so deutlich zu erkennen, weil er auf der übrigen Netzhaut abgebildet wird.

Normalerweise ist uns das gar nicht bewußt. Man kann es aber selbst feststellen, wenn man bewußt die Augen nicht bewegt, das heißt einen Punkt fixiert, und zu erkennen versucht, was man um diesen Punkt herum sieht, nämlich wirklich kaum Einzelheiten. Ansonsten haben wir immer den Eindruck, daß wir alles, was wir sehen, ständig und gleichzeitig in allen seinen Details auch wahrnehmen. Dieser Eindruck ist in Wirklichkeit das Ergebnis einer zerebralen Rekonstruktion der verschiedenen Einzelbilder, die wir während des Betrachtungsvorgangs aufnehmen.

Außerdem verändert sich während jeder Augenbewegung das Netzhautbild der betrachteten Objekte; diese erscheinen uns aber dennoch unbewegt. Auch beim Lesen ist das der Fall: Ein Leser, der nicht gerade ein Anfänger ist, bewegt die Augen beim Lesen einer Zeile mit vier oder fünf Sakkadenbewegungen von links nach rechts. Dann kehren seine Augen mit einer größeren Bewegung zum Beginn der nächsten Zeile nach links zurück. Bei jeder Bewegungspause können ein oder mehrere Wörter gelesen werden. Trotz dieser ständigen Augenbewegungen und der damit verbundenen Verschiebung des Bildes auf der Netzhaut haben wir nicht den Eindruck, daß das Buch sich bewegt.

Ein Bild, ein Gesicht, eine Landschaft betrachten oder ein Buch lesen – all das bedeutet eine Folge von zahllosen Blicken auf die verschiedensten Bereiche unserer Objekte, so als machten wir jedesmal ein Polaroidfoto, bei dem nur das Zentrum deutlich erkennbar ist, und bastelten uns daraus ein scharfes Gesamtbild unserer Umgebung. Weil ein solcher Vorgang aber automatisch in unserem Gehirn abläuft, sind wir uns dessen beim Sehen nicht bewußt. Mit Sicherheit sind daran Gedächtnisprozesse beteiligt, die das gesehene Bild während einer Sakkadenbewegung bewahren und mit dem nächsten Bild verschmelzen können. Diese Integration aufeinanderfolgender Bilder, die jeweils aus einem leicht unterschiedlichen Blickwinkel aufgenommen werden, löscht gleichzeitig den Bewegungseffekt der Bilder auf der Netzhaut aus, der durch die Augenbewegungen verursacht wird. Dafür sind möglicherweise Informationen von den Augenmuskeln über die Drehbewegungen des Auges verantwortlich. Ein weiterer wichtiger Punkt ist, daß die neuronalen Mechanismen für Bewegungswahrnehmungen die verschiedenen Bilder, die im Verlauf einer Sakkadenbewegung entstehen würden, unterdrücken. So haben wir nicht den Eindruck, daß Objekte eine Bewegungsspur hinter sich herziehen wie etwa bei einer Fotografie mit Langzeitbelichtung.

Bewegung beschreiben

Bis jetzt haben wir nur darüber gesprochen, was passiert, wenn wir ein Bild betrachten, insbesondere wie sich unsere Augen dabei verhalten. Vieles von dem, was wir dabei erfahren haben, trifft auch für die Betrachtung von natürlichen Umgebungen zu, solange diese unbewegt sind. Doch in der Natur bewegt sich ständig etwas. Auch in diesem Fall bewegen sich die Netzhautbilder, aber diese Bewegungen unterscheiden sich von den Sakkadenbewegungen. Dort bewegt sich nämlich das gesamte Bild jeweils ruckartig weiter. Verfolgt man jedoch mit den Augen ein sich bewegendes Objekt, bleibt das Bild des Objekts praktisch auf die Fovea fixiert, während die gesamte Umgebung und der Hintergrund gleichförmig über die Retina gleiten. Bewegt sich dagegen ein Objekt vor einem statischen Hintergrund und betrachtet man die Szene mit starrem Blick, bewegt sich nur das Bild des Objektes auf der Netzhaut.

Welche Möglichkeiten gibt es, ein bewegtes Objekt, eine belebte Szene auf einem Gemälde darzustellen?

Hierzu müssen wir zunächst kurz über die neuronalen Mechanismen sprechen, die der Wahrnehmung von Bewegungen zugrunde liegen. Bewegung ist eine Primäreigenschaft von Wahrnehmung, sie läßt sich nicht auf elementarere Empfindungen zurückführen. Während Bewegung physikalisch etwas mit Raum und Zeit zu tun hat, kann die Wahrnehmung einer Bewegung nicht auf die Wahrnehmung von Raum und Zeit reduziert werden. Tatsächlich gibt es in unserem Nervensystem Elemente, die auf Bewegungswahrnehmung spezialisiert sind. Bereits in der primären Sehrinde gibt es Neuronen, die auf Bewegungen in eine Richtung ansprechen, nicht jedoch auf Bewegungen in die Gegenrichtung. Darüber hinaus gibt es ganze Gehirnbereiche, die auf die Verarbeitung von Bewegungsinformationen spezialisiert sind. Schädigungen dieser Bereiche führen zu Störungen der Bewegungswahrnehmung, während die Form- und Farbwahrnehmung unbeeinflußt bleibt. Bewegungen können auch direkt zur Wahrnehmung von Formen führen, die man sonst gar nicht entdeckt hätte. So tarnen sich manche Tiere so perfekt, daß sie von ihrer Umgebung kaum zu unterscheiden sind (Abb. 11.4); eine winzige Bewegung ihrerseits genügt jedoch, um sie zu erkennen.

Wenn wir ein Objekt in Bewegung betrachten, erscheint uns seine Bewegung in ihrer Gesamtheit als "*Gestalt*" (im gestalttheoretischen Sinn), ohne daß wir einzelne Phasen unterscheiden könnten. Ein Maler, der seinen Objekten einen Eindruck von Bewegung verleihen will, muß irgendwie diese dynamische "Gestalt" andeuten.

In der Kunstgeschichte sind die unterschiedlichsten Konventionen verwendet worden, um Bewegungen darzustellen. Teilweise haben sie sich im Laufe der Jahrhunderte weiterentwickelt, insbesondere im letzten Jahrhundert durch die Erfindung der Fotografie. Beispiele dafür sind die Darstellung

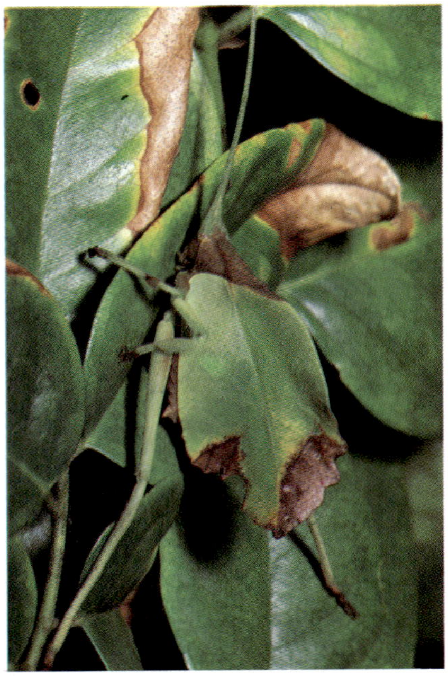

Abbildung 11.4
Eine grüne Heuschrecke, die in ihrer natürlichen Umgebung bestens getarnt ist.

von menschlichen Körpern in instabiler Position (wie etwa der *Diskuswerfer* von Mirone), die Wiedergabe des Beginns oder des Endes der Bewegung (Abb. 11.5) oder auch, wie in Cartoons oder Comics, die Andeutung der Bewegung durch Striche entgegen der Bewegungsrichtung (Abb. 11.6).

Weil die Erfindung der Fotografie und die Entwicklung fotografischer Techniken erhebliche Neuerungen für die bildliche Darstellung gebracht hat, möchten wir uns nun kurz der Fotografie und ihrem Einfluß auf die bildenden Künste zuwenden.

Abbildung 11.5
Herkules tötet den Löwen. Ausschnitt einer Vase aus Vulci (525 v. Chr.). Brescia, Museo Civico.

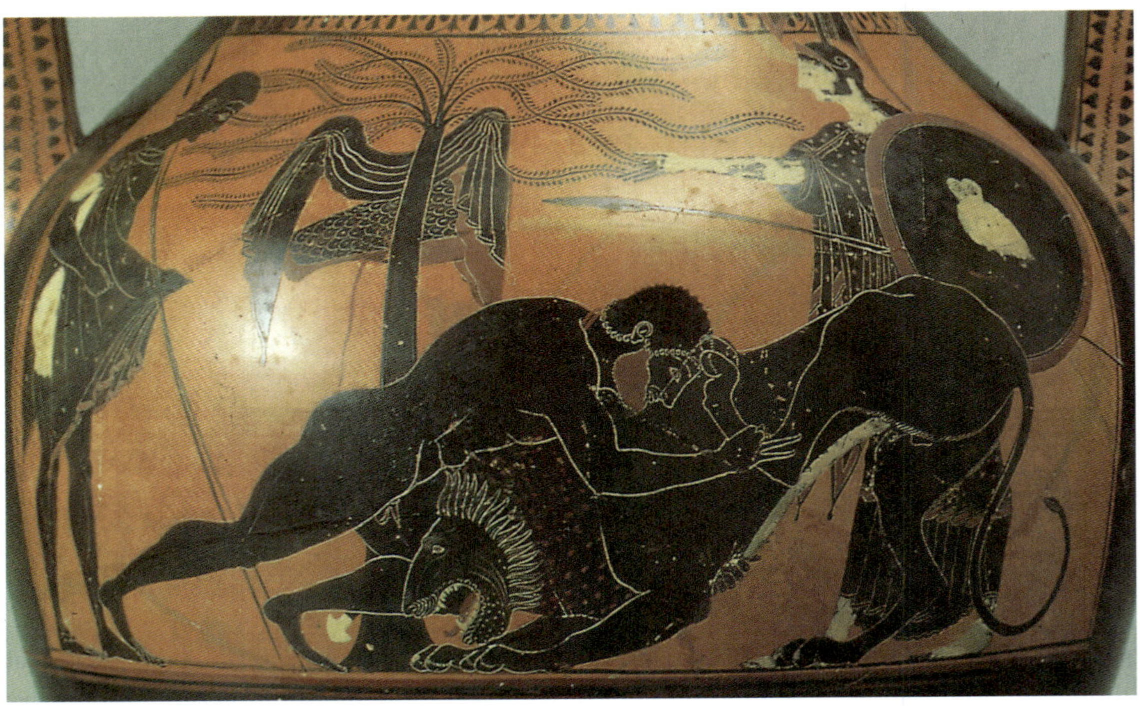

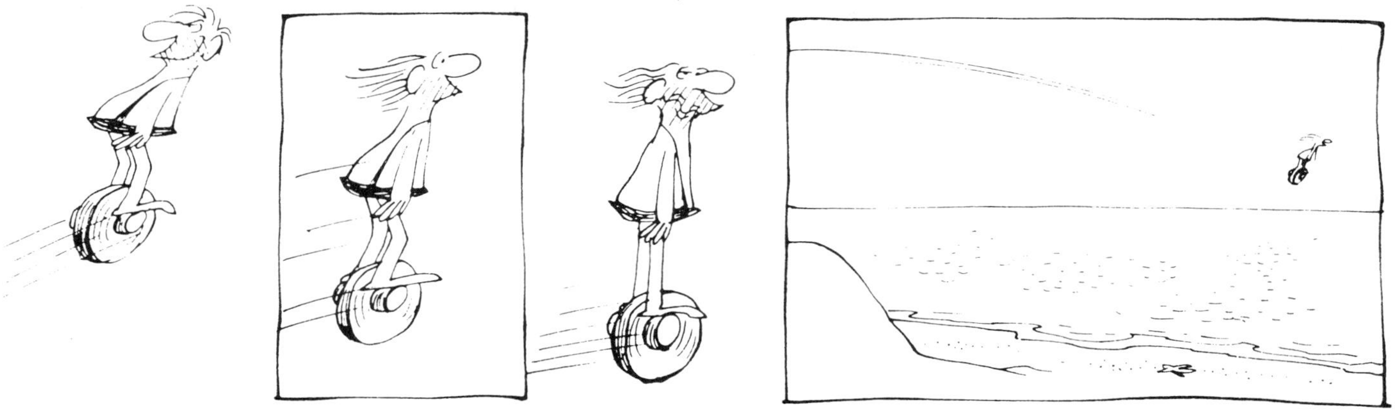

Abbildung 11.6
In der Bildersprache von Cartoons und Comics deuten Striche Bewegungen an.

Fotografie und Malerei

Die Erfindung der Fotografie um 1839 markiert auch für die Malerei einen wichtigen Wendepunkt. Bereits von Anfang an kam kein Maler um eine Auseinandersetzung mit der Fotografie herum.

Die ersten Fotos hießen *Daguerreotypien*, nach Louis-Jacques-Mandé Daguerre, der als einer der ersten einigermaßen haltbare "Lichtzeichnungen" herstellen konnte.

Die Begeisterung für die Fotografie war auch in der breiten Bevölkerung enorm und brachte viele Maler dazu, nicht nur Szenen und Figuren von Fotos abzumalen, sondern sogar die Abbildungsfehler der Fotoapparate nachzuahmen. An Stelle der klassischen Regeln des Bildaufbaus auf einem Gemälde trat die als natürlicher empfundene und daher manchmal auch unregelmäßigere Anordnung der Fotografie. So konnte es jetzt vorkommen, daß die Hauptperson am Bildrand stand, während weniger wichtige Personen in die Mitte des Gemäldes gerückt wurden. Darüberhinaus traten nun auf einigen Bildern perspektivische Verzerrungen insbesondere bei Objekten im Vordergrund auf, die durch die Nachahmung der rigorosen Zentralperspektive des Fotoapparats entstanden. Wie wir bereits aus Kapitel 5 wissen, weicht die optische Wahrnehmung insbesondere bei Objekten in unserer unmittelbaren Umgebung deutlich von dem ab, was uns ein Foto zeigt (Abb. 5.1). Einer der bekanntesten der Maler dieser Zeit, die solche Neuerungen in ihre Gemälde einfließen ließen, war Degas (Abb. 11.7).

Unter dem Einfluß der Fotografie begannen Malerei und Zeichentechnik sich langsam zu verändern. Linien traten zugunsten von Formen etwas zurück; in einer Zeit des Triumphs der Technik erschien dies wie eine Zerstörung des Abstrakten, Idealen, das Platz machte für den neuen Materialismus.

Speziell bei realistischen Malern kam es auch vor, daß die Fotografie die Arbeit erleichterte. Besonders in der Porträtmalerei war man jetzt nicht mehr

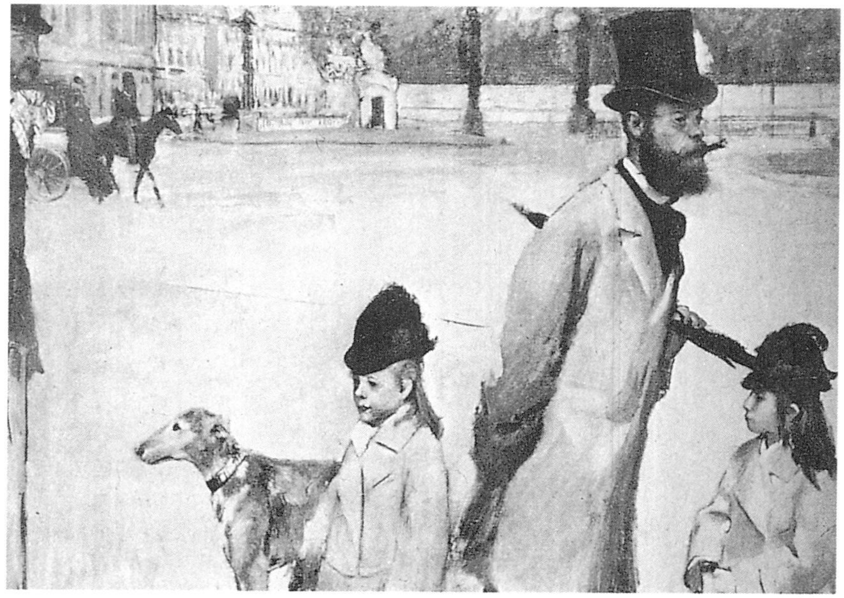

Abbildung 11.7
Edgar Degas, *Place de la Concorde. Vicomte Lepic mit seinen Töchtern* (um 1875). Berlin, Frühere Sammlung Gerstenberg.

auf endloses und langweiliges Modellsitzen im Atelier des Künstlers angewiesen. Weiterhin ergaben sich neue Möglichkeiten, Objekte und Landschaften in Szene zu setzen. Man brauchte sich nicht mit einem simplen Abpinseln von Fotos zufriedenzugeben, wie es viele zweitrangige Künstler taten, die nicht nur Fotografien reproduzierten, ohne es anzugeben, sondern die auch die Fotovorlage zerstörten, damit niemand erkennen sollte, daß es sich bei ihrer Arbeit um nichts als eine triviale Kopie handelte.

Zwei der berühmtesten Maler, die sich als Erste der Fotografie bedienten, waren Ingres und Manet. Ingres schickte seine Kunden, für die er ein Auftragsporträt anfertigen sollte, zu dem bekanntesten Fotografen seiner Zeit, dem gefeierten Nadar. Auch Manet benutzte eine Fotografie von Nadar, um ein Porträt von Baudelaire zu zeichnen (Abb. 11.8). Die Ähnlichkeit zwischen Foto und Porträtzeichnung ist eindrucksvoll.

Außer für die Porträtmalerei war die Fotografie auch für die Landschaftsmalerei von Bedeutung. Als man die ersten Landschaftsaufnahmen erhalten hatte und begann, sie als die wirklich realistischen Darstellungen von Landschaften anzusehen, bemerkte man, daß auch die Landschaftsmaler – die sich bisher für realistische Maler hielten – sich erheblich von der fotografischen "Realität" entfernt hatten und in ihren Gemälden eine Menge Konventionen benutzten. Selbst Courbet, der als einer *der* realistischen Maler schlechthin galt, wurde sich der Abweichungen der fotografischen Realität von dem, was er malte, bewußt und ließ sich sowohl für seine Landschafts- wie für seine zahlreichen Modelldarstellungen direkt von der Fotografie inspirieren.

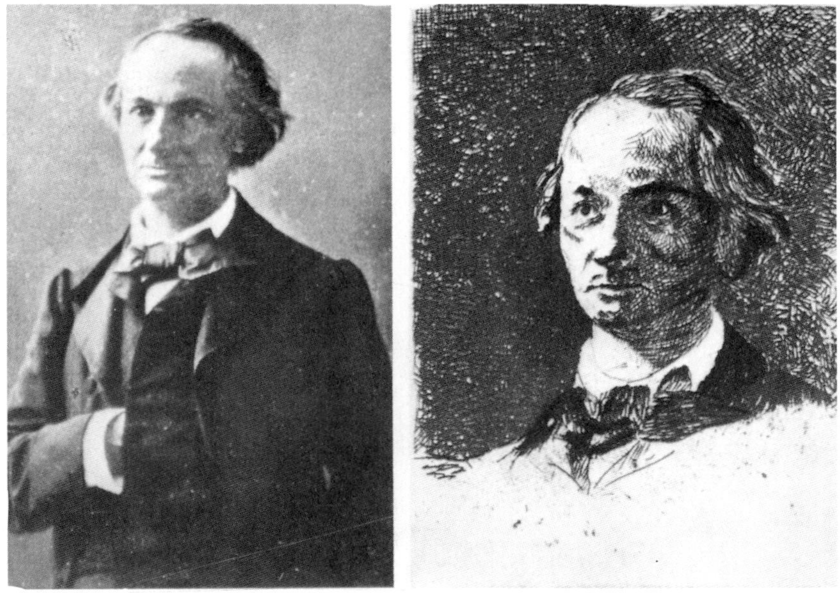

(a) (b)

Abbildung 11.8
Charles Baudelaire (a) auf einer Fotografie von Nadar aus dem Jahre 1859 und (b) 1865 gezeichnet von Manet. (Aus Scharf, 1968)

Ein anderer Aspekt der fotografischen "Realität" betrifft die Tiefenschärfe: Wenn man die Objekte im Vordergrund scharf stellt, erscheinen die im Hintergrund unscharf, und umgekehrt. Das geschieht auch beim Sehen, aber es fällt uns normalerweise nicht auf, weil die Objekte, für die wir uns gerade interessieren, immer "scharf gestellt" sind. Unterschiedliche Tiefenschärfen in einem Gemälde darzustellen, wie es eine Fotografie suggerieren könnte, entspricht also nicht unserer Seherfahrung und führt daher zu einem Artefakt. Manet war sicher ein aufmerksamer Betrachter von Fotografien: In einem berühmten Gemälde bildete er die Personen im Vordergrund "scharf" und die dahinter "unscharf" ab, um die Tiefenwirkung zu verstärken (Abb. 11.9).

Eine weitere Besonderheit der Fotografien dieser Zeit war eine gewisse Verschwommenheit, die entfernt an impressionistische Darstellungen erinnert und die von Reflexionen auf der Glasplatte herrührt, auf die die lichtempfindliche Schicht aufgetragen war. In der Landschaftsmalerei dieser Zeit wurde es schnell zur Mode, diesen Effekt bei der Darstellung von Umrissen und Details zu imitieren. Bei Corot zum Beispiel kann man dies bei den Bildern beobachten, die gegen Ende der 1840er Jahre entstanden.

Dennoch gab es auch Maler, die sich nicht von den oftmals täuschenden Effekten der fotografischen Darstellung blenden ließen, sondern die Fotografie auf intelligentere und kreativere Weise zu nutzen wußten. Einer dieser Künstler war Delacroix, ein gebildeter und geistreicher Mensch, der wohl die Vorteile dieser neuen Technologie schätzte, ohne jedoch in sklavische Imitation zu verfallen.

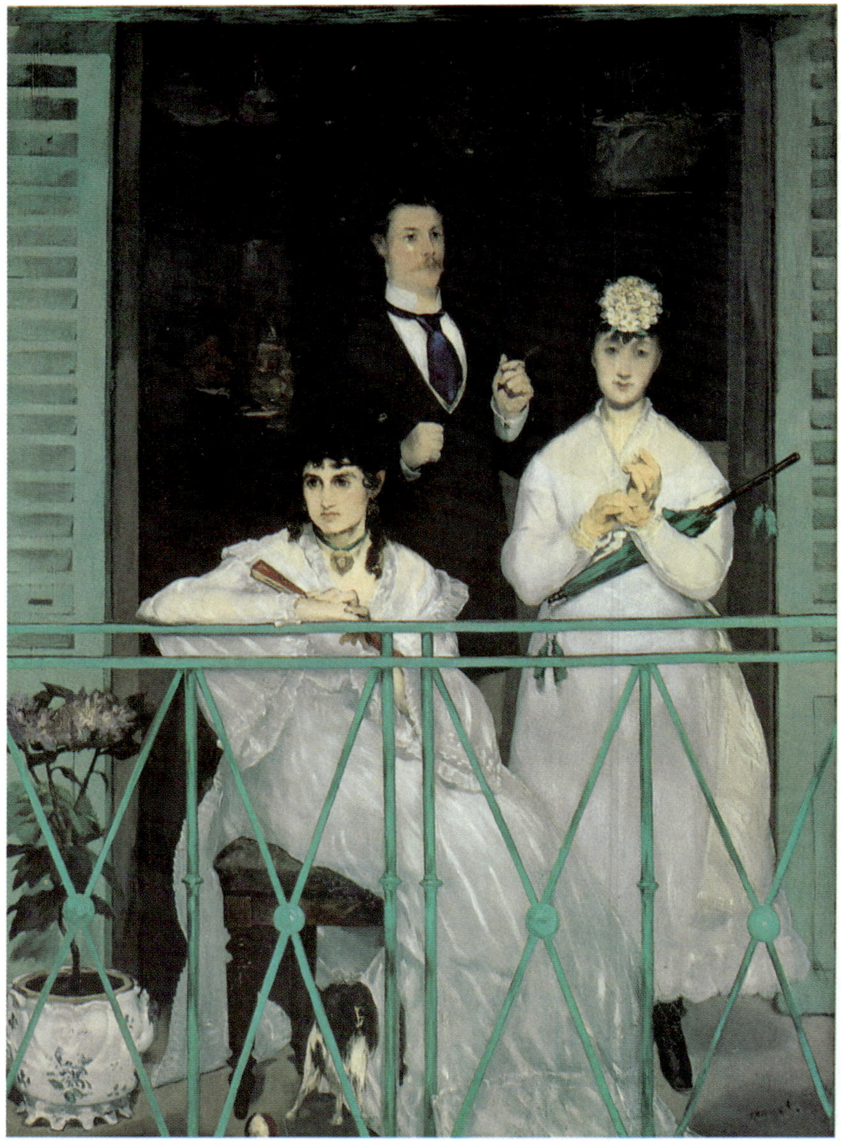

Abbildung 11.9
Edouard Manet, *Der Balkon* (1869). Paris, Musée d'Orsay. Die Gesichtszüge der Frau im Vordergrund sind deutlicher als die der beiden anderen Personen.

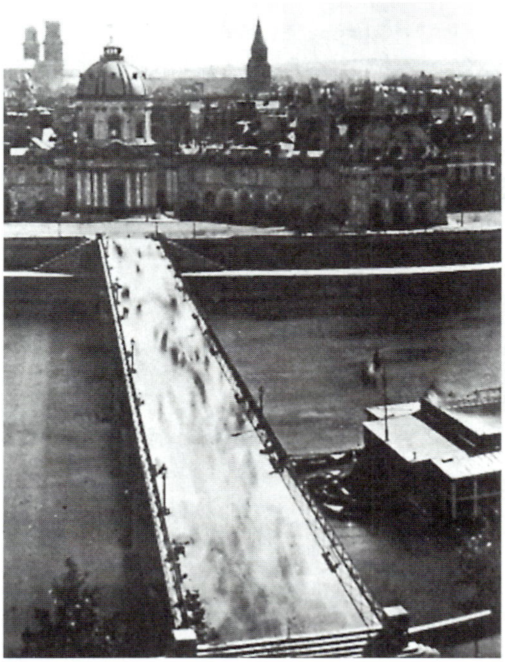

(a)

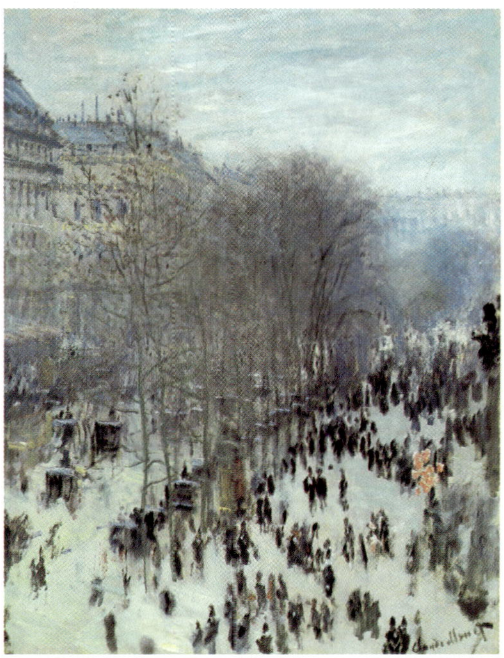

(b)

Abbildung 11.10
(a) Adolphe Braun, *Le Pont des Arts* (1867), Ausschnitt. Paris, Coll. Soc. française de Photographie.
(b) Claude Monet, *Der Boulevard des Capucines* (1873). Kansas City, Nelson Atkins Museum of Art.

Und die Impressionisten? Wurden auch sie von der Fotografie beeinflußt? Ihre beharrliche Suche nach einer natürlichen, ungekünstelten Darstellung und die große Bedeutung, die sie dem Auge und den vergänglichen Aspekten der Landschaftsszenerien zumaßen, waren bestimmt keine Gründe, um Fotografien abzumalen. Dennoch erkannten auch sie, daß die Fotografie ihnen auf bestimmte Weise nützlich sein konnte, denn sie erleichterte es ihnen, Einzelheiten zu entdecken. Darüber hinaus konnten Fotos Folgen von Landschaftsansichten festhalten, etwa wie sich diese im Verlauf eines Tages mit dem Licht oder der unterschiedlichen Klarheit der Luft veränderten. Es ist gut möglich, daß Monet beim Malen seiner Ansichten der Kathedrale von Rouen den Einfluß der Fotografie gespürt hat.

Von der Pose zum Sekundenbild

In den frühen Tagen der Fotografie machte die schwache Lichtempfindlichkeit der verwendeten Materialien lange Belichtungszeiten bis zu vielen Minuten notwendig. So war es nur möglich, Fotos von Landschaften, unbewegten Objekten oder von Personen, die "in Pose standen", zu erhalten. Bewegliche Objekte konnte das Filmmaterial noch nicht erfassen, weil sie ihre Position zu schnell änderten. So konnte es vorkommen, daß eine Brücke oder ein Platz in Paris, aufgenommen am hellen Tag und voller Menschen, auf einem Foto nahezu menschenleer erschien (Abb. 11.10a). Die späteren technischen Verbesserungen ließen kürzere Belichtungszeiten zu. Körper in Bewegung begannen auf dem Film ihre zunächst noch verschwommenen Spuren zu hinterlassen. In einem seiner frühen Werke, *Der Boulevard des Capucines* (Abb. 11.10b), imitierte Monet diesen Effekt der Fotografie. Man beachte das verwischte Aussehen der Fußgänger und die undeutlichen Umrisse.

Die Belichtungszeiten wurden immer kürzer und erreichten bereits 1870 eine Millisekunde und weniger. Es entstand das sogenannte "Sekundenbild." Zuvor mußte man für Schnappschüsse künstliche Leuchtblitze verwenden, die man durch Verbrennen von Magnesiumpulver erzeugte. So war es zum Beispiel Talbot bereits 1851 gelungen, mitten in der Nacht eine Seite der *Times* zu fotografieren, die auf einer rotierenden Scheibe angebracht war und durch einen künstlichen Blitz beleuchtet wurde.

Die Kurzzeitfotografie mit Belichtungszeiten unter einer Millisekunde brachte große Überraschungen: Die Körperhaltungen von Menschen oder Tieren in Bewegung wichen deutlich von den traditionellen Darstellungen in der Malerei ab und auch von dem, was man mit den eigenen Augen zu sehen geglaubt hatte.

Einer der Ersten, die solche Fotos sahen, war Edgar Degas. Er besaß einen Fotoapparat, auf den er sehr stolz war und den er dazu benutzte, Neues über Bewegungen zu lernen. Wir haben bereits gesehen, daß Tiere und Menschen

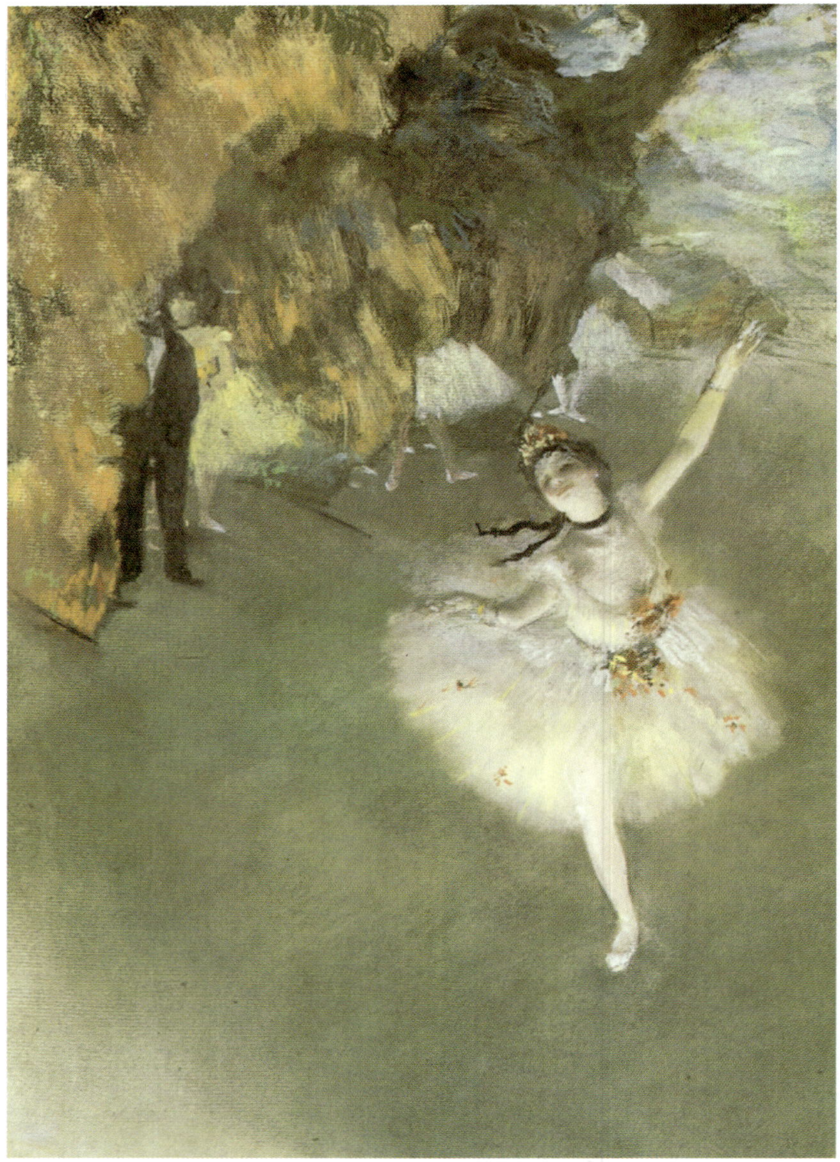

Abbildung 11.11
Edgar Degas, *L'étoile* (um 1878). Paris, Musée d'Orsay.

auf seinen Gemälden oft wie auf einem Schnappschuß angeordnet sind, am Bildrand stehen oder gar einfach abgeschnitten sind (Abb. 11.7). Wo aber Degas die neuen Erfahrungen am schönsten umsetzen konnte, waren seine Darstellungen von Tanz. In einigen seiner Bilder wie *L'étoile* (Abb. 11.11) scheinen die Tänzerinnen praktisch in der Luft zu schweben – einfach meisterhaft. Für seine Studien von Tänzerinnen bei verschiedenen Tanzfiguren benutzte er auch Fotografien, die Disderi mit seinem *Châssis multiplicateur* (einem Fotoapparat mit mehreren Objektiven) gemacht hatte.

Schauen wir uns nun noch etwas näher das Werk einiger anderer dieser Fotopioniere an, die mit ihren Arbeiten die Darstellung von Bewegung revolutionierten und eine lebhafte Debatte in der gesamten gebildeten Bevölkerung über die Unterschiede zwischen "gesehener" und "fotografierter Wirklichkeit" auslösten. Diese Frage mußte jedoch letztlich ohne Antwort bleiben, denn einerseits zeigt natürlich die Fotografie die Welt, "wie sie ist", andererseits funktioniert unsere Wahrnehmung nicht wie ein Fotoapparat. Wir sehen eine Bewegung nicht als Serie von Einzelbildern, sondern als Ganzes, ohne die einzelnen Phasen voneinander zu trennen.

Bewegung in Malerei und Fotografie

Erinnern wir uns, daß die Darstellung von Bewegung bis zur Erfindung der Fotografie sowohl in der Bildhauerei wie in der Malerei auf alten Traditionen beruhte. Die gebräuchlichsten Konventionen bestanden in der Darstellung von Körpern in instabilen Positionen oder zu Beginn oder am Ende der Bewegung.

Einige dieser Konventionen standen in offensichtlichem Widerspruch zu dem, was die Fotografie ans Licht brachte. Und weil die "fotografische Realität" nunmehr als die "objektive Wirklichkeit" galt, erschienen die alten Konventionen auf einmal als "falsch".

Fotografien widersprachen nicht nur manchen Beobachtungen von Künstlern, sondern zeigten auch Elemente von Bewegungsvorgängen, die das menschliche Auge nicht wahrnehmen kann. Der Ausdruck "naturgetreue Darstellung" verlor in dem Maß an Bedeutung wie klar wurde, daß "Wahrheit" oft nur eine Bezeichnung für eine bestimmte Konvention ist.

Die tiefgreifendsten Neuerungen der Bewegungsfotografie, die sich auch ganz erheblich auf die Malerei auswirkten, stammten von dem Franzosen Marey und dem nach Kalifornien ausgewanderten Engländer Muybridge. Beide waren sehr unterschiedliche Persönlichkeiten und gingen auch entsprechend unterschiedlich an ihr Problem heran.

Marey war ein gebildeter Mensch, Universitätsprofessor und Physiologe, der in engem Kontakt mit den bedeutendsten Männern seiner Zeit stand; seine Arbeitsweise war außerordentlich methodisch. Muybridge dagegen war

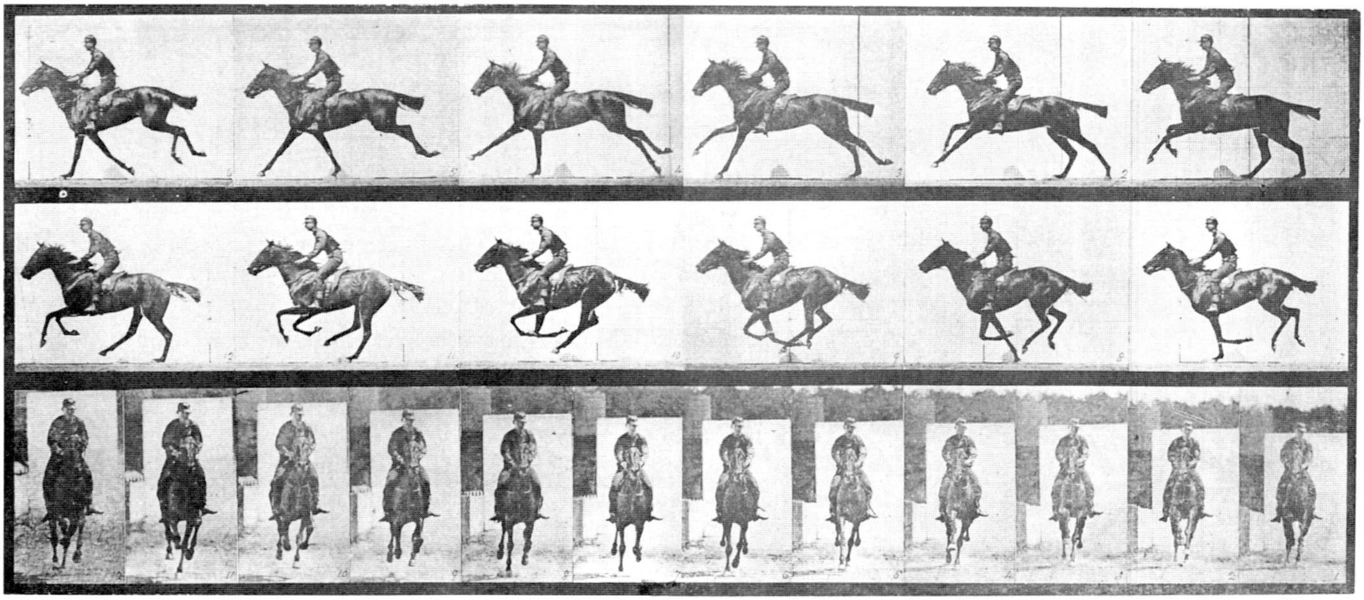

Abbildung 11.12
Eadweard Muybridge. Fotografien eines Pferdes im kleinen Galopp (1887). (Aus "Animal Locomotion")

ein Abenteurertyp und arbeitete eher, um Geld zu verdienen und Erfolg zu haben als um der hehren Erkenntnis willen. Marey versuchte, Bewegungen von Lebewesen auf einem Filmstreifen nachzuzeichnen, etwa den Gang eines Menschen oder den Flug eines Vogels (Abb. 11.15). Muybridge verwendete Fotografien, die von verschiedenen Kameras aufgenommen wurden, und fügte die einzelnen Bilder zu einer Sequenz der Gesamtbewegung zusammen.

Muybridge wurde schnell ein bekannter Fotograf. Um 1872 begann er, sich für die Bewegungen von Rennpferden zu interessieren. Er tüftelte ausgefallene Apparaturen aus, mit denen er Sequenzen von Aufnahmen mit sehr kurzer Belichtungszeit (1/2000 Sekunde) erhalten konnte. So stellte er 24 Kameras nebeneinander entlang der Bewegungsrichtung des Pferdes auf und spannte dann quer über die Rennbahn dünne Fäden, die jeweils mit einer der Kameras verbunden waren. Im Vorbeilaufen zerriß das Pferd dann nacheinander die Fäden und betätigte so die Auslöser (Abb. 11.12).

Die Bilder zeigten, daß in bestimmten Phasen der Bewegung zwar alle vier Läufe des Pferdes vom Boden abhoben, sie aber niemals die völlig gestreckte Stellung annahmen, die bis dahin als Konvention für die Darstellung von Pferden in "fliegendem Galopp" auf Gemälden verwendet worden war (Abb. 11.13). Einige zeitgenössische Maler, etwa Vernet und Meissonier, hatten bereits versucht, die Darstellung von Pferden im Galopp zu verbessern und von der hergebrachten Konvention abzugehen, aber auch ihnen war es nicht gelungen, die genauen Bewegungen unterhalb der Wahrnehmungsschwelle des Auges zu erkennen.

Die Reaktionen der Maler auf die Fotografien Muybridges reichten von enthusiastischer Begeisterung zu großer Skepsis. Als Meissonier, der damals wegen seiner absolut wirklichkeitsgetreuen Darstellung sehr berühmt war, die ersten Fotos der Pferde im Galopp sah, glaubte er an einen Fehler der Kameras und soll auf eines seiner eigenen Bilder gezeigt und gemeint haben:

Abbildung 11.13
Théodore Géricault, *Pferderennen in Epsom* (1820). Paris, Louvre. Die gestreckten Läufe der Pferde entsprechen der damaligen Konvention für die Darstellung von "fliegendem Galopp".

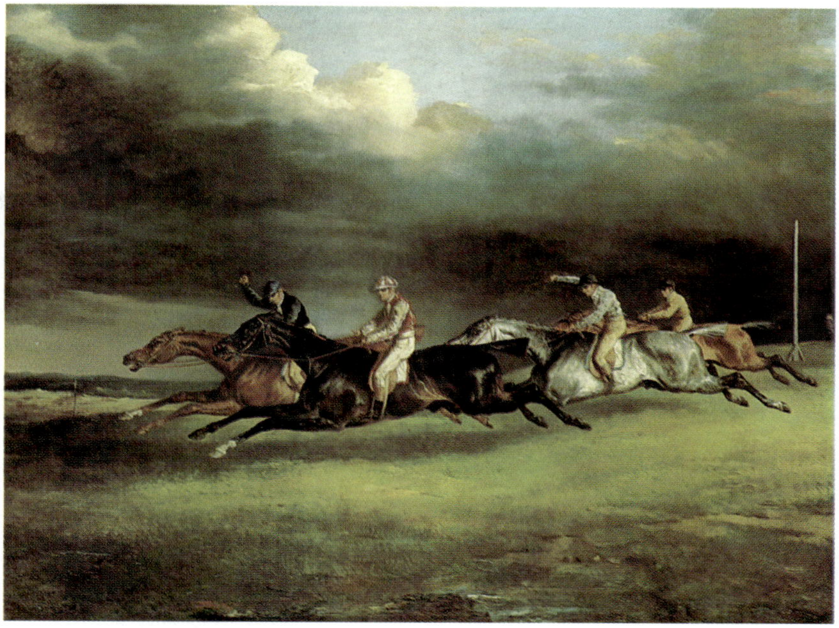

"Geben Sie mir erst einmal ein Pferd wie dieses hier, dann gefällt mir auch Ihre Erfindung." Später sah er dann ein, daß die Fotografien wirklich ein Stück der Realität zeigten. Bei dieser Erkenntnis fühlte er sich jedoch endgültig von der neuen Zeit überrollt und soll gesagt haben: "Mais, maintenant, je suis trop âgé" (Also jetzt bin ich aber wirklich zu alt).

Im Jahre 1878 veröffentlichte Muybridge ein Buch mit dem Titel *The Horse in Motion* (Das Pferd in Bewegung). Danach wandte er sich anderen Kreaturen zu, insbesondere dem Menschen. Er machte Sequenzen von Akrobaten, Patienten im Hospital und von abnormen oder pathologischen Bewegungen, für die sich später der englische Maler Francis Bacon interessierte.

Muybridge wurde berühmt, weil er Bewegungen von Menschen und Tieren zu einer Zeit realitätsnah abbildete, als das Publikum danach verlangte und es keine anderen Möglichkeiten dazu gab.

Überhaupt ist das damals enorme Interesse der Maler und Bildhauer für die Fotografie nur nachzuvollziehen, wenn man sich die ungeheure allgemeine Dynamik dieser Zeit vor Augen hält, die Erkenntnisdrang mit einem wachsenden Glauben an Wissenschaft und Technik verband. Die Aufnahmen Muybridges oder anderer Fotografen gehörten nicht zur Wahrnehmungswelt des Alltags, wurden aber vom gebildeten Publikum, von Wissenschaftlern und auch von den Künstlern selbst als eine Erweiterung ihrer Wirklichkeit aufgefaßt. Sie führten zu einer kritischen Betrachtung der traditionellen Darstellungsweisen, selbst wenn diese oft sogar einen natürlicheren Eindruck von Bewegung vermittelten als die Fotografien. Der amerikanische Wissenschaftler Ogden Rood, der mit der Veröffentlichung seines Buches *Modern Chromatics* (Moderne Farbenlehre) im Jahre 1879 einen starken Einfluß auf die Farbentheorie der Neoimpressionisten haben sollte, schrieb, die Bewegungsaufnahmen seien zwar "wahr", erschienen aber dennoch dem Auge als "falsch".

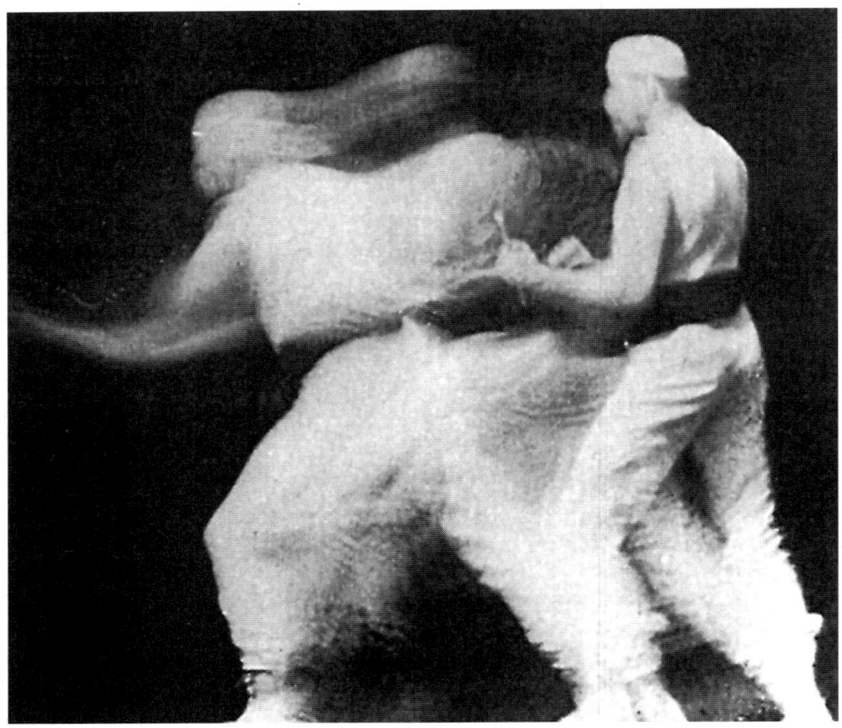

Abbildung 11.14
Etienne-Jules Marey, *Chronofotografie eines englischen Boxers* (1880). Paris, Archiv der Cinémathèque française.

Über die Frage, ob das fotografische oder das physiologische Bild des Auges das "wahrere" sei, wurden damals hitzige Dabatten geführt. Aus diesen Diskussionen entstanden einerseits bessere Möglichkeiten zur Darstellung der Wirklichkeit, andererseits öffneten sie auch Strömungen in der Malerei den Weg, die sich von der wirklichkeitsgetreuen Darstellung entfernten, wie Impressionismus, Kubismus und Futurismus.

Auch die Arbeiten von Marey hatten einen sehr starken Einfluß auf die Künstler dieser Zeit. Er benutzte sein Aufnahmegerät als wissenschaftliches Instrument und entwickelte den sogenannten "fotografischen Revolver", einen Vorläufer der Filmkamera, weiter. Dieser war 1874 von dem französischen Astronomen Janssen entwickelt worden, bestand aus einer Kamera und einem Bildwechselmagazin und erlaubte es, durch eine Uhr gesteuert alle paar Sekunden ein neues Foto zu belichten. Janssen hatte damit die Phasen des Vorübergangs der Venus vor der Sonne in Intervallen von zehn Sekunden aufnehmen können. Mit einigen Veränderungen setzte Marey seinen nun als "fotografische Flinte" oder *Chronofotografen* bezeichneten Apparat für Studien von Bewegungen ein und konnte zum Beispiel Flugbewegungen von Vögeln mit einer Frequenz von fünf Bildern pro Sekunde aufnehmen. Eine solche *Chronofotografie* eines Menschen zeigt Abbildung 11.14.

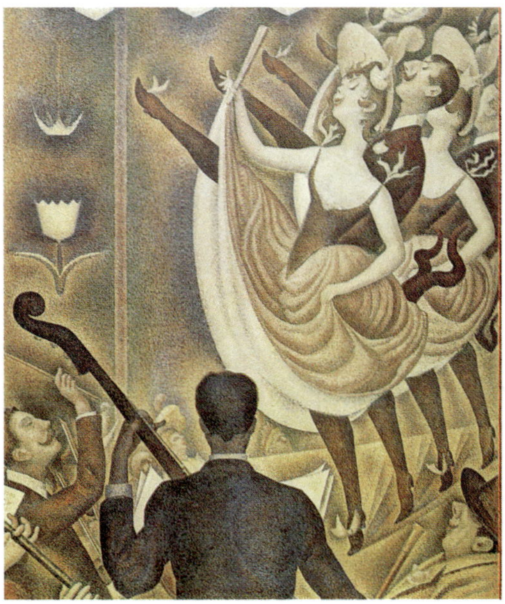

Abbildung 11.16
Georges Seurat, *Tanzhöhepunkt im Can-can (Le Chahut)* (1889). Otterlo, Rijksmuseum Kröller-Müller.

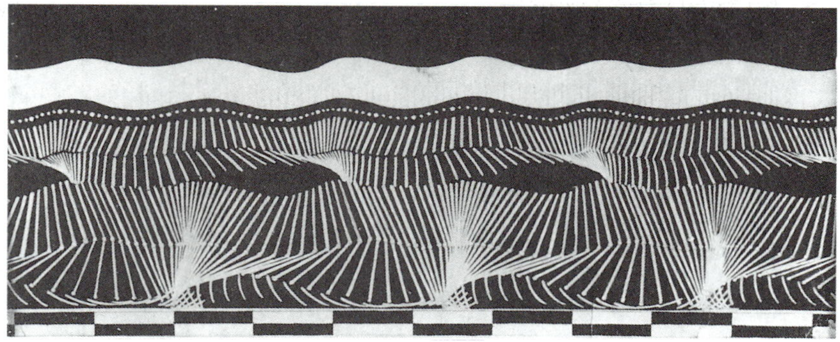

(a)

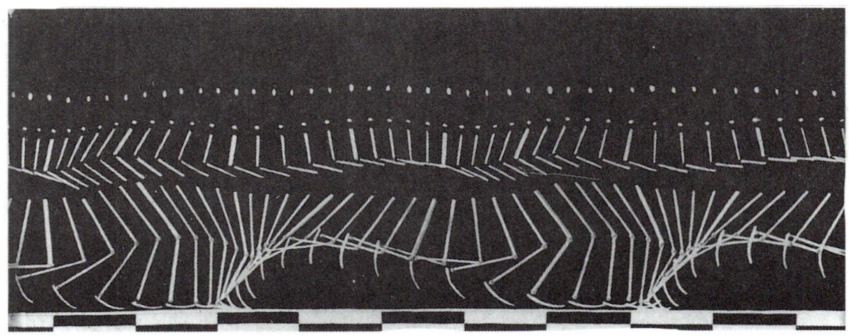

(b)

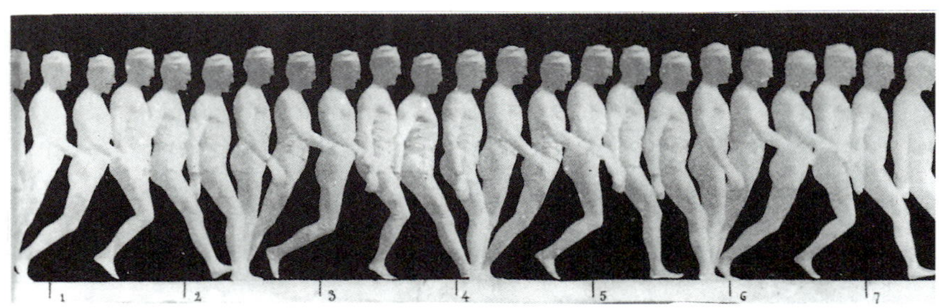

(c)

Abbildung 11.15
Etienne-Jules Marey, *Phasenbild-Studie der menschlichen Bewegung* (1886). Beaune, Musée E. J. Marey et des Beaux-Arts.
(a) Mann in schwarzer Kleidung mit weißen Punkten und Streifen.
(b) Phasenbilder eines Läufers.
(c) Gehender Mann in weißer Kleidung; das linke Hosenbein ist aus schwarzem Stoff.

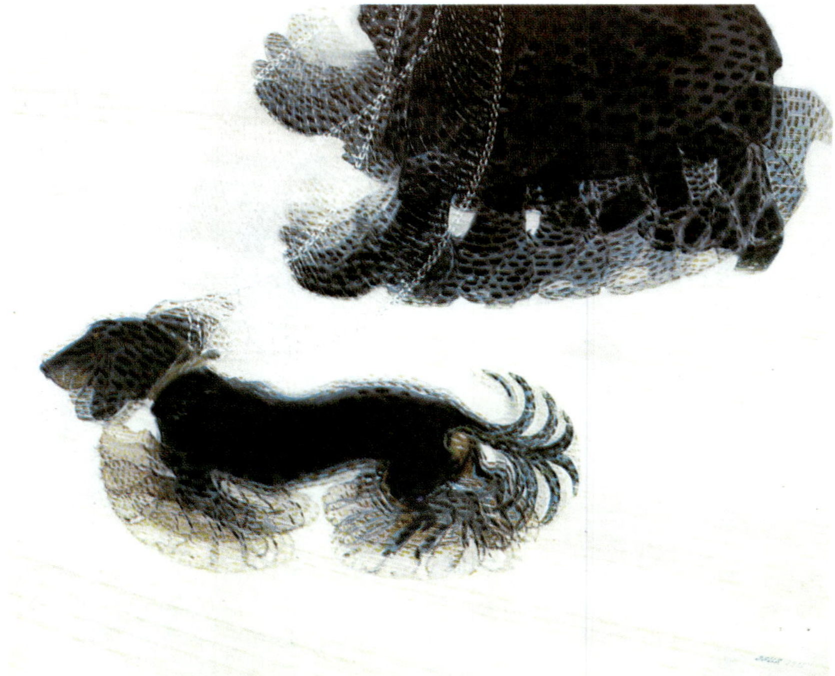

Abbildung 11.17
Giacomo Balla, *Dynamik eines Hundes an der Leine* (1912). Buffalo, Albright-Knox Art Gallery.

Neben der Chronofotografie, die die verschiedenen Phasen von Bewegungen auf einem einzigen Bild zeigte und damit ihre Kontinuität demonstrierte, widmete Marey der Untersuchung von Bewegungsabläufen besondere Aufmerksamkeit (Abb. 11.15). Dies gelang ihm durch eine originelle Technik, auf die ihn Eugène Chevreul gebracht hatte. Eine schwarz gekleidete Person trug weiße Flecken oder Streifen auf ihrer Kleidung und wurde vor einem dunklen Hintergrund aufgenommen. Dabei entstanden die sogenannten *Phasenbilder*.

Diese neuen Formen der Bewegungsdarstellung wurden bereits von den zeitgenössischen Malern aufgegriffen, etwa von Seurat und Degas, und später von den italienischen Futuristen, von Duchamp und vielen anderen.

In *Tanzhöhepunkt im Can-can (Le Chahut)* von Seurat aus dem Jahre 1889 (Abb. 11.16) erscheinen schon die ersten Einflüsse der Chronofotografie Mareys und seiner Phasenbilder. Die Positionen der Tänzerinnen und Tänzer sowie die Faltenwürfe ihrer Kostüme gleichen denen der Modelle Mareys. (Man beachte auch, daß alle Figuren weibliche Beine haben, obwohl zwei der Tänzer Männer sind; vielleicht sollte so ein Phasenbild imitiert werden.) Wir wissen, daß sich Seurat sehr für Fotografie und Bewegungsstudien interessierte. Es wird berichtet, daß ihm selber aufgefallen war, daß die Körperhaltung des Pferdes auf seinem Bild *Le cirque*, ausgestellt 1890, nicht der auf den Fotografien Muybridges entsprach. Als Puvis de Chavanne, der Muybridges Pferdefotos kannte und einige davon besaß, die Ausstellung besuchte, wurde er von Seurat gefragt: "Sehen Sie, was an meinem Pferd nicht stimmt?"

Am Anfang des 20. Jahrhunderts waren viele Künstler von den Serienaufnahmen Muybridges und den Phasenphotos Mareys beeinflußt, darunter insbesondere die italienischen Futuristen.

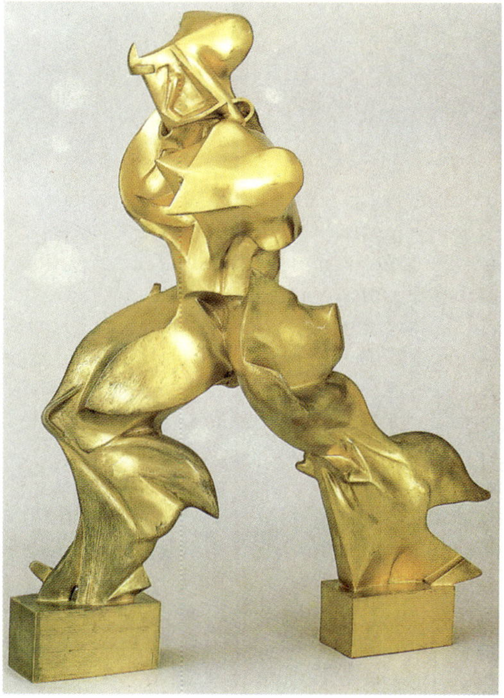

Abbildung 11.18
Umberto Boccioni, *Urformen der Bewegung im Raum* (1913). The Museum of Modern Art, New York. Erworben durch den Nachlaß von Lillie P. Bliss. Photograph © 1997 The Museum of Modern Art, New York.

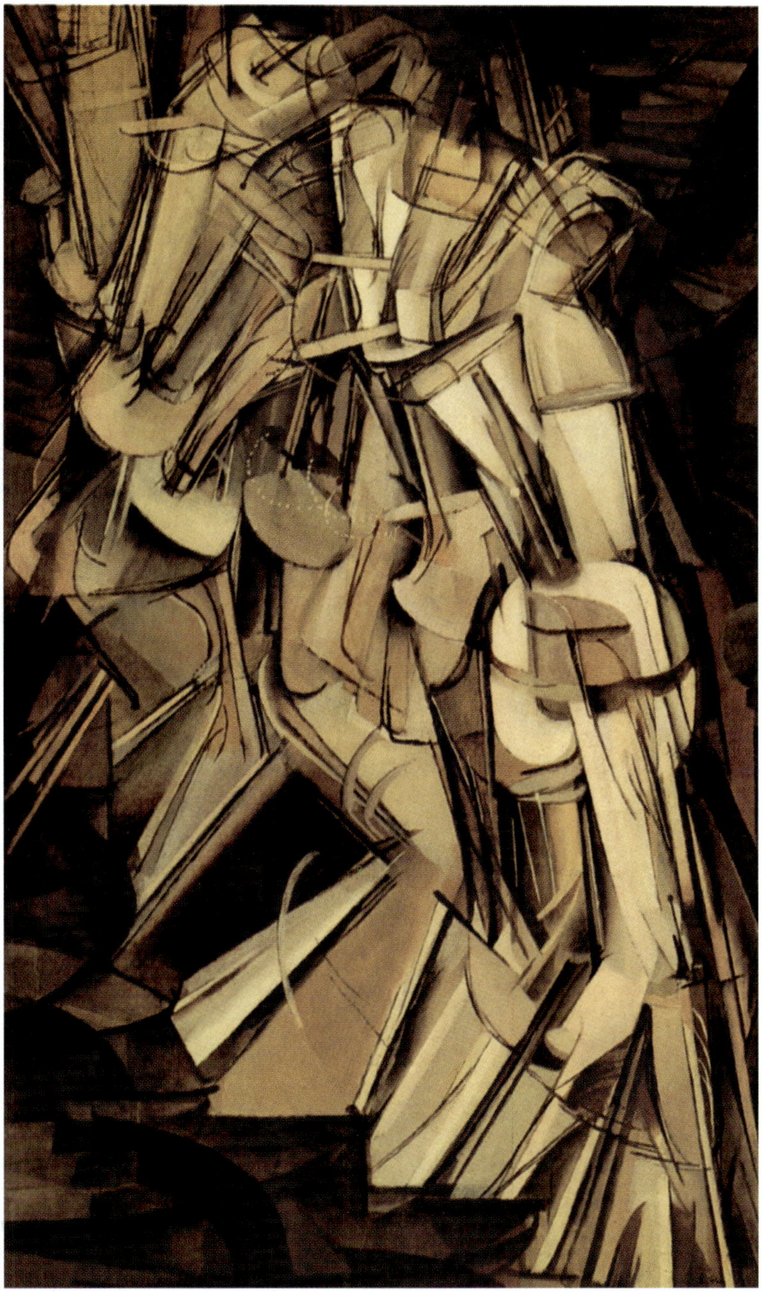

Abbildung 11.19
Marcel Duchamp, *Akt, eine Treppe herabsteigend Nr. 2* (1912). Philadelphia, Museum of Art. Copyright ProLitteris, 1997, Zürich.

Der Futurismus war eine künstlerische, aber auch politische Bewegung, die von dem Dichter Marinetti begründet und in der Malerei etwa durch Boccioni, Balla, Carrà, Severini und Russolo vertreten wurde. Er entstand um 1910 in Italien und fand auch in anderen Ländern, insbesondere in Frankreich und Rußland, seine Anhänger.

Die futuristischen Maler verstanden die Darstellung von Bewegung als treibende Kraft ihrer Kunst. Sie wurden teilweise von den Fotografien Mareys

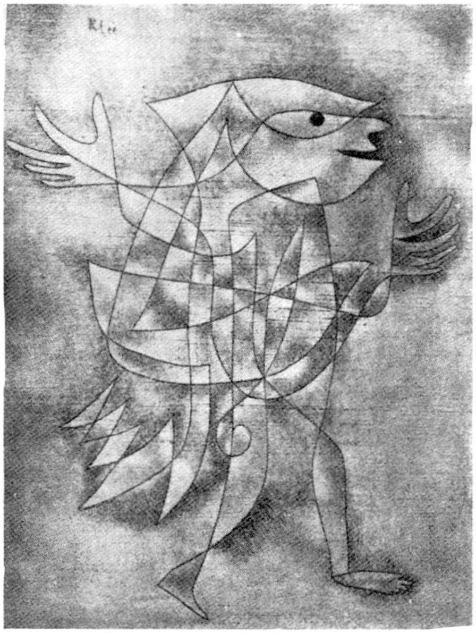

Abbildung 11.20
Paul Klee, *Narr in Trance,* 1929, 46, (N6). Wallraff-Richartz-Museum, Köln. Copyright ProLitteris, 1997, Zürich.

und Muybridges sowie dem frühen Kino inspiriert, gingen aber darüber hinaus und wollten "die heftigen Erregungen der Bewegung und der Geschwindigkeit, den Taumel der Aktion" zeigen. Es war gewissermaßen eine Auflehnung gegen die Statik der klassischen Formen und eine Verklärung der Maschine als Symbol der neuen Technikgesellschaft. Ganz klar von der Chronofotografie beeinflußt ist die *Dynamik eines Hundes an der Leine* von Giacomo Balla aus dem Jahr 1912 (Abb. 11.17). Mit der Bronze *Urformen der Bewegung im Raum* (1913) (Abb. 11.18) zeigt Boccioni die dynamische Form eines laufenden Mannes.

Der bekannteste französische Vertreter des Futurismus war Marcel Duchamp, der jedoch nur in einigen seiner Werke eine Inspiration durch Mareys Chronofotografie erkennen läßt, so etwa in dem Bild *Akt, eine Treppe herabsteigend* (Abb. 11.19).

Durch den Bauhaus-Künstler Moholy-Nagy wurde auf Verbindungen zwischen Fotografie und Kubismus hingewiesen und insbesondere auf die Verbindungen zu Mareys Chronofotografie. Während die Chronofotografie von einem festen Punkt aus die Einzelbilder eines sich bewegenden Objekts aufnimmt, bewegt sich im Kubismus nicht das Objekt, sondern die Bilder suggerieren, daß sich der Betrachter innerhalb des Objekts bewegt. Weiterhin ist auch die Meinung verbreitet, daß, wie alle Kubisten, auch Picasso kulturell von der neuen Art des "Sehens" der Fotografie beeinflußt gewesen sei. Dennoch kann man wohl festhalten, daß die Übereinstimmung mancher fotografischer Darstellungen mit der kubistischen Malerei eher zufällig ist.

Einige Werke, die sich ganz deutlich auf die Chronofotografie beziehen, sind die von Paul Klee, zum Beispiel *Der Narr in Trance* von 1929 (Abb. 11.20). Klee selber sagte dazu in einem Kommentar im Bauhaus: "Der *Narr in Trance* kann als Beispiel für übereinandergezeichnete Einzelbilder einer Bewegung gelten."

Als einer der modernen Expressionisten hat der englische Maler Francis Bacon häufiger Anregungen der Fotografie aufgegriffen, wenn auch anders als die Künstler der Jahrzehnte vor ihm. Von Jugend an war Bacon ein begeisterter Sammler von Fotografien. Um 1955 begann er, sich durch Fotografien zur Zeichnung von Menschen in instabilen oder ungewöhnlichen Körperhaltungen anregen zu lassen. Bacon kannte die Aufnahmen Muybridges. Besonders interessierten ihn dessen Schnappschüsse, etwa von Sportveranstaltungen oder von Insassen von Heilanstalten. Diese Fotografie schien ihm objektiv, weil nicht gestellt; sie zeigte ungewöhnliche Körperhaltungen, oft ebenso ungelenke wie unerwartete.

In eine Ecke seines Tryptichons *Studies from the Human Body* (Studien des menschlichen Körpers) von 1970 malte er denn auch eine altertümliche Kamera als unerbittliche Zeugin des menschlichen Körpers in seiner erbarmungswürdigen Erscheinung (Abb. 11.21).

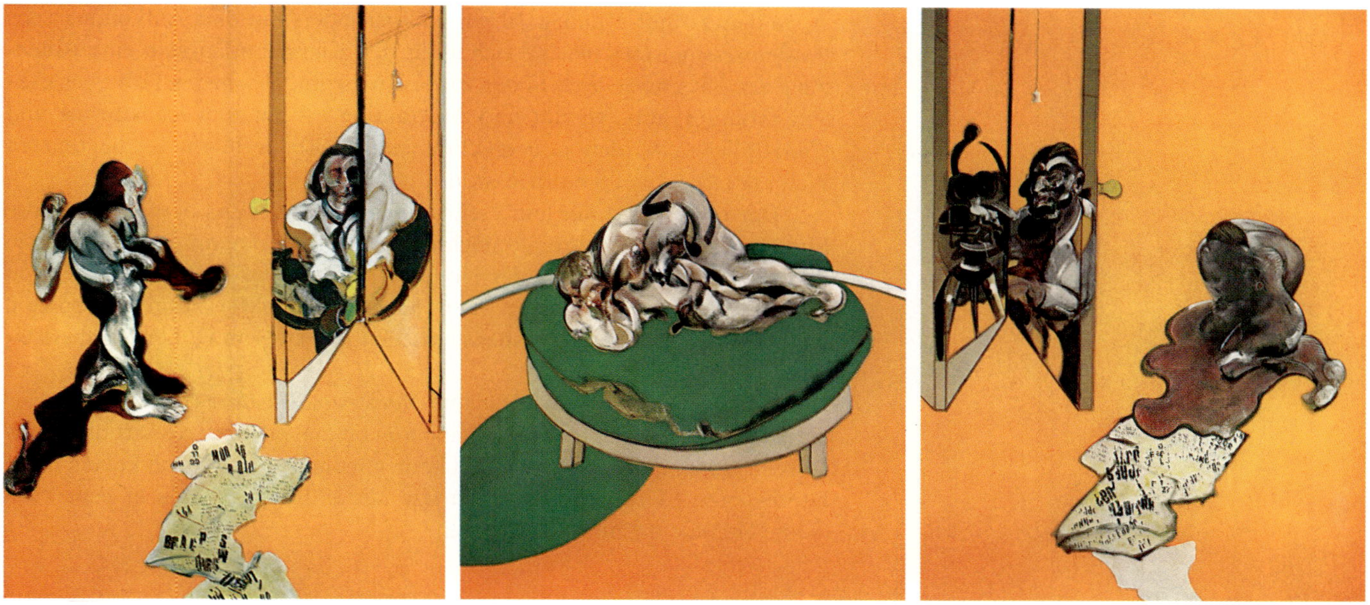

Abbildung 11.21
Francis Bacon, *Studies from the Human Body* (1970). Teheran, Museum of Modern Art.

In der jüngeren Zeit begannen Künstler damit, Fotografien oder Teile davon direkt einzusetzen oder zu verfremden. Zu den bekanntesten dieser Werke zählen sicher Andy Warhols Serigraphien von Marilyn Monroe oder seine Darstellungen von Autounfällen sowie die Bilder von Robert Rauschenberg, der aus Zeitungen ausgerissene Fotos miteinander kombinierte.

An diesem Punkt könnte man sich fragen, ob die Fotografie letztlich für die Bildende Kunst von Vorteil gewesen ist, doch damit beschäftigten sich die Intellektuellen auch schon am Ende des letzten Jahrhunderts. Ein Artikel von 1893 in "*The Studio*" gibt uns einen Einblick in die Sorgen der damaligen Zeit: "Ist der Fotoapparat Freund oder Feind der Kunst? Der mechanische Künstler hat den Miniaturenmaler und die Porträtmaler beseitigt, und auch die Xylographen braucht man nicht mehr. [...] Der Fotoapparat ist heute ein mehr oder weniger anerkanntes Handwerkszeug des Künstlers. Aber hat die Fotografie wirklich den Blick des Künstlers für die Natur verändert? Und welche Auswirkungen hat der Fotoapparat auf die Sehgewohnheiten des Publikums?" In seiner Antwort beklagt der Autor dann, die klassischen Motive würden vernachlässigt zugunsten zufälliger Kompositionen, und Bilder hätten allenfalls noch die Qualität von Schnappschüssen.

Die Frage, ob die Fotografie einen Einfluß auf die optische Wahrnehmung gehabt hat, wurde immer wieder gestellt. George Moore schrieb 1898 in seinem Buch *Modern Painting* (Moderne Malerei): "Ich frage mich, ob die Fotografie unsere Wahrnehmung der Welt beeinflußt oder vielleicht sogar direkt verändert hat."

In den darauffolgenden Jahren und besonders mit dem Aufkommen des Postimpressionismus machte sich unter den Künstlern langsam eine Ablehnung der physischen Welt in der vom Fotoapparat gesehenen Form bemerkbar. Intuition, Subjektivität und Abstraktion bis hin zum Künstlichen und Unnatürlichen wurden zu ungeschriebenen Leitbildern, um der begrenzten Welt der Objektive zu entfliehen.

"Der Imitator tut mir leid", schrieb Whistler 1898, und bereits 1889 hatte Munch bemerkt: "Ich fürchte mich nicht vor der Fotografie, solange es sie weder im Paradies noch in der Hölle gibt." Und van Gogh schrieb 1888 in einem Brief an seinen Bruder Theo: "Man muß den Mut aufbringen, sowohl die harmonischen wie die disharmonischen Effekte von Farben zu übertreiben."

Schließlich erklärte 1918 Balla im *Manifesto del colore* (Manifest der Farbe): "Jetzt, wo es Fotografie und Kino nun einmal gibt, interessiert die naturgetreue Darstellung in der Malerei keinen mehr und wird auch keinen mehr interessieren." Und Matisse antwortete auf die Frage, warum er male, "um meine Gefühle auszudrücken..."

Kino und Fernsehen: Bewegte Bilder

Als es gelungen war, Bewegungen auf Film festzuhalten und sie durch rasche Projektion der Einzelbilder zu reproduzieren, wurde die Fotografie lebendig, und es schlug die Geburtsstunde des Kinos.

Um zu verstehen, wie aus einer schnellen Abfolge von Einzelbildern ein Eindruck von Bewegung entstehen kann, müssen wir zunächst auf einige Eigenschaften unseres Gehirns eingehen, die diesem Phänomen zugrundeliegen.

Ebenso wie unser Wahrnehmungsapparat eine Grenze des räumlichen Auflösungsvermögens hat, gibt es auch Grenzen der zeitlichen Auflösung. Wenn ein Licht zweimal hintereinander mit einem genügend großen Zeitabstand aufblitzt, erscheinen uns die beiden Lichtblitze als zwei getrennte Ereignisse. Unterhalb eines bestimmten Zeitabstandes verschmelzen die beiden Sinneseindrücke zu einem. Dieser Abstand beträgt einige zehntel Millisekunden, hängt aber stark von der Intensität des Lichtreizes und von der Position in unserem Gesichtsfeld ab.

Wenn die Lichtblitze mit einer konstanten, relativ niedrigen Frequenz erfolgen, entsteht Flimmerlicht. Mit steigender Frequenz läßt das Flimmern langsam nach, und ab einem bestimmten Punkt hat man den Eindruck einer konstanten Lichtquelle. Je stärker das Licht ist, umso höher muß die Frequenz sein, damit dieser Eindruck erreicht wird; für starkes Licht sind etwa 50 Impulse pro Sekunde erforderlich. Dieser Schwellenwert ist am Rand des Gesichtsfelds höher als im Zentrum.

Aufgrund dieses physiologisch vorgegebenen Wertes wurde die Frequenz des Wechselstroms bereits im letzten Jahrhundert auf 50 Hertz (Amerika 60 Hz) festgelegt, weil man ein lästiges Flimmern von Wechselstromlampen vermeiden wollte.

Auch die Frequenz von Fernsehbildern beträgt 50 Hertz (60 Hz in Amerika). Um diese Frequenz zu erreichen, wird ein Fernsehbild, das aus 625 Zeilen besteht, aus zwei aufeinanderfolgenden Teilen aufgebaut, die jeweils die geraden oder die ungeraden Zeilen bilden. Weil jedoch die Bilder relativ hell sind und die Leuchtsubstanzen im Bildschirm nur sehr kurz angeregt werden, reicht diese Frequenz gerade eben für eine flimmerfreie Betrachtung aus, wenn man direkt auf den Schirm blickt. Betrachtet man ein Fernsehbild aus den Augenwinkeln, kommt es bereits zu einem beträchtlichen Flimmern.

Ein weiteres für das Verständnis des Films grundlegendes Wahrnehmungsphänomen ist die sogenannte *Scheinbewegung*.

Betrachtet man zwei Leuchtpunkte, die kurz hintereinander in geringer Entfernung voneinander aufleuchten, nimmt man keine zwei getrennten Punkte wahr, sondern hat den Eindruck, ein einziger Punkt bewege sich von einer Stelle zu einer anderen. Diese Scheinbewegung ist eine unvermeidbare Illusion, die sich auch bei größeren Objekten wie Linien und geometrischen Figuren einstellt.

Der Effekt tritt auch dann auf, wenn die beiden Punkte so nahe beieinander stehen, daß das Auge sie nicht auseinanderhalten könnte, wenn sie gleichzeitig zu sehen wären. Daraus läßt sich ableiten, daß es sich hier um eine reine Bewegungswahrnehmung handelt und die Wahrnehmung der Position im Raum zunächst gar keine Rolle spielt. Selbstverständlich dürfen die beiden Punkte auch nicht zu weit voneinander entfernt sein, ebenso wie der zeitliche Abstand des Aufleuchtens nicht zu groß sein darf.

Für Leuchtpunkte beträgt der größte Abstand etwa 20 Winkelminuten; diese Entfernung kann sich aber für größere oder aus den Augenwinkeln betrachtete Punkte noch erheblich erhöhen. Der zeitliche Abstand kann sich im Bereich von hundertstel Millisekunden bewegen.

Auf dem Phänomen der Scheinbewegung basieren auch die Leuchtschriften in der Werbung, wo Lämpchen nacheinander aufleuchten und so den Eindruck von Bewegung erzeugen. Auch die "Bewegungen" in Kinofilmen beruhen auf diesem Prinzip. Auf die Leinwand werden schnell hintereinander Bilder projiziert (24 pro Sekunde); auf jedem dieser Bilder nehmen die Objekte im Vergleich zu dem Bild davor eine leicht veränderte Position ein. Diese Positionsveränderungen werden von unserem Wahrnehmungsapparat als kontinuierliche Bewegungen interpretiert. Bewegungen im Fernsehen kommen auf die gleiche Weise zustande.

Scheinbewegungen entziehen sich einer Kontrolle durch das Bewußtsein. Es ist auch mit großer Willensanstrengung nicht möglich, Einzelbilder einer Scheinbewegung isoliert wahrzunehmen.

Nun gibt es jedoch in Fernseh- und Kinofilmen auch Diskontinuitäten, die sehr wohl wahrgenommen werden können, die uns aber trotzdem normalerweise gar nicht bewußt werden. Es handelt sich dabei zum Beispiel um Schnitte zwischen zwei Einstellungen, die man eigentlich erst dann registriert, wenn man den Film etwa aus größerer Entfernung oder ohne Ton betrachtet, so daß unsere Aufmerksamkeit nicht durch die Handlung abgelenkt wird. Hier ist also eine Kontrolle durch das Bewußtsein möglich.

Damit Filmbewegungen flimmerfrei ablaufen, müssen die oben erwähnten Grenzen unserer Wahrnehmung beachtet werden. Aufnahme und Wiedergabe erfolgen mit einer Frequenz von 24 Bildern pro Sekunde, was ausreicht, um kontinuierliche Scheinbewegungen zu erzeugen. Diese Frequenz ist jedoch zu niedrig, um Flimmern zu verhindern. Deswegen wird jedes Einzelbild nicht nur einmal, sondern zweimal "entworfen", das heißt projiziert, wodurch 48 Einzelbilder pro Sekunde zu sehen sind und zu lange Dunkelpausen vermieden werden.

Das Fernsehbild wird mit Hilfe eines Elektronenstrahls zeilenweise auf dem Bildschirm aufgebaut. Die einzelne Zeile muß so schmal sein, daß sie vom Auge nicht mehr als solche erkannt wird, und es müssen genügend Bilder pro Sekunde erzeugt werden, damit ein Bewegungseindruck entsteht. Fernsehbilder werden mit einer Frequenz von 25 Hz (Amerika 30 Hz) ausgestrahlt; jedes Bild wird aber zweimal (jeweils in den geraden und den ungeraden Zeilen) aufgebaut, so daß mit 50 (60) Bildern pro Sekunde eine einigermaßen flimmerfreie Darstellung erreicht werden kann.

Kleiner Bildschirm und große Leinwand

Bei der Betrachtung von Gemälden haben wir gesehen, wie wichtig dabei die aktive Teilnahme des Betrachters ist (Gombrich nannte sie *beholder's share*). In einem Kinosaal ist diese aktive Teilnahme des Zuschauers praktisch unvermeidlich: Er wird von der Filmhandlung eingefangen und in die Geschichte eingebunden, die über die Leinwand läuft. Dies wird dadurch erleichtert, daß außer dem Film praktisch keine anderen optischen oder akustischen Reize vorhanden sind. Unter diesem Gesichtspunkt ist das Fernsehen weniger vereinnahmend, denn die Umgebung erlaubt oft keine so große Konzentration auf einen Film, und meistens sind auch störende Außenreize vorhanden.

Der deutlichste Unterschied zwischen Fernsehen und Kino besteht natürlich in der Größe der Projektionsfläche, allerdings mit einer Einschränkung: Zwar sind Bildschirm und Leinwand tatsächlich unterschiedlich groß; die durch das Filmbild erzeugten Netzhautbilder sind es aber nicht, denn in beiden Fällen ist auch der Betrachtungsabstand unterschiedlich. So erzeugt zum Beispiel ein Filmdarsteller ein praktisch gleich großes Netzhautbild, wenn man ihn im Kino oder in der gleichen Szene im Fernsehen sieht. Die Leinwand ist zwar etwa zehn Mal so breit wie der Bildschirm, aber der Betrachter sitzt auch etwa zehn Mal so weit davon entfernt. Bleibt nur noch die Frage, warum uns das Kinobild trotz dieses bestechenden Arguments immer noch größer vorkommt. Nun, hier spielen eben diejenigen Wahrnehmungseffekte eine Rolle, über die wir bei der *Mondtäuschung* (Kapitel 5) gesprochen haben. Fernseh- und Kinobild werden aus unterschiedlichen Entfernungen betrachtet, und bei gleich großen Netzhautbildern erscheinen eben die Objekte größer, die weiter entfernt sind.

Malerei und Film

Während die Fotografie eine bestimmte Szene festhält, fängt der Film ganze Geschichten und Handlungen ein. Wir haben bereits den offensichtlichen Einfluß der Fotografie auf die Malerei erwähnt. War diese Beeinflussung aber im wesentlichen einseitig, so fand zwischen Malerei und Film durchaus ein gegenseitiger Austausch statt.

Das Kino erzählt Geschichten und läßt sie uns nacherleben, indem es ihnen zumindest bis zu einem gewissen Punkt die Vergänglichkeit nimmt. Auch früher schon wollten Maler Geschichten erzählen, zum Beispiel über das Leben Jesu. Die Fresken Giottos in der Chiesa Superiore von Assisi oder in der Scrovegnikapelle erzählen Geschichten, genauso wie die Bilder hinter Duccios *Maestà*. Und auch hier laufen, wie im Kino, Handlungen ab: Personen bewegen sich und tun etwas. Im übrigen haben auch schon die alten Ägypter Geschichten erzählt, wenn auch in so stilisierter Form, daß zum Beispiel Bewegungen von Personen oft nur mit Kenntnis der damaligen Darstellungscodes als solche zu erkennen sind.

Die Werke der holländischen Maler des 15. und 16. Jahrhunderts wie van Eyck, Vermeer und Rembrandt hat Anne Hollander in ihrem Buch *Moving Pictures* (Bewegte Bilder) sogar als wahre "protocineastische Kunst" bezeichnet.

Was ist das Besondere an dieser Kunst, daß sie als Vorbild für den Film betrachtet werden kann? Zwei Punkte sind hier zu nennen: Die Motive ihrer Darstellungen und das Spiel mit Licht und Schatten.

Die Bilder dieser Maler beschäftigen sich mit der Alltagsrealität und sind frei von religiösen oder philosophischen Bezügen. Der Maler erzählt einen Augenblick aus seinem Leben, und der Betrachter ist unmittelbar aufgefordert, sich vorzustellen, daß dieser Augenblick in ähnliche, ebenso alltägliche Momente eingebettet ist. Der Maler ist Zeuge und erzählt, gerade so wie es schon auf der Rückwand des Zimmers zu lesen steht, in dem Giovanni Arnolfini und seine Frau sich dem Maler stellten: *Jan van Eyck fuit hic* (Jan van Eyck war hier).

In dieser protocineastischen Kunst ist der Betrachter aufgefordert, wie im Kino direkt am Geschehen teilzunehmen. Seine ästhetische und emotionale Antwort auf das Bild ist direkt und unabhängig von seinen Kenntissen über einen bestimmten Künstler oder den Stil einer bestimmten Periode, ganz im Gegensatz zum Beispiel zu einem Gemälde der italienischen Renaissance, wo Götter oder Könige dargestellt werden. Hier sind die Helden kleine Leute, ganz so wie der Betrachter auch.

Wie im Kino ist auch in der protocineastischen Kunst die Hauptfigur in helles Licht getaucht. Dem entspricht in der Literatur, daß die Hauptperson das Wort erhält.

Das Spiel von Licht und Schatten bildet die zweite Besonderheit dieser Art von Malerei. Der Künstler versucht den Einduck zu erwecken, das Licht komme nicht von außen, sondern aus dem Bild heraus, und werde vom Bild lediglich reflektiert.

Nun könnte man sicher mit einigem Recht behaupten, nicht alte niederländische Meister, sondern die Sekundenbilder seien die eigentlichen Vorläufer des Films, und aus technischer Sicht steht das natürlich völlig außer Frage. Und dennoch vermitteln gerade diese "protocineastischen" Gemälde viel stärker als Fotografien das Gefühl des Dabeiseins, des Miterlebens. Die Fotografie ist zwar heute "offizieller" Beobachter der Wirklichkeit, aber oftmals gelang es Vermeer, Rembrandt und später Turner und Goya besser, den Betracher in die Erzählung mit einzubeziehen.

In Vermeers Gemälde *Dienstmagd mit Milchkrug* (Abb. 11.22) ist es eine ganz alltägliche Handbewegung, die uns, zusammen mit dem Sonnenlicht, das durch das Fenster fällt, in eine Küche versetzt. Das Besondere dieses Werkes besteht darin, daß es durch das Einfangen der Bewegung und durch das Licht das Gefühl einer fließenden Gegenwart erzeugt. Sogar der Bildaufbau lädt den Betrachter fast zum Betreten des Bildes ein; die auch hier eingesetzte erfolgreiche Technik bestand dabei darin, den Fußboden möglichst weit unten im Gemälde enden zu lassen oder ihn sogar größtenteils ganz zu verdekken.

Bei Rembrandt und später bei Turner beleben Lichteffekte die Szenerie, lassen die Figuren in all ihrer Angst und Sehnsucht aus dem Schatten hervortreten und zerwühlen die Wellen des Meeres.

Auch viele italienische Maler waren Meister des Spiels mit Licht, etwa Caravaggio. Dessen Bilder, veritable *tableaux vivants*, sind jedoch immer dramatisch und setzen eher auf das Staunen als auf die Einbeziehung des Betrachters. Andere italienische Maler wie Piranesi und später Tiepolo oder Canaletto sind hier vielleicht näher an der Darstellungsweise des Kinos.

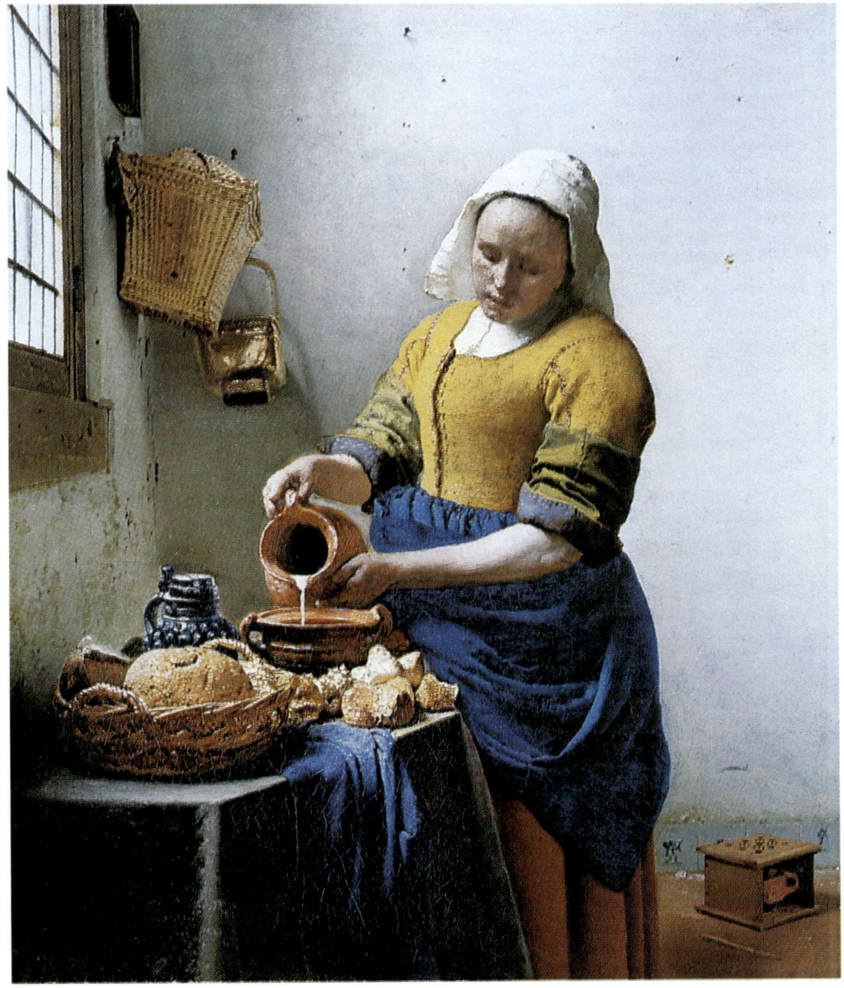

Abbildung 11.22
Jan Vermeer, *Dienstmagd mit Milchkrug* (1658-60).
Amsterdam, Rijksmuseum.

Es ist schwer zu sagen, ob diese Art der protocineastischen Kunst tatsächlich als Vorbild der Bildersprache des Kinos gelten kann, und wenn ja, ob bewußt oder unbewußt als kulturelles Gepäck des Regisseurs; es gibt jedenfalls deutliche Ähnlichkeiten im Bildaufbau und im Spiel von Licht und Schatten zwischen manchen Filmeinstellungen und Gemälden, die Hunderte von Jahren alt sind (Abb. 11.23). Solche Vergleiche beziehen sich jedoch oft auf Stiche oder Tuschezeichnungen, wobei weder bei diesen Darstellungen noch beim Kino der Farbe eine besondere Bedeutung zugemessen wird.

Tatsächlich kann eine nachträgliche Kolorierung alte Filme vielleicht etwas moderner erscheinen lassen; die Farbe beeinflußt die Handlung oder die Botschaft des Films als solche aber nicht weiter.

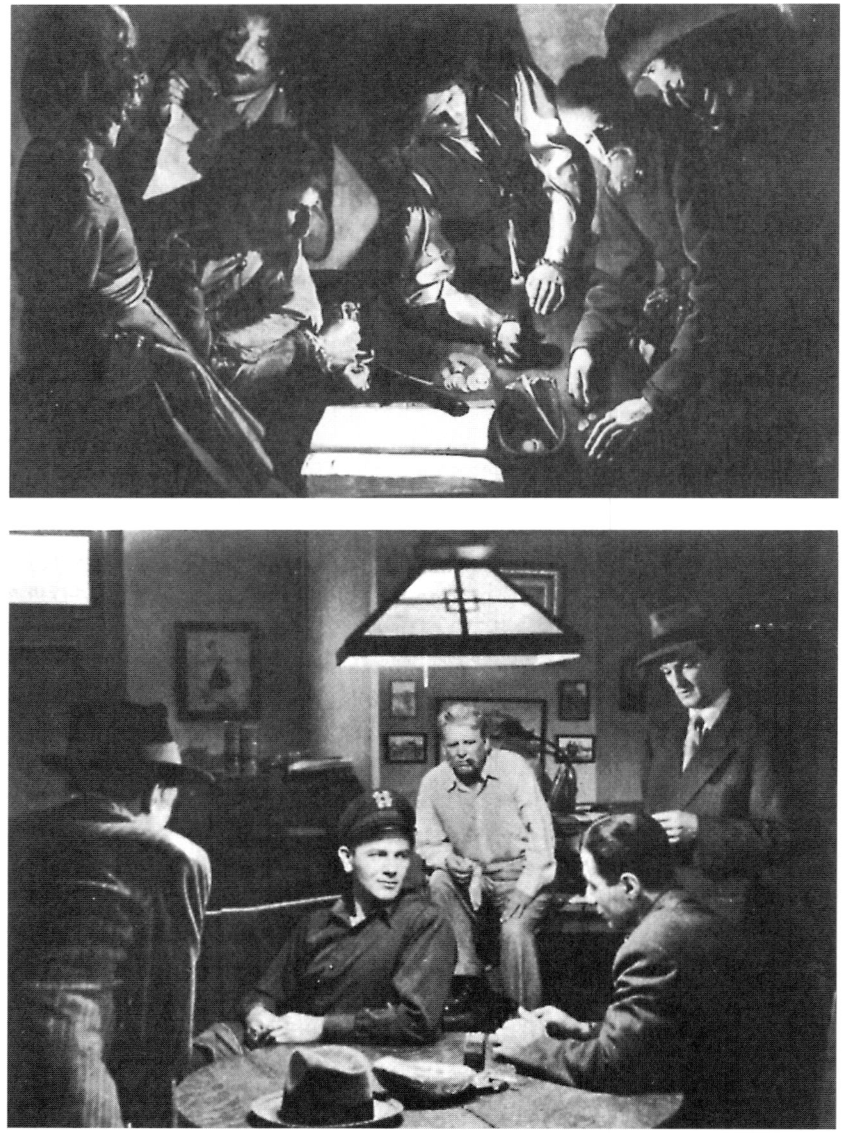

Abbildung 11.23
(a) Georges de la Tour, *Die Abrechnung*. Lwow (Lemberg), Ukraine, Nationale Gemäldegalerie.
(b) Szene aus dem Film *The Breaking Point* (1950).
(Aus Hollander, 1991. Copyright © Alfred Knopf, Inc, New York.)

Sollten die protocineastischen Maler wirklich die stillen Lehrmeister moderner Regisseure gewesen sein, bliebe zum Abschluß die Frage, ob nicht auch der Film seinerseits Auswirkungen auf die Sehgewohnheiten von Künstlern und Publikum heute hat. Was man zumindest sagen kann, ist, daß Film und Fernsehen das Interesse des Publikums zu dynamischeren Darstellungen hin verschoben haben. Bevorzugt werden eher erzählende als symbolische Handlungen, eher solche, bei denen optische Effekte und große Emotionen dominieren. Hollander bemerkt, daß die flämischen Meister, aber auch Velázquez, Caravaggio, Piranesi und Canaletto heute beim Publikum beliebter sind als früher und oft sogar den großen Meistern der klassischeren Themen wie Rubens vorgezogen werden.

Literatur

Einleitung

Barthes, R.: *Die helle Kammer,* st 1642, Suhrkamp Verlag, 1989.

Kandel, E. R.; Schwartz, J. H.; Jessel, T. M.: *Principles of Neural Sciences*, Elsevier, Science Publication, New York 1991[3].

Kandel, E. R.; Schwartz, J. H.; Jessel, T. M.: *Neurowissenschaften. Eine Einführung*, Spektrum Akademischer Verlag, 1995.

Kapitel 1

Arnheim, R.: *Art and Visual Perception: a Psychology of the Creative Eye*, The Regents University of California, Berkeley 1954.

Arnheim, R.: *Kunst und Sehen. Eine Psychologie des schöpferischen Auges*, de Gruyter, Neufass. 1978.

Bruce, V.; Green, P.: *Visual Perception: Physiology, Psychology, and Ecology,* L. Erlbaum Ass., London 1995.

Gregory, R. L.: *The Confounded Eye*, in: Gregory, R. L.; Gombrich, E. H.: *Illusion in Nature and Art*, Duckworth, London 1973.

Gregory, R. L.: *Eye and Brain: the Psychology of Seeing*, McGraw-Hill, New York 1966.

Gregory, R. L.: *The Intelligent Eye*, Wiedenfeld and Nicholson, London 1970.

Hagen, M. A.: *The Perception of Pictures*, Vol. II, Academic Press, New York 1980.

Kanizsa, G.: *Vedere e pensare*, Il Mulino, Bologna 1991.

Ronchi, V.: *Storia della luce*, Laterza, Bari 1983.

Shepard, R. N.: *Mind Sights*, Freeman, New York 1990.

L'âme au corps. Arts et Sciences. 1793-1993, Catalogue réalisé sous la direction de Jean Clair, Gallimard-Electa, Paris-Mailand 1993.

Kapitel 2

Cavanagh, P.; Leclerc, Y. G.: *Shape from Shadows*, in: „Journal of Experimental Psychology; Human Perception and Performance", Vol. 15(1989), S. 3-27.

Hubel, D. H.: *Eye, Brain, and Vision*. Scientific American Books/Freeman, New York 1988.

Hubel, D. H.: *Auge und Gehirn. Neurobiologie des Sehens*, Spektrum Akademischer Verlag, 1989.

Hubel, D. H. u. a.: *Wahrnehmung und visuelles System*, Spektrum Akademischer Verlag, 1987[2].

Kandel, E. R.; Schwartz, J. H.; Jessel, T. M.: *Principles of Neural Science*, Elsevier, Science Publication, New York 1991[3].

Kandel, E. R.; Schwartz, J. H.; Jessel, T. M.: *Neurowissenschaften. Eine Einführung*, Spektrum Akademischer Verlag, 1995.

Maffei, L.; Mecacci, L.: *La visione: dalla neurofisiologia alla psicologia*, Mondadori, Mailand 1979.

Maffei, L.; Sandini, G.: *Enciclopedia delle scienze fisiche*, vol. III, Voce „immagini visive", Istituto dell'Enciclopedia Italiana, Rom 1993.

Panofsky, E.: *Galileo as a Critic of the Art*, M. Nijhoff, Den Haag 1954.

Panofsky, E.: *Aufsätze zu Grundfragen der Kunstwissenschaft*, Spiess Verlag, 1997[4].

Ramachandran, V. S.: *Percieving Shape from Shading*, in: „Scientific American", 259(1988), S. 58-65.

Ratliff, F.: *Paul Signac and Color in Neo-impressionism*, Rockefeller University Press, New York 1992.

Schober, H.; Rentschler, I.: *Das Bild als Schein der Wirklichkeit*, H. Moos Verlag, München 1972.

Spillmann, L.; Werner, J. S.: *Visual Perception: the Neurophysiological Foundations*, Academic Press, San Diego 1990.

Kapitel 3

Hubel, D. H.: *Eye, Brain and Vision*, Scientific American Books/Freeman, New York 1988.

Hubel, D. H.: *Auge und Gehirn. Neurobiologie des Sehens*, Spektrum Akademischer Verlag, 1989.

Hubel, D. H. u. a.: *Wahrnehmung und visuelles System*, Spektrum Akademischer Verlag, 1987[2].

Maffei, L.; Mecacci, L.: *La visione: dalla neurofisiologia alla psicologia*, Mondadori, Mailand 1979.

Rentschler, I.; Herzberger, B.; Epstein, B.: *Beauty and the Brain*, Birkhäuser Verlag, Basel 1988

Kapitel 4

Changeux, J. P.: *L'homme neuronal*, Librairie Arthème Fayarol, Paris 1983.

Changeux, J. P.; Connes, A.: *Gedankenmaterie*, Springer Verlag, Berlin 1992.

Eibl-Eibesfeldt, I.: *The Biological Foundation of Aesthetics*, in: Rentschler, I.; Herzberger, B.; Epstein, B.: *Beauty and the Brain*, Birkhäuser Verlag, Basel 1988.

Eibl-Eibesfeldt, I.: *Liebe und Haß. Zur Naturgeschichte elementarer Verhaltensweisen*, Piper Verlag, München 1970.

Eibl-Eibesfeldt, I.: *Die Biologie des menschlichen Verhaltens*, Piper Verlag, München 1984.

Kandel, E. R.; Schwartz, J. H.; Jessel, T. M.: *Principles of Neural Science*, Elsevier, Science Publication, New York 1991[3].

Kandel, E. R.; Schwartz, J. H.; Jessel, T. M.: *Neurowissenschaften. Eine Einführung*, Spektrum Akademischer Verlag, 1995.

Le Vay, S.: *The Sexual Brain*, MIT Press, Cambridge Massachusetts 1993.

MacLean, P. D.: *A Triune Concept of the Brain and Behaviour*, University of Toronto Press, Toronto 1973.

Morris, D.: *The Biology of Art*, Methuen, London 1962.

Rentschler, I.; Herzberger, B.; Epstein, B.: *Beauty and the Brain*, Birkhäuser Verlag, Basel 1988.

Snyder, S. H.: *Drugs and the Brain*, Scientific American Books/Freeman, New York 1986.

Snyder, S. H.: *Chemie der Psyche*, Spektrum Akademischer Verlag, korr. Nachdr. d. Ausgabe v. 1988, 1994.

Kapitel 5

Gioseffi, D.: *Sistemi visivi, convenzioni e criteri d'interpretazione*, in: „Critica d'arte", 115(1971), S. 3-30.

Kemp, M.: *The Science of Art: Optical Themes in Western Art from Brunelleschi to Seurat*, Yale University Press, New Haven und London, 1992.

Moray, G.; Moray, N.: *A Note on the Basis of Reversed Perspective,* in: „Perception", 10(1981), S. 703-705.

Pirenne, M. H.: *Optics, Painting, and Photography*, Cambridge University Press, Cambridge, U. K. 1970.

Schäfer, H.: *Von Ägyptischer Kunst*, Harrassowitz, Wiesbaden 1963.

White, J.: *The Birth and Rebirth of Pictorial Space*, Faber and Faber, London 1972.

Kapitel 6

Maffei, L.; Mecacci, L.: *La visione: dalla neurofisiologia alla psicologia*, Mondadori, Mailand 1979.

Ratliff, F.: *Paul Signac and Color in Neo-impressionism*, Rockefeller University Press, New York 1992.

Zeki, S.: *A Vision of the Brain*, Blackwell Scientific Publications, Oxford 1993.

Kapitel 7

Brusatin, M.: *Storia dei colori*, Einaudi, Turin 1983.

Fourcade, D.: *Henri Matisse: Ecrits et propos sur l'art*, Hermann, Paris 1972.

Gouras, P.: *The Perception of Colour,* in: *Vision and Visual Dys-function*, Vol. VI, MacMillan Press, London 1991.

Itten, J.: *Bildanalysen*, Hrsg. v. R. Wick, Ravensburger Buchverlag 1988.

Itten, J.: *Kunst der Farbe* Ravensburger Buchverlag 1995[10].

Kandinsky, W.: *Über das Geistige in der Kunst, insbesondere in der Malerei*, Benteli, Bern 1952.

Ratliff, F.: *Paul Signac and Color in Neo-impressionism*, Rockefeller University Press, New York 1992.

Schober, H.; Rentschler, I.: *Das Bild als Schein der Wirklichkeit*, H. Moos Verlag, München 1972.

Kapitel 8

Clark, K.: *The Nude: a Study of the Ideal Art*, Penguin Books, Harmondsworth, Middlesex 1964.

Cox, M. V.: *Children's Drawings of the Human Figure*, Erlbaum Ass., Howe, U. K. 1993.

Deregowski, J. B.: *Illusion and Culture*, in: Gregory, R. L.; Gombrich, E. H.: *Illusion in Nature and Art*, Duckworth, London 1973.

Deregowski, J. B.: *On Seeing a Picture for the First Time*, in: „Leonardo", 9(1973), S. 19-23.

Leroi-Gourhan, A.: *Le radici del mondo. Dalla ricerca preistorica uno sguardo sulla totalità dell'uomo*, Jaca Book, Mailand 1983.

Lowenfeld, V.; Brittain, W. L.: *Creative and Mental Growth*, Macmillan, New York 1964.

Millar, S.: *Visual Experience or Translation Rules? Drawing the Human Figure by Blind and Sighted Children*, in: „Perception", 4(1975), S. 363-371.

Pirenne, M. H.: *Optics, Paintings, and Photography*, Cambridge University Press, Cambridge, U. K. 1970.

Purves, D.; Lichtman, J. W.: *Principles of Neural Development*, Sinauer, Sunderland Massachusetts 1985.

Kapitel 9

Catastini, L.: *Il pensiero allo specchio*, La Nouva Italia, Florenz 1990.

Jaynes, J.: *The Origin of Conciousness in the Breakdown of the Bicameral Mind*, Houghton Mifflin Co., Boston 1976.

Kimura D.: *Differerenze sessuali a livello cerebrale*, in: „Le Scienze", 291(1992), S. 86-95.

Le Vay, S.: *The Sexual Brain*, MIT Press, Cambridge Massachusetts 1993.

Levy, J.: *Cerebral Asymmetry and Aesthetic Experience*, in: Rentschler, I.; Herzberger, B.; Epstein, B.: *Beauty and the Brain*, Birkhäuser Verlag, Basel 1988.

Mecacci, L.: *Identikit del cervello*, Laterza, Rom-Bari 1984.

Sacks, O.: *Der Mann, der seine Frau mit einem Hut verwechselte*, Rowohlt Verlag, Hamburg 1990.

Selfe, L.: *Nadia: a Case of Extraordinary Drawing Ability in an Autistic Child*, Pergamon Press, London 1977.

Kapitel 10

Arnold, W. N.: *Vincent Van Gogh: Ein Leben zwischen Kreativität und Krankheit*, Birkhäuser, Basel 1993.

Arnold, W. N.: *L'assenzio*, in: „Le Scienze", 252(1989), S. 74-79.

Gershon, E. S.; Rieder, R. O.: *Patologie mentali*, in: „Le Scienze", 291(1992), S. 96-105.

Grüsser, O. J.; Selke, T.; Zynda, B.: *Cerebral Lateralization and Some Implications for Art, Aesthetic Perception, and Artistic Creativity*, in: Rentschler, I.; Herzberger, B.; Epstein, B.: *Beauty and the Brain*, Birkhäuser Verlag, Basel 1988.

Huxley, A.: *Die Pforten der Wahrnehmung. Himmel und Hölle.* Erfahrungen mit Drogen, Piper Verlag, München 1996[18].

Jung, R.: *Neuropsychologie und Neurophysiologie des Kontur- und Formsehens in Zeichnung und Malerei*, in: Wieck, H. H.: *Psychopathologie musischer Gestaltungen*, Schattauer, Stuttgart 1974.

Mazzucchi, A.; Pesci, G.; Trento, D.: *Cervello e Pittura*, Fratelli Palombi Editori, Rom 1994.

Sacks, O.: *Eine Anthropologin auf dem Mars*, Rowohlt Verlag, Hamburg 1995.

Sacks, O.; Wasserman, R.: *The Painter who became Color-Blind*, in: „New York Rev. Books", 34(1987), S. 25-33.

Sandblom, P.: *Creativity and Disease*, Lippincott and Co., Philadelphia 1989.

Zeki, S.: *A Vision of the Brain*, Blackwell Scientific Publications, Oxford 1993.

Kapitel 11

Hollander, A.: *Moving Pictures*, Harvard University Press, Cambridge Massachusetts 1991.

Miller, J.: *Moving Pictures*, in: Berlow, H.; Blakemore, C.; Weston-Smith, M.: *Images and Understandings*, Cambridge University Press, Cambridge Massachusetts 1990.

Pierantoni, R.: *Forma fluens*, Boringhieri, Turin 1986.

Scharf, A.: *Art and Photography*, The Penguin Press, London 1968.

Yarbus, A. L.: *Eye Movements and Vision*, Plenum University Press, New York 1967.

Index

Fettgedruckte Zahlen verweisen auf Abbildungen.